DIE HOMÖOPATHISCHE BEHANDLUNG DER KINDER

Die homöopathische Behandlung der Kinder

Konstitutionstypen der Kinder

von Paul Herscu, N.D.

Aus dem Amerikanischen übersetzt
von
Melanie Dankert
Kai Kröger
Sybille Noetzel
Veronika Theis

Kai Kröger Verlag für homöopathische Literatur
Rendsburger Straße 27
D - 24361 Groß Wittensee

Herscu, Paul:
Die homöopathische Behandlung der Kinder/Paul Herscu. Aus d. Amerik. übers.
v. Melanie Dankert/Kai Kröger/Sybille Noetzel/Veronika Theis
ISBN 3-9801945-2-3

1. Auflage 1993

© Copyright 1993 by Kai Kröger, Verlag für homöopathische Literatur,
Rendsburger Straße 27, D - 24361 Groß Wittensee.
Alle Rechte, einschließlich auszugsweiser Wiedergabe und photomechanischer
Reproduktion sowie der Übertragung auf Datenträger, vorbehalten.

ISBN 3-9801945-2-3

Druck: EinBlatt, 24118 Kiel
Bindung: J.P. Møller, DK-6100 Haderslev

Gewidmet Durr Elmore und Kai Palmqvist – für den Geist der Homöopathie, in dem Ihr lebt, schreibe ich dieses Buch – und für Sophia Doris Herscu, meine wunderbare Tochter, sowie für Misha Harrison Herscu, meinen neugeborenen Sohn.

Einen besonderen Dank an
Till Schadde, Stücklenstraße 20a, 81274 München,
für die Umschlaggestaltung dieses Buches

Inhalt

Vorwort 16
Ein Wort an die Eltern 17
Einleitung 20
Danksagung 30
Calcarea carbonica 31
  Charakteristika des Gemüts 31
    Langsamkeit 31
    Introvertiertheit 34
    Vorsicht 34
    Verschlossenheit / Mangel an Flexibilität 35
    Eigensinn 36
    Charakterstärke und Unabhängigkeit 38
    Konzentration 40
    Ängste 41
    Trauer 43
    Faszination des Übernatürlichen 44
      Launenhaftigkeit 45
    Einflüsse des untergründigen Arzneimittels 46
  Schlaf 47
  Körpersymptomatik 48
    Kopf 48
      Kopfschmerzen 51
      Augen 52
      Ohren 53
      Nase 55
      Gesicht 57
      Mund 57
      Innerer und äußerer Hals 58
    Untere Atemwege 59
    Verdauungssystem 60
      Nahrungsmittelverlangen und -abneigungen ... 60
      Magen 61
      Bauch 62
      Rektum 63
    Harnwege 65
      Jungen 65
      Mädchen 65
    Rücken 66
    Extremitäten 66
    Haut 68

Körperliche Allgemeinsymptome 69
Calcarea carbonica-Säuglinge und -Kleinkinder 70
Calcarea carbonica im Überblick..73
Zusammenfassung des Calcarea carbonica-Bildes........................83
Checkliste zur Bestätigung des Mittels..83
Lycopodium 84
  Charakteristika des Gemüts 84
    Unsicherheit / Angst...85
    Angst vor neuen Dingen 87
    Angst vor Versagen in der Öffentlichkeit 89
    Somatisierte Angst 92
    Mangel an Leidenschaft und Begeisterung 94
    Unentschlossenheit..94
    Machtliebe 95
    Gereiztheit 99
    Legasthenie 100
    Empfindlichkeit.. 102
    Hyperaktivität... 102
    Ängste im allgemeinen 103
    Korrekturen an der Vergangenheit 103
  Schlaf 104
  Körpersymptomatik 105
    Kopf... 105
      Kopfschmerzen... 106
      Augen und Ohren... 107
      Nase.. 107
      Gesicht... 109
      Mund 110
      Innerer und äußerer Hals 110
      Mononukleose (Pfeiffer-Drüsenfieber) 111
    Untere Atemwege... 112
    Verdauungssystem 113
      Nahrungsmittelverlangen und -abneigungen.......................... 113
      Magen... 114
      Appetit..114
      Koliken...115
      Abdomen... 116
      Rektum 117
    Harnwege... 118
      Jungen.. 119
      Mädchen.. 119
    Bewegungsapparat..120
      Extremitäten... 120
    Haut 121
    Körperliche Allgemeinsymptome 122

Lycopodium-Säuglinge und -Kleinkinder 123
Lycopodium im Überblick 126
Zusammenfassung des *Lycopodium*-Bildes 133
Checkliste zur Bestätigung des Mittels 133
Medorrhinum 134
  Charakteristika des Gemüts 134
    Extremes Wesen 135
    Drogen 136
    Sexualität 136
    Energie/Kraftlosigkeit 137
    Hyperaktivität 138
    Boshaftigkeit und Gemeinheit 138
    Wechselhaftigkeit 140
    Hartnäckigkeit und Eigensinn 141
    Heftigkeit und Gewalt 142
    Bestrafung 143
    Lügen 144
    Selbstsucht 146
    Kognitive Schwierigkeiten 147
    Introvertiertheit 152
    Ängste 155
  Schlaf 158
  Körpersymptomatik 160
    Kopf 160
      Augen 160
      Ohren 161
      Nase 162
      Mund 163
      Gesicht 163
      Innerer und äußerer Hals 165
    Untere Atemwege 165
      Asthma 165
      Atemwegsinfekte 166
    Verdauungssystem 167
      Nahrungsmittelverlangen und -abneigungen 167
      Magen 168
      Rektum 169
    Harnwege 170
      Bettnässen 170
      Jungen 171
      Mädchen 171
    Bewegungsapparat 172
      Extremitäten 172

Haut 174
Körperliche Allgemeinsymptome 176
Medorrhinum-Säuglinge und -Kleinkinder 179
Medorrhinum im Überblick... 181
Zusammenfassung des *Medorrhinum*-Bildes 188
Checkliste zur Bestätigung des Mittels.. 188
Natrium muriaticum... 190
  Charakteristika des Gemüts 190
    Zurückhaltung während der Anamnese 190
    Perfektionismus.. 193
    Befangenheit 195
    Angst vor Spott 196
    Tiefe Gefühle 198
    Introvertiertes Wesen.. 199
    Familienangelegenheiten... 201
    Weinen...202
    Trost verschlechtert 203
    Zorn.. 204
    Beklemmendes Angstgefühl 304
    Konkrete Ängste.. 205
    Langsamkeit und Schwerfälligkeit...206
  Schlaf... 207
  Schwindel..209
  Körpersymptomatik.. 209
    Kopf.. 209
      Kopfschmerzen 210
      Augen 212
      Ohren und Nase 212
      Gesicht.. 213
      Mund... 214
    Untere Atemwege 214
      Asthma... 214
    Verdauungssystem 216
      Nahrungsmittelverlangen und -abneigungen 216
      Magen... 217
      Bauch.. 217
      Rektum 218
    Harnwege..218
      Jungen.. 218
      Mädchen.. 219
    Bewegungsapparat 220
      Extremitäten... 220
    Haut 222
      Psoriasis... 223
    Körperliche Allgemeinsymptome 224

Natrium muriaticum-Säuglinge und -Kleinkinder 224
Natrium muriaticum im Überblick 226
Zusammenfassung des *Natrium muriaticum*-Bildes 234
Checkliste zur Bestätigung des Mittels 234
Phosphorus 235
  Charakteristika des Gemüts 235
    Extrovertiertheit 236
    Offenheit 237
    Ausdrucksstärke 237
    Anführerschaft 238
    Mittelpunkt 239
    Erregbarkeit 240
    Erwartung 243
    Freigiebigkeit und Großzügigkeit 244
    Neugierde 245
    Ablenkbarkeit 245
    Extrovertiertheit/Introvertiertheit 246
    Weinerlichkeit 247
    Ästhetik 248
    Ängste 248
  Schlaf 253
  Schwindel 254
  Körpersymptomatik 255
    Kopf 255
      Kopfschmerzen 255
      Augen 256
      Ohren 257
      Nase 258
      Heuschnupfen 258
      Geruchssensibilität 259
      Gesicht 259
      Mund 260
      Innerer und äußerer Hals 260
    Untere Atemwege 261
      Lungenentzündung 261
      Asthma 262
    Verdauungssystem 263
      Nahrungsverlangen und -abneigungen 263
      Magen 264
      Hypoglykämie 265
      Abdomen 266
      Rektum 267

Harnwege	268
Enuresis	268
Jungen	268
Mädchen	268
Bewegungsapparat	269
Extremitäten	269
Haut	270
Körperliche Allgemeinsymptome	271
Phosphorus-Säuglinge und -Kleinkinder	272
Phosphorus im Überblick	273
Zusammenfassung des *Phosphorus*-Bildes	281
Checkliste zur Bestätigung des Mittels	281
Pulsatilla	**282**
Charakteristika des Gemüts	282
Unsicherheit	282
Schüchternheit	283
Das Bemühen zu gefallen	285
Angst vor dem Verlassenwerden	286
Schock über die Geburt jüngerer Geschwister	287
Eifersucht und Selbstsucht	287
Reizbarkeit	288
Eigensinn	289
Somatisierte Symptome	290
Regression	290
Kummer	291
Schule	292
Weinerlichkeit	293
Unentschlossenheit	296
„Weiche" Jungen	297
Trost	298
Hyperaktivität	299
Ängste	299
Zwei Typen	301
Schlaf	301
Schwindel	303
Körpersymptomatik	303
Kopf	303
Augen	305
Ohren	306
Nase	307
Heuschnupfen	308
Gesicht	309
Mund	310

Die unteren Atemwege 310
Verdauungssystem 312
    Nahrungsmittelverlangen und -abneigungen 312
    Magen 312
    Bauch 314
    Rektum 314
Harnwege 315
    Jungen 316
    Mädchen 316
Bewegungsapparat 318
    Extremitäten 318
Haut 319
Fieber 320
Körperliche Allgemeinsymptome 320
Pulsatilla-Säuglinge und -Kleinkinder 321
Pulsatilla im Überblick 324
Zusammenfassung des *Pulsatilla*-Bildes 331
Checkliste zur Bestätigung des Mittels 331
Sulfur 332
Charakteristika des Gemüts 332
    Die erste Begegnung 332
    Der lässig-leichtfertige Typ 334
    Der reizbare Typ 337
    Der hyperaktive Typ 339
    Der kopfbetonte Typ 340
    Der tuberkuline Typ 341
    Intelligenz 342
    Selbstbestimmung 344
    Unsauberkeit und Schlamperei 346
    Ichbezogenheit 348
    Fakultativer Zusammenbruch 349
    Ängste 352
Schlaf 353
Schwindel 354
Körpersymptome 355
    Kopf 355
        Hautausschläge 355
        Hydrocephalus 355
        Kopfschmerzen 356
        Augen 357
        Ohren 358
        Nase 359

Gesicht	361
Mund	362
Innerer und äußerer Hals	363
Untere Atemwege	363
Asthma	363
Pneumonie	364
Bronchitis	365
Verdauungssystem	366
Nahrungsmittelverlangen und -abneigungen	366
Magen	367
Abdomen	368
Rektum	368
Harnwege	370
Jungen	370
Mädchen	371
Bewegungsapparat	372
Rücken	372
Extremitäten	373
Haut	374
Körperliche Allgemeinsymptome	377
Sulfur-Säuglinge und -Kleinkinder	379
Sulfur im Überblick	381
Zusammenfassung des *Sulfur*-Bildes	390
Checkliste zur Bestätigung des Mittels	390
Tuberculinum	391
Charakteristika des Gemüts	391
Retardierte Entwicklung	391
Rastlosigkeit / Hyperaktivität	396
Reizbarkeit	400
Widerspruchsgeist	402
Wechselhaftigkeit	403
Hang zum Zerstören	404
Kombinierte Charakterzüge	409
Koboldhaftes Wesen	410
Künstler	412
Ängste	413
Schlaf	414
Körpersymptomatik	416
Kopf	416
Kopfschmerzen	417
Augen	419
Ohren	420
Nase	420
Gesicht	421
Mund	421

Innerer und äußerer Hals	422
Untere Atemwege	423
Brust	423
Lungenschwäche	423
Pneumonie	424
Asthma	425
Verdauungssystem	426
Nahrungsmittelverlangen und -abneigungen	426
Magen	427
Rektum	428
Harnwege	429
Enuresis (Bettnässen)	429
Jungen	430
Mädchen	430
Bewegungsapparat	431
Rücken	431
Extremitäten	431
Arthritis	432
Haut	433
Fieber	434
Körperliche Allgemeinsymptome	435
Tuberculinum-Säuglinge und -Kleinkinder	437
Tuberculinum im Überblick	440
Zusammenfassung des *Tuberculinum*-Bildes	449
Checkliste zur Bestätigung des Mittels	449
INDEX	450

Vorwort

Gegenwärtig besteht ein großer Bedarf an Information über die homöopathische Behandlung der Kinder. Leider besitzen wir – abgesehen von Douglas Borlands Büchlein zu diesem Bereich, das zwar recht gut ist, aber den Erfordernissen unserer Zeit nicht mehr genügt – keine nennenswerte Literatur zu diesem Thema. Nach meinem Ermessen geht Paul Herscus Buch weit über die Information hinaus, die irgendein anderes homöopathisches Buch zur homöopathischen Behandlung der Kinder gegenwärtig gibt. Dr. Herscus detaillierte Ausführungen werden jedem Therapeuten, der in seiner Praxis Kinder behandelt, von unschätzbarem Nutzen sein.

Die homöopathische medizinische Betreuung trägt enorm zur gesunden Entwicklung der Kinder bei. In meinen jetzt dreißig Jahren Praxiserfahrung habe ich Kinder gesehen, die schon lange homöopathisch behandelt wurden, und die sich gesünder entwickelten als ihre Geschwister, die keine homöopathische Behandlung erfahren hatten. Ich beobachte immer wieder, daß Kinder, die sich guter homöopathischer Betreuung erfreuten, für gewöhnlich ein größeres Längenwachstum aufweisen als ihre Eltern oder Geschwister, die nicht homöopathisch behandelt wurden. Diese einfache Beobachtung zeigt, wie tiefgreifend die Homöopathie den Körper in all seinen Funktionen beeinflussen kann und dabei höchstwahrscheinlich sogar den genetischen Zellkode erreicht.

Ich möchte an dieser Stelle sagen, daß ich Paul Herscu als einen Menschen schätze, der nicht nur tiefe Hingabe an die Homöopathie besitzt, sondern auch ein hervorragender Therapeut ist.

George Vithoulkas

Ein Wort an die Eltern

Die Homöopathie ist ein medizinisches System, das das gesamte Muster der körperlichen, seelischen und geistigen Charakteristika von Kindern wie Erwachsenen, die erkrankt sind, in die Behandlung mit einbezieht. Dieses Buch beschreibt acht der am häufigsten vorkommenden Krankheitsmuster, die bei Kindern auftreten, sowie die entsprechende homöopathische Arznei für sie. Es ist die Absicht dieses Buches, das Ausmaß zu veranschaulichen, in dem die Homöopathie entscheidend helfen kann, Erkrankungen der Kinder zu behandeln oder gar zu verhindern.

Es gibt für mich mehrere Gründe, weshalb Eltern Kenntnis besitzen sollten über die homöopathischen Konstitutionstypen, die in diesem Buch beschrieben sind. Der wichtigste Grund ist herauszufinden, welcher Art die Konstitution Ihres Kindes gegenwärtig ist. Diese Information ist von eminenter Wichtigkeit, da Sie dadurch erfahren, wo die gesundheitlichen Schwächen Ihres Kindes liegen bzw. für welche Krankheiten Ihr Kind anfällig ist. Die Kenntnis darum kann zeigen, welche Belastungen höchstwahrscheinlich eine Krankheit auszulösen imstande sind. Die Vermeidung solcher Belastungen schließt „Vorbeugung" mit ein, und dieses Vermeiden von Belastungen wird dabei helfen, Ihr Kind gesund zu erhalten.

Sich mit der Konstitution des Kindes vertraut zu machen, wird Ihnen aber auch helfen, die schwächsten Körperteile Ihres Kindes kennenzulernen. Diese Bereiche können geschützt werden, wodurch wiederum dem Kind Erkrankung erspart werden kann.

Das Verständnis um die Konstitution des Kindes unterstützt uns darin, die Krankheit zu identifizieren, an der das Kind leidet – was Ihnen und Ihrem Kinderarzt hilft, die betreffende Erkrankung schneller als zuvor zu verstehen. Wenn Ihnen z.B. bekannt ist, daß Ihr Kind eine *Phosphorus*-Konstitution besitzt, werden Sie damit auch wissen, daß die Bauchspeicheldrüse für gewöhnlich ein geschwächtes Organ dieses

Konstitutionstyps ist. Wenn dann das Kind über Kopfschmerzen, Zittern, Schwäche und Hunger klagt, können Sie in der Lage sein, Ihrem Arzt bei der Diagnosestellung „Hypoglykämie" behilflich zu sein.

Aber es gibt noch einen weiteren Grund, diese Konstitutionstypen zu kennen. Verschiedene Arzneimitteltypen reagieren im allgemeinen unterschiedlich auf unterschiedliche Methoden der elterlichen Pflege und Erziehung, auf Disziplinarmaßnahmen und Formen der Kommunikation. Ein besseres Verständnis von Ihrem Kind durch die Augen der Homöopathie kann die Beziehung zu Ihrem Sohn oder Ihrer Tochter vertiefen und eine höchst fruchtbare Umgebung erschaffen, in der das Kind – aber auch Sie als Eltern – gedeihen und erblühen kann. Hierzu ein Beispiel: Einige Kinder brauchen klar und streng gesetzte Grenzen, während andere lediglich einen elterlichen Blick benötigen, um zu begreifen, daß sie sich nicht benehmen – und bei Kindern des letzteren Typs kann schroffe Strenge zu emotionalen Narben führen. Desgleichen haben manche Kinder große Angst vor Tieren, andere eher davor, verlassen zu werden, während wiederum dritte eine Angst um das Wohlergehen ihrer Eltern haben, die sie aber nicht mitteilen und für sich behalten. Wenn Sie den Konstitutionstyp Ihres Kindes kennen, kann Ihnen dies beim Aufbau des Selbstvertrauens des Kindes helfen, aber auch beim Vertreiben dieser Ängste.

Es erfreut sich unter Eltern zunehmender Beliebtheit, daß sie ihre Kinder bei einer ganzen Reihe von akuten und weit verbreiteten gesundheitlichen Problemen zu Hause selbst behandeln. Diese Tendenz kann man nur unterstützen. Wenn Ihr Kind jedoch an einer chronischen Krankheit leidet – und dies kann eine häufig wiederkehrende Problematik sein oder aber ein tiefes Ungleichgewicht im Gemütsbereich –, dann sollte man die homöopathische Betreuung Ihres Kindes besser jemandem überlassen, der einerseits die klassische Homöopathie systematisch erlernt hat und der andererseits mehr Objektivität bei der Wahrnehmung der Krankheit Ihres Kindes besitzt.

Das vorliegende Werk ist kein Buch zur Selbsthilfe. Vielmehr ist es gedacht als Nachschlagewerk für den Therapeuten und die Eltern gleichermaßen. Ich hege die Hoffnung, daß Sie, wenn Sie dieses Buch lesen, besser in der Lage sein werden, erkennbare und beobachtbare Symptome und persönliche Charakterzüge Ihrem Homöopathen mitzuteilen, so daß er – in Verbindung mit Ihnen – besser das Heilmittel wird finden können, das Ihrem Kind helfen wird.

Paul Herscu, N.D.

Einleitung

Während meiner ersten Jahre, in denen ich die verschiedenen homöopathische Arzneimittellehren studierte, mußte ich leider allzu oft feststellen, daß ich immer von neuem die gleichen Seiten las, ohne doch fähig zu sein, genügend Informationen zu erfassen und im Gedächtnis zu behalten, um sie dann in der Praxis mühelos anwenden zu können. Bruchstücke von Informationen schienen oft nicht mit anderen Informationsteilen in Zusammenhang zu stehen und waren daher nur schwierig im Gedächtnis zu behalten.

Später, nachdem ich mich durch die besagten Arzneimittellehren so oft hindurchgearbeitet hatte, daß mir der Inhalt der Bücher beinahe zur zweiten Haut geworden war, konnte ich sie aus einem anderen Blickwinkel betrachten und Muster erkennen, die sich nicht so leicht ausmachen lassen, wenn man zu sehr am Text kleben bleibt und daher den Wald vor lauter Bäumen nicht sehen kann. Wenn man z.B. die wertvollsten Arzneimittellehren in der chronologischen Reihenfolge ihrer Entstehung ordnen wollte, würde man feststellen, daß sich an der nun entstandenen Reihenfolge die Entwicklung der Homöopathie selbst ablesen ließe.

Die ersten Arzneimittellehren enthielten vornehmlich Prüfungssymptome, deren Aufbau entsprechend den unterschiedlichen Körperabschnitten geordnet waren. Das Ergebnis dieses Zusammentragens ähnelte allerdings sehr einer bloßen Aneinanderreihung von Symptomen. Wenngleich es diesen Büchern noch an der Weisheit mangelte, welche die Frucht oft wiederholter Erfahrungen vieler ist, beschenkten diese Bücher nichtsdestoweniger die Praxis homöopathischer Medizin mit etwas Unbezahlbarem – mit dem Rohmaterial, aus dem zukünftige Homöopathen schöpfen und konstruktiv arbeiten konnten. Ärzte und andere im Heilberuf stehende Menschen lasen diese Arzneimittellehren, begannen damit, die beschriebenen Arzneien erfolgreich einzusetzen und machten Aufzeichnungen von ihren Ergebnissen und Entdeckungen. Die nun folgende Generation von Arzneimittellehren wurde aus diesen ständig anwachsenden Aufzeichnungen klinischer Erfahrung gespeist, die den älteren bloßen Auflistungen von Prüfungssymptomen hinzugefügt und unverbrüchlich eingemeißelt wurden.

Im ausgehenden neunzehnten Jahrhundert schließlich enthielten einige Arzneimittellehren in erster Linie klinische Erfahrungen und sonst wenig anderes. So sind beispielsweise sowohl Herings *Leitsymptome* als auch Kents *Homöopathische Arzneimittellehre* wahre Fundgruben an klinischer Erfahrung und daher an sich schon sehr wertvoll. Durch Bücher wie diese wurden nun nicht nur theoretische Überlegungen der Homöopathie verbreitet, sondern vor allem auch durch Erfahrung gewonnenes vollständigeres Wissen darüber zur Verfügung gestellt, wie die Arzneien in der Praxis tatsächlich anzuwenden seien.

Diese Transformation elementarer Informationsdaten in praktikable Weisheit durch den Prozeß der Analyse und des Zusammentragens der eigenen klinischen Erfahrungen und derjenigen anderer Homöopathen findet bis zum heutigen Tag statt, wenn weiterhin moderne Arzneimittellehren geschrieben werden, deren Inhalt üblicherweise sparsame Informationen theoretischer Natur, jedoch umfangreiches Erfahrungsgut wiedergeben. Dennoch fehlt dieser Genealogie von Arzneimittellehren etwas wichtiges: nämlich Materiae Medicae, die in lebendiger und anschaulicher Weise ganze Syndrome, ganze Symptomkomplexe beschreiben – genau, wie sie beim tatsächlichen Patienten auftreten und heutzutage in der Praxis allgemein auch behandelt werden. Diesen Umstand wollte ich berücksichtigen, als ich das vorhandene Material sichtete und mich an die Niederschrift des vorliegenden Buches machte, und ich habe den Versuch unternommen, das Material dem Leser auf leichte Weise zugänglich und eingängig zu machen. Ich glaube, daß dieses Buch – und ebenso andere Bücher, die sich dieses Konzept zu eigen machen werden – einen notwendigen Schritt in der weiteren Entwicklung von Arzneimittellehren darstellen werden.

Absicht dieses Buches ist es aber auch, bei der Lösung eines anderen Problems zu helfen, das in Verbindung zu den bereits existierenden Materiae Medicae steht: Der spürbare Mangel an Informationen theoretischer, aus Erfahrung erwachsener und auch jeder anderen Art in bezug auf die homöopathische Behandlung von Kindern. Arzneimittel werden üblicherweise in erster Linie im Kontext des Erwachsenen geschrieben, was eine große und verräterische Lücke in der homöopathischen Literatur hinterläßt. Das Bemühen, jenes auf den Erwachsenen bezogene Wissen beim Säugling oder dem schon größeren Kind anzuwenden, hat schon viele Homöopathen frustriert, und ich bilde da keine Ausnahme. Wir mußten oft feststellen, daß wir einzig auf der Grundlage von Leitsymptomen verordneten, dessen wir bald überdrüssig waren, weil Leitsymptome nicht in angemessener Weise die Gesamtheit der gegenwärtigen Symptome und der zugrundeliegenden Schwächen unserer Kleinen widerspiegeln.

Weil wir anhand der verfügbaren unzureichenden Beschreibungen das Arzneimittelbild eines Kindes nicht vollständig erkennen konnten, bewegten wir uns mit Mutmaßungen auf recht unsicherem Boden und waren uns mitunter nicht darüber im klaren, ob unsere Verordnung denn auch korrekt war. Diese Situation ist ganz besonders deshalb unglücklich, weil eine große Anzahl der homöopathischen Patienten Kinder sind – und sie ist auch tragisch, weil die frühe und richtige homöopathische Behandlung der Kinder außerordentlich zu gesunder Entwicklung beitragen und damit zu einem gesünderen Leben als Erwachsener führen kann.

Borland brachte die homöopathische Materia Medica der Pädiatrie mit einer kurzen Abhandlung, *Kindertypen*, einen Schritt voran, die als Monographie über die Materia Medica für die Behandlung von Kindern veröffentlicht wurde. Dieses Buch bestand aus kurzgefaßten Zusammentragungen von Hinweisen, auf Grund derer er eine Polychrestarznei zu verordnen pflegte. Seit diesem ersten Schritt, den Borland zu Beginn unseres Jahrhunderts machte, sind keine weiteren nennenswerten Versuche im Bereich pädiatrischer Materia Medica unternommen worden.

Zu meinem großen Glück (wenngleich ich es damals für mein Unglück hielt) sah ich mich schon früh in meiner Karriere als Homöopath in eine voll ausgelastete Praxis geworfen, die hunderten von Kindern diente. Überwältigt von einer nicht endenwollenden Flut pädiatrischer Fälle, kämpfte ich darum, das Simillimum mit Hilfe von homöopathischen Werkzeugen und einer homöopathischen Ausbildung zu finden, die mir bei der mir gestellten Aufgabe nicht dienlich waren. Der Kampf verlor an Härte, als ich begann, die korrekten Mittel durch sorgfältiges Beobachten, lange Stunden des Studierens meiner Literatur und der Fälle und durch die Gnade Gottes zu finden.

Wenn ich jetzt zurückblicke, stelle ich fest, daß das korrekte Mittel in zahllosen Fällen schließlich auf Grund von Informationen gefunden wurde, die in keiner einzigen existierenden Arzneimittellehre erwähnt sind. Im Gespräch mit Kollegen zeigte sich, daß viele von ihnen mit diesem Dilemma der Pädiatrie ebenso gerungen hatten wie ich, und daß sie ein starkes Bedürfnis nach Hilfe verspürten, die diesen Aspekt der homöopathischen Praxis leichter gestalten könnte. So begann ich, aus der gemeinsam mit meiner Frau geführten Praxis Informationen aus einer riesigen Anzahl erfolgreich geheilter Fälle zusammenzutragen. Diese Sammlung von Informationen entwickelte sich schließlich zu dem nun vorliegenden Buch. Ich hege die größte Hoffnung, daß andere mit ihren Erfahrungen das Wissen erweitern helfen, damit eine beständig wachsende starke und herausragend nützliche pädiatrische Materia Medica entstehe.

Mit diesem Buch möchte ich gerne zwei Ziele erreichen: Zunächst einmal dabei mitzuhelfen, die Lücke in der Materia Medica zu füllen, die den Bereich des Kindes betrifft; zweitens eine solche Arzneimittellehre zu schreiben, die ich selbst auch gerne lesen würde. Solch ein Buch, dachte ich damals, als ich den Gedanken an das Verfassen des vorliegenden Werkes faßte, sollte genau solche Syndrome beschreiben, wie wir sie täglich bei tatsächlichen Patienten sehen. Psychologisch gesehen würde ein derartiges Buch Verhaltensprofile von Patienten nicht theoretisch, sondern genau so anbieten, wie man sie in der Sprechstunde erlebt – vollständig mit allen dazugehörigen Ausdrucks- und Handlungsweisen. Physisch gesehen würde es beschreiben, wie sich individuelle Erkrankungen in Wirklichkeit zeigen. Ein Student der Homöopathie oder ein bereits praktizierender Homöopath bräuchte nicht eine Liste voneinander isolierter Symptome auswendig zu lernen oder Symptome zusammenzufügen, die auf den Patienten passen, der vor ihm sitzt. Sondern man könnte hier in diesem Buch den vollständigen Zustand des Patienten in seiner Gesamtheit nachlesen – gerade so, wie er sich *in natura* zeigt.

Ich entschloß mich, mich auf acht Arzneien zu beschränken und zu konzentrieren – *Calcarea carbonica*, *Lycopodium*, *Medorrhinum*, *Natrium muriaticum*, *Phosphorus*, *Pulsatilla*, *Sulfur* und *Tuberculinum* – anstatt die Besprechung auf mehr Mittel auszudehnen, deren Bezug zur Pädiatrie vielleicht nur zufällig entdeckt wurden. Aus diesen acht Arzneien rekrutiert sich das konstitutionelle Simillimum für annähernd achtzig Prozent der Kinder, die als Patienten eine durchschnittlich frequentierte homöopathische Praxis aufsuchen. Ich folgte der Überlegung, daß die Niederschrift eines Buches, das anderen Homöopathen helfen würde, diese Mittel sehr gut kennenzulernen und sie in die Lage versetzte, mit Leichtigkeit, wirksam und mit Zuversicht wenigstens achtzig von hundert Patienten zu heilen, wichtiger sei, als ein umfangreicheres und dickeres Buch vorzulegen, das aber die Information, die sich für mich in meiner Praxis als essentiell erwiesen hat, nur verwässern würde. Es gibt wenigstens dreißig weitere Mittel, die man ebenfalls als tiefwirkende Konstitutionsmittel in der Pädiatrie bezeichnen kann, aber all diese Arzneien finden im Vergleich zu den acht oben angeführten bei weitem seltener Einsatz.

Es gibt drei Hauptquellen von Symptomen in unserer homöopathische Literatur: Arzneimittelprüfungen, Vergiftungen und durch Heilung klinisch bestätigte Symptome. Das vorliegende Buch ist meines Wissens das erste Buch, das ausschließlich der dritten Quelle – der klinisch verifizierten Symptome – gewidmet ist. Jedes Kapitel habe ich mit einem klinischen Bild des jeweiligen Mittels versehen, das so klar und vollständig wie möglich dargestellt wurde, damit man ein mögliches Mittel nicht bloß deswegen übersehen würde, weil ein fragliches Symptom einer zuvor besprochenen Arznei nicht zugeordnet worden war. Ich habe all jene Informationen nicht in das Buch eingehen lassen, die von mir in zahllosen Fällen nicht persönlich beobachtet wurden, selbst wenn es sich bei diesen Informationen um Material handelte, das meine Lehrer als theoretisch wichtig für dieses spezifische Mittel herausgehoben hatten. Ich habe auch keine Symptome ergänzt, die nicht meiner Erfahrung entsprechen, da über sie in anderen Büchern bereits ausführlich geschrieben wurde.

Da ich größtes Interesse an klinischen Erfahrungen habe – also an den Patienten selbst –, habe ich begonnen, mein eigenes Exemplar von Kents Repertorium dahingehend zu ändern, indem ich die Gradierung der Symptome verändert habe und Rubriken ergänzt habe, welche meine Beobachtungen in der Praxis widerspiegeln. Ich denke, daß dieses Vorgehen Nahrung für zukünftige heiße Diskussionen liefern wird, aber es handelt sich um einen Prozeß, der schon lange zuvor begann und auch in Zukunft fortgesetzt werden muß. Wenn unsere Arzneimittellehren verfeinert werden, dann werden konsequenterweise auch unsere Repertorien diese neuen Entwicklungen reflektieren müssen.

Schließlich dienen Repertorien zweierlei Zwecken: Zunächst dem Ziel, Symptome aufzuzeichnen, die auf die Heilmittel hinweisen; und zweitens, dem Homöopathen zu helfen, das korrekte Mittel für den jeweiligen Patienten zu finden. Während diese beiden Punkte zunächst so klingen mögen, als wären sie identisch, sind sie es in Wirklichkeit nicht. Wenn man nämlich am Patienten größtes Interesse hat, müssen alle homöopathischen Bücher zu Werkzeugen werden, die die persönliche Note durch den täglichen Umgang mit ihnen tragen und den Weg zeigen, den der Behandler beim Wühlen durch die Seiten genommen hat. Zum Erreichen dieses Ziels muß jeder sein Exemplar des Repertoriums auf die beschriebene Weise erst zu seinem Eigentum machen, um widerzuspiegeln, was die tatsächliche Erfahrung in der Praxis ist.

Wie bereits erwähnt, gibt es wenigstens dreißig weitere Arzneien, über die ich zusätzlich auch noch gerne schreiben würde. Weil aber diese Konstitutionsmittel weit seltener in der Praxis zu sehen sind als die in diesem Buch dargestellten Mittel, haben weder ich noch meine Kollegen bisher Gelegenheit gehabt, hunderte von Fällen eines jeden dieser Mittel in der Praxis zu erleben, und daher ist es noch nicht möglich, eine klinische Materia Medica jener Arzneien niederzuschreiben. Gegenwärtig bin ich damit befaßt, die klinischen Erfahrungen vieler Homöopathen zu sammeln und zu einem lebendigen vollständigen Bild eines jeden dieser Mittel zusammenzustellen. Diese werden dann ebenfalls veröffentlicht.

Wenn ich auf den Prozeß der Niederschrift dieses Buches zurückschaue, setzen mich zwei Gedanken zum Wesen der Homöopathie immer wieder in Erstaunen. Zum einen, wie phantastisch es ist, daß ein homöopathisches Mittel zu einer Heilung auf so vielen Ebenen führen kann. Und zweitens, wie wunderbar es doch ist, daß eine bloße Handvoll solcher Arzneien so viel von dieser Arbeit leisten kann. Bewaffnet mit nur diesen wenigen Mitteln kann ein Homöopath die höchste Mission der Arbeit erfüllen: auf die schnellste, sicherste, geringst schädliche und dauerhafteste Weise, die überhaupt möglich ist, die Heilung zu unterstützen und Krankheit zu verhindern.

Einige Anmerkungen zur Gliederung des Buches:
Ich habe die Abschnitte, wie wir sie bislang von der Materia Medica her gewohnt waren, auf eine Weise neu geordnet, die einfacher zu gebrauchen ist, und der man einfacher folgen kann, wenn man das Buch liest. Diese Abschnitte lauten wie folgt: *Charakteristika des Gemüts, Schlaf, Schwindel, Körpersymptomatik, Fieber, Körperliche Allgemeinsymptome, Anmerkungen zum Säuglingsalter, Überblick über die Symptome, Checkliste der das Mittel bestätigenden Symptome*.

Der Abschnitt *Schlaf* wurde von mir direkt an die Gemütssymptome angeschlossen, weil vieles, was ich über den Schlaf zu schreiben hatte, mit der Gemütsverfassung des Kindes zu tun hat, und daher schien es nur recht und billig, diese Abschnitte aufeinander folgen zu lassen.

Die *Körpersymptomatik* teilt sich in vier Hauptabschnitte: den *Kopf*, den *Rumpf*, den *Bewegungsapparat* und die *Haut*. Der Kopfbereich umfaßt die folgenden Unterrubriken: den *Kopf* selbst, die *Augen*, die *Nase*, das *Gesicht*, den *Mund*, den *inneren Hals und den äußeren Hals*. Der Rumpf umfaßt die *unteren Atemwege*, das *Verdauungssystem* und die *Harnorgane*. Der Bewegungsapparat schließt den *Rücken* und die *Extremitäten* ein. Die Haut ist normalerweise der kürzeste Abschnitt und konzentriert sich, wie der Name schon sagt, nur auf die Haut selbst.

Als ich bei der Körpersymptomatik den Unterabschnitt des Rumpfes mit den unteren Atemwegen begann, habe ich aus einem bestimmten Grund mit der traditionellen Anordnung gebrochen. Es ist überlieferte Gepflogenheit, das Informationsmaterial mit den Symptomen in absteigender anatomischer Ordnung darzustellen, indem man beim Kopf beginnt und sich nach unten über den Rumpf voranarbeitet. Aber als ich am Abschnitt über den inneren Hals arbeitete, sah ich mich vor eine Entscheidung gestellt: Sollte ich besondere Betonung auf den Rachen und die Speiseröhre legen und mich danach dem Rumpf zuwenden, um die Verdauung zu beschreiben, oder sollte ich den Rachen und den inneren Hals hervorheben, um danach die unteren Atemwege in Zusammenhang mit dem Rumpf zu beschreiben? Ich meinte natürlich zu Anfang meiner Arbeit, daß ich in die Fußstapfen meiner Vorgänger treten würde und mit dem Verdauungstrakt beginnen würde. Als ich aber noch einmal die Erkrankungen bei Kindern sichtete, über die ich auf diesen Seiten geschrieben habe, stellte ich fest, daß ich vieles den Rachen und den inneren Hals betreffend zu sagen hatte, aber recht wenig zum Bereich Speiseröhre. Da ich mit der Beschreibung der oberen Atemwege begonnen hatte, war es nur logisch, die Unterabschnitte zusammenzuhalten, und daher ließ ich den Unterabschnitten *Innerer und Äußerer Hals* die *Unteren Atemwege* folgen. Beim Überarbeiten des Textes erwies sich diese Anordnung für das vorliegende Informationsmaterial als vorteilhaft.

Dem Abschnitt *Körperliche Allgemeinsymptome* einer jeden Arznei habe ich zwecks raschen und leichten Nachschlagens einige Anmerkungen in einem besonderen Abschnitt für Säuglinge angeschlossen. Diese Anmerkungen dienen einzig Studienzwecken. Wenn man einen Säugling behandelt, sollte man sich in erster Linie auf das Informationsmaterial beziehen, das sich im Haupttext befindet, da die dortigen Informationen reichhaltiger sind.

Am Ende einer jeden Arzneibeschreibung habe ich eine kurze Gesamtübersicht über die Symptome angeschlossen. Manchmal kann man sich nämlich, wenn der Text zu einem bestimmten Mittel viele Seiten umfaßt, in all den Einzelheiten verlieren – insbesondere dann, wenn man auf dem Gebiet der Homöopathie noch Neuling ist und noch nicht das größere Bild erfassen kann, das der Diagnose und der Verordnung inherent ist. Ein adäquates philosophisches Verständnis ist Grundbedingung, damit alles einen Sinn ergibt und die Informationen strukturiert und die Hierarchisierung der für die Mittelfindung entscheidenden Symptome vorgenommen werden kann. Diese Zusammenfassungen der Symptome im Überblick dienen den Anfängern als Hilfe und sind gewissermaßen als Skelett gedacht, das mit dem Fleisch der Informationen im Hauptabschnitt über das jeweilige Mittel zu füllen ist. Andererseits hat der Leser vielleicht den Wunsch, in diesem letzten Abschnitt nachzuschlagen, um Symptome zu vergleichen, auf welche im Kapitel als Grundpfeiler der Diagnose hingewiesen wurde. Nachdem er das Buch gelesen hat, kann der Homöopath in diesem Abschnitt rasch nachschlagen, während der Patient in der Sprechstunde vor ihm sitzt, und sich dem Hauptabschnitt des betreffenden Mittels wieder zuwenden, wenn er vollständigere Informationen zu spezifischen Syndromen benötigt.

Ich habe zudem noch eine Checkliste von bestätigenden Symptomen an die Übersicht an das Ende eines jeden Kapitels angehängt. Diese Checkliste liefert Anhaltspunkte, nach denen man beim Patienten Ausschau halten sollte oder zu denen man ihn befragen sollte, nachdem man seine Mittelwahl getroffen hat. Je mehr Punkte deutlich vom Patient bestätigt werden können, umso wahrscheinlicher ist es, daß das Mittel die von ihm erhoffte Wirkung zeigen wird.

Ich war das ganze Buch hindurch bemüht, so viele objektive Symptome wie möglich zu präsentieren. Symptome, die wir leicht beobachten können, führen uns häufig rasch zum korrekten Mittel. Diese Beobachtungen illustrierende kleine erzählerische Einlagen nehmen einen großen Teil des Buches in Anspruch, aber sie stellen auch einen wichtigen Aspekt der Fallaufnahme im allgemeinen da, indem sie noch einmal den Kern des alten Weisheitsspruchs illustrieren, daß »ein Fall, der gut aufgenommen wurde, bereits halb geheilt ist«, wenn man ihn auf die Kunst der homöopathischen Medizin anwendet.

Der Leser sollte auch der Tatsache eingedenk sein, daß im gesamten Buch Aussagen gleichermaßen auf Mädchen wie auf Jungen zutreffen, es sei denn, ein besonderer Fall oder ein besonderes Charakteristikum wird als geschlechtsspezifisch hervorgehoben.

Die Informationen, die dieses Buch enthält, wurden in unseren Praxen gesammelt. Amy Rothenberg, N.D., meine Frau, ist die andere Hälfte unserer ärztlichen Gemeinschaftspraxis und hat eine große Anzahl von Fällen und Beobachtungen beigetragen. Es erwies sich als ermüdende Unterfangen zu unterscheiden, wer von uns beiden einen besonderen

Charakterzug zuerst entdeckte, weshalb das Buch in der ersten Person Singular geschrieben ist. Wenngleich der Text nur das „Ich" ausweist, ist damit auch immer das „Wir" impliziert.

Ich möchte an dieser Stelle meinen tiefen Dank meiner Ehefrau und Partnerin Amy Rothenberg, N.D., aussprechen, deren viele Beobachtungen, Ideen und lange Arbeitsstunden in diese Seiten eingeflossen sind. Ihre erste Sichtung des Textes machte meine Ideen einem Verlagslektor erst entzifferbar. Ihre Ermutigungen, ihre Unterstützung und ihre nicht endende Liebe webten den Faden, der mich letzlich zusammenhielt. Ohne Amy wäre dieses Buch nur eine Idee im Kopf eines Träumers geblieben.

Der vollständige Titel von Kents Repertorium lautet: *Repertorium der homöopathischen Materia Medica.*

Der vollständige Titel von Kents Arzneimittellehre lautet: *Kents Arzneimittelbilder.*

Der vollständige Titel von Boerickes *Materia Medica ist Homöopathische Mittel und ihre Wirkungen*

Der vollständige Titel von Herings Materia Medica lautet *The Guiding Symptoms of Our Materia Medica.*

Dieses Buch stellt den ersten Band einer Serie von Büchern über die homöopathische Behandlung von Kindern da.

Paul Herscu, N.D.

Danksagung

Neben meiner Frau Amy Rothenberg, N.D., ohne die das vorliegende Buch nie entstanden wäre, möchte ich folgenden Personen meinen Dank ausdrücken:

Abraham und Clara Herscu, meinen Eltern, die mich die Wertschätzung anderer Menschen lehrten, und die mich darin unterstützten, dieses Buch zu schreiben.

Marta Herscu, meiner Schwester, die der erste Mensch war, der mich mit der Homöopathie bekannt machte und mich auf meinem Lebensweg immer wieder ermutigte.

Meinen Freunden Durr Elmore und George Guess, die dabei halfen, die Kapitel über *Calcarea carbonica* und *Lycopodium* zu sichten und zu editieren.

Dana Ullman, der die Oberaufsicht über dieses Projekt trug und das Buch zur Reife brachte. Dana war mir eine unerläßliche Stütze bei der Durchsicht des Manuskripts bis hin zum fertigen Text.

Robin Bishop leistete beträchtliche editorielle Unterstützung. Als begabte Lektorin gelang es ihr, in meinen Schriften irgendwo lesbares Englisch zu entdecken.

Einen besonderen Dank auch an George Vithoulkas, der eine ganze Generation von Homöopathen darin geschult hat, das auch tatsächlich wahrzunehmen, was sie mit ihren Augen sehen.

Calcarea carbonica

Charakteristika des Gemüts

Jeder Homöopath, der Kinder behandelt, wird dem Himmel für die Arznei *Calcarea carbonica* danken. Daher erscheint es passend, dieses Buch mit der Beschreibung dieses Mittels zu beginnen. Kinder verwenden eine Menge Energie auf Wachstum und benötigen deshalb oft Arzneien, die der Symptomatik bei Wachstumsschwierigkeiten entsprechen. Während dieser Zeiten sind die Schilddrüse und der Kalziumstoffwechsel aufs engste miteinander verbunden. Es verwundert daher nicht, daß *Calcarea carbonica*, ein Mittel, welches **Erkrankungen der Schilddrüse und des Kalziumstoffwechsels heilt**, so häufig benötigt wird. Krankheit kann für diese Kinder beginnen, wenn eines der beiden Organsysteme großen Belastungen ausgesetzt ist, wie es der Fall während des Zahnens, bei Längenwachstum, beim Laufenlernen und bei Verletzungen der Knochen ist.

Langsamkeit

Man kann unter Umständen Schwierigkeiten in Verbindung mit dem Wachstum beobachten, wenn man dem Zustand der geistigen Entwicklung seine Aufmerksamkeit schenkt. In Fällen, die *Calcarea carbonica* zur Heilung benötigen, hat man es mit einem Kind zu tun, dessen **Entwicklung der geistigen und körperlichen Eigenschaften verzögert** ist. Bei Säuglingen zeigt sich dieses Phänomen in spätem Laufenlernen und Sprechenlernen. Wir haben es mit einer Langsamkeit im Begreifen und einer Verzögerung beim Erwerb neuer Fähigkeiten zu tun, die sehr an *Baryta carbonica* erinnern.

Der subtile Unterschied zwischen den beiden Mitteln ist der, daß bei *Calcarea carbonica* eine **absichtliche, ja sogar willentliche Verlangsamung der Entwicklung** von seiten des Kindes besteht, um neue Informationen sorgfältiger zu begreifen und zu verarbeiten. Hingegen bei *Baryta carbonica* liegt anscheinend eine Retardierung vor, die sich der Kontrolle des Kindes entzieht. Das Lernen kann das *Calcarea carbonica*-Kind soviel Energie kosten, daß es sich schließlich vollkommen weigert, es zu tun. Dies ist nicht die Verzögerungstaktik eines *Sulfur*- oder *Lycopodium*-Kindes, sondern eine Unfähigkeit und Frustration bei dem Versuch, den Geist auf den Lernvorgang zu konzentrieren.

Die Ähnlichkeit zwischen *Calcarea carbonica* und *Baryta carbonica* wird dadurch verstärkt, daß beide oft **Gedächtnisschwierigkeiten** haben. Brad, ein Teenager, der gut auf das Mittel *Calcarea carbonica* ansprach, kam wegen chronischer Nebenhöhlenentzündung zu mir in Behandlung. Solange die Infektion bestehe, so klagte er, sei sein Gedächtnis stark beeinträchtigt. Wenn ihm drei Dinge aufgetragen wurden, so konnte sich Brad wohl der ersten beiden entsinnen, nicht aber des dritten. Er fertigte sich eine Liste über alle Aufgaben an, die er zu erledigen hatte. Seine Verstandesfunktion war so stark beeinträchtigt, daß mir die Differenzierung zwischen *Baryta carbonica* und *Calcarea carbonica* sehr schwer fiel. Wenn die übrige Symptomatik des Falles nicht vollständig mit dem Arzneimittelbild von *Calcarea carbonica* übereingestimmt hätte, mit Symptomen wie Höhenangst, Furcht vor Spinnen und Kopfschweiß, so hätte er vielleicht auch gut auf das andere Mittel reagiert. (Wenn Vergeßlichkeit das Hauptproblem – in Verbindung mit geistiger Langsamkeit – ist, die das Kind dazu zwingt, Lernstoff immer aufs neue zu wiederholen, und sie ist begleitet von Furcht vor Fremden, so ist das gewöhnlich eine stärkere Indikation für *Baryta carbonica*.)

Im Hinblick auf geistige Fähigkeiten lassen sich zwei Kindertypen unterscheiden, welche das Mittel *Calcarea carbonica* brauchen. **Wegen der geistigen Anforderungen** gibt sich der erste Typus in der Schule nicht die erforderliche Mühe. Selbst wenn das Kind von den Eltern unter Druck gesetzt wird, strengt sich das Kind nicht richtig an, bekommt gewöhnlich schlechte Noten und kann nicht mit dem Rest der Klasse mithalten. Diese Langsamkeit kann fälschlicherweise als geistige Behinderung oder Lernunfähigkeit eingestuft werden. *Calcarea carbonica*-Kinder machen in allen Sprachfächern Fehler: beim Lesen, Schreiben und Sprechen. Zu Hause mögen sie wohl hart arbeiten und stundenlang über ihren Hausaufgaben sitzen, was oft zu Kopfschmerzen und Überanstrengung der Augen führt, und dennoch gelingt es ihnen kaum, mit ihren Klassenkameraden Schritt zu halten.

Der zweite *Calcarea carbonica*-Typ **erbringt hervorragende Leistungen**. Diese Kinder arbeiten hart, geben sich unaufhörlich Mühe und erreichen oftmals die besten Noten. Allerdings müssen sie dem Lernen weit mehr Zeit widmen als Kinder anderer Arzneimitteltypen, um vergleichbare Ergebnisse zu erzielen. Solche Kinder brauchen Strukturen, sie müssen sich jede Information einverleiben und verdauen und können daher **langsam erscheinen**. Ihre Lernfähigkeit ist so beschaffen, daß sie **Schritt für Schritt, Wort für Wort und Absatz für Absatz lernen** müssen. Dies ist ein sehr solides Studium, und was sie einmal gelernt haben, wird nicht so schnell wieder vergessen. Sie bauen ihr Wissen langsam aber sicher auf einer festen Grundlage auf – anders als andere Arzneimitteltypen wie *Lycopodium* oder *Sulfur*, welche die Arbeit aufschieben und dann gerade genug lernen, um ihre nächsten Prüfungen zu bestehen. Ein *Calcarea carbonica*-Kind käme damit niemals zurecht, der Lernstoff wäre ihm zuviel, und die Zeit wäre zu kurz.

Die langsame Aufnahmefähigkeit läßt sich in der Sprechstunde leicht beobachten. Wenn man dem Kind die Einnahme des Mittels erklärt, muß man die Instruktionen eventuell zwei oder drei Mal wiederholen, jedesmal langsamer als zuvor, selbst für Teenager, bis das Kind endlich den Prozeß begriffen hat. Es ist erstaunlich, wie oft das bei *Calcarea carbonica*-Kindern vorkommt, insbesondere bei heranwachsenden Jugendlichen. Den Eltern eines solchen Kindes fällt vielleicht der verwirrte Gesichtsausdruck des Behandlers auf, und sobald ihr Nachwuchs außer Hörweite ist, versichern sie, daß das Kind sehr intelligent sei, es brauche nur zur Aufnahme neuer Informationen seine Zeit. Diese letzte Feststellung trifft genau zu. Das Kind kann zwar der intelligenteste Schüler seiner Klasse sein, aber der Lernstoff muß langsam und systematisch eingeführt werden.

Introvertiertheit

Calcarea carbonica-Kinder merken bald, daß sie langsamer als andere gleichaltrige Kinder sind. Ihre Langsamkeit beim Spiel und Sport ist vielleicht so ausgeprägt, daß sie deswegen von anderen Kindern gehänselt und ausgelacht werden. Um dem Spott aus dem Weg zu gehen, können sie stille, zurückgezogene Einzelgänger werden, die lieber allein spielen und sich nicht um Freundschaften mit anderen bemühen.

Am Anfang der Konsultation können sie schüchtern wirken, jede Antwort auf eine Frage des Homöopathen kann von einem unterdrückten, gehemmten Lachen begleitet sein. Das kann zwar an *Natrium muriaticum* erinnern, jedoch liegt hier kein Kummer zugrunde, und man wird auch nicht die unterschwellige *Natrium muriaticum*-Angst vorfinden, daß andere ihren sensiblen Gefühlen zu nahe treten könnten. Die Introversion führt bei *Calcarea carbonica*-Kindern zu Selbstgenügsamkeit, was sich darin äußert, daß das Kind eine Stunde lang allein spielen kann, während die Mutter mit der Hausarbeit beschäftigt ist.

Wenn sie krank sind, werden *Calcarea carbonica*-Kinder still und zurückgezogen. Diese Zurückgezogenheit läßt sich besonders bei übergewichtigen Teenagern beobachten, welche chronisch lethargisch werden und in Selbstmitleid schwelgen.

Vorsicht

Das Kind ist vorsichtig und **verweigert zunächst alles Neue** so lange, bis es die neue Information assimilieren kann, um sie anschließend im Geiste zu strukturieren und einzuordnen. Der zweijährige Toby, der wegen einer Streptokokkeninfektion im Hals zur Behandlung gebracht wurde, verkörperte diesen Wesenszug. Wenn man ihm ein Spielzeug reichte, wollte er es erst nicht annehmen. Er starrte es zunächst eine ganze Weile an, nahm es auf, spielte kurz damit und legte es wieder zurück. Obwohl es ihn ganz offensichtlich stark danach drängte, das Spielzeug anzunehmen, mußte er abwechselnd erst das Spielzeug und dann mich, der ich ihm das Spielzeug gereicht hatte, so lange anstarren, bis seine Neugierde über die Vorsicht siegte.

Ebenso kann ein *Calcarea carbonica*-Kind sich weigern, das Mittel zu nehmen. Wie bei *Tuberculinum*-Kindern kann die Verabreichung des Mittels in einen Machtkampf ausarten, und körperliche Gewalt kann vonnöten sein, damit es seinen Mund öffnet, um die Arznei zu nehmen. Das Kind schreit: »Nein, ich will nicht!«, die Eltern argumentieren mit den Worten: »Es schmeckt süß, und es wird dir gut tun.« »Nein!« schreit das Kind, tritt um sich und versucht fortzulaufen.

Die vierjährige Melissa, die wegen Bettnässens zur Behandlung gebracht wurde, zeigte diesen Charakterzug auf subtile Weise. Wenn sie um irgend etwas gebeten wurde, sagte sie zunächst »Nein«, wartete zehn Sekunden und tat es dann. Sie drückte damit deutlich aus, daß sie mehr Zeit brauchte, um neue Anforderungen einzuordnen und in einen größeren Bezugsrahmen zu integrieren.

Verschlossenheit / Mangel an Flexibilität

Das Kind **braucht** auch **besonders viel Zeit**, um **begonnene Aufgaben zu Ende zu führen**. Wenn die Eltern das Kind bei der Erledigung einer Aufgabe beobachten, so meinen sie vielleicht, es sei mit viel Spaß bei der Sache. Tatsächlich aber bedeutet es für das Kind harte Arbeit, es müht sich ab, um ein begonnenes Vorhaben zum Abschluß zu bringen. Alles, was unerledigt bleibt, nagt an seinem Gewissen. Es fühlt sich dazu getrieben, damit fertig zu werden. Manchmal können die Eltern daher den Eindruck haben, das Kind sei eigensinnig, oder es widersetze sich ihnen absichtlich.

Immer wenn der vierjährige Alan von seiner Mutter aufgefordert wurde, etwas zu tun, sagte er »Ja«, setzte aber fort, womit er gerade beschäftigt war. Alans Mutter war wütend und meinte, das Kind sei absichtlich ungehorsam. In Wirklichkeit aber mußte es erst eine Aufgabe zu Ende führen, bevor es zur nächsten übergehen konnte. Strukturen und Stundenpläne sind für diese Kinder sehr wichtig. Sie müssen jede Tätigkeit abgeschlossen und im Geiste eingeordnet haben, sonst werden sie ständig davon verfolgt.

Die **Unfähigkeit, schnell ihre Meinung zu ändern**, ist charakteristisch für *Calcarea carbonica*-Kleinkinder. Sie sind **eigensinnig** und wollen alles in ihrer eigenen Geschwindigkeit und zur Zeit ihrer Wahl tun. Wenn Eltern oder Geschwister ihren Wünschen in die Quere kommen, sind sie unfähig, sich den neuen Gegebenheiten anzupassen. Sie können nicht einfach aufgeben, was sie gerade tun. Daraus ergibt sich, daß sie anfangen zu schreien, zu weinen oder einen Wutanfall bekommen und sich nicht eher beruhigen, als bis der andere nachgibt oder sie an etwas Neuem Interesse finden.

Die folgende Familienszene ist typisch für *Calcarea carbonica*: Wenn ihr etwas verweigert wurde, zeigte die achtzehn Monate alte Carla auf den gewünschten Gegenstand und brüllte. Auch wenn die Eltern bei ihrem »Nein« blieben, gab sie nicht nach, sondern schrie immer weiter und zeigte auf den Gegenstand, den sie haben wollte. Die Eltern von solchen Kindern sollten nicht auf Gehorsamkeit und dem Befolgen ihrer Anweisungen bestehen. Ersatz- und Ablenkungsmethoden eignen sich am besten, um solche Alptraumsituationen zu vermeiden, die ohnehin zum Scheitern verurteilt sind. Wenn die Eltern die Aufmerksamkeit des Kindes auf ein anderes Objekt oder Spiel lenken, ist es gewöhnlich bald darin vertieft, den neuen Gegenstand zu untersuchen oder das Spiel zu erforschen und gibt sich damit zufrieden.

Eigensinn

Eigensinn ist ein Hauptschlüssel zu diesem Mittel. Der einjährige Martin, der gewöhnlich heftig reagierte, wenn die Eltern sein Spiel unterbrachen, fing an, bei solchen Anlässen ausgeprägte Wutanfälle zu bekommen. Immer wenn er zahnte oder Ohrenschmerzen hatte, kam dieses Ver–halten zum Vorschein, eine Eskalation seiner normalen Intoleranz gegenüber Widerspruch. Dieser für sein Alter ganz besonders auffallende Aspekt seiner Psyche veranlaßte mich zur Wahl des Mittels *Calcarea carbonica*. Wenn ein Teil des Körpers krank wird, ist es, als sei der ganze Mensch krank. Individuelle Reaktionen auf körperliche Symptome sind Schlüssel zu dem korrekten Mittel. In diesem Falle wies die extreme Dickköpfigkeit auf *Calcarea carbonica* hin.

Samuel, ebenfall ein Jahr alt, wurde während der Zahnung zur Behandlung gebracht. Wenn ihm eine Tätigkeit verweigert wurde, reagierte er mit Wut und Weinen und warf sich auf den Boden. Etwa eine Minute lang machte der Junge dieses Theater, dann stand er auf und versuchte, mit genau dem weiterzumachen, was ihm soeben verboten worden war. Für dieses Kind, wie für viele, die *Calcarea carbonica* brauchen, war es einfacher, alle seine Energien hartnäckig für das einzusetzen, was es erreichen wollte, als im Geiste „unerledigte Geschäfte" mit sich herumzuschleppen. Ein anderes Kind versucht vielleicht, ein Projekt ohne Erlaubnis zu Ende zu führen, so zum Beispiel die fünfzehn Monate alte Linda, die wartete, bis ihre Mutter ihr den Rücken zukehrte, um das Spiel im Wartezimmer wieder aufzunehmen, das sie nach Anweisung der Mutter hatte fortlegen sollen.

Eigensinn ist einer der Hauptcharakterzüge der Persönlichkeit des Kindes. Es ist höchst bedauerlich, daß die meisten Eltern sich dieser Art angeborener geistiger Strukturen nicht bewußt sind und mit Gewalt darauf bestehen, das Kind ihren eigenen Plänen und Vorstellungen anzupassen. Darauf reagiert das Kind mit Gereiztheit, Gebrüll und Wutanfällen jedesmal, wenn es unterbrochen oder an seinem Vorhaben gehindert wird, und die Eltern sind dann völlig überrascht. Die Reaktionen erscheinen mit Bezug auf das, was von dem Kind verlangt wird, unverhältnismäßig heftig. Dazu kommt manchmal, daß das Kind nicht sehr gesprächig, sondern eher introvertiert ist, so daß die Eltern keine Ahnung haben, was sich in seinem Kopf abspielt und darum genötigt sind, sich durch endlose Wutanfälle und Kämpfe ihren Weg zu bahnen.

Die Art der **Wutanfälle** kann ebenfalls sehr aussagekräftig sein. Manche *Calcarea carbonica*-Kinder haben einen kurzen Anfall, mit dem sie ihr Unbehagen kundtun und geben dann nach. Charakteristischer jedoch sind Kinder, die unfähig sind oder sich weigern, mit ihren Wutanfällen aufzuhören. Sie brüllen und stampfen mit größerer Ausdauer als jeder andere Arzneimitteltyp. Wenn andere Kinder längst erkannt haben, daß sie ihren Willen nicht durchsetzen können und ihr Vorhaben aufgegeben haben, bearbeitet das *Calcarea carbonica*-Kind den Boden immer noch mit Fußtritten und Schlägen. Ironischerweise dauert der Anfall oft so lange, daß die Eltern schließlich nachgeben und damit das Kind in seinem Verhalten bestärken, welches dadurch lernt, daß es in Zukunft mit seinen Anfällen ausdauernd sein muß.

Manchmal läßt sich die Hartnäckigkeit auf andere Weise beobachten. Ein Junge, der an extremer Entwicklungsverzögerung litt, fing erst dann an, in kurzen Sätzen zu reden, als seine jüngere Schwester alt genug war, um das Sprechen zu erlernen. Offenbar besaß er zwar die nötigen Fähigkeiten, brachte sich selbst aber erst unter dem Druck der Geschwisterrivalität dazu, sie auch anzuwenden. Der fünfzehn Monate alte Barry schien unfähig zu laufen, und zwar nicht wegen körperlicher Mängel, sondern weil er einfach nicht wollte. Vier Tage, nachdem er das Mittel bekommen hatte, war Barry nicht mehr eigensinnig und fing mit Leichtigkeit an zu laufen. Dieses **verspätete Laufen** ist typisch für *Calcarea carbonica*-Kinder. Eigensinn kann auch zum Ausdruck kommen, wenn *Calcarea carbonica*-Kinder beim Erlernen neuer Fähigkeiten unter Zeitdruck gesetzt werden. Die unwillkürliche Reaktion ist Eigensinn, Weigerung und Verzögerung, bis sie das neue Material in ihrer eigenen Geschwindigkeit verarbeitet haben. Eltern sagen von diesen Kindern, daß es ihnen schwerfällt, etwas Neues auszuprobieren, aber wenn sie dann doch den Versuch unternehmen, gelingt es ihnen meist spielend.

Eine weitere Szene kann oft stattfinden, wenn das Kind müde ist. Anstatt sich hinzulegen und einzuschlafen, greint und weint das Kind und läßt sich nicht beruhigen. Es ist, als würde das Kind hartnäckig im Wachzustand steckenbleiben, selbst dann, wenn das Schlafbedürfnis überwältigend ist.

Charakterstärke und Unabhängigkeit

Eigensinn ist ein Zeichen des grundsätzlich starken Charakters des Kindes. Das läßt sich auch in der Konsultation beobachten. Die Kinder sehen den Behandler direkt mit sicherem, ernstem Blick an, anders als die Schüchternheit von *Lycopodium*- oder der Ängstlichkeit von *Pulsatilla*-Kindern. Sie sitzen einfach ruhig da und schauen den Therapeuten an. Dieser kleine Hinweis kann für die Fallanalyse sehr wichtig sein. Ein typisches Beispiel für seinen Nutzen ist ein Fieberzustand, in dem *Calcarea carbonica* und *Pulsatilla* einander stark ähneln. Der erste wichtige Differenzierungspunkt ist die Intensität und Ausdauer des Blickes.

Wie zuvor erwähnt, ist das Kind **von Natur aus sehr unabhängig**. Eine Mutter berichtete zufrieden, daß ihr Kleinkind sitzen blieb und spielte, wo immer sie es hinsetzte. Während die Mutter mir das erzählte, saß der kleine Vincent glücklich auf dem Fußboden, durchwühlte die Geldbörse seiner Mutter und leerte sie Stück für Stück. Henry, ein anderes Kleinkind, spielte gern mit der Brieftasche seines Vaters, stapelte die Kreditkarten und ordnete sie neu. Er nahm auch seine eigene Sauberkeitserziehung in die Hand, als er zwanzig Monate alt war. Er ertrug einfach seine beschmutzten Hosen nicht länger und zog darum, sehr zur Verwunderung seiner Eltern, eigenständig die Konsequenzen.

In der Praxis können emotional gesunde *Calcarea carbonica*-Kinder ihrer **natürlichen Neugierde** nachgeben und anfangen, die **Umgebung zu erforschen und zu kategorisieren**. Sie laufen herum, fassen alles an, ziehen Bücher aus den Regalen und versuchen, Türen zu öffnen. Wenn die Mutter diesem unabhängigen Forschen Einhalt zu gebieten versucht, ohne die Neugierde auf ein geeigneteres Spiel zu lenken, kann das Kind sehr aufgebracht werden und mit Tränen oder Geschrei reagieren. Gleichzeitig wird es weiterhin versuchen, nach den Büchern zu greifen oder die Schubladen aufzuziehen, bis die Mutter ein Zugeständnis macht. Sie muß seine Hand nehmen, ihm erklären, was eine Schublade ist, ihm erlauben, sie anzufassen und dann sein Interesse auf etwas anderes lenken.

Es ist eine gute Übung, sich während der Konsultation zurückzunehmen und einfach die Interaktion zwischen Eltern und Kind zu beobachten. Diese Beobachtungen können manchmal genügend Material zur Bestimmung des Arzneimittels liefern. Eine bestimmte Eigenart haben *Calcarea carbonica*-Kinder, die später *Tuberculinum* brauchen: Wenn in der Praxis eine große Topfpflanze steht, so strecken alle *Calcarea carbonica*-Kinder mit tuberkulärem miasmatischem Hintergrund die Hände nach dieser Pflanze aus, reißen Blätter ab und zerren manchmal die ganze Pflanze nieder. Eine wehrlose Topfpalme in unserer Praxis hat so bereits zur Bestätigung vieler *Calcarea carbonica*-Diagnosen gedient.

Manche Eltern sind entrüstet über das Verhalten ihres Kindes, und sie müssen es wiederholt daran hindern, sich in Richtung Pflanze zu bewegen. Dieses Verhalten hört nach der Einnahme des Mittels auf, kann aber später wiederkommen, wenn das Kind das Mittel *Tuberculinum* braucht.

Die Mutter der siebenjährigen Charlotte hatte die Ohren ihrer Tochter mehrfach untersuchen lassen, um sicherzugehen, daß sie hören konnte. »Das Kind ist so unabhängig«, erklärte die Mutter. »Sie tut nur, was sie will. Das ist so ausgeprägt, daß ich mich irgendwann ernsthaft gefragt habe, ob sie mich überhaupt hört, wenn ich „Nein" sage!«

Ein weiteres Beispiel für diese Unabhängigkeit, wie es **sogar bei ganz kleinen Kindern** vorkommt, zeigte kürzlich ein sieben Monate alter Junge, der hartnäckig darauf bestand, selbständig mit dem Löffel zu essen. Er griff mit beiden Händen nach dem Löffel und versuchte, sich selbst zu füttern. Nach einer Weile gab er auf und fing an, sich das Essen mit einer Hand in den Mund zu stopfen, wobei er mit der andern den Löffel fest umklammert hielt, aus Angst, die Eltern könnten sich einmischen.

Dieser starke Unabhängigkeitsdrang kann für die Eltern verwirrend sein. Die zweijährige Patricia entschied, wann es Zeit sei, die Konsultation zu beenden. Sie stand auf, faßte die Mutter am Handgelenk und sagte immer wieder, mit zunehmend lauter Stimme: »Komm, wir wollen gehen. Wir wollen gehen!« und versuchte dabei, die Mutter zur Tür zu zerren. Bei einem *Lycopodium*-Kind hätte eine solche Szene einen herrischen Unterton. Das Kind, das *Calcarea carbonica* braucht, ist dagegen nicht befehlhaberisch, sondern drückt das Bedürfnis aus, den Eltern die Tatsache klarzumachen, daß es bereit ist zu gehen.

Das Kind besitzt einen **eigenen Willen**, und es **drückt ihn auch kraftvoll aus**. Die Eltern sagen, das Kind ließe sich nicht ohne weiteres in seiner Meinung beeinflussen. Die vierzehn Monate alte Jennifer schrie aus Leibeskräften, wenn ihre älteren Brüder versuchten, ihr ihr Spielzeug fortzunehmen. Obwohl sie noch nicht sprechen konnte, so drückte sie doch bereits laut und deutlich ihre Ansichten über diese Ungerechtigkeit aus.

Konzentration

Diese Eigenart in Verbindung mit der Langsamkeit kann dem *Calcarea carbonica*-Kind zugute kommen, da diese Kombination oft zu sehr **tiefer**

und anhaltender Konzentration führt, selbst schon bei den ganz Kleinen. Babys, die erst ein paar Monate alt sind, können lange allein spielen. Meine Frau und ich sahen ein achtzehn Monate altes Kind bei einem gesellschaftlichen Anlaß eine Woche, nachdem es *Calcarea carbonica* bekommen hatte. In einem Zimmer voller aktiver Kinder und lärmender Erwachsener gelang es dem Kind, sich auf sein Spiel zu konzentrieren, anscheinend ohne irgend etwas um sich herum wahrzunehmen.

Ängste

Dieses Kind hat **viele Ängste**, vielleicht mehr als jeder andere Arzneimitteltyp unter den Polychresten. Die meisten dieser *Calcarea carbonica*-Kinder haben Angst **im Dunkeln** und vor **Schatten**, so wie *Phosphorus*. Sie verlangen häufig nach einem Nachtlicht, weil sie im Dunkeln **Alpträume** haben. Sie haben Angst vor **Spinnen und Insekten**. Kleinkinder können auf ein Insekt zeigen und hysterisch kreischen: „Käfer! Käfer! Käfer!" Häufig haben sie auch **Höhenangst**, Angst vor **Hunden** und Furcht vor **Gewittern**.

Säuglinge haben Angst vor **Menschen mit lauter Stimme**, weil sie vor ihnen erschrecken. Der *Calcarea carbonica*-Säugling erschrickt auch, wenn Menschen sich ihm zu schnell nähern, so wie *Baryta carbonica*- und *Lycopodium*-Säuglinge. Bei **älteren Kindern und Teenagern** können sich Angst vor **Mäusen** und Angst in **engen geschlossenen Räumen** entwickeln.

Die Angst, daß etwas Unangenehmes geschehen könnte, veranlaßt *Calcarea carbonica*-Kinder zu nervöser Besorgnis, wenn sie nicht wissen, was geplant ist, oder wenn Pläne unerwartet oder in letzter Minute geändert werden. Wegen ihrer **Zukunftsängste** und dem Bedürfnis, ihre Aufgaben zu erledigen, mögen sie nicht gern Pausen oder Änderungen in ihrer Routine. Sie **wollen auch alles genau wissen**, was in einer neuen Situation auf sie zukommen könnte. Wie gute Journalisten wollen sie auf dem laufenden sein darüber, wer, was, wann, wo, warum und wie – insbesondere auf unbekanntem Territorium. Sie „löchern" ihre Eltern geradezu mit Fragen, um ihre Kenntnis über unbekannte Orte, Aktivitäten oder Gäste möglichst zu vervollständigen. In einer neuen Klasse oder jeder neuen Gruppe wirkt das Kind nervös, was oft im Verhältnis zu seinem zarten Alter unangemessen erscheint.

Wenn die Eltern nicht pünktlich nach Hause kommen, **fürchten sie, ein Unglück** sei geschehen. Wenn sie durch Fernsehen oder Zeitung von einem Unfall hören, projizieren sie das Geschehen sofort auf die eigenen Familienmitglieder. Diese Sorge um andere läßt sich insbesondere bei *Calcarea carbonica*-Kindern beobachten, die kürzlich einen emotionalen Verlust erlitten hatten.

Sie haben auch **Angst vor dem Alleinsein im Dunkeln**. Aus Angst vor **Gespenstern** und **Ungeheuern** mögen sie nicht allein zu Bett gehen, sondern verlangen, daß die Eltern sie zudecken. Anderen genügt es vielleicht zu wissen, daß die Eltern irgendwo im Haus sind, ohne den unmittelbaren Kontakt zu brauchen. Dies kann Homöopathen dazu verleiten, irrtümlich das Mittel *Lycopodium* zu verschreiben. Wenn die übrige Symptomatik des Falles zur Diagnose von *Calcarea carbonica* führt, so verschreiben Sie es, und Sie werden feststellen, daß diese und andere Ängste verschwinden. Bei Kindern mit Ängsten vom *Lycopodium*-Typ kann die Angst vor dem Alleinsein im Dunkeln später mit einer Konstellation neuer Symptome wieder auftreten. Diese wird höchstwahrscheinlich auf ein neues Arzneimittelbild hinweisen, und zwar auf *Lycopodium*, welches häufig auf *Calcarea carbonica* folgt.

Schlechte Nachrichten, Gespenstergeschichten, Masken und Schreck aus welchem Grunde auch immer regen diese Kinder sehr auf. Sie sind solchen Eindrücken gegenüber äußerst empfindlich und verletzlich und ängstigen sich sehr. Nach unheimlichen Filmen, Fernsehprogrammen oder Gespenstergeschichten bekommen sie leicht Alpträume. Wenn sie etwas Furchterregendes im Fernsehen sehen, versuchen sie normalerweise, auf ein anderes Programm umzuschalten, oder sie verlassen das Zimmer.

Ein Mädchen schloß in solchen Fällen die Augen und fing an, aus vollem Hals zu singen und zu schreien, um die Geräusche des Fernsehers zu übertönen. Das störte die ganze Familie über alle Maßen. Es war ihr Bruder, der mir in allen Einzelheiten ihr ängstliches Verhalten mitteilte. Wenn Kinder das Pech hatten, Angst einflößende Programme zu sehen, so kehren die schrecklichen Bilder jedesmal wieder, sobald sie die Augen schließen und versetzen sie aufs neue in Furcht und Schrecken.

Viele *Calcarea carbonica*-Kinder werden sehr **anhänglich, wenn sie krank sind**, und zwar besonders diejenigen, die sehr ängstlich sind oder die bereits großen Kummer erlitten haben. Im Fieberstadium wollen sie Mutter oder Vater in ihrer unmittelbaren Nähe haben, denn das gibt ihnen das Gefühl von Sicherheit. Solche Kleinkinder können der Mutter weinend und schreiend im Haus nachlaufen und ständige Aufmerksamkeit verlangen. Das Schreien des Kindes ist zwar durchdringend, aber es hört sofort auf, sobald das Kind auf den Arm genommen wird. Ein krankes dreizehn Monate altes Kind weinte jedesmal, wenn die Mutter aus dem Zimmer ging, da es die ganze Zeit auf ihrem Schoß sitzen wollte. Nachdem das Arzneimittel dem Kind geholfen hatte, hörte auch die übermäßige Anhänglichkeit auf, und sie fing an, Neugierde und Forschungsdrang zu entwickeln. Am Anfang sieht dieses Verhalten ähnlich wie das von *Pulsatilla* aus – das Weinen, Umsorgtwerdenwollen, bei den Eltern schlafen wollen –, aber das Kind ist grundsätzlich stärker. Sobald die Eltern zu einem sicheren „Ankergrund" geworden sind, ist das Kleine ohne weiteres in der Lage, dem Rest der Welt entgegenzutreten. Das läßt sich an der Charakterstärke und dem sicheren Blick ablesen.

Viele **chronisch ängstliche Verhaltensweisen** lassen sich auf spezifische Ängste zurückführen. Das Kind braucht nur eine auslösende Situation zu sehen oder zu hören, die es an die ursprüngliche Angst erinnert, um wieder in diesen Zustand zurückversetzt zu werden. Anhaltende Sorgen können ebenfalls diesen Zustand hervorrufen. Zum Beispiel kann sich bei einem langsamen Kind, dem eine Aufnahmeprüfung zu einer weiterführenden Schule bevorsteht, dieses Syndrom entwickeln. Das Kind wird bis zu dem Zeitpunkt der Prüfung unablässig gelernt und sich Sorgen gemacht haben. Andere Schüler mögen diesem Streß gewachsen sein, *Calcarea carbonica* kann darunter zusammenbrechen.

Trauer

Traurigkeit und Ernsthaftigkeit können ebenfalls Hauptzüge der *Calcarea carbonica*-Persönlichkeit sein. In der Praxis sind traurige *Calca-*

rea carbonica-Teenager manchmal unkommunikativ und schweigsam. Sie beantworten Fragen mit unlustigem, monotonem Ja ... Nein... Sie wenden sich an die Eltern und sagen: »Laß uns nach Hause gehen. Ich will jetzt gehen.« Dies kann an *Natrium muriaticum* erinnern, aber das immense unterschwellige Gefühl von Trauer oder Kummer, das sich dem Behandler von Patienten dieser Arzneimittel zeigt, fehlt. Man hat nur das Gefühl, daß sie sich hartnäckig weigern zu antworten und sich kaum zu einer vollständigen Aussage bewegen lassen. Hier paart sich wieder die Trauer mit Eigensinn.

Bei dem langsamen Kind kann die Traurigkeit auch von **Zweifeln an sich selbst** und geringem Selbstwertgefühl herrühren. Weil das Kind langsam ist, wird es leicht von klein auf von Klassenkameraden und Geschwistern, manchmal sogar von den Eltern oder Lehrern gehänselt und ausgelacht. Diese Kritik ist ihm unerträglich, und es wird traurig, still und zieht sich zurück. Es hält sich von vielen öffentlichen Veranstaltungen fern, die anderen die Gelegenheit geben könnten, sich über es lustig zu machen.

Isolation von anderen und der **Wunsch, nicht ausgelacht zu werden**, führen bei Erwachsenen zu dem bekannten Schlüsselsymptom von *Calcarea carbonica* im Kentschen Repertorium *GEMÜT: Furcht, daß ihre Verwirrung bemerkt werden könnte* (KK I 48). Sie haben Angst, daß andere sie für inkompetent oder unfähig halten, auch wenn das nicht im mindesten zutrifft. Bei Mandy, einem neunjährigen Mädchen, entwickelte sich dieser Komplex, als ihre Mutter mehrere Monate lang krank war. Sie machte sich nicht nur ständig Sorgen um ihre Mutter, sondern auch darüber, was andere von ihr dächten. Wenn andere sie nur ansahen, meinte sie, sie habe etwas falsch gemacht und versuchte, der Situation zu entkommen.

Faszination des Übernatürlichen

Calcarea carbonica-Kinder können eine extreme Neugierde bezüglich übernatürlicher Phänomene entwickeln. Kent schreibt in seiner Arzneimittellehre unter *Calcarea carbonica*: „Wimmern, Niedergeschlagenheit und Melancholie. Es ist seltsam zu sehen, wie ein aufgewecktes Mädchen von acht oder neun Jahren traurig und melancholisch wird und anfängt, über die Welt der Zukunft zu reden, über Engel und darüber, daß sie sterben und dorthin gehen möchte, und daß sie den ganzen Tag lang die Bibel lesen will. Das ist seltsam; und doch hat Calcarea [carbonica] es geheilt ... Sie neigen ein wenig zu Frühreife, sie sind zur Sonntagsschule gegangen und haben die Dinge, die sie dort gelernt haben, zu ernst genommen."

Das Jenseits weckt in diesen Kindern großes Interesse. Sie stellen viele Fragen über Gott, über Himmel und Hölle, Tod und Geister: Kurzum über **alles, was sich unserem Wissen entzieht**. Als seine Tante gestorben war, stellte ein Kind eine Reihe von Fragen, die für das *Calcarea carbonica*-Gemüt typisch sind. Es wollte wissen, wo seine Tante hingegangen sei, nachdem sie gestorben war. Was es wohl bedeute zu sterben? Warum war sie gestorben? Wie war sie gestorben? Warum weinten alle deswegen? Und warum hatte der Onkel nicht geweint?

Calcarea carbonica-Kinder sind nicht in der Lage, das Thema fallen zu lassen. Sie denken daran, sprechen darüber und haben Alpträume davon. Ein Junge wurde wegen Depressionen behandelt. Zusammen mit den übrigen Symptomen hatte sich bei ihm eine Angst vor dem Sterben entwickelt, nachdem ein Familienmitglied verstorben war. Seit diesem Todeserlebnis hatte er zahlreiche Alpträume und lebte in ständiger Angst, seine Eltern könnten ebenfalls sterben. Diese Angst nahm einen Großteil seiner Gedanken in Anspruch, bis das Mittel *Calcarea carbonica* ihn in den fröhlichen Jungen zurückverwandelte, der er vorher gewesen war. Die Ursache dafür, daß diese Kinder in solch schwerwiegenden Fragen steckenbleiben, ist die, daß sie **diese Information geistig einordnen müssen** – so wie sie alles einordnen müssen –, aber diese Themen lassen sich nicht so ohne weiteres einordnen, darum ringen sie damit.

Launenhaftigkeit

Launenhaftigkeit kommt bei einer Reihe von *Calcarea carbonica*-Kindern vor, wenn dies auch in den meisten Fällen kein Hauptthema ist. Die Kinder können quengelig sein, nicht wissen, was sie wollen, mögen sich nicht anfassen lassen, ähnlich wie *Tuberculinum* oder *Chamomilla*. Das kommt besonders **unter bestimmten Umständen** vor: während einer Kolik, bei Fieber, nach Impfungen und nach einem epileptischen Anfall wird das Kind sehr **gereizt, und man kann ihm nichts recht machen**.

Wenn es gefragt wurde, wo es weh tat, antwortete ein kleines Mädchen mit Bauchschmerzen: »Das sag ich dir nicht. Es tut gar nicht weh. Gib mir Wasser. Nein, ich will doch keines. Ich will es selber holen.« Die Unterhaltung ging auf diese Weise hin und her – ganz ähnlich, wie man es bei *Tuberculinum* vorfinden kann.

Ein Kleinkind, das an Epilepsie litt, wurde nicht nur launisch, sonderen auch gereizt und schrie nach jedem Anfall stundenlang. Es wurde zudem eigensinnig und bösartig, schlug seine Mutter, verweigerte jede Bitte und brüllte Befehle zurück, wenn ihr etwas aufgetragen wurde.

Einflüsse des untergründigen Arzneimittels

Die Symptomatik von *Calcarea carbonica* erscheint **häufig verwoben mit dem darunter liegenden Arzneimittel**: das konstitutionelle Bild ist noch nicht voll entfaltet. So können beispielsweise Wutanfälle, Eigensinnigkeit und destruktive Tendenzen zu einer tieferliegenden *Tuberculinum*-Schicht gehören. In einem anderen Beispiel wird eine Analyse der körperlichen Symptome von *Calcarea carbonica* ergeben, daß diese Kinder viele Symptome haben, die *Pulsatilla* ähneln – einem Mittel, welches auf *Calcarea carbonica* folgen kann. Ein weiteres Beispiel, das ich bereits zuvor erwähnt habe, sind die Ängste, die sowohl zu *Calcarea carbonica* als auch zu *Lycopodium* passen, wobei letzteres das Folgemittel sein kann, das in einem solchen Fall indiziert ist.

In all diesen Fällen gibt es ausgeprägte Symptome, welche beide Mittel indizieren, somit eine **Brücke** zwischen den beiden Mitteln bilden und später zur Verschreibung des Komplementärmittels führen. Schlüsselsymptome, welche beide Mittel gemeinsam haben, verschwinden oft nach der Verschreibung von *Calcarea carbonica* und tauchen später wieder auf, wenn *Tuberculinum*, *Pulsatilla* oder *Lycopodium* angezeigt sind. Die Symptome, welche von beiden Mitteln abgedeckt sind, sollten sorgfältig aufgezeichnet werden, zumal sie einen guten Schlüssel zum nächsten Mittel bieten können.

Schlaf

Die Schlafgewohnheiten bieten viele Symptome, die wert sind, näher untersucht zu werden. *Calcarea carbonica*-**Babys lassen sich gern schaukeln**, ebenso gern wie *Pulsatilla*-Babys. Der Unterschied zwischen den beiden ist der, daß das *Calcarea carbonica*-Baby sehr heftiges und schnelles Schaukeln mag, während sich *Pulsatilla* lieber sanft hin und her wiegen läßt.

Das bei weitem am häufigsten indizierte Mittel für **nächtliche Ängste** ist *Calcarea carbonica*. Kinder haben vielleicht Angst, die Augen zu schließen und schlafen zu gehen, weil sie sich Ungeheuer, Gespenster und lauter unheimliche Gestalten einbilden, welche sie angreifen. Andere haben solche Träume mitten in der Nacht, aus denen sie schreiend aufwachen. Sie fahren entsetzt und mit schrillen Schreien hoch und sind nur schwer wieder zu beruhigen. Dieses Verhalten ähnelt *Stramonium*, doch gewöhnlich wird das Kind nicht gewalttätig, wie das bei *Stramonium* vorkommt. Sie haben oft Alpträume, nachdem ihnen furchterregende Geschichten vorgelesen wurden, oder nach einem unheimlichen Film oder Fernsehprogramm. Ein gutes Beispiel dafür sind die Alpträume, die durch die Szene mit den fliegenden Affen aus dem *Zauberer von Oz* ausgelöst werden, die gewöhnlich bei diesen Kindern einen bleibenden Eindruck hinterläßt.

Gelegentlich werden die Kinder **im Bett überhitzt**. Sie **schwitzen stark**, insbesondere Säuglinge, während des ersten Schlafes, was von wenigen Minuten bis zu Stunden dauern kann. Während der Zahnung und in anderen akuten Phasen sind die Schweißausbrüche am stärksten, und der Schweiß ist oft säuerlich. Manche Kinder strecken die Füße unter der Decke hervor, andere strampeln sich mitten in der Nacht völlig frei.

Gelegentlich knirschen die Kinder mit den Zähnen oder machen Saugbewegungen mit dem Mund, als würden sie an der Brust saugen, insbesondere tuberkuläre Kinder während der Zahnung. Manche Kinder können schlafwandeln, jedoch weniger häufig als bei *Natrium muriaticum* oder *Phosphorus.*

Ein guter Differenzierungspunkt zu *Calcarea carbonica* zeigt sich darin, daß das Kind erfrischt erwacht und gleich guter Laune ist und es normalerweise das erste Familienmitglied ist, das morgens aus dem Bett findet – was nicht typisch ist für *Lycopodium, Tuberculinum* oder *Nux vomica.*

Körpersymptomatik

Kopf

Am Kopf bietet sich eine Reihe wertvoller Symptome für die Verschreibung von *Calcarea carbonica.* Zunächst ist die Kopfform auffallend: bei Säuglingen läßt sich wegen des verspäteten Fontanellenschlusses der **große runde Kopf** beobachten. Das Kentsche Repertorium führt unter der Rubrik *KOPF: Fontanellen, offene* (KK I 183) die folgenden Mittel fettgedruckt auf: *Calcarea carbonica, Calcarea phosphorica* und *Silicea.* In der Praxis habe ich festgestellt, daß etwa zwei Drittel dieser Säuglinge *Calcarea carbonica* brauchen, während das andere Drittel *Silicea* oder *Sulfur* benötigt. Die übrigen Mittel, die in der Rubrik aufgeführt sind, werden selten gebraucht. *Lycopodium*-Säuglinge können ebenfalls große Köpfe haben, allerdings wirkt das bei ihnen nur so im Verhältnis zum kleinen Körper, nicht wegen der absoluten Kopfgröße.

Häufig sieht man ein *Calcarea carbonica*-Baby mit einem riesigen, völlig runden Kopf, der entweder völlig kahl oder sehr spärlich von dünnen Haaren bedeckt ist. Der Anblick kann recht amüsant sein: ein Kleinkind mit einem so großen Kopf auf dem Arm seiner Mutter, das sich mit seinen kleinen Beinchen freizustrampeln versucht und einen gleichzeitig mit weit aufgerissenen, gutmütigen Augen anstarrt.

Als nächster Punkt ist zu berücksichtigen, daß das Kind sehr leicht **Ausschläge auf der Kopfhaut** bekommt. Das Kind kann mit Milchschorf geboren sein, welcher auf konventionelle Behandlungsmethoden nicht anspricht. Der Ausschlag ist stark nässend und sondert ein dickes gelbes oder weißes Sekret ab, welches dicke Krusten bildet, die, sobald sie entfernt werden oder abfallen, durch neue ersetzt werden. Der Ausschlag kann bei manchen Kindern einen übelriechenden, säuerlichen Geruch haben, bei anderen wiederum ist er geruchlos. Es können auch trockene Phasen des Ausschlags mit feuchten Absonderungen abwechseln, die dann wieder Krusten bilden. Der Milchschorf kann ein früher Vorläufer eines Ekzems von Kopfhaut, Gesicht oder Ohren sein. Das Mittel *Lycopodium* (und zu einem geringeren Grad auch *Natrium muriaticum* und *Sulfur*) sollte dabei ebenfalls in Betracht gezogen werden, besonders bei Ausschlag hinter den Ohren.

Eltern berichten eventuell, daß das Ekzem unmittelbar nach Verschwinden des Milchschorf aufgetreten ist.

Ein Ekzem, welches den Kopf und das Gesicht völlig bedeckt, kann für das Kind unter Umständen lebensbedrohend sein. Der Ausschlag besteht von Geburt an und sondert viel Eiter und Flüssigkeit ab. Wegen des Verlustes von Serumproteinen magert das Kind ab und leidet bald unter Kräfteverfall. Beachtenswert ist auch, daß der Ausschlag oft am schlimmsten in den Bereichen auftritt, in denen das Kind am stärksten schwitzt, und das ist häufig der Hinterkopf. Selbst bei gesunden *Calcarea carbonica*-Kindern beobachtet man oftmals eine rötliche Verfärbung in diesem Bereich. Die Destruktivität des Ausschlags kann völligen Haarverlust in dem befallenen Gebiet zur Folge haben.

In der Anamnese berichten Eltern häufig, daß das Kind, welches nun wegen Asthma oder chronischer Sinusitis behandelt wird, als Säugling diese Art von Ausschlägen hatte, und daß die Atemwegssymptome erst auftraten, nachdem der Ausschlag schulmedizinisch „erfolgreich" behandelt wurde und verschwand. Es kommt auch häufig vor, daß das Kind nach der Verschreibung des Mittels Hautsymptome bekommt, während die Atemwegssymptome verschwinden. Diese Reaktion auf das Mittel kann als positiv betrachtet werden und sollte nicht gestört werden.

Das Repertorium führt über fünfzig Unterrubriken unter *KOPF: Hautausschlag* (KK I 186)auf. *Calcarea carbonica* ist in fast der Hälfte dieser Rubriken in Kursivschrift oder fettgedruckt vertreten, was die Häufigkeit seiner Indikation in der Praxis andeutet. In den Hauptrubriken ist *Calcarea carbonica* zusammen mit *Sulfur* das am häufigsten angezeigte Mittel für diese Beschwerde. In den folgenden Rubriken sollte *Calcarea carbonica* in seiner Wertigkeit erhöht werden, d. h. fettgedruckt erscheinen: *KOPF: Hautausschlag, Krusten und Schorfe. KOPF: Hautausschlag, Krusten und Schorfe, blutig, nässend, weiß, gelb. KOPF: Hautausschlag nässend.* Der Rubrik *KOPF: Hautausschlag nässend, gelb,* sollte es kursiv hinzugefügt werden.

Die große Bereitschaft zur **Schweißbildung** auf dem behaarten Kopf ist eines der bekanntesten Symptome, welche das Mittel indizieren. Der Kopf schwitzt bei den meisten *Calcarea carbonica*-Säuglingen und -Kindern, und zwar schon bei leichtester Anstrengung. Beim Säugling reicht gewöhnlich schon das Stillen aus, um den Schweiß in Strömen fließen zu lassen. Das Kind schwitzt auch während des Schlafs, besonders beim Einschlafen oder im ersten Schlaf.

Eine andere Gelegenheit, bei der den Eltern die Schweißbildung auffällt, ist, wenn das Baby in den Autositz gesetzt wird und sich unter ihm eine kleine Pfütze bildet. Der Säugling schwitzt auch leicht, wenn es ihm zu warm ist oder er zu dick eingepackt ist. Die Mutter jedoch wird dafür sorgen, daß das Kind warm gehalten wird, der bloße Gedanke an kalte Luft auf dem nassen Kopf jagt ihr einen Schrecken ein, da sie weiß, wie leicht sich das Kind erkältet. Auch wenn sich keine Schweißtropfen bilden, so werden einem doch feuchte Haarsträhnen in bestimmten Bereichen des Kopfes auffallen.

Es ist wichtig, daran zu denken, daß, wenn man Eltern fragt, ob das Kind schwitzt, sie fälschlicherweise behaupten können, das sei nicht der Fall, und doch läßt sich das verklebte Haar und die feuchte Kopfhaut beobachten. Ich versuche immer, die Kopfhaut mit der Hand zu fühlen, das kann mir den Hinweis liefern, den ich suche. Diese Kinder schwitzen auch stark bei jeder akuten Erkrankung, insbesondere während der Zahnung und vor allem am Hinterkopf. Jedoch kann sich an jedem Teil des Kopfes einschließlich des Gesichts Schweiß bilden. Der Schweiß kann säuerlich riechen, und das Mittel sollte kursiv der Rubrik beigefügt werden: *Kopfschweiß, sauer* (KK I 201). Es soll auch darauf hingewiesen werden, daß *Calcarea carbonica* in einem Drittel der vierunddreißig Rubriken unter *Kopfschweiß* vertreten ist, und zwar meist fettgedruckt oder kursiv.

Kopfschmerzen

Kopfschmerzen sind häufige Beschwerden und können drei Hauptgruppen zugeordnet werden. Eine häufige Ursache für Kopfschmerzen ist **Überanstrengung bei schulischem Lernen**, wie bei *Natrium muriaticum, Phosphorus, Pulsatilla, Sulfur* und *Tuberculinum*. Die Kopfschmerzen können durch **Überanstrengung der Augen** verursacht sein, dies erleben auch *Natrium muriaticum, Pulsatilla* und *Tuberculinum*. *Tuberculinum* sollte kursiv der Unterrubrik beigefügt werden: *KOPFSCHMERZEN: Schulmädchen* (KK I 263). Obgleich *Calcarea phosphorica* in dieser Rubrik fettgedruckt vertreten ist, finden die obengenannten Mittel in der Praxis weitaus häufiger Anwendung.

Kongestive Kopfschmerzen sind als nächstes zu erwähnen. Diese Kopfschmerzen treten am häufigsten vor dem Menstruationsfluß auf und ziehen das rechte Auge oder den rechten Stirnbereich in Mitleidenschaft. Ein Differenzierungspunkt zur Unterscheidung von anderen Arzneimitteln mit rechtsseitigen kongestiven Kopfschmerzen ist, daß die *Calcarea carbonica*-Kopfschmerzen durch heiße Packungen gelindert werden können.

Kopfschmerzen mit Erkältungen, die sich zu einer **Nebenhöhlenentzündung** ausgewirkt haben, bilden die dritte Gruppe. Eine häufige Ätiologie ist Sinusitis nach Kälteeinwirkung auf den Kopf. Den Eltern fällt auf, daß der Kopf heiß, rot und schweißbedeckt wird, wenn das Kind sich überanstrengt. Die Kleidung wird gelockert, um sich abzukühlen, aber das Kind friert zu schnell, erkältet sich sehr leicht, und es entwickelt sich eine Atemwegsinfektion, die begleitet ist von Kopfschmerzen.

Wegen dieser Anfälligkeit ist eine führende Indikation für *Calcarea carbonica*, daß die Kinder **gern Kopfbedeckungen tragen**, ebenso wie *Silicea*-Kinder, und sie behalten sie auf, es sei denn, sie überanstrengen sich. Dies macht die Abgrenzung zu *Pulsatilla* einfacher, denn *Pulsatilla*-Kinder verabscheuen Kopfbedeckungen. Die Rubrik *KOPF: Entblößen des Kopfes verschlechtert* (KK I 181) führt *Calcarea carbonica* kursiv auf und *Silicea* fettgedruckt. In der entgegengesetzten Rubrik: *KOPF: Warme Kopfbedeckung verschlechtert*, ist *Calcarea carbonica* ebenfalls kursiv aufgeführt, und *Pulsatilla* erscheint fettgedruckt. *Calcarea carbo-*

nica taucht zwar in beiden Rubriken auf, in letzterer jedoch nur wegen all der Symptome, welche sich bei diesem Arzneimitteltyp bei Anstrengung entwickeln. Durch jeden Streßfaktor, körperliche Anstrengung, Spiel oder Krankheit wird Blutandrang zum Kopf ausgelöst, wodurch er heiß wird. Darum wird alles, was die vasomotorische Instabilität verstärkt, indem im Kopf noch mehr Hitze erzeugt wird, zur Verschlimmerung beitragen.

Augen

Der **Blick** des Kindes ist Ausdruck für die natürliche **Stärke**, und zuweilen für die charakteristische Hartnäckigkeit. Das Kleinkind, das spielerisch versucht, sich aus den beschützenden Armen der Mutter zu winden, sieht den Homöopathen direkt an; das Kind, das durch die Praxis schlendert und aussieht, als ob es etwas im Schilde führt, sieht den Behandler ebenfalls unverwandt an, und zwar auf eine Art, wie *Lycopodium* oder *Pulsatilla* das niemals fertigbringen würden. Die Augen zeigen feste Entschlossenheit, während die Mutter mit ihm um das Buch oder den Einrichtungsgegenstand kämpft, den es vom Schreibtisch genommen hat.

Im Arzneimittelbild von *Calcarea carbonica* treten an den Augen häufiger bei Erwachsenen Symptome auf als bei Kindern, wenngleich es jedoch ein paar Zeichen gibt, die sich bei Kindern beobachten lassen. Wie bei *Pulsatilla*, leiden sie oft an **Erkältungen**, die auf die Augen schlagen und von milden, gelblich-grünen, dicken Schleimabsonderungen begleitet sind.

Gelegentlich wird ein Säugling wegen eines Tränengangverschlusses zur Behandlung gebracht, wobei das Auge dieselbe Art von mildem, dickem Eiter absondert. Diese Symptome können mit *Calcarea carbonica* geheilt werden, wie auch mit *Pulsatilla* und *Silicea*.

Ebenfalls gemeinsam mit *Silicea* ist *Calcarea carbonica* eines der Mittel für **Tränengangsfisteln**. In der Rubrik: AUGE: *Fistel des Tränenapparats* (KK III 29) sind *Calcarea carbonica* und *Silicea* fettgedruckt aufgeführt; in der Rubrik: AUGE: *Striktur des Tränenkanals* (KK III 29) erscheint *Calcarea carbonica* in Normaldruck und *Silicea* fettgedruckt. In dieser letzteren Rubrik sollte *Calcarea carbonica* um einen Grad erhöht werden und damit kursiv aufgeführt sein.

Das andere Hauptproblem der Augen ist die **Schwäche der Augenmuskeln** und die ausgeprägte Tendenz, die Augen zu überanstrengen. Überbeanspruchung führt zu Kopfschmerzen, die insbesondere durch Lesen, Fernsehen und Schreiben verschlimmert werden. Alle Augenüberanstrengungs-Symptome ähneln denen von *Natrium muriaticum*, und wie bei diesem Mittel können die Augen auch bei *Calcarea carbonica* während der Beschwerden lichtempfindlich werden. Um zwischen den beiden Mitteln zu differenzieren, wird man feststellen, daß lichtempfindliche *Calcarea carbonica*-Kinder und -Erwachsene sich dennoch gern im Sonnenlicht aufhalten – ganz im Gegensatz zu *Natrium muriaticum*.

Manche dieser Säuglinge kommen mit **angeborenem Katarakt** zur Welt. Bei anderen wird sich ein pädiatrischer Ophthalmologe bemühen, ein **juveniles Glaukom** unter Kontrolle zu bringen und schließlich erklären, das Kind sei bereits mit einem „schlimmen Auge" geboren. Ältere Arzneimittellehren erwähnen Geschwüre auf der Hornhaut, die man jedoch in heutiger pädiatrischer Praxis selten sieht.

Ohren

Die Ohren sind beim *Calcarea carbonica*-Kind eine **ständige Krankheitsursache**. Die Anamnese weist häufig eine Serie von Mittelohrentzündungen auf. Die Mutter beschreibt gewöhnlich, wie nach einer Bronchitis, Mandelentzündung oder sogar nach einer Erkältung die Infektion im Handumdrehen auf die Ohren übergegriffen hat. Die Ohrenschmerzen ähneln stark denen von *Belladonna*, und tatsächlich lassen sich häufig akute Krankheiten von *Calcarea carbonica*-Kindern mit dem Mittel *Belladonna* heilen.

Die komplementäre Natur von *Belladonna* und *Calcarea carbonica* sowie auch die mögliche Verwechslung zweier so ähnlicher Mittel lassen sich am Beispiel von **Ohrenschmerzen** gut darstellen. Im Fall von *Calcarea carbonica* bekommt das Kind sehr hohes Fieber, hat dabei einen heißen Kopf und kalte Extremitäten. Die Ohren werden recht schmerzhaft, der Schmerz ist pulsierend, und sie werden vielleicht rot. Diese Symptome hat unser Mittel mit *Belladonna* gemeinsam. Hier können Fehler gemacht werden, wenn das Kind mit dem falschen Mittel behandelt wird. Wenn zum Beispiel eine *Calcarea carbonica*-Otitis mit *Belladonna* behandelt wird in der Annahme, ein akutes Mittel sei indiziert und in der Hoffnung, *Belladonna* werde die Krankheit oder den Entzündungsprozeß beenden, so kann es geschehen, daß das Fieber fällt, aber die Krankheit damit nicht aufhört. Das Ohr kann weiterhin von pulsierendem Schmerz betroffen sein, aber nun kommen Eiterabsonderungen hinzu, die nicht auftreten würden, wenn *Belladonna* das korrekte Mittel wäre, das der Krankheit ein Ende gesetzt hätte.

Ein guter Differenzierungspunkt, der den Ausschlag für die Wahl von *Calcarea carbonica* anstatt für *Belladonna* geben kann, ist der Feuchtigkeitsgrad. Der Kopf schwitzt bei Fieber stark, und Nase und Brust sind voll Schleim – diese Symptome findet man bei *Belladonna* nicht so ausgeprägt. Intensive Hitze und Trockenheit der Kopfhaut hingegen geben den Hinweis, daß das Kind nicht mehr *Calcarea carbonica* braucht, sondern sein Komplementärmittel *Belladonna*. Mit diesen Symptomen ist es einfach, zwischen den beiden Mitteln zu differenzieren und das richtige zu verordnen. *Belladonna* ist oft angezeigt bei der Behandlung echter akuter Otitis bei Kindern mit einer *Calcarea carbonica*-Konstitution, wird jedoch später in der Folge vom Konstitutionsmittel ergänzt werden müssen.

Bei *Calcarea carbonica* sind die **Absonderungen** aus dem Ohr dick, gelb und stark riechend. Diese Absonderungen können manchmal noch Wochen oder Monate nach Beendigung der akuten Krankheitsphase anhalten. Es scheint, als habe der Körper Schwierigkeiten, die Infektion erfolgreich abzuwehren, daher dauert die Sekretion an, und das Trommelfell heilt nie richtig aus.

Otitis und Absonderungen werden **durch kalten Wind verschlimmert**, auch wenn nur die Ohren dem Wind ausgesetzt sind. Anders als *Pulsatilla* oder *Natrium muriaticum* behalten diese Kinder gern ihre Mützen auf, weil sonst ihre Ohren anfangen wehzutun. Beim Abtasten wird der Therapeut vielleicht vergrößerte, empfindliche Halslymphknoten feststellen. Es kann zur Vernarbung und Sklerotisierung des Trommelfells kommen, und das wiederum kann die Ursache für leichte bis hochgradige Taubheit sein. In Verbindung mit einer solchen Vorgeschichte haben viele Kinder ständig Flüssigkeit in den Ohren, was zu **chronischer Schwerhörigkeit** führen kann.

Calcarea carbonica ist eines von wenigen Mitteln, das fettgedruckt im Repertorium aufgeführt ist in der Rubrik OHREN: *Entzündung, Eustachische Röhre* (KK III 87) und HÖREN: *Schwerhörig durch Tubenkatarrh* (KK III 135). Diese **Flüssigkeitsansammlungen** werden häufig bei allergischen Kindern beobachtet, bei denen die Nase verstopft ist, die durch den Mund atmen müssen und eine Atemwegsinfektion nach der anderen bekommen.

Ein weiterer häufiger Befund bei Säuglingen ist **aufgesprungene Haut hinter den Ohren**, ganz ähnlich wie bei *Lycopodium* und *Sulfur*. Hier liegt eine Anfälligkeit für feuchte Ausschläge oder Ekzeme in diesem Bereich vor, die Fissuren verursachen. Wenn das Kind größer wird, verschwinden diese Risse manchmal ohne Behandlung. Darum ist es am besten, direkt danach zu fragen, ob dieses Problem in der Vergangenheit bestanden hat.

Nase

Die Nase ist bei diesen Kindern **sehr anfällig**. Selbst bei guter Gesundheit haben sie oft **Laufnasen**. Immer wenn das Kind im Freien spielt, läuft klarer wäßriger Schleim aus der Nase, sobald es sich an der kalten Luft anstrengt. Diese Absonderungen helfen ihnen anscheinend, ein inneres Gleichgewicht zu behalten, das der Gesundheit förderlich ist.

Viele besorgte Eltern geben einem Kind ungerechtfertigterweise Antibiotika, welche auf diese wäßrige Sekretion keinerlei Einfluß haben, und anschließend Antihistamine, die den Fluß zwar erfolgreich zum Versiegen bringen, aber auch die Gesundheit des Kindes massiv beeinträchtigen. Mit der Unterdrückung der Nasenabsonderung treten Atemwegsinfektionen an die Tagesordnung; das Kind erleidet eine Erkältung nach der anderen. Es ist nicht ungewöhnlich für ein *Calcarea carbonica*-Kind, alle zwei oder drei Wochen zu erkranken, erst an einer Mandelentzündung, dann an einer Mittelohrentzündung und schließlich an einer Bronchitis. Die typische Entdeckung, die man in solchen Fällen macht, ist die, daß bei dem Kind im Alter von ein bis zwei Jahren die Laufnase mit Medikamenten unterdrückt worden ist, wonach erst alle diese Infektionen eingesetzt haben.

Für manche Kinder hören im günstigsten Falle nach der homöopathischen Behandlung die Infektionen auf, um wiederum von einer ständigen, aber „normalen" Laufnase ersetzt zu werden. Das Schöne an der Homöopathie ist, daß sie solche Eingriffe in die Gesundheit eines Kindes einerseits verhindern kann oder aber, wenn diese bereits stattgefunden haben, das Kind zu dem Gesundheitszustand zurückbringen kann, den es vor der Unterdrückung der natürlichen Entlastungsmechanismen durch Pharmazeutika hatte.

Wie bereits erwähnt, neigt das Kind zu **häufigen Erkältungen mit Schnupfen**, welche denen von *Pulsatilla* ähneln. Die Nase ist verstopft von dickem, gelbem, eiterähnlichem Schleim, der säuerlich riechen kann. Wenn das Kind alt genug ist, um sich durch Worte mitzuteilen, klagt es vielleicht über einen schlechten Geruch in der Nase. Der Schleim verstopft die Atemwege, insbesondere nachts, und verhindert normales Atmen. Der dicke Schleim verkrustet und macht mit der Zeit die Nase innerlich wund. Dieser letzte Punkt und der üble Geruch helfen bei der Differenzierung zwischen *Calcarea carbonica* und *Pulsatilla*.

Die Erkältungen treten auf, wenn es draußen kalt ist, oder bei Wetterumschwung von warmer zu kühler, feuchter Witterung – wie bei *Dulcamara*. Die Kinder haben chronische Laufnasen, die, ebenso wie bei *Lycopodium*-Kindern, durch Milchtrinken verschlimmert werden.

In seiner Arzneimittellehre hält Boericke am Schluß des Abschnittes zur Nase im *Calcarea carbonica*-Kapitel fest: **„Schnupfen wechselt mit Kolik ab"**. Diese Beobachtung hat sich in der Praxis häufig bestätigt und sollte als gute Indikation für *Calcarea carbonica* berücksichtigt werden.

Eine weitere Hauptbeschwerde besteht in häufigem **Nasenbluten**. Plethorische, übergewichtige *Calcarea carbonica*-Menschen klagen oft über morgendliches Nasenbluten.

Gesicht

Das Gesicht des typischen *Calcarea carbonica*-**Säuglings ist rundlich** mit Fettröllchen um Hals und Wangen. Die Haut ist von dicker Beschaffenheit und sieht aus, als sei sie mit **Unterhautfettgewebe** reichlich gepolstert. Sie sehen teigig und blaß aus, und viele werden mit roten „**Storchenbissen**" geboren, meist zwischen den Augen oder in der Stirnmitte. Diese verblassen im Laufe der Zeit und werden oft nur bei Anstrengung sichtbar, wie während Stuhlgang oder beim Schreien.

Der **Milchschorf**, der in dem Abschnitt *Kopf* beschrieben ist, kann auf das Gesicht übergreifen. Ein weiteres Schlüsselsymptom, das besonders bei untergewichtigen Säuglingen beobachtet wird, ist eine **geschwollene, vorstehende Oberlippe**.

Säuglinge, die nicht recht gedeihen und an Gewicht verlieren, bekommen oft die **Falten und Runzeln**, für die der *Calcarea carbonica*-Erwachsene so bekannt ist. Der Säugling fängt dann an, wie der kleine alte Mann oder die kleine alte Frau auszusehen, wie sie in früheren Arzneimittellehren beschrieben sind. Viele der rundlicheren Säuglinge kratzen sich im Gesicht, was entsprechende Spuren hinterläßt. Sie tun das besonders, wenn sie müde sind, unmittelbar nach dem Aufwachen oder wenn sie Nahrung gegessen haben, auf die sie empfindlich reagieren. Bei körperlich aktiven, fettsüchtigen Teenagern läuft das Gesicht bei geringster Anstrengung rot an.

Mund

Die Mundschleimhaut ist bei *Calcarea carbonica* sehr empfindlich. Bei jeder kleinen Verletzung in diesem Bereich **entzündet sich die Schleimhaut**, oder es bilden sich **Aphthen**. Viele dieser Kinder sind auch anfällig für **Mundsoor**. Die Mutter berichtet vielleicht, daß das Problem zuerst bei dem Kind aufgetreten ist, das die Brust damit angesteckt und sich dann reinfiziert hat. So kann der Soor über einen langen Zeitraum hin- und herwandern.

Eine weitere häufige Beschwerde im Mundbereich tritt im Zusammenhang mit der **Zahnung** auf. Der zeitliche Durchbruch der Zähne ist unter anderem abhängig von der Schilddrüsenfunktion. Zumal bei vielen *Calcarea carbonica*-Kindern eine **Schilddrüsenunterfunktion** vorliegt, läßt der Durchbruch der Zähne gern auf sich warten. Typischerweise tritt die **Zahnung mit einer Verspätung** von drei bis zwölf Monaten ein. Die Zahnung geht oft mit einer ganzen Reihe von Schwierigkeiten einher – so wie Erkältungen, Krupp, Koliken, Durchfall, Gereiztheit und, wesentlich seltener, mit Epilepsie.

Der **Durchbruch der Zähne** ist oft **schmerzhaft**. Das Kind wacht nachts schreiend auf und wirft sich im Bett hin und her. Das Leitsymptom „nächtlicher Kopfschweiß" kann ab dieser Zeit beobachtet werden. Der Schmerz wird gelindert, wenn man dem Kind kaltes Wasser zu trinken gibt; dies ist ein Punkt, der Verwirrung stiften und den Therapeuten dazu verleiten kann, *Chamomilla* zu verschreiben.

Am anderen Ende des möglichen Spektrums gibt es eine Minderheit von *Calcarea carbonica*-Kindern mit **Schilddrüsenüberfunktion**. In diesen Fällen kann man beobachten, daß sich manche Schädelnähte früh schließen und, was häufiger der Fall ist, die Zahnung sehr früh eintritt. Die Kinder, welche dieser Untergruppe angehören, sind oft von tuberkulären Einflüssen geprägt und brauchen vielleicht zu einem späteren Zeitpunkt der Behandlung das Mittel *Tuberculinum*.

Die **Zähne** sind möglicherweise **weich**, leiden an Zahnschmelzmangel und frühem Zahnverfall.

Innerer und äußerer Hals

Calcarea carbonica-Kinder sind **anfällig für Halsentzündungen**. In der Anamnese stößt man häufig auf rezidivierende Streptokokkeninfektionen im Hals. Wenn sie kaltem Wind ausgesetzt sind oder auch nur kurz im Regen naß werden, bekommen sie schon eine Halsentzündung. Die Ätiologie ist ähnlich wie unter **Ohrenschmerzen** beschrieben. Das Kind geht zum Spielen ins Freie, überhitzt sich, fängt an zu schwitzen und legt vielleicht ein paar Kleidungsstücke ab. Später wacht das Kind in derselben Nacht mit einer akuten Infektion auf. Die Mandeln schwellen zu enormer Größe an, werden rot und pulsieren vor Schmerzen. Das Zäpfchen ist häufig von der Entzündung mitbetroffen. Das Kind mag in einer solchen akuten Situation immer gut auf *Belladonna* ansprechen. Als allgemeine Richtlinie kann gelten: Wenn bei einem *Calcarea carbonica*-Kind eine schwere Halsentzündung, die begleitet ist von trockenem, schmerzhaftem Schlucken, vorliegt, so sollte man im Zweifelsfalle *Belladonna* geben, zumal dies als akutes Mittel fast immer die akuten Symptome zum Stillstand bringt und dem konstitutionellen Mittel den Weg bahnt.

Bei den Halsentzündungen sind immer zahlreiche **geschwollene Lymphknoten** palpabel, sei es submaxillar oder am vorderen oder hinteren Hals. Die Lymphknoten können in den ersten Tagen der Erkrankung hart, geschwollen und druckempfindlich sein. Auch wenn das heutzutage im allgemeinen selten vorkommt, so kann dennoch *Calcarea carbonica* für jede Erkrankung im Zusammenhang mit der Schilddrüse in Betracht gezogen werden, für Funktionsstörungen, Fisteln oder Störungen von mit ihnen verbundenen Drüsengängen.

Untere Atemwege

Die **Brust** trägt mit dem **Husten** die Hauptlast der Allergien und Atemwegsinfektionen. Ein Leitsymptom, das *Calcarea carbonica* mit *Pulsatilla* gemeinsam hat, ist ein Husten, der nachts trocken ist, morgens aber locker, mit Schleim, der sich leicht abhusten läßt. Mögliche Auslöser für den Husten sind eine Reihe von Nahrungsmitteln, auf die das Kind allergisch reagiert, sowie kaltes Wetter und Pollen in der Luft. Erkältungen greifen häufig vom Hals auf die unteren Atemwege über, was zu **Stauungen in der Lunge** führt. Bei Kleinkindern können die Stauungen von hohem Fieber begleitet sein, aber auch von Anlehnungsbedürfnis, Lethargie, Launenhaftigkeit, einem heißen Kopf und kalten Extremitäten, Schwitzen der Kopfhaut und Gewichtsverlust aus Desinteresse am Essen. Diese letzten Symptome sind bei *Belladonna* und *Pulsatilla* sehr ähnlich, seien Sie darum vorsichtig! Der Auswurf ist tendenziell dick und gelb und gelegentlich mit fauligem Geruch behaftet.

Infektionen in der Brust können sich aber auch aufwärts ausbreiten und schmerzlose **Heiserkeit** verursachen, insbesondere am Morgen. Die Kinder können auch Asthma bekommen, das durch Kälte und Überanstrengung verschlimmert wird, (insbesondere durch Treppensteigen). Obgleich diese Symptome anscheinend vielen Menschen bekannt sind, ist *Calcarea carbonica* doch eines der am häufigsten benötigten Mittel für **Asthma** und **Bronchitis** bei Kindern.

Verdauungssystem

Nahrungsmittelverlangen und -abneigungen

Calcarea carbonica-Kinder haben eine **Vorliebe für alle Kohlehydrate**: Süßigkeiten, Speiseeis, Teigwaren, Brot und Kartoffeln (sogar in rohem Zustand). Sie mögen auch sehr gern **Salz, Fisch** und **Käsegerichte** wie Pizza (mit Käse überbacken), Makkaronigratin und Lasagne.

Eier laufen allen anderen Vorlieben den Rang ab und dienen als starkes Leitsymptom für dieses Mittel, was die Verschreibung in den meisten Fällen bestätigt. Am liebsten mögen sie die Eier weichgekocht, aber sie essen sie auch gern in fast jeder anderen Form. Manche *Calcarea carbonica*-Säuglinge verlangen, wenn sie gerade anfangen, feste Nahrung zu sich zu nehmen, ausschließlich nach Eiern. Noch absonderlicher ist es, wenn das *Calcarea carbonica*-Kind in einer akuten fiebrigen Erkrankung plötzlich süchtig nach Eiern ist, auch wenn es sie bis dahin nicht gern mochte.

Fleisch im allgemeinen und **Fett** im besonderen **lehnen sie ab**: Sie mögen nicht gern schleimige Speisen. Wenn ein Ei zu weich und auf der Oberfläche glibbrig ist, können sie es zurückweisen, selbst wenn sie für ihr Leben gern Eier essen. Sie haben auch eine Abneigung gegen gemischte Gerichte und haben lieber die verschiedenen Nahrungsmittel getrennt voneinander auf dem Teller.

Bei manchen Kleinkindern entwickelt sich ein **Pica-Syndrom**: Sie fangen an, Sand, Kreide, Kalk, Hundeknochen, Klebstoff und andere Substanzen zu essen, die ihnen in den Weg kommen. Die meisten dieser Stoffe enthalten Kalzium, nach dem das Kind wohl ein instinktives Bedürfnis verspürt.

Sie haben tendentiell ein **starkes Verlangen nach kaltem Wasser und kalten Speisen**. Manche mögen zwar gern Milch, die meisten jedoch bekommen dadurch Magenbeschwerden. Bei vielen liegt eine ausgeprägte **Milchintoleranz** vor, oder sie **lehnen Milch vollkommen ab**. Bei ihnen werden durch Milch Erbrechen und Durchfall ausgelöst oder auch Atemwegsinfektionen und andere allergische Reaktionen der Atemwege, gelegentlich sogar durch Muttermilch. Der Säugling, der noch an der Brust gestillt wird, kann auch in dieser Form reagieren, wenn die Mutter Milch trinkt. Derartige Verdauungsbeschwerden treten besonders während der Zahnung auf. Mit jedem neuen Zahn kann das Kind eine Phase mit Durchfall und Erbrechen durchmachen.

Magen

Der Magen bietet **viele Leitsymptome** für die Verschreibung von *Calcarea carbonica*. Als allgemeine Richtlinie gilt, daß die große Mehrheit dieser Kinder zu **langsamer Verdauung** neigt, mit Ausnahme der Kinder, die nicht recht gedeihen. Säuglinge sind anfällig für **chronisches Erbrechen**, mit oder ohne Schmerzen. Es ist, als würde der Ringmuskel zwischen Magen und Speiseröhre bei diesen Kindern nicht richtig funktionieren. Klinisch ist *Calcarea carbonica* bei Säuglingen zu berücksichtigen, bei denen die Milch nach dem Stillen, nachdem sie fünf Minuten lang erfolglos aufgestoßen haben, unverdaut wieder hochkommt. Sie machen den Mund auf, und die Milch kommt ohne die geringste Anstrengung in hohem Bogen wieder heraus – ganz zur großen Verwunderung und Frustration der Mutter. Dann ist das Kind offenbar wieder hungrig, und die Mutter muß es erneut stillen. Das Erbrochene kann säuerlich riechen, und saures leeres Aufstoßen kann vorausgegangen sein. Wenn erst später erbrochen wird, ist die Milch bereits geronnen. Erbrechen kann bei Säuglingen von Schluckauf begleitet sein. *Calcarea carbonica* gehört im 2. Wertigkeitsgrad in eine neue, von mir selbst eingeführte Rubrik: *MAGEN: Schluckauf, Essen, nach dem, bei Säuglingen*. Diese Rubrik enthält *Pulsatilla* fettgedruckt, *Lycopodium* kursiv und *Nux vomica* im einfachen Druck. Bei älteren Kindern ist Reisekrankheit die Hauptursache für Erbrechen, ähnlich wie bei *Natrium muriaticum*.

Manche dieser Kinder sind zwar heikle Esser mit wenig Appetit, die meisten jedoch **wachen hungrig auf** und verlangen sofort, gestillt zu werden oder ihr Frühstück zu bekommen. Dies trifft insbesondere auf Kinder zu, die nicht richtig zunehmen. Viele der älteren Kinder haben morgens beim Aufwachen großen Appetit, anders als *Sulfur*-Kinder, die normalerweise für einige Stunden nach dem Aufwachen nichts zu essen brauchen.

Bauch

Diese Kinder haben oft einen dicken Bauch, der hervorsteht, als besäße er keine Muskulatur, um den inneren Organen Halt zu geben. Es ist auffallend, einen so **großen Bauch** zu sehen, besonders bei Kindern, die mangelhaft gedeihen und dann anfangen, wie richtige Hungerkinder auszusehen.

Der Bauch ist weich und der Tonus der geraden Bauchmuskeln schlaff, was der Anfälligkeit für einen **Nabelbruch** Vorschub leistet. Ärzte operieren solche Hernien gerne, dabei sind sie mit mechanischen Methoden in Begleitung der homöopathischen Mittel einfach zu behandeln. Ein Strang Packetband mit einem Knoten in der Mitte kann als Bruchband dienen. Legen Sie den Knoten über die Hernie, und binden Sie die Strangenden auf dem Rücken des Kindes zusammen. Anschließend kleben Sie zunächst vertikal und dann horizontal Pflaster über den Knoten. Das Pflaster muß so gut wie möglich gesichert werden, denn es soll die beiden langen Muskeln in der gewünschten Position zusammenhalten, wodurch sich Verbindungsfasern bilden können. Innerhalb von zwei bis drei Wochen wird der Bruch heilen.

In der Rubrik *ABDOMEN: Nabel, Hernie* (KK III 538) ist *Calcarea carbonica* nur kursiv aufgeführt, während *Nux vomica* fettgedruckt erscheint. Die Praxis allerdings zeigt, daß *Calcarea carbonica* das Hauptmittel ist und um einen Grad erhöht werden sollte. *Nux vomica* ist vor allem bei Inkarzeration der Hernie angezeigt und wenn das Kind anfängt zu erbrechen, sich überanzustrengen oder andere *Nux vomica*-Symptome zu entwikkeln. Man sollte daran denken, daß eine inkarzerierte Hernie ein medizinischer Notfall ist, und obwohl das homöopathische Mittel helfen kann, sollte das Kind doch so schnell wie möglich in die Notfallstation einer Klinik gebracht werden.

Rektum

Verstopfung ist hier die Hauptbeschwerde vieler *Calcarea carbonica*-Kinder. Der Stuhl ist voluminös und hart und kann die ganze Toilettenschüssel füllen. Die Eltern wundern sich, wieviel Stuhl auf einmal ein so kleines Kind absetzen kann. Die Verstopfung kann so hochgradig sein, daß das Kind nur einmal pro Woche oder einmal in zehn Tagen Stuhlgang hat. Viele Arzneimittellehren beschreiben den Stuhl als weißlich bei Fehlen der Gallebeimengung. Obgleich diese Symptomatik sicherlich die Diagnose bestätigen würde, kommt so etwas heutzutage in der Praxis nicht oft vor.

Das absonderlichste Charakteristikum, welches schon in älteren Arzneimittellehren beschrieben wird, ist, daß die Verstopfung dem Kind anscheinend nichts ausmacht – ja, daß es sogar **im verstopften Zustand besonders fröhlich** ist. In vielen Fällen sind es sogar erst die Eltern, die über die Verstopfung des Kindes klagen, während das Kind eigentlich zufrieden wirkt und sich nur beschwert, wenn die Eltern ihm ein Abführmittel geben. Bei manchen Kindern jedoch geht die Verstopfung mit starken Schmerzen einher. Der große Umfang des Stuhls kann Hämorrhoiden verursachen und gelegentlich Analfissuren, die bei jedem Stuhlgang extrem schmerzhaft sind. Wegen der Schmerzen versucht das Kind, den Stuhl zurückzuhalten, was das Problem nur verschlimmert.

Die andere Hauptbeschwerde im Darmbereich ist **Durchfall**. Kinder, die an **Zöliakie oder Laktose-Intoleranz** leiden, sind das beste Beispiel für die Neigung zu Durchfall, jedoch auch andere Kinder im subklinischen Stadium können diese Symptomatik aufweisen. Auf Bauchkoliken folgt explosive Diarrhoe, diese Abfolge ist das übliche Muster. Der breiige Stuhl ist oft eine Folge von Milch- oder Brotgenuß. Bei Säuglingen mit Laktose-Intoleranz wird die Milch im Magen sauer und gerinnt. Kurz nachdem es Milch getrunken hat, kann man im Bauch des Kindes ein Gurgeln hören, und das Kind bekommt eine Kolik, die mit explosionsartigem Durchfall endet. Wenn der Prozeß nur eine kurze Weile andauert, entwickelt das Kind einen Heißhunger, aber verliert alles, was es ißt, durch den Durchfall. Sollte dies zu lange anhalten, so kann das Kind in seiner geistigen und körperlichen Entwicklung erheblich beeinträchtigt werden.

Gelegentlich hat ein Kind mit Zöliakie ein paar Wochen lang Verstopfung, gefolgt von schwerer Diarrhoe mit Schleimabsonderungen; Durchfall und Verstopfung wechseln einander ab, während das Kind immer mehr abmagert. *Calcarea carbonica* hat schon viele solcher Kinder geheilt.

Durchfall tritt auch als **Begleiterscheinung vieler akuter Erkrankungen** auf, zum Beispiel bei Mittelohrentzündung, Bronchitis und schwieriger Zahnung. Der Durchfall kann sauer riechen und grünen Schleim enthalten. Er neigt zu Verschlimmerung am Abend – ein Aspekt, der zur Abgrenzung gegenüber *Sulfur* und *Podophyllum* nützlich ist, welche Verschlimmerung am Morgen haben.

Ein letzter Punkt, der oft Verwirrung stiften kann, ist, daß der Durchfall oft **wegen Überwucherung des Darmes mit Hefepilz Wundheit im Analbereich** verursachen kann. Ein sorgfältiger Beobachter sieht den roten Anus, nimmt daher an, daß der Stuhl sehr scharf und wundmachend ist und kann fälschlicherweise ein Mittel wie *Sulfur* verschreiben. Eine solche inkorrekte Verschreibung wird von der Tatsache unterstützt, daß *Calcarea carbonica* nicht in der Rubrik ANUS, *Hautausschläge um den Anus, rot* (KK III 631) aufgeführt ist. In der Praxis findet man jedoch, daß Röte häufig ein Begleitsymptom von *Calcarea carbonica*-Durchfällen ist, und es sollte der oben genannten Rubrik zweiwertig beigefügt werden. In den folgenden spezifischen Rubriken erscheint das Mittel jedoch kursiv: ANUS: *Hautausschläge um den Anus*; sowie in ANUS; *Wundheit*. Weil es keine untergeordneten Rubriken gibt, welche den Ausschlag mit der Farbe Rot näher bestimmen, ist der einzige Ort, wo Hefepilzinfektionen aufgeführt sind, unter ANUS: *Hautausschläge um den Anus, rot*.

Harnwege

Jungen

Bei Jungen besteht eine Anfälligkeit für **Wasserbruch (Hydrozele)** fast ebenso stark wie bei *Pulsatilla*. Auch können Hautausschläge im Genitalbereich als Reaktion auf den scharfen Urin auftreten. Bei diesen Ausschlägen handelt es sich meist um Hefepilzinfektionen, welche das Skrotum und die umgebenden Hautpartien leuchtend rot erscheinen lassen, ähnlich wie bei *Medorrhinum*. Manche der fettsüchtigen Jungen können auch an nächtlichem Bettnässen leiden, obgleich diese Beschwerde häufiger mit *Tuberculinum, Pulsatilla, Natrium muriaticum* oder *Medorrhinum* geheilt wird.

Mädchen

Wiederkehrende Vaginalentzündungen, verursacht durch Hefepilze, treten vor allem bei zur Fettsucht neigenden Mädchen im Säuglingsalter auf. Die vaginalen Ausscheidungen sind dick und milchig gelb, ähnlich wie dickflüssige Muttermilch. Sie sind scharf, verursachen Juckreiz und riechen unangenehm nach Schimmel.

Die **Menarche** kann verfrüht, bereits im Alter von zehn Jahren, oder verspätet, vielleicht sogar erst mit siebzehn, einsetzen. Der Menstruationsfluß tritt alle zwanzig bis achtundzwanzig Tage auf, er kann reichlich sein und lange anhalten. In den ersten Monaten können der Menstruation eine Reihe von ausgeprägten Symptomen vorausgehen. Bei den meisten Mädchen schwillt die Brust an und wird empfindlich, sie leiden an Wassereinlagerungen im ganzen Körper, und sie können Schnupfen, Vaginalentzündungen und Kopfschmerzen bekommen. Gelegentlich kann eine Patientin, die an epileptischen Anfällen vor der Menstruation leidet, mit *Calcarea carbonica* geheilt werden.

Bewegungsapparat

Rücken

Die älteren Arzneimittellehren erwähnen *Calcarea carbonica*, so wie auch *Silicea*, als eines der Hauptmittel bei der Behandlung von Knochenerkrankungen wie Rachitis. Obwohl man Rachitis in der westlichen Welt nicht mehr häufig sieht, wird *Calcarea carbonica*, wenn man auf diese Erkrankung trifft, häufig das passende Mittel sein. Heutzutage weiter verbreitet ist eher ein Kalzium-Ungleichgewicht, welches sich in **Rückenschwäche und/oder Skoliose** äußert, insbesondere im Bereich der Brustwirbelsäule. Eine schwerwiegendere Störung ist die **Spina bifida**. Kinder mit solchen Rückgratsanomalien reagieren anscheinend recht gut auf *Calcarea carbonica*.

Wie bereits im Abschnitt zum **Hals** erwähnt, sind die **Halslymphknoten** geschwollen und verhärtet und bilden gleichsam eine „Halskette", wie auch bei *Silicea* und *Tuberculinum*. In diesem Bereich schwitzt das Kind auch viel, besonders während des Schlafs. Bei Kleinkindern wird der Hals während Wachstumsphasen dünn, als hätte er sich verlängert.

Extremitäten

Arzneimittellehren beschreiben *Calcarea carbonica*, als würden alle Babys von diesem Typus **verspätet das Laufen erlernen**. Tatsächlich aber trifft dies in weniger als der Hälfte aller Fälle zu; die meisten fangen im normalen Zeitraum an zu laufen. Manche versuchen es wiederum erst gar nicht, bis sie vierzehn oder fünfzehn Monate alt sind. Dann aber stehen sie plötzlich auf und gehen durchs Zimmer, um sich etwas zu holen und überraschen damit die erstaunten Eltern, die nicht damit gerechnet haben, daß das Kind auch nur erste Gehversuche machen würde. Andere können von Geburt an **schwache Fußgelenke** haben, so daß einer oder beide Füße nach innen geknickt sind. In den meisten Fällen wird sich die Fußstellung ohne irgendwelche Eingriffe von selbst korrigieren. Manchmal führen Eltern ein striktes Massage- und Streckprogramm mit dem Baby durch, das nicht viel hilft, und dem oft der Einsatz von speziellen Stützschuhen oder Spreizhosen folgt. Das homöopathische Mittel jedoch kann die Fußgelenke sehr schnell stärken.

Eine Schwäche der Fußgelenke wird auch bei plethorischen, rundlichen Mädchen im Teenager-Alter beobachtet. Die Kombination von schwachen Knöcheln, die leicht umknicken, und die Schwellung der Knöchel vor jedem Menstruationsfluß kann den Hinweis zur korrekten Verschreibung geben.

Die Schwäche betrifft auch die **langen Knochen**; Kinder neigen zu Rachitis, Osteogenesis imperfecta oder häufiger zu X- oder O-Beinigkeit. Die Epiphysenfuge des Schienbeins wird beim Jugendlichen geschwächt, was zur Schlatter-Osgood-Krankheit und den damit verbundenen Schmerzen im Bereich des Tibiakopfes führt. Ein Kind mit dieser Krankheit wacht nachts mit Schmerzen in den Schienbeinen oder Knien auf, möglicherweise auch mit Krämpfen in den Waden.

Die Schwäche der Extremitäten läßt sich auch an den **Nägeln** beobachten. Das heranwachsende Kind kann viele Schwierigkeiten mit brüchigen, splitternden oder eingewachsenen Nägeln haben.

Selbst der Säugling ist bereits geplagt von Nägeln, die langsam wachsen oder schnell brechen.

So wie die Fußgelenke können auch die **Finger übermäßig biegsam** sein. Bei Säuglingen und Kleinkindern läßt sich die Sehnenschwäche demonstrieren, indem man die Finger weit nach hinten biegt.

Ein weiteres häufiges Leitsymptom ist leichtes **Schwitzen an Händen und Füßen**. Das Kind schwitzt sogar im Ruhezustand, oder wenn ihm kalt ist. Wenngleich seltener bei Kindern als bei Erwachsenen, findet man bei Kleinkindern, daß sie nasse Socken haben, die ständig gewechselt werden müssen. Der Schweiß kann säuerlich riechen, kann aber auch geruchlos sein. Dieselbe ungleichmäßige Temperatur- und Blutverteilung wie am Kopf findet man auch an den Extremitäten. Auch wenn die Füße schweißnaß sind, können sie tagsüber eiskalt sein. Das Kind beklagt sich zwar nicht über **kalte Füße**, aber wenn man sie anfaßt, wird man überrascht sein, wie kalt sie tatsächlich sind. Sobald die Füße nachts in Decken eingewickelt werden, wärmen sie sich auf und werden mit der Zeit so heiß, daß die Bedeckung unerträglich wird.

Die letzte Beschwerde im Bereich der Extremitäten ist **juvenile rheumatoide Arthritis** mit Verschlimmerung bei Bewegungsbeginn sowie durch Kälte und Feuchtigkeit und Besserung durch fortgesetzte Bewegung und Wärme. An dieser Stelle sei daran erinnert, daß bei *Calcarea carbonica*-Erwachsenen die Arthritis durch fortgesetzte Bewegung verschlimmert wird, im Gegensatz zum flexibleren Kind.

Haut

Bei diesem Arzneimitteltyp besteht eine Anfälligkeit für **Ekzeme**; viele Kinder werden damit geboren. In den meisten Fällen ist die Kopfhaut betroffen, aber das Ekzem kann auch auf Gesicht und Extremitäten übergreifen. Säuglinge können mit hochgradigem Milchschorf geboren werden, der aus dicken, weißen kreideähnlichen Krusten besteht. Ältere Kinder können chronisch wiederkehrende Nesselausschläge bekommen – ein Merkmal, das sie mit *Natrium muriaticum*-Kindern gemeinsam haben.

Sie sind sehr anfällig für **Candida-Infektionen**, deren Ausschläge leuchtend rot und scharf abgegrenzt sind. Diese Ausschläge treten insbesondere im Windelbereich, sowohl vorne als auch hinten, auf. Wie bereits in dem Abschnitt *Atemwege* erwähnt, können bei allergischen oder asthmatischen Kindern die Candida-Ausschläge wenige Monate nach der ersten Verschreibung des homöopathischen Mittels wiederkommen. Die Atemwegssymptome verschwinden, aber die Eltern bestehen womöglich auf der Behandlung des gräßlichen Windelausschlages, den das Kind nun hat. Lassen Sie sich nicht unter Druck setzen! Der Ausschlag ist der Weg, auf dem der Körper ein Ungleichgewicht ausgleicht. In das Ausschlags-Stadium darf auf gar keinen Fall eingegriffen werden, weder mit homöopathischen Mitteln noch mit starken Antimykotika, denn dadurch würde zwar der Ausschlag verschwinden, jedoch die Atemwegssymptome mit Sicherheit wiederkommen. Es sollte nichts weiter empfohlen werden als Calendula-Creme, eventuell mit einem Acidophilus-Supplement. Viele Heilerfolge sind bereits durch den Versuch, den Ausschlag loszuwerden, zunichte gemacht worden. Haben Sie Geduld und erklären Sie den Eltern ausführlich den Heilungsprozeß. Die Eltern sollten es ihrerseits ihrem besorgten Kinderarzt erläutern.

Ein weiteres häufiges Hautsymptom bei *Calcarea carbonica*-Kindern sind **Warzen**. Sie treten gewöhnlich an den Handflächen und Fingern auf. Die Warzen sind rund und hautfarben und erscheinen eher in Gruppen als einzeln.

Eine einzigartige Beobachtung läßt sich bei Säuglingen und Kleinkindern machen. Wenn sie etwas gegessen haben, gegen das sie allergisch sind oder wenn sie müde sind, fangen sie an, sich das Gesicht zu zerkratzen, und zwar kratzen sie mechanisch, mit krallenartigen Bewegungen. Dies können sie auch unmittelbar nach dem Aufwachen tun.

Körperliche Allgemeinsymptome

Calcarea carbonica ist das bei weitem am häufigsten indizierte Mittel für **Epilepsie**, insbesondere wenn sie während der Zahnung auftritt. Ein Geburtstrauma, das Kalzifikation im Gehirn verursacht, kann ein ätiologischer Faktor für diese frühen Anfälle sein. Das Kind wirkt vor einem Anfall etwas zurückgezogener, hinterher kann es jammern und greinen und will nicht angerührt werden. Während dieser Episoden erinnert das Kind stark an *Tuberculinum*, aber *Calcarea carbonica* wird den Fall heilen. Bei älteren Mädchen treten häufig epileptische Anfälle vor der Menstruation auf.

Um die Allgemeinsymptome noch einmal festzuhalten: *Calcarea carbonica*-Kinder leiden an **mangelhafter Kalziumassimilation** sowie Fehlfunktion der Schilddrüse, was zu Verlangsamung der körperlichen und geistigen Entwicklung führt. Diese Kinder werden schnell müde und wirken unterernährt, manchmal bis zu dem Grad von Rachitis oder Marasmus.

Viele Symptome können im Verlauf von Metabolismusänderungen in Erscheinung treten, wie etwa während der Zahnung oder beim Laufenlernen. Die Haare, Nägel und Knochen wachsen oft mangelhaft, und die Lymphknoten sind vergrößert und neigen zu Verhärtung. Wenn sie älter werden, können diese Kinder anämisch und kälteempfindlich werden und die charakteristischen Schweißausbrüche haben, selbst wenn ihnen kalt ist.

Sie neigen zu Allergien und Erbrechen, wobei es zu Absonderungen von stinkendem und saurem Geruch kommt.

Im allgemeinen tritt **Verschlimmerung** ein **während der Zahnung**, durch Anstrengung (insbesondere Treppensteigen), kalte und feuchte Witterung, Wetterwechsel von Wärme zu Kälte und durch Milchgenuß. In warmer, trockener Luft geht es ihnen besser, und sie lieben den Sommer.

Calcarea carbonica-Säuglinge und -Kleinkinder

Calcarea carbonica-Säuglinge sind eigensinnig, besonders wenn sie müde sind. Anstatt einzuschlafen, weinen und schreien sie und lassen sich nicht beruhigen. Es ist, als würden sie im Sumpf ihrer eigenen Hartnäckigkeit steckenbleiben, was sie dazu zwingt, wach zu bleiben, selbst wenn das Schlafbedürfnis überwältigend ist.

Sie sind unabhängig. Sie bleiben sitzen, wo man sie hinsetzt und spielen zufrieden mit ihrem Spielzeug. Sie tun alles gern auf ihre eigene Art und in ihrem eigenen Tempo. Ein Beispiel für diese Unabhängigkeit bei ganz Kleinen ist jenes sieben Monate alte Baby, das selbständig mit dem Löffel essen wollte und schließlich mit einer Hand den Löffel fest umklammert hielt und sich mit der anderen das Essen in den Mund stopfte.

Sogar ganz kleine Kinder sind fähig, sich lange und tief zu konzentrieren. Babys, die nur wenige Monate alt sind, können bereits lange Zeit zufrieden mit sich selbst spielen, ohne anscheinend irgend etwas um sich herum wahrzunehmen.

Säuglinge erschrecken leicht durch laute Menschen. Sie erschrecken sich auch vor Menschen, die sich ihnen zu schnell nähern, eine Gemeinsamkeit mit *Baryta carbonica*-Kindern.

Bei Krankheit und im Fieberstadium werden sie anhänglich und suchen Sicherheit bei den Eltern, besonders dann, wenn sie bereits von ängstlicher Natur sind. Wenn sie Fieber haben, verlangen sie nach der Nähe der Eltern, als böten diese ihnen eine stabile Grundlage. Diese Säuglinge verlangen weinend und schreiend nach Aufmerksamkeit. Auch wenn das Geschrei durchdringend ist, so hört es doch sofort auf, wenn man sie auf den Arm nimmt.

Säuglinge und Kleinkinder wachen mit Angstschreien auf, als hätten sie Alpträume gehabt.

Reizbarkeit ist ein häufiges Merkmal und tritt verstärkt bei Erkrankungen wie Koliken, Fieber, nach Impfungen und nach einem epileptischen Anfall auf. Diese Gereiztheit kann mit Quengeln, Unentschlossenheit und Widerwillen gegen Trost einhergehen – all dies sind Merkmale, die zu Verwechslung mit *Tuberculinum* oder *Chamomilla* führen können.

Calcarea carbonica-Säuglinge werden mit großen runden Köpfen geboren (wegen verspäteten Fontanellenschlusses), und sie sind entweder völlig kahlköpfig oder haben sehr dünnen, spärlichen Haarwuchs. Sie können von Geburt an Milchschorf haben, der auf konventionelle Behandlung nicht anspricht. Der Ausschlag ist stark nässend, mit dicken, gelben oder weißen Absonderungen, welche Krusten bilden. Die Kopfhaut schwitzt leicht, besonders bei geringster Anstrengung. Charakteristisch ist, daß das Stillen bereits ausreicht, um zu reichlichen Schweißausbrüchen zu führen. Die Säuglinge schwitzen auch im Schlaf (besonders beim Einschlafen), während akuter Erkrankungen und beim Durchbruch der Zähne.

Erkältungen greifen oft auf die Augen über und erzeugen dort dicken, grünlichen Schleim. Babys können mit Tränengangverschluß oder -fistel geboren werden und manchmal mit angeborenem Katarakt.

Häufig sind Ohrenschmerzen mit pulsierendem Schmerz und heißem Kopf. Sie ähneln den Ohrenschmerzen von *Belladonna*, haben aber mehr Schleimabsonderungen und gehen mit vergrößerten Halslymphknoten einher. Die Haut um die Ohren herum kann aufgesprungen sein.

Die Kinder haben häufig Laufnasen, selbst wenn sie gesund sind, und Erkältungen treten auf, wann immer sie sich abkühlen. Die Erkältungen sind begleitet von dickem, gelbgrünem Sekret. Chronische Laufnasen sind an der Tagesordnung, möglicherweise liegt eine Milchallergie zugrunde.

Charakteristisch ist ein dickes rundes Gesicht mit „Storchenbiß". Bei Babys, die mangelhaft gedeihen, wird das Gesicht faltig. Babys kratzen sich im Gesicht, wenn sie müde sind, aber auch nach dem Aufwachen oder nach dem Milchtrinken.

Soor und wiederholt auftretende Aphthen sind häufige Beschwerden im Mund. Verlangsamte Zahnung ist begleitet von unzähligen Infektionen und von Durchfällen.

Im Halsbereich sind viele geschwollene Lymphknoten tastbar. Es können angeborene Störungen der Schilddrüsenfunktion vorliegen.

Babys leiden chronisch an Erbrechen von Milch, die sie soeben getrunken haben und sind anschließend gleich wieder hungrig. Nach dem Stillen bekommen sie Schluckauf. Sie haben einen guten, gesunden Appetit. Oft besteht eine Milchintoleranz, und sie reagieren mit Koliken, Durchfall, Blähungen oder Erbrechen. Kinder haben eine ausgeprägte Vorliebe für Eier und Käse, manchmal leiden sie an einem Pica-Syndrom. Oft haben sie einen geblähten Bauch mit schwacher Muskulatur.

Säuglinge sind anfällig für Nabelbrüche. Verstopfung mit voluminösem Stuhl; Durchfall mit Koliken, insbesondere bei Laktose-Intoleranz; leuchtend rote Ausschläge bei Soorinfektionen im Windelbereich: all das sind häufige Beschwerden.

Jungen werden manchmal mit Wasserbruch geboren. Am Penis und im umliegenden Bereich können Mykosen auftreten.

Weibliche adipöse Säuglinge können an wiederkehrenden Vaginalinfektionen leiden.

Die Kinder sind anfällig für Epilepsie, insbesondere nach Kopftrauma, das zu Verkalkung im Gehirn führt. Auch während der Zahnung können epileptische Anfälle auftreten.

Babys lernen spät Laufen und können mit einer Spina bifida geboren werden oder an diversen Knochendeformierungen leiden. Die Gelenke lassen sich leicht überstrecken. Die Extremitäten schwitzen schnell.

Babys bekommen Ekzeme, insbesondere auf der Kopfhaut. Sie sind auch anfällig für Milchschorf und Hefepilzbefall der Haut.

Fettleibigkeit bei Babys kann charakteristisch sein.

Calcarea carbonica ist das am häufigsten indizierte Mittel bei Wachstumsschwierigkeiten in der frühen Kindheit, insbesondere dann, wenn Funktionsstörungen der Schilddrüse und des Kalziumstoffwechsels zugrunde liegen.

Calcarea carbonica im Überblick

I. Charakteristika des Gemüts
  A. Verzögerung oder Störungen der Entwicklung
    1. Verzögertes Erlernen von Fähigkeiten
      a) Laufen und Sprechen
      b) Begreifen neuer Fähigkeiten
      c) Absichtliche Verzögerung beim Erwerb neuen Lernmaterials zur Einordnung der neuen Informationen
    2. Langsame Aufnahmefähigkeit in der Schule
    3. Schwaches Erinnerungsvermögen
    4. Fehler beim Lesen und Schreiben
  B. Mühsames und unverdrossenes Arbeiten
    1. Langsames Hindurcharbeiten von einem Projekt zum nächsten
    2. Methodisches Studium und Erzielen bester Noten
    3. Vorsichtig, zurückhaltend
      a) Allem Neuen gegenüber
      b) Bis ein Thema vollständig begriffen ist.
    4. Die Fähigkeit, sich ausdauernd und geduldig mit einer einzigen Sache zu beschäftigen
  C. Unflexibel und dickköpfig
    1. Aufgrund seiner „Arbeitstier"-Natur
    2. Wegen des Bedürfnisses, einmal Begonnenes zu Ende zu führen
    3. Bekommt Wutanfälle, wenn es ein Projekt nicht zu Ende führen darf
    4. Eigensinnig
      a) Bei Unterbrechung
      b) Wenn Pläne plötzlich geändert werden
      c) Wenn es zur Änderung gezwungen wird
    5. Vorliebe für Strukturen
      a) Um Dinge einordnen zu können
      b) Um Begonnenes abzuschließen
    6. Wutanfälle können sehr lange anhalten
    7. Weigerung, irgend etwas unvorbereitet zu tun

D. Starker Charakter
1. Eigenwille
2. Festigkeit und Ausdauer im Blick beim Betrachten von Menschen

E. Unabhängigkeit und neugierig
1. Neugierde kommt in der Praxis des Homöopathen zum Ausdruck
    a) Typischer Charakterzug: Zerren an Topfpflanzen in der Praxis
    b) Faßt alles an, spielt mit allem, um es einordnen zu können
2. Spielt selbständig mit allem, was ihm gefällt
3. Will oft bereits sehr früh selbständig essen
4. Hat feste eigene Vorstellungen

F. Neigung zum Einzelgängertum
1. Aufgrund seiner langsamen „Arbeitstier"-Natur
2. Neigung zu Traurigkeit und Zurückgezogenheit
3. Wirkt bei der ersten Konsultation
    a) Ernst
    b) Still

G. Faszination des Unbekannten
1. Interesse am Thema Sterben, besonders nach dem Ableben eines Familienmitgliedes
2. Interesse an übernatürlichen Phänomenen
    a) Versuch zu begreifen, was sich dem menschlichen Wissen entzieht
    b) Unzählige Fragen über Gott

H. Ängste
1. Viele
2. Dunkelheit
3. Insekten
4. Tiere
5. Gespenster und Ungeheuer
6. Erschrickt leicht
7. Angst nach unheimlichen Geschichten

8. Verschlimmerung durch Schrecken
   a) Alpträume
   b) Noch mehr Ängste
9. Allgemeine Vorahnung, daß etwas „Schlimmes" geschehen wird
10. Anhänglichkeit während einer Krankheit

I. Schlaf
   1. Babys lassen sich gern schaukeln
   2. Alpträume und nächtliche Ängste, hervorgerufen durch furchteinflößende Ereignisse tagsüber
   3. Überhitzung im Bett
      a) Schwitzt und wirft die Decken ab bis zum Alter von acht oder zehn Jahren
      b) Ab dem Alter von acht oder zehn Jahren eher kälteempfindlich, bleibt zugedeckt
   4. Nächtliches Zähneknirschen während der Zahnung kann vorkommen
   5. Schlafwandeln ist häufig
   6. Beim Aufwachen frisch und munter

II. Körpersymptomatik
   A. Kopfbereich
      1. Kopf
         a) Große runde Kopfform aufgrund von spätem Fontanellenschluß
         b) Ausschläge wie Milchschorf sind üblich
            (1) Am Hinterkopf
               (a) Oft dort ausschließlich oder in diesem Bereich verschlimmert
               (b) Wo die Schweißbildung am stärksten ausgeprägt ist
            (2) Exsudate
               (a) Dick
               (b) Gelb
         c) Reichliche Schweißbildung
            (1) Insbesondere am Hinterkopf
            (2) Im Schlaf
            (3) Beim Stillen

d) Kopfschmerzen
  (1) Aufgrund von geistiger Überanstrengung beim Lernen
  (2) Überanstrengung der Augen
  (3) Kongestiv
    (a) Prämenstruelle Kopfschmerzen
    (b) Bei Infektionen der oberen Atemwege
  (4) Aufgrund von Abkühlung des Kopfes nach Überhitzung
  (5) Lokale Kongestion bei Anstrengung
    (a) Löst Pulsieren im Kopf aus
    (b) Heißer Kopf
2. Augen
  a) Ausdruck
    (1) Zeigt Charakterstärke
    (2) Patient blickt den Therapeuten direkt an, auch bei schwerer Krankheit
  b) Erkältungen greifen oft auf die Augen über, was zu Schleimabsonderungen führt
    (1) Mild
    (2) Dick
    (3) Gelb
  c) Erkrankungen der Tränengänge
    (1) Verschluß
    (2) Fisteln
  d) Schwache Augenmuskulatur führt zu Überanstrengung der Augen
  e) Angeborener Katarakt
  f) Glaukom
3. Ohren
  a) Otitis
    (1) Häufig
    (2) Begleiterscheinung von Atemwegsinfektionen
    (3) Absonderungen
      (a) Dick
      (b) Gelb
      (c) Übelriechend

        (d) Mit Ruptur des Trommelfells
    (4) Verschlimmerung durch kalten Wind
    (5) Vernarbung des Trommelfells
    (6) Eiter und Flüssigkeit im Ohr beeinträchtigen das Hörvermögen
  b) Aufgesprungene Haut hinter den Ohren
4. Nase
  a) Laufnase
    (1) Auch im gesunden Zustand
    (2) Besonders beim Spielen im Freien
  b) Viele Erkältungen
    (1) Mit Otitis
    (2) Mit Mandelentzündung
    (3) Nase mit Schleim verstopft
      (a) Dick
      (b) Gelb
      (c) Stinkender Geruch
    (4) Bei Übergang zu kalter und feuchter Witterung
    (5) Abwechselnd mit Koliken
  c) Häufiges Nasenbluten
5. Gesicht
  a) Charakteristisches Aussehen
    (1) Rund
    (2) Fettröllchen um Hals und Wangen
    (3) „Storchenbisse"
      (a) Können überall im Gesicht auftreten
      (b) Besonders auf Augenlidern und auf der Stirn
  b) Milchschorf greift auf das Gesicht über
  c) Geschwollene Oberlippe bei Säuglingen
  d) Schlechtes Gedeihen bei Säuglingen verursacht faltiges Gesicht
  e) Säuglinge und Kleinkinder zerkratzen sich das Gesicht
    (1) Wenn sie müde sind
    (2) Beim Aufwachen
6. Mund

    a) Häufiges Wundsein
        (1) Noma des Mundbereichs
        (2) Aphthöse Geschwüre
    b) Anfälligkeit für Soor
    c) Schwierige Zahnung
        (1) Verzögert
        (2) Begleitet von Atemwegsinfektionen
  7. Innerer und äußerer Hals
    a) Häufige Halsentzündungen
    b) Vergrößerte Halslymphknoten
        (1) Viele
        (2) Verhärtet
    c) Vergrößerte Mandeln
    d) Häufige Erkrankungen, ausgelöst durch Verkühlung nach Überhitzen
B. Rumpf
  1. Untere Atemwege
    a) Zahlreiche Hustenanfälle und Infektionen
        (1) Mit trockenem Husten nachts
        (2) Lockerer Husten mit Auswurf am Morgen
    b) Asthma, Verschlimmerungen
        (1) Durch Anstrengung
        (2) Bei kaltem, feuchtem Wetter
        (3) Durch Treppensteigen
  2. Verdauungssystem
    a) Nahrungsmittel: Verlangen und Abneigungen
        (1) Verlangen
            (a) Alle Kohlehydrate
                i) Brot
                ii) Teigwaren
                iii) Kartoffeln
                iv) Süßigkeiten
            (b) Eier, besonders wenn weich gekocht
            (c) Speiseeis
            (d) Salz

(e) Fisch
(f) Pica-Syndrom: Verlangen nach unverdaulichen Dingen
　i) Sand
　ii) Klebstoff
　iii) Kreide
(2) Abneigungen
　(a) Schleimige Nahrungsmittel
　(b) Gemischte Gerichte wie Eintopf
　(c) Möglicherweise Abneigung gegen Milch
　　i) Auch bei gleichzeitigem Verlangen nach anderen Milchprodukten
　　ii) Chronisches Erbrechen der Säuglinge nach dem Stillen
b) Magenbeschwerden nach dem Stillen bei Säuglingen
　(1) Neigung zu Schluckauf
　(2) Erbrechen saurer geronnener Milch
c) Abdomen: Schwache Muskulatur
　(1) Groß und gebläht
　(2) Nabelbruch
d) Rektum
　(1) Verstopfung, schmerzlos oder schmerzhaft
　(2) Sehr voluminöse Stühle
　(3) Durchfall als Begleiterscheinung vieler Beschwerden
　　(a) Malabsorptionssyndrom
　　(b) Zöliakie
　　(c) Milchallergien
　　(d) Akute Atemwegsinfektionen
　　(e) Zahnung
3. Harnwege
　a) Windeldermatitis
　　(1) Aufgrund von Candida-Befall
　　(2) Durch scharfen Urin
　b) Jungen
　　(1) Anfälligkeit für Wasserbruch
　　(2) Ausschlag im Genitalbereich durch scharfen Urin

c) Mädchen
  (1) Wiederkehrende Vaginitis (Scheidenkatarrh)
    (a) Sogar schon bei ganz kleinen Mädchen
    (b) Ausfluß
      i) Dick
      ii) Milchig
      iii) Schimmeliger Geruch
  (2) Prämenstruelles Syndrom
    (a) Flüssigkeitsretention
    (b) Schwellung der Brüste
    (c) Erkältungen
    (d) Vaginitis
    (e) Kopfschmerzen
    (f) Epileptische Anfälle
C. Bewegungsapparat
  1. Zahlreiche Störungen im Wirbelsäulenbereich
    a) Skoliose
    b) Spina bifida
  2. Beschwerden im Halsbereich
    a) Der Hals wird sehr dünn
    b) Geschwollene Halslymphknoten
      (2) Zahlreich
        (b) Verhärtung
      (3) Entzündet
      (4) Als Folge wiederholter Infektionen
  3. Extremitäten
    a) Langsames Laufenlernen
    b) Verkrümmung der Beine
    c) Schwache Gelenke, die leicht umknicken
    d) Hände und Füße schwitzen
      (1) Reichlich und leicht
      (2) Sogar, wenn sie kalt sind
    e) Arthritis: Verschlimmerungen
      (1) Bei Bewegungsbeginn
      (2) Bei kaltem, nassem Wetter

f) Nagelprobleme
  (1) Langsames Wachstum
  (2) Brüchigkeit und leichtes Splittern
D. Haut
  1. Ekzem
    a) Angeborenes Ekzem oder Milchschorf bei Säuglingen
    b) Anfälligkeit der Kopfhaut
  2. Anfälligkeit für Dermatomykosen (Candida)
  3. Warzen
    a) An Handflächen und Fingern
    b) An den Fußsohlen
  4. Kratzen des Gesichts
    a) Nach Verzehr allergieauslösender Nahrungsmittel
    b) Bei Müdigkeit
    c) Beim Aufwachen
III. Körperliche Allgemeinsymptome
  A. Epilepsie
    1. Während der Zahnung
    2. Aufgrund von Geburtstrauma
    3. Prämenstruell
  B. Stoffwechselstörungen
    1. Schwache Assimilation und Einbau von Kalzium in den Organismus
    2. Funktionsstörungen der Schilddrüse
    3. Mangelhaftes Gedeihen bei Säuglingen
    4. Übergewichtige Säuglinge und Kinder
  C. Verlangsamte Entwicklung
    1. Geistig
    2. Körperlich: mangelhaftes Wachstum von Haaren, Nägeln und Knochen
  D. Zahlreiche geschwollene Lymphknoten
  E. Reichliche Schweißabsonderungen
  F. Stinkende Absonderungen
  G. Mit zunehmendem Alter kälteempfindlich
  H. Leichte Ermüdbarkeit

I. Verschlimmerung
   1. Durch Anstrengung
   2. Während der Zahnung
   3. Bei kaltem und feuchtem Wetter
   4. Bei Wetterumschwung
   5. Durch Milchgenuß
J. Besserung
   1. Durch Ruhe
   2. Bei trockenem, warmem Wetter

Zusammenfassung des *Calcarea carbonica*-Bildes

Es sind gesunde Kinder mit starker Persönlichkeit, was zu Willensstärke, Eigensinn und Unabhängigkeit führt. Sie neigen zu langsamer aber stetiger Arbeit, und es besteht eine Verzögerung der geistigen Entwicklung. Sie haben Angst vor Insekten, furchteinflößenden Geschichten und vor Gespenstern. Übernatürliche Phänomene üben auf sie eine große Anziehungskraft aus.

Checkliste zur Bestätigung des Mittels

- Nächtliche Ängste, Schwitzen während des Schlafes
- Kopfschweiß
- Kopfschmerzen
- Häufige Infektionen der oberen Atemwege mit reichlicher Schleimabsonderung
- Noma im Mundbereich
- Beschwerden während der Zahnung, die sich oft verzögert
- Zahlreiche geschwollene Lymphknoten
- Verlangen nach Eiern, Kohlehydraten, Salz und Süßigkeiten

- Vermeiden schleimiger oder gemischter Nahrung
- Säuglinge erbrechen unmittelbar nach der Mahlzeit
- Mangelhaftes Gedeihen bei Neugeborenen
- Neigung zu Verstopfung mit voluminösen Stühlen
- Epilepsie
- Störungen des Kalziumstoffwechsels und der Schilddrüsenfunktion verursachen mangelhaftes Wachstum von Haaren, Nägeln und Knochen
- Verlangsamte körperliche und geistige Entwicklung
- Leichte Ermüdbarkeit
- Fettsucht
- Reichlicher Schweiß, übelriechende Absonderungen
- Anfälligkeit für Soorinfektionen in jedem Körperbereich
- Kälteempfindlichkeit
- Verschlimmerung durch Anstrengung, Zahnung, kalt-feuchtes Wetter, Wetterumschwung und Milch
- Besserung durch Ruhe und trockene, warme Witterung

Lycopodium

Charakteristika des Gemüts

Die Darstellung von *Lycopodium* in den älteren Arzneimittellehren können Therapeuten in die Irre führen, da sie nur auf den Erwachsenen passen. *Lycopodium*-Kinder können zu einer gänzlich anderen Erfahrung werden.

Bei *Lycopodium*-Kindern lassen sich **deutlich zweierlei Verhaltensmuster** unterscheiden. Der eine Typ wird in jedem Lebensbereich von **Angst und Vorahnungen** beherrscht. Der andere Typ neigt zu **herrischem bis hin zu tyrannischem Verhalten**; dies sind Kinder, die versuchen, alle Menschen in ihrer nächsten Umgebung zu kontrollieren, seien es die Eltern, Geschwister oder Freunde.

Das Kind vom ersten Typ sitzt im Wartezimmer ganz nahe bei der Mutter und beobachtet alles von einem sicheren Posten aus, zumal der Praxisbesuch eine fremde, neue Situation darstellt. Im Gegensatz dazu läßt sich die Stimme des zweiten Kindes lautstark mit Variationen zu einem Thema vernehmen: „Bring mir das Spielzeug da!" „Ich hab' keine Lust, hier zu bleiben!" „Bring mich nach Hause!"

Was dieses fordernde Kind sagt, stellt nur einen Teilaspekt des Gesamteindruckes dar. Es ist der Tonfall, mit dem es seine Befehle ausspricht und die damit verbundene Haltung, die einen als erstes an *Lycopodium* denken lassen. Das Kind redet gereizt mit seiner Mutter, und die Mutter antwortet schwach, entschuldigt sich beinahe, so daß klar wird, daß hier die normale Eltern-Kind-Dynamik in ihr Gegenteil gekehrt ist. Nicht der Erwachsene, sondern das Kind hat hier die Beziehung unter Kontrolle. Dazu kommt, daß dem Anschein nach alle Familienmitglieder Untergebene des *Lycopodium*-Kindes sind – nur dazu da, die Bedürfnisse des kleinen Tyrannen zu befriedigen und sich nach seinen Launen zu richten.

Aus diesen kurzen ersten Beobachtungen kann der Homöopath die wesentlichen thematischen Elemente ableiten, welche das Verhalten von *Lycopodium*-Menschen ihr Leben lang formen.

Am ersten Beispiel lassen sich mangelndes Selbstbewußtsein und zahlreiche Ängste erkennen, die das Kind beherrschen. Im zweiten begegnet uns eine reizbare Natur mit einem starken Machthunger. Diese beiden Typen kann man zwar bei verschiedenen Menschen antreffen, wie in diesem Abschnitt geschrieben; aber sie bilden andererseits auch ein Kontinuum, das in ein und derselben Person Ausdruck finden kann.

Zunächst werde ich die Angst-Aspekte behandeln, anschließend das mangelnde Selbtbewußtsein und schließlich, wie der Machthunger in Erscheinung tritt.

Unsicherheit / Angst

Angst ist ein essentieller Faktor in der Entwicklung der *Lycopodium*-Psyche. Im Kentschen Repertorium findet man in der Rubrik *GEMÜT: Furcht vor Menschen, bei Kindern* (KK I 45) nur *Baryta carbonica* und *Lycopodium*. Selbst **Säuglinge sind ängstlich besorgt**. Die Kleinen brauchen die Nähe der Mutter oder müssen bei Vater oder Mutter auf dem Schoß sitzen, da sie besonders ängstlich werden, wenn sie allein sind, oder die Angst tritt in Gegenwart anderer Menschen auf, insbesondere vor Fremden, die laut reden.

Die Angst läßt sich sofort am Gesichtsaudruck ablesen, vor allem an dem mißtrauischen Blick, der etwas Starres annimmt. Während die meisten Babys im Alter von drei Monaten das Lächeln der Eltern erwidern, kann sich ein *Lycopodium*-Kind in diesem Alter oftmals allenfalls zu einem milden **Stirnrunzeln** hinreißen lassen. Unter Umständen werden deutliche Falten auf der Stirn des Kindes sichtbar, und zwar in ihrer Ausprägung direkt proportional zum Grad seiner Ängstlichkeit und schlimmer Vorahnung. Während der Konsultation beispielsweise werden die Falten umso zahlreicher und tiefer, je mehr sich der Homöopath dem Kind nähert, um es auf den Arm zu nehmen. Auch die Augen starren in die Welt mit einem so ängstlichen Ausdruck, wie es für ein so kleines Kind ungewöhnlich ist, so daß der Beobachter sich fragt, worüber sich das Kind wohl so große Sorgen macht.

Dies illustriert die Tatsache, daß Ängstlichkeit in Gegenwart von Fremden eine der Hauptarten ist, in welcher die sich die Angst ausdrückt, sogar schon bei ganz kleinen *Lycopodium*-Kindern. Die meisten Kinder durchlaufen ja in den ersten beiden Lebensjahren eine Phase des **„Fremdelns"**. Im Unterschied dazu haben *Lycopodium*-Babys diese Angst von Geburt an und behalten sie auch für den Großteil ihrer Kindheit. Es scheint, als mögen diese Säuglinge und Kinder nur das, was sie bereits kennen; in diesem Falle also nur die Menschen, die ihre engsten Vertrauten sind.

Eine so ausgeprägte Angst vor Fremden geht häufig mit **Angst vor dem Alleinsein** einher, was sich in vielerlei Situationen erkennen läßt. Wenn das Kind es nicht selbst tut, werden die Eltern dies vielleicht während des Anamnesegesprächs beschreiben.

Den ganzen Tag über will das Kind immer genau wissen, wo sich die Eltern aufhalten, es läuft ihnen durchs Haus nach und fragt ständig: »Wo gehst du hin? Wann kommst du zurück? Bist du dort oben oder hier unten?«

Bei *Natrium muriaticum* können ähnliche Verhaltensweisen vorkommen, dort jedoch entspringen sie einer Besorgnis um die Eltern und der Angst um ihre Sicherheit. Bei *Lycopodium* besteht die Angst, selbst nicht in Sicherheit zu sein, wenn die Eltern nicht in der Nähe sind. Sie haben das Bedürfnis, sich im selben Zimmer aufzuhalten oder wollen sie wenigstens im Zimmer nebenan wissen, so wie bei *Pulsatilla*. Bei *Pulsatilla* ist es die Angst vor dem Verlassenwerden, bei *Lycopodium* hingegen ist es die Angst, daß ihnen etwas „Schlimmes" zustoßen könnte.

Das glücklichere *Lycopodium*-Kind möchte sich im selben Raum aufhalten wie die Eltern und ist damit ganz zufrieden. Das gereizte Kind dagegen will allein sein, hat aber gleichzeitig Angst davor. In seiner ausgeprägten Form führt diese Angst zu dem berühmten Leitsymptom für *Lycopodium* und der Rubrik im Repertorium *GEMÜT: Gesellschaft, Abneigung gegen, fürchtet doch das Alleinsein* (KK I 57).

Die Angst vor dem Alleinsein wird **im Dunkeln sehr verstärkt**. Oft wollen diese Kinder nicht gern allein zu Bett gehen, sie wollen, daß die Eltern vorausgehen und die Lichter anmachen. Ein *Lycopodium*-Baby fängt an zu schreien, sobald die Eltern das Licht löschen und aus dem Zimmer gehen, genau wie *Pulsatilla*-Babys. Manchmal kann die Angst dadurch gemildert werden, daß man das Licht brennen läßt. Viele dieser Kinder schreien weiter, bis man ihnen erlaubt, bei den Eltern oder Geschwistern zu schlafen.

Das kommt besonders dann vor, wenn sie einen angsteinflößenden Film gesehen oder eine Gespenstergeschichte gehört oder auch nur die Nachrichten im Fernsehen mitbekommen haben. *Phosphorus*, *Pulsatilla* und *Calcarea carbonica* reagieren ebenfalls besonders empfindlich auf schreckliche Geschichten und haben Angst im Dunkeln. *Lycopodium*-Kinder können ängstlich aus dem Schlaf hochfahren und dann zu den Eltern ins Bett kriechen, so wie *Phosphorus*, *Pulsatilla* und *Stramonium*. Manche Kinder schlafen leichter ein als hier beschrieben, aber wenn sie aus irgendeinem Grund in der Nacht aufwachen, zum Beispiel wegen Harndrang, so überprüfen sie zunächst alle Betten, um sicher zu sein, daß alle Familienmitglieder an Ort und Stelle sind und sie nicht allein gelassen haben.

Angst beim Alleinsein im Dunkeln kann auch in anderem Zusammenhang in Erscheinung treten. So weigert sich das Kind zum Beispiel, etwas aus dem Keller zu holen. Der Gedanke, ungeschützt und allein in dunkle, unterirdische Räume zu gehen, ist unerträglich. Die Angst vor dem Alleinsein, verschlimmert durch Dunkelheit, ist auch ein guter Schlüssel zu anderen Mitteln, so wie *Causticum*, *Phosphorus*, *Pulsatilla* und *Stramonium*. Bei *Phosphorus* begegnet man vielen anderen Ängsten, die nur einer äußerst kreativen Vorstellungswelt entspringen können; bei *Stramonium* wird sich diese Angst bei einem gewalttätigen Kind zeigen.

Angst vor neuen Dingen

Beim Kind kann sich auch Angst oder Aversion gegen Neues entwickeln, nicht aus Eigensinn, wie das bei *Calcarea carbonica* der Fall ist, sondern weil es das Neue an sich fürchtet. Die Eltern erklären, daß das Kind in neuen Situationen und Orten (wie bei der ersten Konsultation) sowie in Menschenmengen zunächst ängstlich und schüchtern ist. Sobald das Kind die neue Situation besser begreift, kann es sich entspannen und ist zu normaler Interaktion mit anderen in der Lage. Kurz gesagt, alles Neue wird mißtrauisch betrachtet, bis das Kind es versteht.

Im Gegensatz dazu liegt bei *Calcarea carbonica*-Kindern der Abneigung gegen Neues ein langsames Assimilations- und Begriffsvermögen zugrunde. Mütter sagen, daß es unmöglich ist, ein *Calcarea carbonica*-Kind in einer neuen Situation zur Aufnahme von Aktivitäten zu bewegen, denn ihre Eigensinnigkeit steht ihnen dabei im Wege. Wenn sie jedoch schließlich begriffen haben, worum es geht, machen sie mit und lassen sich häufig nicht mehr bremsen! Das *Calcarea carbonica*-Kind ist eigensinnig und unnachgiebig, das *Lycopodium*-Kind dagegen ist ängstlich und mißtrauisch. Obwohl das Verhalten beider Mittel hinsichtlich der Abneigung gegen Neues ähnlich aussieht, so ist doch die Wurzel des Problems bei den beiden Arzneimitteltypen völlig unterschiedlich.

Angst vor neuen Situationen läßt sich **in der Sprechstunde beobachten**. Wenn im Behandlungszimmer mehrere Stühle stehen, wird der *Lycopodium*-Patient beim ersten Mal oft den Stuhl wählen, der am weitesten vom Therapeuten entfernt steht und muß mit viel Geduld und Schmeichelei dazu überredet werden, etwas näher heranzurücken. Das Kind windet sich vor Verlegenheit auf seinem Sitzplatz und wird den Behandler weder anreden noch Augenkontakt zu ihm herstellen. Ein anderes Kind wird flüstern, in sich hineinmurmeln oder die Eltern um ein Stichwort oder sogar eine volle Antwort heischend ansehen. Manche kichern nervös vor oder nach jeder Antwort. Manche können sehr erwachsen wirken und richtig Antwort geben (allerdings etwas steif aus Nervosität) und die Mutter nur ansehen, wenn sie auf eine Frage nichts zu sagen wissen. Kleinkinder sitzen bei der Mutter auf dem Schoß, sehen den Behandler stirnrunzelnd an und schreien jedesmal, wenn der Homöopath oder die Mutter eine Frage stellen.

Beim Wiedereinbestelltermin einige Wochen später kennt das Kind den Homöopathen bereits, weiß, was es zu erwarten hat, ist sehr viel freundlicher und bewegt sich gelassener umher. An diesem Punkt kann der Therapeut aufgrund der in der Praxis beobachteten Veränderungen zu der Annahme verleitet werden, daß das Mittel gewirkt hat. Jedoch würden diese Veränderungen auch dann eintreten, wenn man das falsche Mittel verschrieben hat, aus dem einfachen Grund, weil die Situation für das Kind nicht mehr neu und daher nicht länger bedrohlich ist. Eine gute Methode, um genau zu bestimmen, ob das homöopathische Mittel die Veränderung ausgelöst hat oder nicht, ist es, die Eltern danach zu fragen, wie sich das Kind in der Zwischenzeit in anderen neuen Situationen verhalten hat oder in Situationen, in denen es zuvor geradezu ängstlich gewesen wäre.

Die Angst vor Neuem führt häufig zu einem geradezu vorhersagbaren **Mangel an Initiative**. Die Eltern sagen, daß das *Lycopodium*-Kind nicht gerade der Typ ist, der der Eingebung des Augenblicks folgt. Zum Beispiel mag das Kind jedesmal, wenn die Familie auswärts Essen geht, dasselbe Menü bestellen. Alle elterlichen Versuche, das Kind zu einer anderen Wahl zu überreden, sind normalerweise vergeblich. Wenn es gezwungen wird, etwas Neues auszuprobieren und ihm das Gericht schmeckt (wie es oft der Fall sein wird), so wird dieses Menü der Liste der akzeptablen Möglichkeiten beigefügt.

Das erinnert mich an den achtjährigen Roger, der wegen seiner Anfälligkeit für Erkältungen zur Behandlung gebracht wurde. Zusammen mit den übrigen Symptomen hatte er große Angst vor allem Neuen. Wenn er mit neuen Aufgaben oder der Wahl neuer Kleider, Gerichte oder Aktivitäten konfrontiert wurde, fing er immer an zu weinen. Wenn er nicht all die anderen Ängste und körperlichen Charakteristika von *Lycopodium*, wie eine Angst im Dunkeln und vor dem Alleinsein, rechtsseitige Halsentzündung und Magenschmerzen gehabt hätte, wäre ich versucht gewesen, ihm *Baryta carbonica* zu geben, so ausgeprägt war der Drang, sich vor neuen Situationen zu verstecken.

Angst vor Versagen in der Öffentlichkeit

Wenn man erkennt, warum das Kind diese Ängste hat und wie es sie ausdrückt, vereinfacht das den Fall sehr. Die Angst vor neuen Situationen ist bei *Lycopodium* eng verbunden mit einer auffallenden Versagensangst. Dieses Verhaltensmuster nimmt mit zunehmendem Alter immer deutlichere Formen an. Soweit ich dies beobachten konnte, läßt sich diese Angst genauer beschreiben als **Angst vor dem Entscheidungsprozeß**

und den Auswirkungen, welche die einmal gefällten Entscheidungen nach sich ziehen.

Die meisten empfinden die Versagensangst nur vor einem herannahenden Ereignis, nicht während des Ereignisses selbst. Sie **erwarten geradezu**, daß etwas schiefgehen oder etwas Schlimmes passieren könnte, oder daß sie sich in irgendeiner Weise lächerlich machen. Sobald sie jedoch einmal begonnen haben, schwindet die Angst, und sie erledigen die Aufgabe mit Leichtigkeit. Art und Ausmaß der Versagensangst werden höchstens von den Kindern übertroffen, die gut auf das Mittel *Silicea* reagieren. Diese Kinder haben ebenfalls Angst vor einer bevorstehenden Aktivität oder einem Ereignis, die verschwindet, sobald das Ereignis stattfindet und sie feststellen, daß sie den Anforderungen gewachsen sind. *Argentum nitricum*, *Gelsemium sempervirens* und *Phosphorus* können ebenfalls ausgeprägtes Lampenfieber haben.

Es sei besonders darauf aufmerksam gemacht, daß diese Angst nicht einfach Versagensangst ist, sondern es ist die Angst, in der Öffentlichkeit zu versagen. Das Kind sagt dem Homöopathen vielleicht, daß es ihm nichts ausmacht, Neues auszuprobieren, solange es allein ist, aber es tut dies nicht gerne, wenn andere dabei sind, besonders nicht vor Gleichaltrigen.

Diese **Angst, sich lächerlich zu machen**, sollte sorgfältig erforscht werden, denn dadurch wird der Therapeut in der Lage sein, die Persönlichkeit des *Lycopodium*-Kindes besser zu verstehen. Jeder Konstitutionstyp reagiert auf dieselben Streßfaktoren auf unterschiedliche Weise. Vergleichen wir einmal das *Lycopodium*-Kind mit *Natrium muriaticum* und *Pulsatilla*. Auf das *Natrium muriaticum*-Kind wirkt, daß sich andere über es lustig machen, emotional völlig vernichtend. *Natrium muriaticum*-Kinder haben so starke Gefühle, die sie unter Kontrolle zu halten versuchen, daß bereits der bloße Gedanke, ausgelacht zu werden, sie völlig überwältigt. Sie erleiden dadurch eine ernsthafte emotionale Verletzung, die nur schwer wiedergutzumachen ist. Bei *Pulsatilla*-Kindern ist die Existenzbasis ebenfalls emotionsbetont, und sie sind auch sehr verletzlich, besonders wenn das Ausgelachtwerden einen drohenden Liebesentzug darstellt. Wenn es jedoch merkt, daß dies nicht der Fall ist, wird das *Pulsatilla*-Kind die Situation normalerweise leicht bewältigen. Das *Ly-*

copodium-Kind macht sich indessen über ganz andere Dinge Sorgen. Es hat nicht die starken, tiefen Gefühle von *Natrium muriaticum* und wird daher emotional nicht so leicht zermalmt. Hingegen ist es **sensibel für eine soziale Rangordnung** und will nicht seinen Status verlieren. Aus diesem Grund fürchtet *Lycopodium* neue Situationen, Menschen und Tätigkeiten, die seine Schwächen möglicherweise aufdecken könnten. Er widersetzt sich neuen Projekten, neuen Ideen, ja sogar neuen Spielen. Er hat Angst davor, vor die Klasse zu treten, einen Fehler zu machen und dumm dazustehen. Dies sind die Komponenten der *Lycopodium*-Angst vor Blamage. Im späteren Leben lernen diese Menschen, solche Situationen mit Hilfe von prahlerischem Auftreten täuschend zu überspielen, aber als Kind widersetzen sie sich jeder möglichen Bloßstellung.

Zusammenfassend läßt sich sagen, daß bei *Natrium muriaticum* Kritik und Verurteilung sehr tief innen sitzen. Bei *Pulsatilla* stellt die Angst vor Liebesverlust die Hauptbedrohung dar. Bei *Lycopodium* macht sich das Kind außerordentlich große Sorgen darüber, wie es in der Gruppe aufgenommen wird.

Als natürliche Folge dieser Sorge darüber, was andere von ihm denken wird man feststellen, daß das *Lycopodium*-Kind dazu neigt, sich **kompromißbereit** anzupassen, sich adrett zu kleiden und allgemein auf seine äußere Erscheinung bedacht ist. Ein solches Verhalten zeigt, daß hier viel Energien auf das Erklimmen der sozialen Leiter verwendet werden, daß das Kind alles richtig machen will, um sich die gewünschte Position in der Gesellschaft zu sichern.

Lycopodium-Kinder sind **sehr auf ihr Äußeres bedacht**. In ihrem Zimmer können sie schlampig sein und im Badezimmer alles herumliegen lassen, aber sie pflegen sich selbst, immer besorgt um ihre äußerliche „Zurschaustellung". *Lycopodium* kann oft das indizierte Mittel für sieben- bis zehnjährige Mädchen sein, die viel mit ihrer Kleidung, ihrem Haar, Schmuck und Make-up beschäftigt sind, auch wenn die Familie dieses Verhalten nicht unterstützt.

Ein unvergeßlicher Fall, der diesen Aspekt illustriert, ist die Geschichte der sechzehnjährigen Jody. Sie klagte über Allergien, Retronasalkatarrh und Halsentzündungen, die in den vorangegangen zwei Jahren nahezu konstant aufgetreten waren. Der Fall wies in Zeit- und Temperatur-Modalitäten auf *Lycopodium* hin, mit Verschlimmerung am Morgen und am späten Nachmittag sowie durch Kälte. Als sie gefragt wurde, was in den vergangenen zwei Jahren geschehen sei, bestätigte die Antwort die *Lycopodium*-Diagnose. Mit vierzehn war sie schwanger geworden. Dieser Schock löste bei ihr nicht etwa Kummer oder Traurigkeit aus, sondern versetzte sie in einen tiefen *Lycopodium*-Zustand. Sie fing an, sich so große Sorgen darüber zu machen, was andere von ihr denken könnten, so daß sie sich entschloß, eine Hungerkur zu machen. Acht Monate lang ahnte niemand etwas von ihrer Schwangerschaft. Schließlich konnte sie es nicht länger verbergen und heiratete den Vater des Kindes. Wie das bei *Lycopodium*-Schwangerschaften üblich ist, litt sie unter ständigen Magenschmerzen. Ebenfalls üblich für *Lycopodium*-Schwangerschaften, wenn auch sehr ungewöhnlich für ihr Alter, war, daß sie ausgeprägte Krampfadern und Hämorrhoiden bekam. Sie litt auch an hochgradiger Verstopfung und brauchte in den zwei Monaten nach der Geburt starke Abführmittel, um die Verdauung in Gang zu bringen.

Es war sehr beeindruckend zu hören, wie der emotionale Schock dieser ungewollten Schwangerschaft, die die Aufrechterhaltung von sozialem Status und persönlicher Erscheinung einer unerträglichen Belastung unterwarf, sich auf körperlicher Ebene Ausdruck verschaffte. Sogar zwei Jahre später, als sie zum ersten Mal zu uns in die Sprechstunde kam, entsprachen alle Symptome ihrer körperlichen Pathologie immer noch dem Arzneimittelbild von *Lycopodium*.

Somatisierte Angst

Lampenfieber, schlimme Vorahnungen und Angst werden bei *Lycopodium*-Kindern oft im **Magen und im Unterbauch** empfunden. Sie sind anfällig für Magenschmerzen, Übelkeit, Erbrechen und breiige Stühle oder Durchfälle. Ich erinnere mich an ein junges Mädchen, das über häufige Halsentzündungen klagte. Mit allen *Lycopodium*-Modalitäten hinsichtlich der Halsentzündung, den Nahrungsmittel-Vorlieben und Hautproblemen sagte sie von sich selbst unter anderem, sie habe ihr Leben lang schon immer einen „schwachen Magen" gehabt. Sie war eine sehr gute Schülerin mit durchschnittlich sehr guten Noten. Ihre schulischen

Leistungen minderten jedoch nicht die Examensängste, die sie vor jeder Prüfung durchlebte. Jedesmal wenn sie sich auf eine Klassenarbeit vorbereitete, bekam sie solche Magenschmerzen, daß sie sich schließlich übergeben mußte.

Körperliche Probleme können umgekehrt auch Änderungen im emotionalen Bereich auslösen. Charles, ein siebenjähriger Junge, wurde auf einmal sehr kratzbürstig, reagierte unwirsch auf alles, worum seine Mutter ihn bat und fing mit den Kindern in der Nachbarschaft anscheinend grundlos Streit an. Dieses Verhalten hatte unmittelbar nach einer Bruchoperation begonnen und dauerte an, bis er einige Jahre später *Lycopodium* bekam. Es schien, als hätte sich die körperliche *Lycopodium*-Symptomatik nach der Operation auf die emotionale Ebene verlagert. Bei einem anderen *Lycopodium*-Patienten entwickelte sich eine ähnliche Gereiztheit, zudem Angst vor Dunkelheit und vor dem Alleinsein, nachdem er sich einer Desensibilisierungs-Injektionstherapie gegen Allergien zur Behandlung einer chronisch verstopften Nase unterzogen hatte.

Bei **Arthritis**-Fällen nehmen die Ängste und die Gereiztheit mit der Entzündung zu. Eltern von arthritischen Kindern klagen über diese Veränderungen und sagen, das Kind sei vor Eintritt der körperlichen Veränderungen sehr viel unbekümmerter gewesen. Emotionale Veränderungen können ganz besonders bei Krankheiten mit Verschlimmerungs- und Remissionsphasen wichtige Hinweise liefern. Leichte Änderungen auf der emotionalen Ebene können den Eltern anzeigen, daß eine Verschlimmerung bevorsteht, noch bevor die körperlichen Symptome vollständig ausbrechen.

Ein kleines Mädchen, das in der Behandlung juveniler rheumatoider Arthritis gut auf *Lycopodium* ansprach, wurde in den Wochen vor einem Rückfall zunehmend unsicherer, mußte die ganze Zeit die Eltern in der Nähe haben und war unerträglich empfindlich und kratzbürstig im Umgang mit seinen Geschwistern. Immer wenn ein Gemütsumschwung dieses Mittel anzeigte, gaben wir ihr eine Dosis und konnten so den Rückfall ihrer Arthritis verhindern.

Mangel an Leidenschaft und Begeisterung

Eltern benutzen, wenn sie ihre *Lycopodium*-Kinder beschreiben, oft Ausdrücke wie „flach und ohne Schwung" und meinen damit Fehlen jeglichen Enthusiasmus. Sie beschreiben das Kind als »rücksichtsvolles kleines Mädchen«, oder sie sagen von ihr, sie sei »lieb und nett«. Andere Eltern wiederum sagen von sich aus, das Kind würde immer alles richtig machen; und doch sei es, als fehle es ihm an »Seele« oder »Charisma«, als bestünde Mangel an einer eigenen Persönlichkeit. In dem ständigen Bemühen darum, den sozialen Status aufrechtzuerhalten, **hat sie alles abgelegt, was sie von anderen unterscheidet**. Während dieser *Lycopodium*-Sprößling für die Eltern von, sagen wir mal, einem *Tuberculinum*-Kind eine ausgesprochene Erleichterung darstellt (*Lycopodium* gerät wenigstens nicht außer Kontrolle), so sind den meisten Eltern doch Kinder anderer Arzneimitteltypen gefühlsmäßig näher, und sie hegen dem *Lycopodium*-Kind gegenüber neutrale oder sogar negative Gefühle.

Unentschlossenheit

Die Kombination von mangelndem Selbstbewußtsein und Unsicherheit kommt in der Unentschlossenheit des Kindes zum Ausdruck. In der Praxis wird das Kind bestenfalls zu einem sehr **schwachen Händedruck** bereit sein, und das auch nur, wenn der behandelnde Homöopath ihm als erster die Hand hinhält. Oft antworten die Kinder mit **schüchterner, ausdrucksloser Stimme**, der es an jeglicher Selbstbestimmtheit fehlt. Das Kind sieht bei jeder Antwort ängstlich die Mutter an, wie das auch *Pulsatilla* tut. Aus dieser Unentschlossenheit heraus kann das *Lycopodium*-Kind sogar weglaufen, den Kopf verbergen oder anfangen zu weinen, wenn es zu einer Entscheidung gezwungen wird. Es muß vielleicht die Entscheidung darüber, welches Kleid es am nächsten Tag zur Schule anziehen soll, den Eltern überlassen. Während man mit solchen Kindern redet, beobachtet man vielleicht, daß sie vor jeder Antwort kichern und den behandelnden Homöopathen nie direkt ansehen. Eventuell fragt er noch einmal nach, wie alt das Kind sei, da es viel jünger wirkt als auf dem Eintrittsformular angegeben.

Schüchterne, ängstliche Jungen können leicht mit *Pulsatilla*-Kindern verwechselt werden. Ein Differenzierungspunkt ist, daß ein *Lycopodium*-Junge in der Familie seine gehässigen, gereizten Momente hat – ein Charakterzug, den *Pulsatilla* sehr selten zeigen würde. Ebenso können *Lycopodium*-Mädchen im Teenageralter zeitweise so verschlossen und scheu sein wie *Natrium muriaticum*, aber sie haben nicht die emotionale Übersensibilität oder Verhärtung der Gefühle und zeigen nicht die ausgesprochen empfindliche Reaktion auf Kummer, welche letzteres Arzneimittel kennzeichnen.

Machtliebe

Um noch einmal die Charakteristika der *Lycopodium*-Psyche festzuhalten, die bisher beschrieben wurden, läßt sich sicher sagen, daß die Kinder Angst vor dem Alleinsein haben, aber auch vor neuen Menschen und Situationen. Sie entwickeln selten ein starkes Selbstwertgefühl und werden langfristig von einem Gefühl von Machtlosigkeit heimgesucht. Zumal sie spüren, daß die Eltern in schwierigen Situationen für sie da sind, versuchen sie, ganz in ihrer Nähe zu bleiben.

Die natürliche Folge ist, daß sich das Kind mit Erwachsenen umgibt, die es weder auslachen noch kritisieren. Ein interessantes Phänomen tritt auf, wenn das Kind merkt, daß es Zeiten gibt, in denen es Situationen völlig unter seiner eigenen Kontrolle haben kann. Es hat ein Bedürfnis nach Schutz, welchen die Eltern bieten. Im Geiste übersetzt das *Lycopodium*-Kind dies in die Überzeugung, daß die Eltern seiner Kontrolle unterstellt sind. Wenn dieser Fall eintritt, bemerkt das Kind zum ersten Mal, daß es eine gewisse Macht ausüben kann.

In seinen *Arzneimittelbildern* beschreibt Kent diese Situation wie folgt: „Es handelt sich um eine Furcht vor Menschen, und wenn sich diese Angst bei einer *Lycopodium*-Patientin voll entfaltet hat, sieht man, wie sie sich vor der Anwesenheit neuer Personen oder dem Kommen von Fremden und Besuchen fürchtet. Sie möchte nur mit den Menschen zusammensein, die ständig um sie sind."

Gelegentlich kann diese Angst seltsam extreme Ausmaße annehmen. Das Kind kann in Gegenwart von Fremden unhöflich wirken. Die Eltern berichten, daß das Kind Leute, die es nicht kennt, völlig ignoriert und jeden Kontakt zu vermeiden versucht, indem es vorgibt, der Unbekannte existiere überhaupt nicht. Es sieht die fremde Person nicht an und reagiert auf keinerlei Kommunikationsversuche. Aus dem Kentschen Zitat läßt sich ersehen, woher dieser Wunsch nach Gesellschaft, allerdings nicht nach der von Fremden, stammt. Zumal man ja niemals weiß, wie sich Fremde verhalten, ist es besser und sicherer, sie zu meiden. Sie wollen ausschließlich Familienmitglieder um sich haben – Menschen, die sich kontrollieren lassen und kein Theater machen. Dies ist, was „bedingungslose Liebe" für viele *Lycopodium*-Kinder bedeutet. Erst danach kommt die bewußtere Entscheidung, **nur von Menschen umgeben sein zu wollen, die sie kontrollieren können**, zumal ihnen dies zum ersten Mal ein wirkliches Machtgefühl gibt. Allerdings ist es rein äußerliche Macht, innerlich fühlen sie sich immer noch schwach.

Einmal war ein Kleinkind wegen Atemwegsinfektionen bei mir in Behandlung, es war die kleine Lisa, knapp über ein Jahr alt. Als ich nach dem Temperament des Mädchens fragte, klagte die Mutter, das Kind reagiere auf jede Bitte mit lautstarkem Geschrei. Vor dieser Lautstärke würde sie dann jedesmal automatisch zurückstecken und kapitulieren. Diese Beschreibung von dominierendem Verhalten bei einem so kleinen Kind, in Verbindung mit den oben genannten Ängsten und den Modalitäten der Atemwegsinfektion, bestätigte die *Lycopodium*-Diagnose.

Weil das Machtgefühl Unsicherheiten lindert, wird es bei *Lycopodium*-Kindern zur **Sucht**, und es eskaliert zu dem, was im Kentschen Repertorium als Rubrik *GEMÜT:machtliebend* (KK I 70) aufgeführt ist. Der Machthunger ist ausgeprägt und kann vielerlei Formen annehmen. Man hört vielleicht Eltern über das eigensinnige, gehässige *Lycopodium*-Kind klagen, das die ganze Familie beherrscht und Eltern und Geschwister gleichermaßen herumkommandiert. Während dieser Phase der Konsultation kann die Beschreibung des Verhaltens des Kindes leicht mit *Nux vomica* verwechselt werden, da dieses Merkmal in beiden Mitteln recht ausgeprägt sein kann.

In einem Fall quengelte ein Kind ständig und kommandierte seine Mutter herum. »Hol' mir dieses Buch!« »Mach' den Fernseher an!« »Gib mir das Spielzeug!« Die homöopathische Diagnose wurde dadurch bestätigt, daß dasselbe Kind außerdem ängstlich war, nicht allein spielen wollte und seiner Mutter im Haus auf Schritt und Tritt nachlief. Das ist eine merkwürdige Kombination: eine **herrische, doch dabei bedürftige**, ängstliche Person. Wenn diese Charakteristika gemeinsam auftreten, ist in den meisten Fällen *Lycopodium* indiziert.

Lycopodium-Kinder werden **gereizt, wenn man ihnen nicht gehorcht** oder nicht schnell genug Folge leistet. Wie oben angedeutet, kann dieses Verhalten sich bereits bei Säuglingen zeigen, die früh begreifen, daß sie mit Geschrei oder ungezogenem Verhalten diesen liebenden Erwachsenen so manipulieren können, daß er sich ganz nach seinen Wünschen richtet. Das Kind beginnt **herumzukritteln, weiß alles besser**, nörgelt an diesem oder jenem herum, was seine Geschwister nicht richtig machen und kritisiert in ähnlicher Form sogar seine Mutter. Diese Art von *Lycopodium*-Kind ist es, das während der Konsultation die Mutter fortwährend korrigiert und beleidigt, so daß es sich anhört, als rede es nicht mit seiner Mutter, sondern mit einer Leibeigenen. Dies sollte man als wichtigen Differenzierungspunkt im Gedächtnis behalten, weil es hilft, *Lycopodium* von *Pulsatilla* zu unterscheiden, wie im folgenden Beispiel beschrieben.

Während der Fallaufnahme der siebenjährigen Janice stellte ich fest, daß alle Symptome sowohl zu *Lycopodium* als auch zu *Pulsatilla* paßten. Beide Mittel wurden in Betracht gezogen, und ich stellte zur Differenzierung ein paar weitere Fragen. Im Verlauf der Befragung legte ich mein Augenmerk besonders auf die Art, wie die Fragen von dem Mädchen beantwortet wurden. Obwohl die Antworten leicht und eifrig kamen, wie man das bei einem *Pulsatilla*-Kind erwarten würde, so wurde ich doch auch aufmerksam darauf, mit welcher Leichtigkeit das Mädchen die Antworten seiner Mutter korrigierte (in einem Tonfall, der zwischen wohlmeinend und herablassend eingestuft werden konnte), was die *Lycopodium*-Diagnose bestätigen half.

Das „Machtliebe"-Syndrom wird sich auch in der Art und Weise niederschlagen, wie das Kind spielt. Ein *Lycopodium*-Kind mit diesem Charakterzug **spielt oft lieber mit jüngeren Kindern**, so daß es selbst der „König" sein kann. Dann kann er entscheiden, was und wie gespielt wird, kann er Anweisungen geben und über alle Ereignisse bestimmen.

Die Machtdynamik läßt sich auch in der Interaktion von Geschwistern untereinander in bezug auf Spielzeug feststellen. Das Kind wird auf manipulierende Weise **besitzergreifend** und verlangt von seinen Brüdern oder Schwestern, daß sie um Erlaubnis fragen oder Gehorsam zeigen, bevor sie seine Spielsachen benutzen. In diesem Stadium der Entwicklung wird *Lycopodium* oft mit *Tuberculinum* verwechselt, da beide andere Kinder schlagen können. Das *Lycopodium*-Kind jedoch schlägt nur jüngere und schwächere Spielkameraden. Wenn das Kind gezwungen ist, mit älteren Kindern zu spielen, zeigt sich sehr rasch seine Charakterschwäche. Unter diesen Umständen neigt das *Lycopodium*-Kind dazu, ein Mitläufer zu werden, ist still und richtet sich stärker nach den Wünschen anderer. Dies zeigt wieder das schmerzhafte Bewußtsein der sozialen Stellung und die Angst davor, Fehler zu machen.

In späteren Stadien der *Lycopodium*-Pathologie führt diese Machtliebe dazu, daß **Widerspruch ausgesprochen schlecht vertragen** wird. Das Kind hat Schwierigkeiten, schon mit der geringsten Kritik und Zurechtweisung durch andere umzugehen, dabei ist es selbst mit Kritteleien an anderen Kindern oder Familienmitgliedern, besonders an solchen, die schwächer wirken, schnell bei der Hand.

Viele **jugendliche** *Lycopodium*-**Mädchen werden tadelsüchtig** und mäkelig. Nachdem man mit ihnen etwa eine halbe Stunde lang zusammen gewesen ist, bekommt man das Gefühl, daß sie an jedem irgendetwas auszusetzen haben. Ein solcher Teenager, ein sechzehnjähriges Mädchen, das an chronischer Halsentzündung und Heuschnupfen litt, mußte mir unbedingt mitteilen, was sie von ihrem Bruder hielt. »Mein Bruder ist ein Faulpelz,« sagte sie. »Er hängt entweder vor dem Fernseher oder auf dem Sportplatz, sonst tut er nichts. Er ist so faul!« Der Grad der unverhohlenen Kritik und Gehässigkeit ließ mich von *Natrium muriaticum* Abstand nehmen, obgleich es von den Symptomen her anfangs gleichermaßen angezeigt schien.

Sowohl bei dem ängstlichen als auch bei dem herrischen *Lycopodium*-Typ wächst in uns im Laufe der Konsultation das Gefühl, daß diese jungen Frauen sich selbst viel zu ernst nehmen. Sie sind gewöhnlich in ihrer Kleidung, ihrem Haar, Benehmen und ihrer Sprache hübsch zurechtgemacht, aber die Urteile, die sie über andere fällen, und die Ekelgefühle, die sie ihnen entgegenbringen, geben den Ausschlag für *Lycopodium* und erinnern besonders stark an *Nitricum acidum*.

Gereiztheit

Ein ausgeprägter Charakterzug von *Lycopodium* ist hochgradige Reizbarkeit. *Lycopodium*-Kinder, die zu herrischen Verhaltensweisen tendieren, neigen auch zu Gereiztheit. Sie werden **ungeduldig, kratzbürstig und fordernd**. Wenn man ihnen nicht gehorcht, bekommen sie einen Wutanfall, wie man ihn bei *Nux vomica* erwarten würde. Sie ärgern sich leicht, laut ihren Eltern, über Bedeutungslosigkeiten. Schließlich wird man feststellen, daß diese Gereiztheit ein weiteres Machtmittel ist, das die Kinder für ihre Zwecke einsetzen.

Der kleine *Lycopodium*-Tyrann muß seinen Willen durchsetzen, ohne daß irgend jemand sich ihm widersetzt, sonst bekommt er einen Wutanfall. Er weigert sich, mit den Eltern zu reden, die ihn mit ihrem Widerspruch kränken, und übertreibt, wenn er in dieser Stimmung ist, jede Kleinigkeit. Zum Beispiel wird er so tun, als sei er überempfindlich gegen körperliche Berührung. Vielleicht richten die Eltern im Einkaufszentrum eine Bitte an das Kind und fordern es wiederholt dazu auf, ein Spielzeug zurückzulegen. Das Kind ignoriert sowohl die Aufforderung als auch die Eltern jedes Mal, und wenn diese es dann am Arm nehmen und wegführen wollen, schreit es »Aua! Du tust mir weh! Laß mich los!« Das Kind beklagt sich, als hätten die Eltern ihm etwas ganz Gräßliches angetan. Umstehende drehen sich nach der Szene um, wodurch die Eltern sofort in Ungnade fallen und Kindesmißhandlung vermutet wird. Wenn sie dann den Arm des Kindes loslassen, hat dieses das Gefühl, mal wieder einen Sieg errungen zu haben und grinst trotzig. Allerdings muß ich hinzufügen, daß diese Kinder auch tatsächlich sehr schmerzempfindlich sein können und bei wirklichen körperlichen Schmerzen genauso reizbar werden können wie *Hepar sulfuris*.

Die **Reizbarkeit** kann zunehmen, **wenn sie unter Verstopfung leiden**. Sie sind leicht entmutigt, schlagen jüngere Kinder oder sagen der Mutter vielleicht, sie sei blöd. Nach einer Stuhlentleerung können sie für ein paar Tage wieder verträglich werden, bis die Verstopfung wiederkommt. Die Eltern, nicht die Kinder, sind diejenigen, die davon überzeugt werden müssen, daß Abführmittel dem Organismus keine Chance geben, wieder ins Gleichgewicht zu kommen, und daß sie unbedingt abgesetzt werden müssen. Andererseits kann man auch Verständnis für die mißliche Lage der Eltern haben, da die Gereiztheit des Kindes den ganzen Haushalt beherrscht.

Das Kind **wacht oft schlecht gelaunt auf**, es will nicht reden oder aus dem Bett aufstehen. Die Eltern sagen, daß morgens für das Kind die schlimmste Zeit ist, besonders wenn es nicht genug geschlafen hat oder hungrig ist. Nachdem sie gegessen haben und eine Weile wach sind, werden diese mißmutigen Kinder sehr viel umgänglicher. Auch gegen **vier Uhr nachmittags**, wenn sie aus der Schule zurück sind, sind sie schlecht gelaunt – die klassische Zeitverschlimmerung von *Lycopodium*. Wenn die Eltern fragen, wie es in der Schule gewesen ist, brummt das Kind nur irgend etwas in seinem hypoglykämischen Zustand, geht in die Küche, um sich etwas Süßes zu holen, und legt sich dann für ein paar Stunden vor den Fernseher.

Auch bei **Babys** ist die Gereiztheit typisch, sie runzeln die Stirn und schreien bei der geringsten Provokation. In diesem Mißmut schwingt ein fordernder Unterton mit. Natürlich sind sie besonders schlecht gelaunt beim Aufwachen, wenn sie Hunger haben, oder wenn sie müde oder krank sind, oder wenn sie Kolikschmerzen haben.

Legasthenie

Bei *Lycopodium* können Schwierigkeiten bei der Koordinierung von linker und rechter Gehirnhälfte bestehen. Es ist, als sei das Corpus callosum verletzt und könne darum Informationen nicht von einer Hemisphäre zur anderen übermitteln, wie das ja seine Aufgabe wäre.

Lycopodium-Säuglinge haben oft Schwierigkeiten mit dem Saugreflex. Sie haben auch **Schwierigkeiten mit der Koordination beim Krabbeln** („kreuzweises Krabbeln") und lernen später Laufen als ihre Geschwister. *Lycopodium* und *Medorrhinum* sind die beiden Mittel mit der höchsten Tendenz zur Legasthenie, sowohl bei Kindern als auch bei Erwachsenen. Ja, die Legasthenie kann sogar die erste Indikation für das

Mittel darstellen. Sie machen **Fehler beim Lesen und Schreiben**, vertauschen Buchstaben, lassen Buchstaben aus oder benutzen die falschen Wörter und machen Fehler bei der Addition von Zahlenkolonnen.

Die Frustration über dieses Unvermögen verursacht naturgemäß **Lampenfieber**, wann immer sie ihre geistigen Fähigkeiten in Anwesenheit ihrer Klassenkameraden oder bei den Hausaufgaben unter Beweis stellen müssen. Um zu vermeiden, daß sie von ihren Klassenkameraden ausgelacht werden oder schlechte Zensuren bekommen, zögern *Lycopodium*-Kinder die Erledigung ihrer Aufgaben hinaus. Sie verschieben ihre Aufgaben ebenso häufig wie *Sulfur*-Kinder. Während *Sulfur* sich aus Faulheit gegen die Arbeit sträubt, liegt bei *Lycopodium* Versagensangst und mangelndes Selbstbewußtsein zugrunde.

Ein seltsames Verhaltensmuster kann bei diesen Kindern entstehen: Sie schreiben ihre Arbeit schnell nieder, aber **können es nicht ertragen zu lesen, was sie gerade geschrieben haben**. Das kommt besonders bei Kindern vor, die viele Fehler machen. Wenn man die Arbeit noch einmal durchliest, bedeutet das, daß man sich mit den Fehlern, die man gemacht hat, auseinandersetzen muß – eine Aufgabe, die der *Lycopodium*-Psyche ein Greuel ist, da sie das Ego untergräbt und Angst vor Gesichtsverlust auslöst. Die Weigerung, die fehlerhafte Arbeit nochmals durchzusehen, ist auch eine Form von Verzögerungstaktik. Zumal sie das Gefühl haben, daß sie es schreiben müssen, wollen sie die Tortur so schnell wie möglich hinter sich bringen.

Unreifere *Lycopodium*-Kinder können dieses Verhalten auch dann zeigen, wenn ihnen die Arbeit selbst völlig gleichgültig ist, sie aber von Eltern oder Lehrern dazu gezwungen werden, sie zu tun. Die Haltung des Kindes in diesem Fall ist: »So, jetzt habe ich getan, was ihr wollt. Nun laßt mich in Ruhe spielen.« Jüngere Kinder kümmern sich überhaupt nicht um ihre Schularbeiten und wollen lieber die ganze Zeit spielen. Bei *Lycopodium* spiegelt der Grad der »Faulheit« das Ausmaß der Versagensangst wieder, während es bei *Sulfur* einen Zusammenbruch der Konzentrationsfähigkeit reflektiert.

Empfindlichkeit

Manche *Lycopodium*-Kinder weinen sehr leicht. Wenn sie gekränkt sind, können sie **launisch und weinerlich** werden. Die Tränen kommen ihnen unwillkürlich, und wenn die Eltern sagen, sie sollten aufhören, erwidern sie: »Ich kann aber nichts dagegen tun!« Das kommt besonders nach Ermahnungen vor. Wenn das Kind etwas getan hat, das zu beanstanden ist und Mutter oder Vater die Stimme erheben, um ihm zu sagen, warum das falsch war, fängt das Kind an zu weinen und zwingt die Eltern damit, die geplante Strafpredigt kurz zu fassen. Eine niedrige Toleranzschwelle für Schmerzen wird außerdem manche veranlassen, bei der geringsten Verletzung zu weinen.

Hyperaktivität

Es gibt hyperaktive Kinder, die wunderbar auf *Lycopodium* reagieren und viele der hier beschriebenen Merkmale haben. Bei allem, was sie tun, haben sie es übereilig und sind unerbittlich. Sie beeilen sich mit ihren Hausaufgaben, machen viele Fehler, leiden an Konzentrationsschwäche und oft an Legasthenie. Sie kritzeln irgendetwas hin, nur um sagen zu können, daß sie fertig sind. Wie zuvor erwähnt, verabscheuen diese Kinder es, das Geschriebene noch einmal zu lesen.

Sie sind sehr **unruhig**, unfähig, still zu sitzen und berühren nervös alles im Zimmer, was sie erreichen können. Sie müssen alle zwei bis drei Stunden etwas zu Essen haben und sind besonders süchtig nach Süßigkeiten, die sie ihren Eltern schreiend abverlangen, als hinge ihr Leben davon ab. Sie stecken oft die Hände in den Mund, und sie lecken sich die Lippen, bis sie trocken, rot und wund sind.

Wenn sie zurechtgewiesen werden, weinen sie. Wenn sie von Mutter oder Vater festgehalten werden, täuschen sie Schmerzen vor und schreien, als würden sie verdroschen. Das hyperaktive *Lycopodium*-Kind hinterläßt auch in seiner Umgebung große Unordnung.

Ängste im allgemeinen

Die Hauptängste des *Lycopodium*-Kindes wurden bereits erwähnt, es sind dies die **Angst vor dem Alleinsein (insbesondere im Dunkeln), Angst vor Versagen, Angst davor, Fehler zu machen, Angst vor neuen Situationen und Fremden.** Weitere ausgeprägte Ängste beziehen **Gespenster, Skelette, Ungeheuer, große Tiere und Einbrecher** ein. Oft drückt das Kind seine Angst aus, indem es sagt, daß es nicht allein sein will »wegen der Ungeheuer da draußen« oder »weil die Bären kommen und mich töten«. Es gibt viele Beispiele dafür, wie das Kind dies ausdrücken kann. Gemeinsam ist ihnen jedoch allen, daß das Kind sich schwach fühlt, diese äußeren Mächte zu überwinden. Das wird durch die Tatsache bestätigt, daß die meisten dieser Ängste verschwinden oder gar nicht erst auftauchen, wenn die Eltern in der Nähe sind.

Sie können auch Angst haben vor Schlangen, Insekten und besonders vor Spinnen, allerdings nicht so ausgeprägt wie *Calcarea carbonica*, *Natrium muriaticum* oder *Phosphorus*.

Korrekturen an der Vergangenheit

Es gibt zwei Symptome, die in älteren Arzneimittellehren in allen Einzelheiten beschrieben werden, die sich meiner Erfahrung nach aber nicht als so wichtig herausgestellt haben, wie man früher annahm.

In frühen Werken ist *Weinen den ganzen Tag und Schlafen die ganze Nacht* als wesentliches Leitsymptom für *Lycopodium*-Säuglinge und -Kleinkinder beschrieben. In der Praxis aber trifft man auf dieses Symptom bei *Lycopodium*-Babys selten. Tatsächlich haben viele *Lycopodium*-Säuglinge mit Koliken die genau entgegengesetzte Modalität: sie wachen nachts dauernd schreiend auf und schlafen friedlich tagsüber.

Das andere Symptom, das in der Vergangenheit häufig beschrieben wurde, ist eine allgemeine körperliche Schwäche in Verbindung mit geistiger Aufgewecktheit, was das Kind dazu veranlaßt, den ganzen Tag lang zu lesen. Auch das sieht man heutzutage selten. Wegen der zeitlichen Verschlimmerung von *Lycopodium* von vier Uhr nachmittags bis acht Uhr abends waren diese Kinder nach der Schule zu müde, mit anderen Kindern zu spielen. Aufgrund dieser körperlichen Schwäche haben Kinder um diese Zeit früher also eher gelesen, nicht aber aufgrund von geistiger Brillanz. Heute wird von den Eltern berichtet, daß das Kind von der Schule nach Hause kommt und bis zum Abendessen vor dem Fernseher sitzt oder mit einem Malbuch beschäftigt ist – Aktivitäten, die zeigen, daß das Kind sowohl geistig wie körperlich in passiver Stimmung ist.

Schlaf

Manche Kinder leiden in nervösen Zeiten unter Schlaflosigkeit, wie zum Beispiel vor einer Prüfung oder einer Theater- oder Chloraufführung. Häufig haben sie solches Lampenfieber gerade auch vor dem Schulbeginn. Gegen Ende der Sommerferien leiden sie manchmal unter Schlafstörungen, kurz bevor die Schule wieder anfängt. Während solch ängstlicher Phasen will das Kind vielleicht wieder bei den Eltern schlafen oder verlangt, daß das Licht brennen bleibt. Manche Mädchen mit Angst vor Ungeheuern und Dunkelheit können nur einschlafen, wenn die Eltern bei ihnen bleiben.

Ich erinnere mich an die charmante kleine Caroline, die mitten in der Nacht zu den Eltern ins Bett kroch, sich aber verteidigte, indem sie versicherte, »Ich schlafe bestimmt tief und fest, wenn ich das mache, denn ich kann mich überhaupt nicht daran erinnern.« Ich mußte mich ziemlich zusammennehmen, als sie das sagte, denn ich hatte meine Zweifel an dieser letzten Bemerkung.

Gelegentlich **wachen diese Kinder nachts erschreckt auf und wissen nicht, wo sie sind** und schreien daher nach den Eltern. Die Eltern kommen ins Zimmer, beruhigen das Kind und bleiben bei ihm, bis es wieder eingeschlafen ist. Es fehlen dabei die heftigen Merkmale von *Stramonium*, die Anhänglichkeit von *Pulsatilla* oder das nächtliche Entsetzen von *Calcarea carbonica*.

Sie **brauchen oft das Licht im Zimmer eingeschaltet und wollen mit anderen im selben Zimmer schlafen**. Sie schlafen auf der **rechten Seite**, so wie *Phosphorus*-Kinder, oder auf dem **Bauch**. Sie **reden oder lachen** häufig im Schlaf. Selbst Säuglinge brabbeln oder gurren vor sich hin. Sie **bleiben zugedeckt**, gut eingepackt in ihre Decken, und das sogar im Sommer.

Sie **lutschen ziemlich lange am Daumen**, manchmal sogar noch als Teenager. Sie wachen unausgeschlafen und schlecht gelaunt auf und springen nicht aus dem Bett wie *Pulsatilla-*, *Calcarea carbonica-* oder *Natrium muriaticum*-Kinder. Zu der schlechten Laune kommt noch der charakteristische Hunger direkt nach dem Aufstehen, der das *Lycopodium*-Kind als erstes unter den Geschwistern in die Küche treibt. Das steht in krassem Gegensatz zu *Sulfur-* oder *Natrium muriaticum*-Kindern, die das Frühstück ganz auslassen können.

Körpersymptomatik

Kopf

Der Kopf des *Lycopodium*-Kindes kann ähnlich aussehen wie der *Silicea*-Kopf, nämlich **zu groß im Verhältnis zum Körper**. Diese augenscheinliche Mißproportionierung liegt aber hier an der geringen Größe des übrigen Körpers, nicht an der absoluten Kopfgröße, wie das bei *Silicea-* und *Calcarea carbonica*-Kindern häufig auffällt. Interessanterweise zeichnen *Lycopodium*-Mädchen oft Personen mit riesigen Köpfen und spindeldürren Gliedmaßen, die ähnlich aussehen (zumindest als Karikatur) wie manche, die das Mittel *Lycopodium* brauchen.

Auf der Kopfhaut bilden sich leicht **Ekzeme**, wobei *Lycopodium* das Hauptmittel für Ausschläge an oder hinter den Ohren ist. Der Ausschlag sondert ein klares bis gelbes wäßriges Sekret ab, das juckende, zellophanähnliche Schichten bildet, die in Streifen abgezogen werden können.

Gelegentlich klagen jugendliche Mädchen über langsames Wachstum der Haare oder darüber, daß das Haar allmählich dünner wird. Das ist jedoch normalerweise nicht die Hauptbeschwerde, sondern wird eher während eines Folgetermins erwähnt, weil ihr auffällt, daß ihr Haar seit der Mitteleinnahme voller geworden ist und weit schneller wächst als vorher.

Kopfschmerzen

Lycopodium-Kinder klagen gelegentlich über **zweierlei Arten** von Kopfschmerzen. Der erste Typ kommt **häufig bei Jugendlichen mit starkem Verlangen nach Zucker** vor. Wenn sie eine Mahlzeit auslassen oder sich zum Essen verspäten, bekommen sie Kopfschmerzen, die sofort verschwinden, sobald sie etwas essen. Dasselbe gilt auch für *Phosphorus* und *Sulfur*; differenzierend ist die **Geräuschempfindlichkeit** und Gereiztheit, die bei *Lycopodium* mit den Kopfschmerzen einhergehen. Während der Kopfschmerzen sind sie extrem geräuschempfindlich und schreien jeden, der zu laut ist, in herrischem Ton an, er solle gefälligst Ruhe geben.

Bei jüngeren Kindern stellt man diese Geräuschempfindlichkeit bei Kopfschmerzen vielleicht nicht fest. In diesen Fällen wird die schlechte Laune nach dem Aufwachen oft als begleitet von Heißhunger und einem Verlangen nach Speisen beschrieben. *Tuberculinum*-Kinder werden bei Kopfschmerzen auch sehr gereizt, der höhere Gereiztheitsgrad wird hier jedoch den Ausschlag für die Nosode anstelle von *Lycopodium* geben.

Die zweite Kopfschmerzart, über die *Lycopodium*-Teenager klagen können, ist vergleichsweise schwer zu beschreiben. Der Schmerz tendiert dazu, im rechten Schläfenbereich aufzutreten und verschlimmert sich durch Hitze und nachts, wenn sich der Patient niederlegt, oder morgens, wenn er oder sie zu lange schläft. Ein Spaziergang an frischer, kühler Luft lindert die Schmerzen. Diese Kopfschmerzen ähneln denen von *Natrium muriaticum* und *Pulsatilla*, aber die übrigen Symptome sollten den Ausschlag für das passende Mittel geben.

Lycopodium sollte der Unterrubrik *KOPF: Kopfschweiß, nachts* (KK I 200) beigefügt werden. Auch wenn dieses Symptom bei *Lycopodium* nicht so häufig auftritt wie bei *Calcarea carbonica*, kann es als Hinweis auf dieses Mittel dienen.

Augen und Ohren

Die **Augen sind ziemlich beschwerdefrei**, bis auf ein gelegentliches **Gerstenkorn**. Die Ohren dagegen sind recht anfällig. Das Kind hat oft schmerzhafte **Risse hinter den Ohren**, als wollten die Ohren sich von der Kopfhaut ablösen. *Lycopodium* ist der Hauptkonstitutionstyp mit diesem Symptom, wenngleich es bei *Calcarea carbonica* und *Sulfur* ebenfalls vorkommt. Die Risse sind bei *Lycopodium* so weit verbreitet, daß sie zur Bestätigung der Diagnose dienen können. Eltern sagen mir oft, daß ihr Kind als Säugling oder Kleinkind diese Schrunden hinter den Ohren gehabt hat. Die Läsion kann variieren von einer bloßen Fissur bis zu einem voll ausgeprägten **Ekzem** hinter den Ohren. Ein solches Ekzem sondert ein klares, gelbliches wäßriges Exsudat ab, das zu einem dünnen transparenten Film antrocknet. Wenn man diesen Film abzieht, wird die rohe Haut bloßgelegt, eventuell blutet sie auch.

Das *Lycopodium*-Kind kann auch Mittelohrentzündungen bekommen, die denen von *Calcarea carbonica* gleichen. Die **Otitis media** ist eher rechtsseitig und führt oft zu einer Ruptur des Trommelfells, wobei dicker, gelber, stark riechender Eiter austritt. Säuglinge werden bei dieser Erkrankung sehr reizbar. Nach der Verheilung der Ruptur des Trommelfells kann etwas Flüssigkeit oder Schleim im Mittelohr zurückbleiben, der sich verdickt und allmählich zu Taubheit auf jenem Ohr führt. Die häufig auftretende Kombination von rechtsseitiger Otitis media und Fissuren hinter dem Ohr läßt sich fast immer mit *Lycopodium* heilen. Im Kentschen Repertorium gibt es die Rubrik *OHREN: Absonderung, eitrig, mit Ekzem* (KK III 79), in der fünf Mittel aufgeführt sind. Eines davon ist *Lycopodium*.

Nase

Die Nase ist **bei fast allen** *Lycopodium*-**Kindern betroffen**. Säuglinge, Kleinkinder und junge Erwachsene leiden fast ausnahmslos an **Verstopfung der oberen Atemwege**. Babys haben Schwierigkeiten beim Trinken, weil sie nicht durch die Nase atmen können. Sie wenden den Kopf von der Brust ab, atmen durch den Mund, weinen und wollen weitertrinken. Die Mutter zeigt dem Behandler vielleicht eine kleine Handpumpe, die sie in der Wickeltasche aufbewahrt, mit der sie die Nasenlöcher des Babys absaugt. Zusätzlich zu der Schleimsekretion kann die Verstopfung auch durch eine Schwellung der Nasenmuscheln verursacht sein, die von chronischem Stockschnupfen begleitet ist.

Der Schleim gleicht den Absonderungen aus dem Ohr: dick und gelb bis grün, ähnlich wie bei *Kalium bichromicum*. Der Schleim kann harte Krusten bilden, ebenfalls wie bei *Kalium bichromicum*, an denen das Kind den ganzen Tag herumzupft. Der Unterschied zu *Kalium bichromicum* ist der, daß dort die Nase sehr rot und wund wird, wenn man die Krusten abreißt. Bei *Lycopodium* wird die Nase nicht so wund. Der andere Differenzierungspunkt ist, daß diese dicken Absonderungen bei *Kalium bichromicum* eher in akuten Sinusitis-Fällen vorkommen, während sie bei *Lycopodium* bei chronischen Erkrankungen auftreten.

Stockschnupfen bei Säuglingen oder Kindern, begleitet von chronischer Nasenverstopfung, wird zumeist mit *Lycopodium* geheilt. Das Mittel sollte daher im Repertorium in allen entsprechenden Rubriken in den höchsten Grad (= fettgedruckt) erhoben werden. Die Nasenverstopfung ist viel schlimmer nachts, wenn das Kind sich hinlegt, wie bei *Pulsatilla*. Am schlimmsten ist es am Morgen, wegen des Schleims, der sich über Nacht angesammelt hat. Im allgemeinen wird die Verstopfung der Nase durch Milchprodukte, Sommerhitze und Pollen verschlimmert. Kinder, die dafür anfällig sind, bekommen häufig Erkältungen mit diesen Symptomen.

Die Nase kann völlig trocken sein und der Stockschnupfen nur als „Schniefen" beschrieben werden, welches die Eltern zur Verzweiflung treibt. Sie fordern das Kind auf, sich die Nase zu putzen, aber es kommt kein Schleim heraus. Dieses **chronische, trockene Schnüffeln** irritiert die Eltern um so mehr, als sie Vergleiche zwischen ihm und einem anderen ihrer Kinder anstellen, welches *Calcarea carbonica* braucht. Bei diesem anderen Kind kommt der Schleim mühelos heraus, wenn es sich die Nase putzt, darum können sie nicht begreifen, warum das *Lycopodium*-Kind unentwegt schnieft und sich die Nase reibt, aber schließlich nur meldet, daß »nichts herauskommt«.

Dieses unaufhörliche Bedürfnis zu Schniefen sieht man in der Praxis häufig, und es kann den Homöopathen verwirren, wenn er den Fehler macht und versucht, alle diese kleinen Rubriken im Kapitel **Nase** zu repertorisieren, die zu zahlreichen obskuren Mitteln führen, welche entweder überhaupt nicht oder nur zum Teil und für kurze Zeit wirken. Das trockene Schnüffeln kommt bei *Lycopodium*-Kindern häufig vor. Dadurch sollte man als Homöopath aufmerksam werden und den Fall auf andere Symptome hin untersuchen, welche das Mittel bestätigen könnten.

Ein weiteres Leitsymptom von *Lycopodium* ist die **Nasenflügelatmung**. Obgleich alle Arzneimittellehren dies als ein häufig beobachtbares Merkmal beschreiben, kommt es in der Praxis bei Kindern selten vor; bei Erwachsenen findet man es dagegen häufiger. In der Kinderpraxis findet man die fächerartige Bewegung der Nasenflügel bei nervösen Jugendlichen und bei Säuglingen und Kindern mit schweren Atemwegsinfektionen, die *Lycopodium* brauchen, um wieder gesund zu werden. In beiden Fällen wird man gleichzeitig auch eine **gerunzelte Stirn** beobachten können.

Schließlich sollte *Lycopodium* auch bei **Nasenbluten** berücksichtigt werden und kursiv in einer neuen, von mir selbst eingeführten Rubrik erscheinen: *NASE: Nasenbluten, im Sommer.*

Gesicht

Das Gesicht kann recht **charakteristisch** sein, besonders bei Kindern mit einem Malabsorptionssyndrom. Unter solchen Umständen leiden sie an Gewichtsverlust im Kopf- und Oberkörperbereich, so daß die Haut sich dort etwas lockert und **faltig** wird. Arzneimittellehren beschreiben Säuglinge, die mangelhaft gedeihen und wie sehr alte Leute aussehen. Sie meinen damit das Ausmaß der **Runzeln in Verbindung mit der Abmagerung**, wie man sie sonst nur bei über Sechzigjährigen erwarten würde.

In der Praxis sieht man solche Extremfälle eher selten. Häufiger trifft man Säuglinge, die bei der Mutter auf dem Schoß sitzen und den Therapeuten mit **besorgtem Blick** anschauen, die Augen voller Furchtsamkeit und die Stirn voller Falten, entsprechend dem Ausmaß der empfundenen Angst. Wenn der Homöopath sich nähert und die Hand nach dem Kind ausstreckt, nimmt die Angst zu, die Augen werden größer, die Falten tiefer und der Griff um den Arm der Mutter fester.

Diese Art von Angst mag verwirrend sein, da man an die Angst vor dem Verlassenwerden von *Pulsatilla* denkt. Die ausgeprägte Faltenbildung jedoch und die gelbliche Haut, die für *Lycopodium* typisch ist, wird dabei helfen, die beiden Mittel zu differenzieren.

Säuglinge können **bei der Geburt Gelbsucht** haben und die gelbliche Färbung um Wangen und Nase, ähnlich wie *Sepia*, bis ins Erwachsenenalter niemals ganz loswerden.

Lycopodium-Kinder mit Allergien, Ekzemen und Atembeschwerden bekommen dunkle blaue Ringe um die Augen und „adenoide" Gesichter. Der Ausdruck ist gekennzeichnet durch leicht bis mäßig vorstehende Zähne und einen immer offenstehenden Mund, weil das Kind wegen der Nasenverstopfung durch den Mund atmen muß. Jungen lecken sich oft die Lippen, wodurch die Lippen selbst rissig werden, und die Haut um den Mund wird wund und rot, oder es bildet sich ein Ausschlag. Viele *Lycopodium*-Kinder haben auch Sommersprossen.

Mund

Eines der wenigen oralen Symptome von *Lycopodium* ist die Tendenz zur **Gelbfärbung der Zähne**. Das sieht man nicht nur bei Kindern, die sich ungern die Zähne putzen, sondern auch bei solchen, die ihre Zähne äußerst gewissenhaft pflegen. Sogar ältere Kinder stecken häufig die Finger in den Mund und zeigen damit eine **orale Fixierung**.

Innerer und äußerer Hals

Diese Kinder werden von **rezidivierenden Hals- und Mandelentzündungen** heimgesucht. Etwa achtzig Prozent der Kinder mit Halsentzündungen, die auf der rechten Seite anfangen und auf die linke übergreifen oder ausschließlich die rechte Seite betreffen und überdies von warmen Getränken gebessert werden, gesunden mit einer Dosis *Lycopodium*. Dies ist insbesondere dann der Fall, wenn die Zeitmodalität zutrifft und es dem Kind morgens beim Aufwachen und nachmittags ab etwa 16.00 Uhr schlechter geht.

Die Mandeln sind vergrößert und sondern wiederholt aus tiefen Kratern innerhalb der Oberfläche der Mandeln übelriechend weiße Klümpchen verhärteten Eiters ab. Der Geruch ist so stark, daß er das ganze

Zimmer füllt, ähnlich wie bei *Hepar sulfuris*. Nachdem der Patient gegangen ist, hat der Therapeut den starken Wunsch, das Behandlungszimmer zu lüften.

Bei einer Pharyngitis mit den oben genannten Modalitäten der Rechtsseitigkeit und der Verschlimmerung morgens sowie um vier Uhr nachmittags werden die **Halslymphknoten geschwollen und berührungsempfindlich.**

Es ist im allgemeinen für Kinder sehr ungewöhnlich, **nach warmen Getränken zu verlangen**, aber *Lycopodium* ist in dieser Hinsicht führend, da die Halsschmerzen dadurch gelindert werden. Das Kind mag auch warme Umschläge um den Hals, welche zeitweilige Linderung verschaffen können. Ein postnasaler Katarrh mit subakuter Sinusitis kann häufig eine Halsentzündung nach sich ziehen oder gemeinsam mit ihr auftreten. Der Schleim verstopft nicht nur die Nasengänge, sondern reizt auch die Rachenschleimhäute.

Torticollis (Schiefhals) ist eine Beschwerde im Halsbereich, welche bei Erwachsenen häufig mit *Lycopodium* geheilt wird. Auch wenn diese Krankheit bei Kindern seltener vorkommt, so kann doch, wenn sie auftritt, *Lycopodium* oft das passende Mittel sein. Ein ausgewachsener Torticollis-Fall ist zwar höchst selten, aber man sieht doch häufiger Kinder, die den Kopf nicht ganz gerade halten. Sie lassen den Kopf, den sie eine Weile aufrecht hielten, auf eine Seite sinken, als wäre die Sternocleidomastoideus-Muskulatur zu schwach, um ihn aufrechtzuhalten.

Mononukleose (Pfeiffer-Drüsenfieber)

Lycopodium sollte als eines der ersten Mittel bei der Behandlung von Pfeifferschem Drüsenfieber in Betracht gezogen werden. Die rechte Seite wird in diesem Falle stärker betroffen sein, und die Schwellung der rechten Halslymphknoten ist deutlich ausgeprägt. Im Hals bildet sich übelriechender Eiter, und die Nasengänge sind verstopft. Das Kind wird sehr kälteempfindlich, schwach und müde. Hinzu kommen Bauchschmerzen, gefolgt von Übelkeit und Erbrechen.

Die Bauchschmerzen werden gelindert durch Sich-Krümmen und durch Essen. Im weiteren Verlauf der akuten Infektion fängt das Kind an abzumagern, vor allem am Oberkörper. Die Haut wirkt durchscheinend, fast grünlich, und das Gesicht wird aschfarben mit dunklen Ringen unter den Augen. Man sollte auch an *Lycopodium* denken, wenn das Kind seit einer Mononukleose häufige Infektionen der oberen Atemwege, eine verstopfte Nase und Magenschmerzen bekommt.

Untere Atemwege

Das *Lycopodium*-Kind ist anfällig für Erkältungen und Grippeerkrankungen, die leicht auf die Bronchien schlagen, was zu **Bronchitis, Bronchiolitis oder Pneumonie** führen kann. Eine rezidivierende Bronchitis tritt auf mit spärlichem Auswurf, oder in schweren Fällen mit dickem gelbem Schleim. Wenn die akute Infektion vorüber ist, bleibt oft ein schleppender trockener Husten bestehen, der nicht nur das Kind sondern auch die Eltern nachts wachhält. Er wird nachts beim Niederlegen schlimmer und ähnelt darin dem Husten von *Pulsatilla*-Kindern.

Säuglinge sind anfällig für Erkältungen der Brust, die mit reichlicher Schleimproduktion einhergehen, was beim Atmen Rasselgeräusche in der Brust erzeugt. Der Husten rasselt so stark, daß man es fälschlich für eine *Kalium sulfuricum*- oder *Antimonium tartaricum*-Infektion halten könnte. Im Zusammenhang mit der Kongestion lassen sich zwei Leitsymptome von *Lycopodium* wahrnehmen: das Runzeln der Stirn und die fächerartigen Bewegungen der Nasenflügel. Meist ist der rechte untere oder der mittlere Lungenflügel betroffen.

Diese akute Infektion kann im späteren Leben zum Problem werden, wenn die Bronchitis oder Lungenentzündung nicht rasch und fachkundig behandelt wird. Immer wenn das Kind eine Erkältung hat, kann sie von jenem Zeitpunkt an leicht auf die Brust übergreifen und sich zu einer Bronchitis entwickeln. Das ist einer der Gründe, aus denen *Lycopodium* fettgedruckt in der Rubrik *BRUST: Entzündung; Lungen, verschleppte Lungenentzündung* (KK II 214) erscheint.

Bei anderen *Lycopodium*-Kindern kann eine solche akute Atemwegsinfektion in **Asthma** übergehen. Wenn eine Erkältung auf die Lungen übergreift, beginnt ein Asthmaanfall mit Kurzatmigkeit. Auch Anstrengungen wie Treppensteigen oder Rennen können einen Anfall auslösen, wie bei *Calcarea carbonica*. Die Asthmaanfälle haben eine nächtliche Verschlimmerung.

Verdauungssystem

Nahrungsmittelverlangen und -abneigungen

Von allen Nahrungsmitteln essen *Lycopodium*-Kinder mit Abstand **am allerliebsten Süßigkeiten**. Dieses überwältigende Verlangen kann bereits für die Zukunft Voraussagen auf Blutzuckerprobleme gestatten. Auch der große Hunger und die Gereiztheit beim Aufwachen sowie die Kopfschmerzen, wenn eine Mahlzeit ausgelassen wird, welche durchs Essen verschwinden, sind Vorankündigungen auf Hypoglykämie oder Diabetes. Der Stellenwert, den Süßigkeiten im Leben der Kinder einnehmen, wird deutlich, wenn der Therapeut den Eltern vorschlägt, Süßes zugunsten seines allgemeinen Wohlbefindens aus dem Speiseplan zu verbannen und das Kind daraufhin in Tränen ausbricht.

Sie sind **versessen auf Speiseeis und kohlensäurehaltige Limonade** und mögen gern **warme Speisen und Getränke**.

Gegen die folgenden Nahrungsmittel haben sie entweder eine Abneigung oder sie bringen ihr Verdauungssystem völlig durcheinander, indem sie Blähungen und Koliken verursachen: **Bohnen, Brot, Fett, Käse, Zwiebeln, Austern und alle Kohlgemüse**. Wenn ein Säugling oder eine stillende Mutter *Lycopodium* braucht, reagiert das Kind auf diese Nahrungsmittel auch, wenn die Mutter sie ißt.

Austern können wie Gift wirken und Durchfall, Erbrechen oder Nesselausschläge hervrufen.

Sie sind **möglicherweise nicht sehr durstig**, besonders kalten Getränken gegenüber sind die abgeneigt, mit Ausnahme von süßer Limonade, für die sie eine besondere Vorliebe haben.

Magen

Der **Magen und das Abdomen sind die symptomreichsten Bereiche** des *Lycopodium*-Körpers. Die Eltern sagen von diesen Kindern oft, sie hätten einen **empfindlichen Magen**. Magenschmerzen können beim *Lycopodium*-Kind als Begleiterscheinung aller Erkrankungen auftreten – sei es bei Erkältung, Grippe oder Asthma. Kinder, die *Lycopodium* brauchen, empfinden auch Angst im Magen *stärker als jeder andere in diesem Buch behandelte Arzneimitteltyp*. Der Magen ist sehr anfällig für Schmerzen, Übelkeit und Erbrechen, ausgelöst schon durch geringsten Streß. Diese Kinder sagen, daß sie vor jeder Prüfung oder Aufführung solche Symptome bekommen. Das Unbehagen kann durch Aufstoßen oder Windabgang gelindert werden.

In diesem Bereich sollte man immer genau nachfragen, da die Antworten eine Reihe von Mitteln bestätigen können. Ganz besonders dann, wenn *Lycopodium* in Betracht gezogen wird, muß der Verdauungsapparat erforscht werden. Es kann sein, daß das Kind diese Symptome zwar nicht jetzt aufweist, sie wohl aber in der Vergangenheit gehabt hat. Wenn sie aus der Vorgeschichte eruierbar sind, können die Symptome ebenfalls zur Bestätigung verwendet werden. Das Kind kann auch über Magenschmerzen klagen, wenn es **zuviel gegessen** hat, und das tun *Lycopodium*-Kinder sehr häufig.

Appetit

Erwachsene haben entweder einen unbändigen Appetit, gemäß: »Je mehr ich esse, desto hungriger werde ich, und desto mehr könnte ich essen«, oder aber nur ganz wenig Appetit: »Ich kann mich hungrig an den Tisch setzen, und kaum habe ich ein oder zwei Happen gegessen, fühle ich mich schon voll.« Bei Kindern trifft man meist die erstere Version an.

Der Säugling hat einen Riesenappetit und schreit, wenn er Hunger hat. Er kann kaum abwarten, bis die Mutter den Stillbüstenhalter aufgehakt oder die Milchflasche gewärmt hat, sondern macht ein großes Theater und schreit solange, bis er gefüttert wird. Das Baby wacht vielleicht nachts alle ein oder zwei Stunden mit **großem Hunger** auf und hört bis zum

Morgen nicht freiwillig damit auf. Die Mutter muß das Stillen jedesmal abbrechen.

Das Baby kann von der Mutter als „wilder Sauger" beschrieben werden. Beim Trinken saugt das Kind kräftig, beinahe gierig und schluckt dabei natürlich mit der Milch gleichzeitig viel Luft. Die Luft im Bauch trägt – neben anderen Faktoren – zu den Verdauungsproblemen bei.

Beim Kind oder Teenager grenzt der Appetit an Gefräßigkeit. Dies ist besonders auffallend morgens beim Aufwachen, nachmittags, wenn das Kind aus der Schule kommt und am Abend. Zu diesen Zeiten muß es unbedingt etwas zu Essen haben, sonst gibt es im Haus keine Ruhe. Gelegentlich klagen die Eltern nur darüber, daß das Kind zu schnell ißt und die Nahrung nicht richtig kaut. In dieser Situation muß der Homöopath genau nach dem Ausmaß des Hungers fragen, da es den Eltern vielleicht schwerfällt, dies genau abzuschätzen. Fragen Sie danach, wieviel Nahrung das Kind im Vergleich zu anderen Gleichaltrigen oder gemessen an den Erwachsenen im Haushalt konsumiert!

Lycopodium-Babys bekommen nach dem Stillen oft einen **Schluckauf**. Manche Frauen sagen, sie hätten den Schluckauf ihres *Lycopodium*-Babys bereits gespürt, als es noch im Bauch war. *Lycopodium* gehört kursiv in die von mir eingeführte neue Rubrik *MAGEN: Schluckauf, nach dem Essen, bei Neugeborenen*. *Pulsatilla* gehört in diese Rubrik fettgedruckt, *Calcarea carbonica* kursiv und *Nux vomica* einfach.

Koliken

Babys haben oft bei der Geburt eine gute Größe, werden aber schnell untergewichtig. Die Beschwerden beginnen mit Säuglingskoliken. Im Bauch eingeschlossene Luft verursacht Schmerzen und Unbehagen den ganzen Tag und/oder die ganze Nacht lang. Die Eltern berichten vielleicht, daß die Probleme am späten Nachmittag oder abends anfangen. Sie sagen, abends hätte das Kind Zeiten, zu denen es sich schreiend herumwälzt und versucht, eine bequeme Stellung zu finden. Das kann bis zu zwei Stunden anhalten, während derer die Eltern außerstande sind, das leidende Baby zu beruhigen. Schließlich geht etwas Wind oder Stuhl ab, dann ist es wieder hungrig und will gestillt werden. Während dieser Periode sieht der Säugling sehr unglücklich aus, legt die Stirn in Falten und hat einen finsteren Gesichtsausdruck.

Der Säugling kann auch mitten in der Nacht mit eine Aufschrei erwachen und so lange schreien, bis die Luft abgegangen ist. Eltern berichten, daß das Kind mit heißen Umschlägen auf dem Bauch oder in einem warmen Bad leichter aufstoßen kann und die Schmerzen gelindert werden. Um den Windabgang zu erleichtern, kann das Kind in jede beliebige Richtung geschaukelt werden. *Lycopodium*-Säuglinge mit Kolikschmerzen sind manchmal nur zufrieden, während sie gestillt und wenn sie gehalten werden. Zu jeder anderen Zeit wird das Kind gereizt und nervös und macht seine Schreistunden durch. Die Eltern sagen, daß sie das Kind keine fünf Minuten lang hinlegen können, ohne daß es anfängt zu schreien.

Abdomen

Auch nach dem Säuglingsalter ist das Abdomen weiterhin häufig mit Gasen gefüllt, was zu einer Ursache ständigen Unbehagens wird. Die Gase steigen auf- oder abwärts und werden irgendwo im Verdauungstrakt eingeschlossen. Der Schmerz läßt sich durch heiße Auflagen auf dem Bauch oder Bauchmassage lindern, denn beides trägt dazu bei, die eingeschlossene Luft zu lösen. Wenn ein Malabsorptionssyndrom vorliegt, können die Gase das Abdomen geradezu trommelartig aufblähen. Sogar kleine Babys zerren an ihren Kleidern, um den Bauch freizumachen und strecken sich schreiend in alle Richtungen, bis die Gase abgehen. Nach dem Essen oder unmittelbar vor dem Stuhlabgang kann man bei diesen Kindern ein lautes Rumoren in den Därmen hören, das mit Windabgang endet: das geht abends oft der Stuhlentleerung voraus.

Obgleich in diesem Buch, wie auch in anderen Arzneimittellehren, Verdauungssymptome sehr ausführlich beschrieben werden, ist das Vorliegen derartiger Beschwerden für die Verschreibung des Mittels nicht unbedingt notwendig. Viele Kinder, die *Lycopodium* brauchen, haben überhaupt keine Schwierigkeiten mit der Verdauung. Man sollte nicht aus diesem Grunde zögern, das Mittel zu geben, zumal es eine solche Vielfalt von Symptomen abdeckt. Die Gabe von *Lycopodium* kann auch für viele

Kinder von großem Nutzen sein, die an anderen Organsystemen erkranken.

Rektum

Das *Lycopodium*-Kind neigt zu **Verstopfung** und hat nur alle zwei, drei oder sogar nur alle fünf Tage eine Stuhlentleerung. Mögliche Ursachen für die Verstopfung sind entweder Angst oder Mangel an effektiver Darmtätigkeit. Schwierigkeiten mit der Stuhlentleerung können in Situationen auftreten, in denen das Kind nervös und ängstlich ist, wie zum Beispiel in öffentlichen Toiletten. Das Kind hat Schwierigkeiten, die Aftermuskulatur zu entspannen, wenn es nervös ist und muß vielleicht eine Stunde oder länger auf der Toilette sitzen und lesen, bevor es zur Stuhlentleerung kommt.

Bei *Lycopodium*-Kindern kann der Stuhldrang entweder ganz ausbleiben oder erfolglos sein. Die Stuhlentleerung ist möglicherweise schmerzhaft; allerdings schreit der Säugling oder das Kind ohnehin, macht viel Theater und wehrt sich gegen alles und jedes, bis die Stuhlentleerung endlich Erleichterung verschafft. Ein Differenzierungspunkt zwischen *Lycopodium* und *Calcarea carbonica* ist, daß manche *Calcarea carbonica*-Kinder sich wohlfühlen, wenn sie Verstopfung haben, *Lycopodium*-Kinder dagegen fühlen sich durch die Verstopfung in ihrem Wohlbefinden beeinträchtigt. Bei Kindern kann das folgende Leitsymptom vorkommen, das man auch oft bei Erwachsenen findet, und zwar, daß der Stuhl anfangs hart ist und dann weich wird.

Lycopodium-Kinder können bereits im Säuglingsalter Hämorrhoiden bekommen, die einfach gleichbleibend vorhanden sind und selten in eine akute Symptomatik ausbrechen, stark anschwellen oder bluten; sie werden auch nicht sehr schmerzhaft – im Gegensatz zu denen von *Nux vomica* oder *Muriaticum acidum*.

Harnwege

Ältere Arzneimittellehren führen zahlreiche Symptome der Nieren und Harnwege auf. In der Praxis sind die Nieren nur bei einer geringen Minderheit von *Lycopodium*-Kindern in Mitleidenschaft gezogen. Die oft zitierten Symptome von „rotem Sand im Urin" und Schreien vor Schmerzen vor dem Harnabgang kommen tatsächlich sehr selten vor. Ersteres Symptom fand man häufiger Anfang des Jahrhunderts, als es in den Häusern noch keine sanitären Anlagen gab. Das bedeutete, daß das Kind in einen Topf urinierte, in dem der Urin über Nacht stehen blieb, so daß man das rote Sediment am Morgen sehen konnte. Letzteres Symptom findet man zuweilen bei einem atypischen Kind, bei dem eine **Harnsäurediathese** mit Abgang von Harngrieß vorliegt. Es schreit vor dem Wasserlassen, und es entwickelt sich im Laufe der Zeit entweder Gicht, oder es kommt zur Bildung rechtsseitiger Nierensteine.

Ein Symptom, das zur Bestätigung der Diagnose dienen kann, ist die eigenartige Tatsache, daß **Jungen abends häufiger urinieren müssen als am Tage**.

Es besteht eine ausgeprägte Neigung zu **angeborenen Anomalien** im Bereich des Urogenitalsystems, einschließlich struktureller Probleme der Nieren oder Harnleiter, wie zum Beispiel, daß ein Harnleiter am falschen Ort angewachsen ist oder Hypospadien und Epispadien (untere und obere Harnröhrenspalten, wo die Harnröhrenrinne nicht an der richtigen Stelle liegt) sowie Harnröhrenstriktur. Bei vielen Patienten sind diese Defekte operativ korrigiert und die entsprechenden Organfunktionen daher normal, so daß diese Information nur durch die Anamnese in Erfahrung gebracht werden kann. Bei anderen jedoch bleiben nach dem Eingriff schleppende Symptome bestehen – wie erhöhte Häufigkeit und Ausmaß des Harndranges und auch reichliches Urintröpfeln im Anschluß an die Harnröhrenkorrektur. Es liegt vielleicht an dieser urogenitalen Schwäche, daß solche Jungen häufig **Bettnässer** sind.

Jungen

Ich habe festgestellt, daß *Lycopodium* das am häufigsten indizierte Mittel bei männlichen Säuglingen ist, die mit **Hodenhochstand** geboren werden, und es sollte den entsprechenden Rubriken beigefügt werden. Jungen sind auch anfällig für **rechtsseitigen Leistenbruch**. Viele Erwachsene, die *Lycopodium* brauchen, erwähnen dieses Symptom in ihrer Anamnese. Es ist interessant und auffallend zu sehen, wie viele dieser Kinder nach der Bruchoperation eine neue Erkrankung bekommen, so wie Heuschnupfen oder chronische Nebenhöhlenentzündung.

Mädchen

Bei Mädchen entwickeln sich die sekundären Geschlechtsmerkmale unter Umständen erst im Alter von fünfzehn oder sechzehn Jahren. Die Menarche kann recht spät einsetzen. **Prämenstruelle Phasen** gehen bei Jugendlichen mit erhöhtem Appetit, ganz besonders auf Süßes, sowie vermehrter Verstopfungsneigung und Gereiztheit einher. Ein geringerer Prozentsatz leidet unmittelbar vor dem Menstruationsfluß an leichter Akne und fängt aus geringstem Anlaß an zu weinen. Der Menstruationsfluß ist mit Schmerzen assoziiert, die vom rechten Unterbauch ausgehen und in die Innenseite des Oberschenkels ausstrahlen. Rechtsseitige Schmerzen in den Eierstöcken während des Eisprungs sind ebenfalls Beschwerden, die vorkommen können.

Ein dünner Hals und schlanker Oberkörper über breiten Hüften, der charakteristische Körperbau von *Lycopodium*-Erwachsenen, läßt sich manchmal bereits bei jungen Mädchen beobachten. Zunächst wirken diese Mädchen sehr dünn, wenn man sie im Wartezimmer sitzen sieht, aber sobald sie aufstehen, lassen sich die schweren Hüften und Oberschenkel erkennen.

Bewegungsapparat

Extremitäten

Bei **rheumatischen Schmerzen und Arthritis** im Kindesalter mit **rechtsseitiger Verschlimmerung** sollte *Lycopodium* in Betracht gezogen werden. Die Modalitäten sind mit denen von *Rhus toxicodendron* identisch: Die Schmerzen werden gelindert durch Bewegung und Wärme und verschlimmern sich durch Ruhe. In den betroffenen Bereichen, insbesondere an den Hand- und Fußgelenken, lassen sich knötchenartige Schwellungen beobachten. Ein charakteristisches Merkmal der rheumatoiden Arthritis von *Lycopodium* ist schmerzlose Schwellung des rechten Knies, selbst bei ausgeprägtem Erguß im Gelenk und Gelenkbeutel. Die betroffenen Gelenke können auch bei Bewegung knackende Geräusche machen. In einer akuten Phase der Arthritis kann das Kind unsicher und gereizt sein.

Eine Beobachtung, die man bei *Lycopodium*-Kindern häufig macht, ist die **ruhelose Bewegung der Beine.** Während der Konsultation bemerkt man, daß die Beine in ständiger Bewegung sind, und zwar kreisend von den Knien abwärts – nicht von den Fußgelenken abwärts, wie das bei *Natrium muriaticum* der Fall ist. Die Eltern berichten vielleicht, daß das Kind nachts im Bett die Beine unruhig hin und her bewegt.

Das Leitsymptom der **trockenen, aufgesprungenen Haut an den Fersen** kann sich bereits bei jungen Mädchen ausgebildet haben, jedoch läßt es sich bei ihnen nicht so häufig beobachten wie bei erwachsenen *Lycopodium*-Frauen.

Manche Kinder bekommen **Warzen im Fersenbereich der rechten Fußsohle.** Nägelkauen ist eine häufige Klage der Eltern über ihre Kinder; das Knabbern entsteht sowohl aus Nervosität als auch aufgrund von überschüssiger Energie und Ruhelosigkeit.

Haut

Lycopodium-Kinder leiden oft **seit der Geburt an Ekzemen** – ebenso wie *Medorrhinum*-, *Sulfur*-, *Tuberculinum*- und *Calcarea carbonica*-Kinder. Füße, Finger und Kopfhaut (besonders hinter den Ohren) sind die am stärksten betroffenen Bereiche. Eventuell bringt man durch die Anamnese in Erfahrung, daß das Kind bei der Geburt Gelbsucht gehabt hat, die Lebergegend sehr empfindlich war und es als Säugling häufig unter Blähungen gelitten hat. Diese Kinder verlieren die gelbliche Tönung der Haut vielleicht niemals ganz, so daß eine goldene oder fahle Färbung zurückbleibt.

Die Kinder bekommen leicht **Leberflecke und Sommersprossen**.

Lycopodium ist ein häufig indiziertes Mittel bei Kindern mit **Neurodermatitis**. Es bilden sich juckende Bläschen, die eine mehr oder weniger große Hautfläche bedecken. Diese Bläschen können ulzerieren und nur langsam heilen, weil das Kind ständig daran kratzt. Die Ausschläge hinterlassen verhärtete Narben mit umschriebener Pigmentierung.

Bei denselben Kindern kann sich auch eine Tendenz zu Nesselausschlägen entwickeln, die durch Nervosität oder allergene Nahrungsmittel ausgelöst werden. Sowohl die Nesselausschläge als auch die Neurodermatitis werden durch Sommerhitze, Bettwärme oder eine heiße Dusche verschlimmert. Der intensive Juckreiz läßt im Freien an kühler Luft etwas nach. Das Kind kann auch **trockene, schuppige Haut** bekommen, besonders im Gesicht, am Gesäß und an den Beinen. Solche Hauttrockenheit neigt zur Verschlimmerung im Winter und durch bestimmte Nahrungsmittel wie Milch, Tomaten und Zitrusfrüchte.

Bei den Kindern können Warzen auf den Händen und besonders an den Fußsohlen wachsen.

Körperliche Allgemeinsymptome

Die Beschwerden sind **rechtsseitig** oder beginnen rechts und greifen auf die linke Seite über. Atemwegserkrankungen breiten sich von oben nach unten aus. Magerkeit läßt sich häufig beobachten, besonders bei Jungen. Das Kind ißt viel, manchmal sogar mehr als die Eltern, nimmt aber nicht zu, sondern nimmt dabei sogar noch ab, was an *Calcarea carbonica*, *Natrium muriaticum* oder *Tuberculinum* erinnert. Wenn jedoch diese Tendenz zur Abmagerung von viel Blähungsbildung begleitet ist, so ist *Lycopodium* eher das Mittel der Wahl.

Verschlimmerung am Morgen und gegen Abend, von sechzehn bis zwanzig Uhr; diese Zeitmodalitäten, besonders wenn beide vorliegen, dienen als starkes Leitsymptom, sowohl im Zusammenhang mit jeder Krankheit als auch, wenn dies Zeiten eines allgemeinen Eenergieabfalls sind.

Die Kinder sind oft **kälteempfindlich**, tragen gern Kopfbedeckungen, behalten womöglich nachts ihre Socken an und schlafen bei geschlossenem Fenster. Das ist auffallend und eigenartig, da Kinder im allgemeinen meist warmblütig sind. Kälte mögen *Lycopodium*-Kinder nur dann, wenn sie Hautprobleme haben oder manchmal bei Kopfschmerzen. Ansonsten frösteln sie leicht und mögen alles warm – das Zimmer, das Essen, die Getränke und Baden.

Ältere Arzneimittellehren haben oft davon abgeraten, bei der Behandlung eines Falles mit der Gabe von *Lycopodium* zu beginnen. Die Empfehlungen dort lauten, daß man zuerst *Sulfur* oder *Calcarea carbonica* geben sollte. Dies hat sich in der Praxiserfahrung nicht bestätigt. Beginnen Sie den Fall immer mit dem Simillimum!

Lycopodium-Säuglinge und -Kleinkinder

Dies sind sehr ängstliche Babys, die immer in der Nähe der Mutter oder auf einem elterlichen Schoß sein müssen, um sich sicher zu fühlen. *Lycopodium*-Säuglinge werden besonders dann ängstlich, wenn sie allein sind oder sich in Gegenwart von Menschen außerhalb des engsten Familienkreises, besonders bei Fremden mit lauter Stimme, aufhalten müssen. Ihre große Furcht und Sorge läßt sich ohne weiteres an den weit aufgerissenen Augen und dem Gesichtsausdruck erkennen, aber besonders an dem charakteristischen Stirnrunzeln.

Diese reizbaren Babys legen schon aus geringfügigem Anlaß die Stirn in Falten und schreien. Ihr Geschrei hat einen fordernden Tonfall. Besonders schlecht gelaunt sind sie, wenn sie Hunger haben, müde sind, beim Aufwachen, bei einer Kolik und während jeder akuten Erkrankung.

Manche Säuglinge schreien jedesmal, wenn das Licht gelöscht wird oder sie allein in ihrem Bettchen gelassen werden; denn sie wollen bei den Eltern schlafen. Sie wachen häufig nachts auf, weil sie Hunger oder Bauchkrämpfe haben und sind morgens hungrig und mißmutig.

Der Kopf wirkt groß im Verhältnis zu dem kleinen Körper oder den dünnen Gliedmaßen.

Hinter den Ohren entstehen Hautrisse. Mittelohrentzündungen kommen häufig vor, sie beginnen rechts und sondern schließlich ein dickes, übelriechendes Exsudat ab. Während solcher Episoden sind die Kinder durchwegs gereizt.

Die Nasengänge sind bei Säuglingen häufig mit Schleim verstopft, was das Stillen beträchtlich behindert. Der Säugling muß sich von der Brust abwenden, atmet durch den Mund, schreit und sucht wieder nach der Brustwarze. Die Mutter muß häufig den Schleim aus der Nase absaugen. Schnüffeln infolge verstopfter Nase kommt bei den Babys oft vor, besonders wenn sie nachts hingelegt werden. Entweder ist der Schleim dick und gelb-grün, oder es ist nur ein trockener Stockschnupfen mit einer Schwellung in der Nasenmuschel, welche die Atmung behindert.

Während akuter Atemwegsinfektionen kommt es zu fächerartigen Bewegungen der Nasenflügel. Erkältungen greifen über auf die Bronchien, was zu Bronchitis und Lungenentzündung führt.

Rezidivierende Erkältungen der Brust sind begleitet von viel Schleim mit Rasselgeräuschen, gerunzelter Stirn und fächerartigen Bewegungen der Nasenflügel. Hustenanfälle treten besonders nachts im Liegen auf. Der rechte mittlere Lungenlappen ist sehr häufig betroffen.

Koliken und rascher Gewichtsverlust sind übliche Verdauungsbeschwerden. Es können sich viele Gase in den Därmen entwickeln, vor allem nachmittags oder nachts, die große Empfindlichkeit, Gereiztheit und Schmerzen verursachen, weil sie eingeklemmt sind. Die Kinder schreien vor Schmerzen und wälzen sich herum, um sich Linderung zu verschaffen. Es geht ihnen besser durch heiße Umschläge auf dem Bauch, aber auch, wenn sie herumgetragen werden, gelegentlich durch Stillen und immer nach Windabgang; wenn die Schmerzen nachgelassen haben, sind sie immer sehr hungrig. Der Säugling hat einen guten Appetit, wacht oft auf, um gestillt zu werden und hört nicht auf zu trinken, bis die Mutter den Stillvorgang abbricht. Mütter nennen diese Babys manchmal „wilde Sauger". Nach dem Stillen bekommen diese Kinder Schluckauf. Wenn ein Malabsorptionssyndrom vorliegt, kann der Bauch durch die Gase aufgebläht sein, die unmittelbar vor einer Stuhlentleerung abgehen.

Im Urogenitaltrakt können zahlreiche Geburtsanomalien bestehen: ein Übermaß an, einen Mangel an oder Fehlposition von Geweben und Organen. Diese Defekte können zwar durch ein homöopathisches Mittel nicht korrigiert werden, aber solche Symptome können Hinweise auf *Lycopodium* geben, und bei Nachwirkungen von operativen Eingriffen kann mit diesem Mittel oft geholfen werden.

Jungen können mit Hodenhochstand oder Hernien geboren werden, vor allem rechtsseitig.

Babys haben motorische Schwächen, wie mangelnde Saugreflexe oder Schwierigkeiten mit dem Krabbelnlernen. Bei Säuglingen mit diesen Schwächen können sich später Legasthenie oder andere Probleme einstellen.

Ekzeme können bereits von Geburt an bestehen, vor allem hinter den Ohren, aber auch an den Füßen, Fingern und der Kopfhaut.

Bei Säuglingen, die mangelhaft gedeihen, wird die Haut runzlig und schlaff. Das Kind legt auch das Gesicht in Falten, wenn es Schmerzen hat und wenn es schreit. Der Gesichtsausdruck wechselt ab zwischen einem ängstlichen Blick, als erwarte das Kind das Schlimmste, und einem irritierten, mißmutigen Stirnrunzeln. Die Haut kann ikterisch sein und womöglich die gelbliche Färbung nie ganz verlieren.

Der typische *Lycopodium*-Säugling ist mager und hat rechtsseitige Beschwerden mit Verschlimmerung von vier Uhr nachmittags bis acht Uhr abends.

Lycopodium im Überblick

I. Charakteristika des Gemüts
  A. Unentschlossenheit
    1. Bei der Konsultation
      a) Will Fragen nicht beantworten
      b) Sieht die Eltern an, um sich zu vergewissern, daß es das Richtige sagt.
    2. Wenn es zu einer Entscheidung gezwungen wird
      a) Läuft vielleicht fort
      b) Fängt vielleicht an zu weinen
    3. Läßt die Eltern Entscheidungen übernehmen
    4. Wirkt „kindisch"
  B. Diktatorisch
    1. Machtliebe
      a) Kontrolle über andere
        (1) Zunächst über die Familie
        (2) Später auch über andere außerhalb des Familienkreises
      b) Eigensinnig und herrisch: kommandiert andere herum
        (1) Besonders jüngere Geschwister
        (2) Schreit, wenn man ihm nicht sofort gehorcht
      c) Gestörtes Eltern-Kind Verhältnis
        (1) Umgekehrte Machtverhältnisse
        (2) Korrigiert die Eltern während der Konsultation
      d) Widerspruch wird nicht vertragen
      e) Dabei furchtsam gegenüber Fremden
    2. Gereiztheit
      a) Bei dominanten Kindern
      b) Als Hilfsmittel, um die Tyrannei aufrechtzuerhalten
      c) Zu bestimmten Zeiten besonders ausgeprägt
        (1) Bei Widerspruch
        (2) Bei Schmerzen
        (3) Bei Verstopfung
        (4) Beim Aufwachen

C. Kognitive Schwierigkeiten
  1. Legasthenie: Fehler beim Schreiben
  2. Fehler bei Ausübung motorischer Fähigkeiten
D. Hyperaktivität
  1. Legasthenisch
  2. Muß häufig essen
  3. Begierde nach Zucker
  4. Schmerzempfindlich
  5. Gereizt
E. Ängste
  1. Viele Ängste und Unsicherheiten
  2. Angst vor dem Unbekannten
    a) Vor Fremden; vor dem Homöopathen bei der ersten Konsultation
    b) Vor dem Alleinsein, besonders im Dunkeln
    c) Vor neuen Aufgaben
    d) Vor allem Neuen
  3. Besorgt um den sozialen Status
    a) Angst vor Versagen, besonders in der Öffentlichkeit
    b) Lampenfieber (Bühnenangst)
    c) Leicht gekränkt; Angst, ausgelacht zu werden und Angst vor Statusverlust
    d) Paßt sich leicht an
    e) Achtet auf angemessene saubere Kleidung
  4. Vor Ungeheuern
  5. Vor Gespenstern
  6. Vor Tieren, von denen es annimmt, daß sie es angreifen
  7. Somatisierte Angst
    a) Magenschmerzen
    b) Durchfall
  8. Alle Ängste werden zu Bagatellen, wenn ein Elternteil in der Nähe ist.
F. Schlaf
  1. Schlaflosigkeit bei nervöser Angst
  2. Angst vor dem Alleinsein im Dunkeln

3. Schlaflagen
    a) Auf der rechten Seite
    b) In der Knie-Brust-Position
4. Spricht oder lacht im Schlaf
5. Lutscht am Daumen bei Müdigkeit bis ins reifere Kindesalter und darüber hinaus
6. Wacht unausgeschlafen und gereizt auf

II. Körperliche Symptomatik
  A. Kopfbereich
    1. Kopf
        a) Ekzem
            (1) Auf dem behaarten Kopf
            (2) Besonders hinter den Ohren
        b) Kopfschmerzen
            (1) Hypoglykämische Kopfschmerzen
                (a) Wenn eine Mahlzeit ausgelassen wurde
                (b) In diesem Zustand gereizt
                (c) Besserung durch Essen
            (2) Unspezifische Kopfschmerzen
                (a) Leicht rechtsseitige Tendenz
                (b) Nach zuviel Schlaf
    2. Ohren
        a) Hauterkrankungen hinter den Ohren
            (1) Ausschläge
            (2) Risse (Fissuren)
            (3) Ekzem
        b) Otitis
            (1) Rechtsseitig
            (2) Eitriges Exsudat
                (a) Dick
                (b) Gelb
                (c) stinkender Geruch
            (3) Begleiterscheinung von Erkältungen
    3. Nase
        a) Häufige Krankheitsneigung

b) Verstopfte Nasenlöcher
　(1) Hindern Säuglinge am Trinken
　(2) Schleim
　(a) Dick
　(b) Grün oder gelb
c) Stockschnupfen oder Schniefen
　(1) Beständig
　(2) Verschlimmerung
　　(a) Nachts im Liegen
　　(b) Morgens wegen nächtlicher Schleimansammlung
d) Fächerartige Bewegungen der Nasenflügel
　(1) Bei nervöser Angst
　(2) Bei Atemwegserkrankungen
4. Gesicht
　a) Häufig ängstlicher Gesichtsausdruck
　b) Ikterisches Aussehen
5. Mund
　a) Gelbfärbung der Zähne
　b) Orale Fixierung; steckt oft die Finger in den Mund
6. Innerer und äußerer Hals
　a) Halsentzündungen
　　(1) Wiederholt auftretend
　　(2) Rechtsseitig
　　(3) Besserung durch Wärme
　b) Erkrankungen der Tonsillen
　　(1) Vergrößerte Rachenmandeln
　　(2) Absonderung von übelriechendem Eiter
　c) Mononukleose (Pfeiffer-Drüsenfieber)
　　(1) Rechtsseitig
　　　(a) Beginnt auf der rechten Halsseite
　　　(b) Geschwollene Drüsen
　　　(c) Schmerzen
　　(2) Übelriechender Eiter aus dem Hals
　　(3) Verstopfung der Nase
　　(4) Übelkeit und Bauchschmerzen

(5) Gewichtsverlust
(6) Grünliches Aussehen der Haut
(7) Dunkle Ringe unter den Augen
(8) Frösteln
B. Rumpf
1. Untere Atemwege
   a) Erkältungen greifen leicht auf die Brust über
   b) Wiederholt auftretende Bronchitis
   c) Pneumonie
      (1) Rezidivierend
      (2) Atemwegserkrankungen nach vernachlässigten Fällen
2. Verdauungssystem
   a) Nahrungsmittel: Verlangen und Abneigungen
      (1) Verlangen nach Süßigkeiten
      (2) Abneigungen
         (a) Bohnen
         (b) Zwiebeln
         (c) Fett
         (d) Kohlgemüse
         (e) Austern (verursachen Nesselausschläge)
      (3) Durst
         (a) Gering oder normal
         (b) Begierde nach kohlensäurehaltiger Limonade
   b) Magen
      (1) Empfindlich: Magenschmerzen
         (a) Nach verschlimmernden Nahrungsmitteln
         (b) Durch Angst
      (2) Appetit
         (a) Oft sehr hungrig
         (b) Läßt keine Mahlzeit aus, nicht einmal das Frühstück
   c) Säuglinge
      (1) Hungrig; gierig beim Stillen
      (2) Schluckauf nach dem Stillen
      (3) Säuglingskoliken, gelindert durch warme Kompressen

d) Rektum
   (1) Verstopfung
      (a) Mit oder ohne Schmerzen
      (b) Verschlimmerung
         i) In öffentlichen Toiletten
         ii) Auf Reisen
      (c) Stuhl manchmal hart am Anfang und weich oder breiig am Ende der Darmentleerung
   (2) Gelegentlich Hämorrhoiden
3. Harnwege
   a) Geburtsanomalien häufig
   b) Rechtsseitige Nierensteine
   c) Jungen
      (1) Häufiger Harndrang abends
      (2) Rechtsseitige Hernien
      (3) Hodenhochstand
   d) Mädchen
      (1) Prämenstruelle Beschwerden
         (a) Gereiztheit
         (b) Verlangen nach Süßigkeiten
         (c) Verstopfung
      (2) Schmerzen während der Menses
         (a) Abdominale Schmerzen
         (b) Ins rechte Bein hinab ausstrahlend
C. Bewegungsapparat: rheumatoide Arthritis
  1. Schwellungen als Begleitsymptom
    a) Knötchenförmig
    b) Schmerzlos im rechten Knie
  2. Verschlimmerung
    a) Bei Bewegungsbeginn
    b) Bei kaltem, feuchtem Wetter
  3. Besserung
    a) Durch Wärme
    b) Bei fortgesetzter Bewegung

D. Haut
　1. Trocken und aufgesprungen
　　a) Handflächen
　　b) Fußsohlen, besonders im Fersenbereich
　2. Warzen an den Fußsohlen
　3. Ekzem von Geburt an
　　a) Kopfhaut, besonders hinter den Ohren
　　b) Füße
　　c) Finger
　4. Ikterus
　　a) Bei der Geburt
　　b) Gelbfärbung verliert sich womöglich nie vollkommen
　5. Viele Muttermale und Sommersprossen
　6. Neurodermatitis
　　a) Blasen- und Geschwürsbildung
　　b) Blutig gekratzt
　7. Nesselausschlag
　　a) Nach Verzehr von Austern
　　b) Bei Angst
　8. Juckreiz
　　a) Verschlimmerung durch Wärme
　　b) Besserung durch Kälte
III. Körperliche Allgemeinsymptome
　A. Atemwegserkrankungen, die leicht auf die Brust übergreifen
　B. Magere Kinder, die selbst bei reichlicher Nahrungsaufnahme nicht zunehmen
　C. Kälteempfindlichkeit
　D. Rechtsseitige Beschwerden
　E. Beschwerden, die rechts beginnen und nach links übergehen
　F. Zeitliche Verschlimmerung
　　1. Morgens beim Erwachen
　　2. Von vier Uhr nachmittags bis acht Uhr abends
　G. Besserung durch Wärme

Zusammenfassung des *Lycopodium*-Bildes

Dies sind Kinder mit zweierlei Aspekten: eine furchtsame, unsichere, unentschlossene Seite, die sie schwach erscheinen läßt und eine reizbare, herrische Seite, durch die sie tyrannisch wirken. Die Wechselwirkung dieser beiden Aspekte bietet uns den Hauptschlüssel zu diesem Mittel. Sie haben Angst vor Fremden, vor dem eigenen Versagen, dem Besuch im Sprechzimmer, dem Alleinsein im Dunkeln, vor Gespenstern und Ungeheuern; alle Ängste lassen nach, wenn ein Erwachsener in der Nähe ist. Legasthenie ist ein häufiges Problem.

Checkliste zur Bestätigung des Mittels

- Schlafposition auf der rechten Seite
- Rechtsseitige Otitis
- Rechtsseitige Infektionen der oberen Atemwege
- Stockschnupfen und verstopfte Nasengänge nachts im Liegen
- Halsentzündungen mit Besserung durch warme Getränke
- Verlangen nach Süßigkeiten
- Meidet Bohnen und Kohlgemüse
- Relativ wenig Durst
- Großer Appetit mit wenig Gewichtszunahme
- Viele Verdauungsbeschwerden mit Gasbildung und Verstopfung
- Verschlimmerung von Beschwerden, wenn Mahlzeiten ausgelassen werden
- Kälteempfindlich
- Rechtsseitige Beschwerden oder Symptome, die auf der rechten Seite einsetzen und auf die linke übergreifen
- Verschlimmerung morgens beim Erwachen und von 16.00 bis 20.00 Uhr
- Besserung durch Wärme

Medorrhinum

Charakteristika des Gemüts

Kent beginnt in seiner Arzneimittellehre bei *Medorrhinum* damit, daß er die Kinder, die dieses Mittel benötigen, beschreibt. Man könnte meinen, daß dies von der **Bedeutung miasmatischer Behandlung in frühester Kindheit** herrührt. Träumt doch mancher Homöopath davon, daß die schlimmsten und schwächendsten Krankheiten, die unsere Babys und Kleinen durchmachen müssen, frühzeitig geheilt werden oder sie an ihrem Auftreten überhaupt gehindert werden können. Die Behandlung mit Nosoden kann dies oft leisten.

Medorrhinum-Kinder gehören zu denjenigen, die von Geburt an häufig krank sind, weil sie schon **von ihrer Vererbung her** bestimmte Schwächen mitbringen und die Neigung haben, sich ganz bestimmte Krankheiten zuzuziehen. Läßt man sich dieses Kapitel, genauso wie das über *Tuberculinum*, durch den Kopf gehen, fällt einem ein gemeinsamer Faden auf, der sich durch alle Nosoden zieht: die generelle Unfähigkeit, akute Krankheiten rasch oder völlig zu überwinden.

Dies rührt daher, daß die miasmatisch stigmatisierten Menschen nicht über die konstitutionelle Kraft verfügen, gesundheitliche Probleme gründlich und völlig zu überwinden, wie dies anderen Arzneimitteltypen möglich ist. Oft vermischt sich eine akute Erkrankung nach der anderen mit dem zugrundeliegenden miasmatischen Zustand, bis es zu einem mehr oder weniger vollständigen Zusammenbruch kommt. Das Verständnis dieses Prozesses führt den umsichtigen Verordner dazu, sofern passend, ein geeignetes miasmatisches Mittel zu geben.

Extremes Wesen

Das *Medorrhinum*-Kind hat auf psychischer und geistiger Ebene eine ganze Reihe besonderer Wesenszüge. **Extreme Extrovertiertheit oder auch extreme Introvertiertheit können beobachtet werden, obgleich ersteres häufiger anzutreffen ist.** Die meisten Kinder von diesem Typus zeigen ihre Extrovertiertheit und Vitalität durch ihre Energie und Lebendigkeit. Bei einigen geht diese Vitalität soweit, daß sie die Menschen ihrer Umgebung stört. Sie können mit ihrem unablässigen Geschnatter recht laut werden. Gewöhnlich spielen sie sehr intensiv und begeistert. Diese energiegeladenen Unterhalter besitzen schon Persönlichkeit, und sie haben ein gewisses Funkeln in den Augen; dieser „offene" *Medorrhinum*-Typ findet schnell Kontakt zu anderen Menschen. Es fällt ihnen nicht schwer, auf völlig Fremde zuzugehen und mit ihnen eine Unterhaltung über ein beliebiges Thema anzufangen. Sie mögen die Gesellschaft anderer und haben häufig viele enge Freunde.

Diese Kinder sind in der homöopathischen Praxis genauso offen, wie sie mit der Sprechstundenhilfe oder anderen Patienten im Wartezimmer mit gleicher Spontaneität eine Unterhaltung anfangen wie mit dem Therapeuten.

Sie beantworten Fragen ohne Zögern, wenn sie auch gelegentlich vom Thema abkommen und Geschichten erzählen, die mit der Frage nichts zu tun haben. Zum Beispiel kommt die kleine Andrea in die Praxis und beginnt, auf dem Fußboden mit ihren Puppen zu spielen; dann fragt sie plötzlich ohne Vorankündigung: »Ratet mal, was ich heute getan habe?« Dies geschieht nicht mit der einfallsreichen, offenen Art von *Phosphorus*, sondern mit einer ähnlichen Berechnung, wie man sie typischerweise auch bei *Lycopodium* finden kann.

Als ich einmal den Fall eines kleinen Jungen aufnahm, fragte ich die Mutter, ob der kleine Eddie gerne ein kurzes Nickerchen mache. Das gerade herumstöbernde Kind antwortete, ohne die Mutter oder mich eines Blickes zu würdigen, in kühlem Tonfall quer durch den Raum: »Nein, Paul, das mag ich nicht.« Diese Direktheit, zuweilen auch extrem, **öffnet manchmal erst den Zugang** zu einer in dem Kind existierenden *Medorrhinum*-Schicht.

Ein anderer Junge zeigte bei folgendem Vorfall noch mehr Nerven. Ein älterer Patient in einem Rollstuhl und einer Augenklappe saß im Wartezimmer. Howard, ein *Medorrhinum*-Kind, platzte in die Praxis, und noch bevor seine Mutter mitbekam, was sich abspielte, stürmte er auf das Auge dieses Patienten zu und schrie: »He, was hast du da drunter unter dem Ding?«, sprach's und zog dem verdutzten Mann die Klappe vom Auge fort.

Drogen

Diese überschäumend lebendige Art führt oft schon **in frühem Lebensalter zu Experimenten** mit Drogen und anderen erlebnisverändernden Substanzen, wie z. B. Dämpfen von Modellbauklebstoffen, Hustenarzneien, Schmerzmitteln und sogar Autoabgasen.

Sexualität

Ausleben der Sexualität im frühen Kindesalter kommt sehr oft und ausgeprägt vor. Mit bisweilen außerordentlicher Verlegenheit berichten Eltern solcherart Verhalten ihrer Kinder, wie häufige Erektionen (einschließlich Erektionen im Schlaf), sowie Austauschen von Küssen und erotische Spiele mit Erwachsenen, wie auch mit anderen Kindern. Schon mit sechs oder sieben Jahren masturbieren die **Jungen** oder werden immer mal wieder dabei ertappt, daß sie nackt mit den Mädchen und Jungen aus der Nachbarschaft spielen. Schon vier- bis fünfjährige Jungen spielen in einer ungehörigen Weise mit den Brüsten der Mutter. Manche kleine Jungen spielen rollenvertauschte Spiele, ziehen sich wie kleine Mädchen an und verhalten sich auch wie Mädchen und gehen mit ihrem Vater um, als wollten sie ihn verführen.

Das Verhalten von *Medorrhinum*-**Mädchen** kann genauso sexuell motiviert sein. Ich behandelte einmal eine Sechsjährige, die allgemein gewalttätige Neigungen hatte und die viel masturbierte. Die Mutter bemerkte, daß die Kleine ständig gerne an ihrer Vagina »herumzupfen« mochte. Sie erzählte, daß das Kind sie förmlich dazu zwingen wollte, ihr die engste Unterwäsche und Kleidung anzuziehen.

Ein anderes Mädchen wurde mit 15 Jahren Stripteasetänzerin – »zum Geldverdienen«, erklärte sie. Sie mochte die Atmosphäre in der Nachtbar. Sehr wahrscheinlich hat sie eher die erregende Stimmung dort dazu verleitet, diesen Job anzunehmen. Der Hang, sich in dieser Weise auszuleben, zeigt, daß diesen Kindern nicht nur das Miasma durch Vererbung eingeprägt wurde (und damit die Neigung, bestimmte Krankheiten zu bekommen), sondern auch eine Tendenz zu einem sexuell promiskuitiven Verhalten.

Energie/Kraftlosigkeit

Die durchschnittliche Energiegeladenheit fällt durch die **Eile und Hastigkeit** auf. Während der Konsultation läßt sich dies an dem Sprachverhalten des Kindes beobachten, es stottert viel und verschluckt ganze Worte. Die Eltern bestätigen, daß das Kind alles gern schnell erledigt und immer den Anschein erweckt, als sei es in großer Eile.

Dan, ein Teenager, gab zu, daß er sehr ungeduldig sei, den ganzen Tag herumrenne und sich von niemandem aufhalten lassen wolle. Sein normales Energieniveau war so hoch, daß er ständig mit irgendetwas beschäftigt sein mußte und Schwierigkeiten hatte, sich zu entspannen. Wie bei vielen Symptomen dieses Arzneimittels kann auch das genaue Gegenteil eintreten. Die übertriebene Energiefülle kann bei ein und derselben Person zeitweise in **periodischen Abständen in völlige Energielosigkeit umschlagen**.

Genau das war bei einem jungen Mann namens Derek der Fall. Derek, gewöhnlich voller Tatendrang, verfiel periodisch in Apathie-Phasen, während derer er alles von der schwärzesten Seite sah und sich fühlte, als erwarte ihn hinter der nächsten Ecke irgend ein verhängnisvolles Unheil. In seinen Ohren hörte sich alles negativ an, und alles, wozu er Lust hatte, war Herumliegen. Der krasse Gegensatz von Tatendrang und Kraftlosigkeit war für mich der erste Hinweis auf das Mittel *Medorrhinum*, welches sich später durch die gute Reaktion bestätigte.

Hyperaktivität

Wenn ein hohes Energieniveau andauert, kann das nach gewisser Zeit zu echter Hyperaktivität führen. Solche Kinder sind in der Praxis ruhelos und wie aufgedreht. Achten Sie einmal auf die Füße, die unaufhörlich auf und nieder wippen. Das Kind kann einfach nicht still sitzen, läßt sich durch Geräusche leicht ablenken und wird aus dem Konzept gebracht, wenn jemand unerwartet in den Raum kommt.

In der Schule sind sie **unruhig und können sehr wild sein**. Kinder, die *Tuberculinum* brauchen, verhalten sich oft in der Schule brav und geraten nur zu Hause außer Rand und Band. Wenn hingegen ein *Medorrhinum*-Kind unbändig ist, so verhält es sich allgemein den ganzen Tag lang ungezogen – ganz gleich, wo es auch sein mag. Je energiegeladener und rastloser es wird, um so mehr nimmt seine Ungeduld und Unkontrollierbarkeit zu.

Hyperaktive *Medorrhinum*-Kinder haben **Konzentrationsschwierigkeiten**, Wörter und Ideen können ihnen entfallen, und sie vergessen, was sie gerade sagen wollten. Diese negativen Aspekte der Hyperaktivität lassen sich besonders dann bemerken, wenn das Kind seinen Mittagsschlaf verpaßt hat und übermüdet ist.

Hyperaktive *Medorrhinum*-Kinder sind von Natur aus **unordentlich** und können aus diesem Grund mit einem hyperaktiven *Sulfur*-Kind verwechselt werden. Dieser Fehler wird oft gemacht, zumal die beiden Mittel viele allgemeine körperliche Symptome gemeinsam haben. Die Extreme in der Natur des *Medorrhinum*-Kindes und das konstantere Energieniveau bei *Sulfur* kann bei der Differenzierung der beiden Mittel hilfreich sein.

Boshaftigkeit und Gemeinheit

Eine weitere negative Eigenschaft, für die *Medorrhinum*-Kinder anfällig sind, ist Boshaftigkeit und Grausamkeit. Dies kann in Verbindung mit der hohen Energiegeladenheit zu häufigen **Streitereien, Schreianfällen und Kämpfen** führen. Ungeduld und Gereiztheit nehmen in hohem Maße zu, wenn dem Kind widersprochen wird. In solchen Fällen versucht es umso mehr, seinen Willen durchzusetzen und scheint übernatürliche Kräfte zu entwickeln. Es kann in einem solchen Zustand mit jeder beliebigen Person streiten und kämpfen und ist dabei außerordentlich zäh. Das Kind wird **unerbittlich und unversöhnlich**, schleudert Gegenstände an die Wand oder auf die Eltern.

Medorrhinum-Kinder können ohne jegliche Skrupel ihre Eltern, Geschwister und Freunde **schlagen**. Im ihrem verhärteten Zustand macht es ihnen womöglich Spaß, Tiere zu quälen und zu töten. Manchmal klagen Eltern darüber, daß ihr Kind aufgrund von Verhaltensstörungen, wie Gewalttätigkeit gegenüber anderen Kindern, bereits mehrmals die Schule wechseln mußte.

Mitchell, ein Asthmatiker, war ein besonders schwieriger Patient. Er litt unter zahlreichen Ängsten, die dem Arzneimittelbild von *Lycopodium* entsprachen, hatte aber die allgemeinen körperlichen Symptome von *Sulfur*. Eines Tages ließen mich die Eltern schließlich wissen, wie bösartig ihr Kind tatsächlich sein konnte. Seine Bösartigkeit richtete sich sowohl gegen Fremde als auch gegen seine Geschwister, die älter und stärker waren als er selbst. Die Tatsache, daß er seine stärkeren Geschwister schlug, deren Kraft ihm bekannt war, sowie fremde Personen mit unbekannter Kraft, schloß *Lycopodium* aus, zumal sich das *Lycopodium*-Kind in beiden Situationen ängstlich zeigen würde, nicht aber aggressiv. Die übrigen körperlichen Allgemeinsymptome und die beschriebene Grausamkeit paßten nur zu *Medorrhinum*, einem Mittel, durch das sowohl seine Wut als auch seine Asthmaanfälle merklich gelindert wurden.

Bei manchen Kindern wird der bösartige Zug durch **Orangensaft** verschlimmert, was nach einer Nahrungsmittelallergie aussieht. Bei anderen hat Orangensaft eine beruhigende Wirkung. Das *Tuberculinum*-Kind reagiert ähnlich auf Milch; manche Probleme werden durch Milch verschlimmert, manche gebessert.

Die Bösartigkeit hat bei *Medorrhinum* dieselben Modalitäten wie die körperlichen Allgemeinsymptome, d. h. sie ist tagsüber schlimmer als nachts.

Eltern erklären, daß es sinnlos sei, das Kind während seiner „Ekel"-Phasen zurechtweisen zu wollen. Sie wissen, daß eine **Strafpredigt alles nur noch schlimmer machen** würde, daß das Kind die Lektion ohnehin nicht annehmen könne, sondern nur den Machtkampf spürt und mit Gewalt darauf reagiert. Ein Beispiel für einen solchen Fall war der zehnjährige Tyrone. Er hatte seine Geschwister mißhandelt und war in sein Zimmer gesperrt worden, um ihn für eine Weile „aus dem Verkehr zu ziehen". Das Kind brach eine Planke aus der verschlossenen Tür, geriet völlig außer Kontrolle und schlug mit den Fäusten auf seine Eltern ein, die versucht hatten, ihn einzusperren.

Wie gesagt, ist es zu einem solchen Zeitpunkt unmöglich, irgendwelche Disziplinarmaßnahmen durchzusetzen. Die Situation kann im Handumdrehen in einen Machtkampf ausarten, bei dem die Eltern dem gewalttätigen Verhalten oder Wutanfall des Kindes nur Einhalt gebieten können, indem sie es überwältigen. Um solche Machtkämpfe zu vermeiden, geben viele Eltern dem Kind gegenüber nach, nur um den Hausfrieden zu wahren.

Wechselhaftigkeit

Die Gefühle des Kindes, seien es Wut, Grausamkeit oder liebevolles Verhalten, können anfallsweise auftreten. Eine **wechselhafte Natur, bei der Episoden von Grausamkeit oder Grobheit mit introvertierten Phasen und gespielter Schüchternheit abwechseln**, weisen in den meisten Fällen auf dieses Arzneimittel hin. Eltern berichten, daß das Kind völlig zufrieden ist und dann plötzlich, wie aus heiterem Himmel, einen Wutanfall bekommt.

Häufig ist **Gewalttätigkeit** eine der Hauptklagen. Dabei denke ich an die vierjährige Amelia, die von ihrer Adoptivmutter zur Behandlung gebracht wurde, weil sie ohne ersichtlichen Grund andere Menschen mißhandelte. Die Mutter meinte, sie sähe in ihrer Tochter zwei verschiedene Wesen. In der Schule sei das Mädchen brav und ruhig, vielleicht sogar schüchtern; bei mir in der Praxis flüsterte sie bei jeder Antwort. Die Mutter berichtete, sie erledige alle ihre häuslichen Aufgaben und könne sehr aufmerksam sein, aber plötzlich würde ihre Persönlichkeit „umschalten", dann boxte sie ihre Eltern und andere umstehenden Personen in den Bauch und steckte anderen Kindern die Finger in die Augen. Sie könne sehr laut werden und habe viel überschüssige Energie, welche sie abreagiere, indem sie auf dem Spielplatz herumrenne. Diese **Doppelnatur** und die körperlichen Allgemeinsymptome führten zu der Verschreibung von *Medorrhinum*, was das kleine Mädchen emotional ins Gleichgewicht brachte.

Extreme Gegensätze im Verhalten, plötzliches Umschlagen von reizendem, charmantem Benehmen in Boshaftigkeit und Destruktivität können Indikatoren für dieses Arzneimittel sein. Das Kind verfällt oft in solche reflexartigen Gewaltausbrüche, ohne an den Schmerz zu denken, den es sich selbst damit zufügt.

Ein jugendlicher Patient schlug in einem Wutanfall mit der Faust durch eine Tür und brach sich dabei drei Knochen in der Hand. **Selbstzerstörerische Tendenzen**, ausgelöst durch gedankenlose Gefühlsausbrüche, sind für dieses Arzneimittel ebenso charakteristisch wie für *Nux vomica*, *Tarantula hispanica* und *Tuberculinum*.

Die extreme Natur kann sich auch in plötzlichen **Rückfällen in emotional regressives Verhalten** äußern. Das Kind beginnt am Daumen zu lutschen, wie ein Baby zu reden und auf dem Boden herumzukrabbeln. Es will getragen oder gewiegt werden und ruft nach »Ma-Ma« und »Pa-Pa«. Vielleicht will es auch bei den Eltern schlafen. Dieses Verhalten läßt sich sogar bei sechs- oder siebenjährigen Kindern beobachten. In diesem Stadium kann man an *Pulsatilla* denken. Indem man alle Aspekte des Falles berücksichtigt, vielleicht herausfindet, daß die reizende, charmante Phase nur eine Episode unter zahlreichen bösartigen Perioden ist, beginnt man als Homöopath, das gesamte *Medorrhinum*-Bild zu begreifen.

Hartnäckigkeit und Eigensinn

Diese launenhaften Kinder können sehr hartnäckig sein. Das *Medorrhinum*-Kind **kommandiert gern andere herum**, wie *Lycopodium*, und befiehlt den Eltern, was zu tun sei. Von Anfang an spüren die Eltern die Disharmonie, und obgleich sie ihr Kind auch sehr lieben, so ist die Beziehung doch sehr aufreibend. Sie klagen über den ständigen Machtkampf, mit dem sie sich bereits einem dreijährigen Kind gegenüber behaupten müssen.

Während der Konsultation in der Praxis läßt sich die Dickschädeligkeit eines solchen Kindes vielleicht daran beobachten, daß es nach dem Stethoskop greift, schreit, »Das will ich haben!« und solange brüllt, bis es ihm gereicht wird, ähnlich wie *Calcarea carbonica* und *Tuberculinum*. Die Eltern versichern, daß es zwecklos sei, an die Vernunft des Kindes zu appellieren. Hat es sich erst einmal auf etwas versteift, so sind die Eltern mit jeglichen Disziplinarmaßnahmen höchst vorsichtig, da diese die Situation meist nur verschärfen. Sie erkennen sehr früh, daß das Kind »einen eigenen Willen hat und diesen auch durchsetzt.«

Ein weiteres Barometer für das Ausmaß der Hartnäckigkeit ist die Ausdauer, mit der die Kinder an ihrem **Groll** festhalten können. Es ist beachtlich zu sehen, wie lange selbst ganz kleine Kinder Menschen böse sein können, von denen sie sich wegen irgendeiner Kleinigkeit beleidigt gefühlt haben. »Ich habe Recht gehabt, du nicht, gib's zu!« stoßen sie wütend hervor oder vielleicht »Ich werd's ihm zeigen. Wenn ich ihn das nächste Mal sehe, verhau ich ihn!« Bemerkenswert ist, wie gut sich das Kind an ein erlittenes Unrecht erinnert, wie ausgeprägt die Rachegefühle sind und wie schlecht demgegenüber ihr Gedächtnis für die eigene Bosheit ist und für das Leid, das sie anderen zufügen.

Heftigkeit und Gewalt

Medorrhinum-Kinder bekommen **Wutanfälle** ähnlich denen der soeben erwähnten Arzneimitteltypen, *Calcarea carbonica* und *Tuberculinum*. Ein Grund für diese Anfälle ist ein Defekt im Denkprozeß. Obgleich sie sprachlich in der Lage sind, ihre Wünsche auszudrücken, kann eine geistige Verwirrung sie gelegentlich daran hindern, die rechten Worte zu finden. Dann sind sie frustriert und fangen an zu weinen. Das unkontrollierbare Geschrei macht die Eltern verrückt, die nun ihre liebe Not damit haben zu erraten, was das Kind genau möchte. Auslöser für einen solchen Ausbruch sind oft Kleinigkeiten wie Schwierigkeiten beim Zubinden der Schuhe. Anders als das *Tuberculinum*-Kind, das weiter schreit, auch wenn es den gewünschten Gegenstand bekommt und diesen vielleicht sogar von sich schleudert, beruhigt sich das *Medorrhinum*-Kind, sobald sein Bedürfnis erkannt und gestillt wird.

Häufig liegt den Wutanfällen auch eine ausgeprägte **Intoleranz gegenüber Widerspruch** zugrunde. Schon bei leichten Einwänden kann das Kind explodieren und mit gewalttätigem Verhalten reagieren.

Der Kampf mit den Eltern tritt während der Konsultation anschaulich zutage. Sowohl *Medorrhinum*- als auch *Tuberculinum*-Typen können ihre Eltern aus anscheinend geringfügigem Anlaß heftig schlagen.

Es wird viel von Beißen, Treten, Boxen und anderen **antisozialen Verhaltensweisen** im allgemeinen berichtet. *Medorrhinum*-Kinder können fluchen, Gegenstände zerstören oder den Eltern ins Gesicht werfen oder sogar die Tapete von der Wand reißen! In ihrer Wut können sie Drohungen ausstoßen wie: »Wenn ich groß bin, bring ich dich um!« Die heftige Wut dieser Kinder sollte in den entsprechenden Rubriken im Repertorium ergänzt werden, so wie: *GEMÜT: Zorn, durch Widerspruch* (KK I 151). *GEMÜT; Raserei, heftig* (KK I 76) und *GEMÜT: Heftig; Wut führt zu Untaten* (KK I 60).

Bestrafung

Das Kind quengelt und provoziert die Eltern solange, bis es eine emotionale Reaktion bekommt. Es ist beinahe so, als brauche es geradezu und **verlange es nach Zurechtweisung und Bestrafung**. Die Eltern fragen sich häufig, ob Strafe eine Sprache ist, welche das Kind besser versteht als Belohnung, und ob ihm daher Disziplinarmaßnahmen lieber sind als Lob. Liebevolle Zuwendung von seiten der Eltern mag von einem solchen Kind unbeachtet bleiben oder wird sogar abgelehnt.

Dabei fällt mir die neunjährige Sally ein, die von Zeit zu Zeit die beschriebenen Gewaltausbrüche bekam. Sobald der Anfall vorüber war oder die Eltern böse wurden, wurde Sally reizend und zuvorkommend. Sie ließ keine Gelegenheit aus, um einen Streit heraufzubeschwören. Wenn die Mutter sie darum bat, im Theater ruhig zu sitzen, machte sie garantiert ein solches Geschrei, daß sie von der Mutter einen Klaps bekam. Es schien, als sei dies die Art von Kommunikation mit den Eltern, die sie wollte.

Bitte beachten Sie, daß ich hier nicht Fälle beschreibe, in denen verbale oder körperliche Bestrafung den primären Kontakt zwischen Kind und

Eltern darstellt. Ich beziehe mich hier auf Familien, in denen eine liebevolle Atmosphäre herrscht, wo das Kind reichlich Gelegenheit für positive Zuwendung hat und wo trotz alledem dieser von Wut geprägte Gefühlsaustausch eine Kommunikationsform ist, die es anscheinend zum Gedeihen braucht.

Entsprechend diesem Muster **wirft das Kind Menschen, die es mag, manchmal einen Gegenstand an den Kopf.** Das ist seine Art, die Kommunikation zu eröffnen, anstelle eines konventionelleren Dialogs.

Zusätzlich zu dem eigenen gewalttätigen Verhalten sind diese Kinder allgemein **fasziniert von Gewalt.** Wie ein Tourist unterwegs in einem fremden Land, der unverhofft ein Fernsehprogramm in seiner Muttersprache sieht, was unwillkürlich seine ganze Aufmerksamkeit in Anspruch nimmt, so starren diese Kinder gebannt auf den Bildschirm, wenn es um Gewalt, Blut, Mord und Totschlag geht, ganz als sei das ihre ureigene Sprache. Sie beobachten gern projizierte Gewalt, spüren anscheinend damit eine gewisse Verbindung und fühlen sich dabei in ihrem Element.

Lügen

Medorrhinum-Kinder werden häufig beim Lügen ertappt. Wegen ihrer Abgetrenntheit von der Realität, auf die später noch näher eingegangen wird, verfallen sie leicht in falsche Darstellungen. Das Empfinden für Moral ist verkümmert oder hat sich vielleicht nie richtig entwickelt. Eine Lüge wird häufig eingeleitet von der harmlosen Ausrede: **»Es war nicht meine Schuld.«**

Dem aufmerksamen Zuhörer wird diese Art von Lügen in der Praxis nicht entgehen: Die Mutter beschreibt einen negativen Charakterzug wie „Wutanfälle" oder „Fluchen", und das Kind ruft bei jeder Aussage mit inbrünstiger Überzeugung: »Nein, das stimmt gar nicht! Nein, das mach' ich nie!« Während die Eltern Anekdoten erzählen, lehnt das Kind alles kategorisch ab, was es in ungünstigem Licht erscheinen lassen könnte. Wendet sich der Homöopath dann an das Kind und fragt gerade heraus: »Was stimmt gar nicht?«, so erwidert es schmollend: »Das ist gar nicht *vor kurzem* passiert« oder »Das war nicht am *Donnerstag*, wie Mama sagt.« Es scheint anzunehmen, daß es sich dem Homöopathen gegenüber rechtfertigen könne, indem es auf einen kleinen Fehler der Eltern aufmerksam mache.

Lügen mittels Unterschlagung von Informationen bei Kindern kann sich bei Erwachsenen in das klassische *Thuja*-Symptom „unbeendete Sätze" entwickeln – Sätze, die sich anstelle eines klaren Abschlusses am Ende verlieren wie eine Spur im Sand; oder es entfaltet sich in das für *Medorrhinum* charakteristische ziellose Schweifen von Satz zu Satz, wobei niemals ein Gedanke zu Ende verfolgt wird. Indem Gedanken als Fragmente stehen gelassen werden, läßt sich viel Verantwortung vermeiden und die Wahrheit verfälschen.

Eine weitere Form von Lügen mittels Unterschlagung läßt sich bei Kindern beobachten, die **intensiv darum bemüht sind, daß nichts „Schlechtes" über sie gesagt wird**. Auch wenn niemand die Absicht hat, dies zu tun, geben ihre Reaktionen bereits einen Hinweis auf das Arzneimittel. Während die Eltern dem Homöopathen die Symptome beschreiben, schreien sie »Nein! Nein! Hör auf!«, ballen womöglich sogar die Fäuste und drohen der Mutter mit Gewalt, falls sie nicht aufhört. Andere verstecken sich hinter dem Stuhl der Eltern, hinter einer Pflanze oder dem Bücherregal und schreien als Antwort auf jede Frage: »Das sag' ich nicht!« Diejenigen, die sich verstecken, neigen am ehesten zu der Schüchternheit, wie sie später in diesem Kapitel beschrieben wird, und brauchen nach der Verschreibung von *Medorrhinum* eventuell später *Thuja* als Ergänzungsmittel.

Lügen wird manchmal durch **Eifersucht auf Geschwister** ausgelöst. Zumal sie Schwierigkeiten haben, die Liebe der Eltern zu begreifen, werden sie Liebe an der Menge von Spielzeug, Geschenken und Nahrung messen. Mir ist ein Junge bekannt, der von allem, was sein Bruder besaß, ein Duplikat haben mußte. Er nahm Zuflucht zu Lügen, Tricks und Stehlen und setzte dadurch seine Eltern unter Druck, damit sie ihm identisches Spielzeug kauften. Wenn er nicht genau das Gleiche bekam, versteckte er das Lieblingsspielzeug seines Bruders. Er versteckte sogar seine eigenen Spielsachen und beschuldigte dann seinen Bruder, nur um ihn in Schwierigkeiten zu bringen. Dies sind Verhaltensweisen, die an *Tuberculinum* oder *Tarantula hispanica* denken lassen. Dem Jungen fehlte völlig das Verlangen nach Liebe und Wärme, das jedes normale Kind hat, was zeigte, wie verdreht seine Wertvorstellungen waren. Er hatte anscheinend keinerlei Interesse an echter Zuwendung, sondern ausschließlich an den äußerlichen Manifestationen, dem materiellen Zierat von Liebe.

Selbstsucht

Bei Kindern mit Neigung zu Boshaftigkeit ist auch die Selbstsucht sehr ausgeprägt. Die folgende Szene bringt die Subtilität dieser Selbstbezogenheit zum Ausdruck: Der kleine Bruno wurde wegen Asthma zur Behandlung gebracht. In der Praxis fing er zunächst an, in der Knie-Bauch-Lage auf dem Fußboden mit Autos zu spielen. Er unterbrach die Konsultation zahllose Male, indem er nach weiterem Spielzeug fragte, alle Schränke zu öffnen versuchte, oder nach allem griff, was auf meinem Schreibtisch lag. Er tat alles Erdenkliche, was den Gesprächsfluß behinderte. Die **Gedankenlosigkeit** des Kindes reflektierte eine völlige Mißachtung der Wünsche der im Raum anwesenden Erwachsenen.

Das Kind kann auch seinen Geschwistern nachspionieren und sie bei den Eltern verpetzen, um selbst mehr Aufmerksamkeit zu bekommen. Es verleumdet sogar die Geschwister, um diese in Schwierigkeiten zu bringen. Ein so **manipulatives Verhalten** zeigt das Ausmaß der Selbstsucht und der Mißachtung des Wohlergehens anderer.

So stark ausgeprägte Selbstsucht kann auch zu starken **Besitzansprüchen** gegenüber einem Elternteil und dadurch zu Eifersucht führen, wenn jemand anderes die Aufmerksamkeit dieses Elternteils in Anspruch nimmt. Womöglich ist das Kind aufgebracht, wenn der Vater mit der Mutter allein ist und verlangt, in alle elterlichen Aktivitäten miteinbezogen zu werden. So brüllt es vielleicht die Mutter an: »Du sollst nicht mit Papa reden!« oder umgekehrt, oder es reißt in der Unterhaltung das Monopol an sich, so daß niemand sonst zu Wort kommt. Unter extremen Umständen und zu besonders schwierigen Zeiten, wie nach der Geburt eines Geschwisterchens, ist dieses Verhalten für die meisten Kinder aller Arzneimitteltypen normal, sofern es nach einer Weile wieder abflaut. Wenn es sich jedoch in die Länge zieht und Beständigkeit gewinnt, ist es als pathologisch zu betrachten und muß behandelt werden.

Auch der zuvor erwähnte Zwischenfall mit dem miasmatischen Jungen und dem Mann im Rollstuhl mit der Augenklappe illustriert die völlige Mißachtung der Mitmenschen, die für dieses Arzneimittelbild so charakteristisch ist. Ein weiteres Beispiel für die Selbstsucht ist das Kind, das den Vater anschreit, während dieser das Essen austeilen will, an der Schüssel zerrt und brüllt: »Das ist mein Joghurt!« Ähnliche Besitzansprüche lassen sich im Zusammenhang mit Spielzeug beobachten.

Medorrhinum-Kinder **kritteln gewöhnlich an anderen Menschen herum** und mißachten deren Gefühle und Wünsche. Ihre Beschwerden zeigen Selbstbezogenheit, und sogar als Jugendliche merken sie nicht, wie sehr sie anderen damit wehtun können. Ich-Bezogenheit in Verbindung mit Achtlosigkeit in bezug auf die Folgen ihrer Handlung sind die Grundlage für ihre Unhöflichkeit und Unverschämtheit.

Kognitive Schwierigkeiten

Bei einem Kind, das *Medorrhinum* braucht, liegt womöglich eines von zwei Hauptstörungen in der Denkfähigkeit vor. Die erste Störung ist **angeborene geistige und körperliche Unterentwicklung**, der anscheinend eine geringfügige chromosomale Abweichung zugrunde liegt. Die zweite ist eine rein **funktionale Hemmung, welche die Konzentrationsfähigkeit beeinträchtigt.**

Kinder der ersten Gruppe neigen **vom Säuglingsalter an zu Gedächtnisschwäche**, insbesondere für gedankliche Konzepte. Sie haben gewöhnlich Schwierigkeiten mit dem Buchstabieren und vergessen die Bedeutung von geläufigen Worten, insbesondere von Namen. Ein Dunst von Fahrigkeit legt sich über das Kind, währenddessen es unfähig ist, klar zu sprechen. Es scheint, als seien die Gehirnströme nicht korrekt zusammengeschlossen oder als würden zuviele Nervenimpulse gleichzeitig an das Gehirn abgegeben. Als Ergebnis ist das Kind sprachlos und unfähig zu kommunizieren.

Dieses Problem kann zum Beispiel in dem Unvermögen zum Ausdruck kommen, Zeit richtig einzuschätzen, was zu dem bekannten Symptom führt: „**Gefühl, als ob die Zeit zu langsam vergeht**". Im Licht dieser irrtümlichen Empfindung scheint es, als seien die Ereignisse des heutigen Tages bereits einige Tage zuvor eingetreten. Dieses Symptom tritt häufiger bei Erwachsenen auf, aber auch Jugendliche, die *Medorrhinum* brauchen, können davon betroffen sein.

Anomalien in der Entwicklung von grob- oder feinmotorischen Fähigkeiten sind weit verbreitet. Vielleicht hat das Kind Schwierigkeiten, kleine Gegenstände aufzuheben, Bilder auszumalen, oder es hat Schwierigkeiten beim Schreiben. Kantige Bewegungen beim Gehen können vorkommen, als bewege sich der gesamte Körper ruckartig vorwärts, es fehlt der homogene Fluß des Bewegungsablaufs.

Bei dem zweiten Kindertypus mit Konzentrationsschwierigkeiten führt die **kurze Konzentrationsspanne** oft zur konventionellen Diagnose einer „formalen Denkstörung". Den Eltern wird häufig gesagt, das Kind brauche Ritalin und kommt eventuell bereits mit einer solchen Verschreibung zur ersten Konsultation.

Dieser Typ **verliert während einer Unterhaltung oft den Faden**, so wie Patienten, die *Thuja* brauchen. Wenn man einem *Medorrhinum*-Kind, das an dieser Störung leidet, eine Frage stellt, bricht entweder mitten in der Antwort der Gedankenfluß abrupt ab, oder es antwortet völlig unzusammenhängend. Diese Beobachtung fällt bei Erwachsenen leichter, zumal man bei ihnen einen vollständigen Gedankengang erwartet, aber bei Kindern kann es ebenfalls vorkommen. Die gelegentliche „Ideenflucht", die jeder von uns hin und wieder erlebt, wird beim *Medorrhinum*-Kind mit Konzentrationsschwierigkeiten zur Gewohnheit.

Bei **Teenagern** kann die **Verwirrung** vielerlei Formen annehmen und auf unterschiedlichste Weise geschildert werden. Bei weniger ausgeprägter Pathologie wird sie als mangelnde Konzentrationsfähigkeit beschrieben, die meist in Verbindung mit schulischem Lernen auftritt. Im schwerwiegenderen Stadium besteht ein Gefühl von Mangel an Verbindung mit anderen Menschen im besonderen und mit der Gesellschaft und dem Leben im allgemeinen, was eine sehr viel schwerwiegendere Konzentrationsstörung darstellt.

Patienten beschreiben diesen ernsten pathologischen Zustand mit dem **Gefühl, als ob sie in einer Traumwelt leben**. Wie *Cannabis indica* und *Thuja* fühlen sie sich von anderen isoliert. Geist und Körper können sich taub anfühlen, als würden beide oder einer von beiden dahinschwinden. Diese Empfindung tritt vor allem auf, wenn der Patient im Bett liegt, was zu Panikanfällen führen und ihn dazu veranlassen kann, wieder aufzustehen.

Mit dem Vorgefühl, gleich „auszusteigen" oder „abzuheben", dem Gefühl, als seien die Gedankenprozesse im Begriff, sich in Nichts aufzulösen, geraten *Medorrhinum*-Patienten in **Panik** und zwingen sich verzweifelt dazu, ihre Aufmerksamkeit auf irgend etwas zu fixieren, irgendeinen Gedanken, der ihnen in den Sinn kommt, nur um zu verhindern, daß ihnen ihre Verstandeskraft noch mehr entgleitet. Dieses spezifische Beispiel findet sich wohl auch bei anderen Arzneimitteltypen, so wie *Cannabis indica* und *Platina*. Der beachtenswerte Aspekt hier jedoch ist der chronische Defekt bei der Herstellung geistiger Zusammenhänge, wie das sowohl für das Arzneimittel als auch für das Miasma symptomatisch ist. Die allmählich zunehmende Lockerung der Assoziationsfähigkeit über einen Zeitraum von mehreren Monaten oder Jahren wird ersetzt durch immer größere Verwirrung.

In anderen Arzneimittelbildern kann diese Dissoziation den Mittelpunkt des pathologischen Geschehens darstellen, auch wenn sie nur zeitweilig auftritt. Bei *Medorrhinum* ist dies nur ein kleiner Teil des Problems und gewöhnlich **nicht die zentrale Störung**. Aus diesem Grunde ist es unerläßlich, sich zu vergewissern, daß die logische Gesamtheit des Falles im Brennpunkt der Betrachtung liegt, und nicht die Randsymptomatik.

Dieses Syndrom findet man bei Kindern eher selten, kann jedoch bei Jugendlichen gehäuft auftreten.

Die Inkohärenz kann sich auch auf andere Art und Weise darstellen. Langsames Antworten auf die Fragen des Homöopathen und offensichtliche Verwirrung auf dem Gesicht des Jugendlichen bezeugen die **Unfähigkeit, den Denkablauf konzentriert zu steuern oder den Sinn des Gesagten zu erfassen**. Manche Menschen haben Schwierigkeiten, die durch Sprache übermittelten geistigen Eingebungen miteinander zu verbinden und zu klaren Gedanken zusammenzufassen. Solche Kinder werden reizbar, schreien ihre Geschwister an oder schlagen sie, wenn sie laut sind, da jede Störung ihr angegriffenes Konzentratiosvermögen zusammenbrechen läßt. Sie können keine Hausaufgaben machen, während das Radio oder der Fernseher läuft, denn sie brauchen zum Arbeiten absolute Ruhe.

Geistige Zerfahrenheit kann zu **Legasthenie** führen, mit daraus folgenden Fehlern beim Lesen, Schreiben, Rechnen, manchmal beim Hören oder sogar in der visuellen Wahrnehmung, wie dies beim Malen oder Zeichnen von auf dem Kopf stehenden Figuren zum Ausdruck kommt. Orthographiefehler können auftreten, wenn das Kind es eilig hat, auch wenn es eigentlich die korrekte Schreibweise des Wortes kennt, ähnlich wie bei *Lycopodium*.

Aussprachefehler treten auf bei Worten, die einander ähneln. So verwechselt das Kind zum Beispiel Worte wie „schlafen" und „baden". Viele Kinder lassen auch Teile eines Wortes aus und sagen beispielsweise „langweich" anstelle von „langweilig". Ein Kind, welches gut auf die Behandlung mit *Medorrhinum* ansprach, verwechselte ständig die Konsonanten. So sagte der Junge etwa: »Ich will mich aufs Soda legen« anstatt »Ich will mich aufs Sofa legen«.

Die **Sprachfehler sind weder vorhersehbar noch konstant**. Die falsche Aussprache eines Wortes kann einmalig auftreten, und bei der nächsten Gelegenheit machen sie den Fehler in einem ganz anderen Zusammenhang. Der ständige Wechsel beim Auftreten solcher Fehler zeigt, daß das Kind nicht das Wort falsch gelernt hat, sondern daß das geistige Abrufvermögen entweder verlangsamt oder durcheinander geraten ist. Die Verwirrung setzt ein, während das Kind redet; aus Unfähigkeit, das passende Wort aus der geistigen Schublade zu ziehen, ersetzt es den korrekten Ausdruck durch einen falschen, doch etwas ähnlichen Begriff.

Der Grund dafür ist weniger geistige Trägheit als Verwirrung. Ein Teil des Problems liegt darin, daß »der Kopf dem Mund voraus ist«, wie es eine Mutter ausdrückte, und das führt zu konfuser Sprache.

Verwirrung kann auch in der Satzstruktur auftreten, so daß die Sätze manchmal abgehackt und mechanisch klingen, als spräche das Kind mit fremdem Akzent, was die mangelhafte Koordination zwischen Hirn und Zunge widerspiegelt.

Ted litt an rezidivierenden Infektionen der oberen Atemwege. Gleichzeitig fing er mit jeder Infektion an zu stottern, schlief in der Knie-Bauch-Lage, brachte Wörter durcheinander und wurde schüchtern, und all das bis zum Abklingen der Atemwegssymptome. Allein diese vier Aspekte gaben den Hinweis auf *Medorrhinum*, welches seiner Erkältungsneigung ein Ende bereitete.

Es kann sein, daß man auf solche Sprachfehler während der Konsultation aufmerksam wird. Wahrscheinlicher jedoch ist, daß man die Eltern danach fragen muß. Manche Eltern streiten solche Irrtümer ab — sei es, weil sie sich so sehr daran gewöhnt haben, daß sie sie nicht mehr wahrnehmen, oder, und das ist häufiger der Fall, weil sie dasselbe Mittel brauchen und dieselben Fehler selbst machen!

Mit zunehmender Gedächtnisschwäche geht abstraktes theoretisches Wissen leicht verloren. Während das Kind bald vergißt, was es gehört oder gelesen hat, kann es sich an Ereignisse, die es persönlich erlebt oder gesehen hat, noch erinnern. Die zehnjährige Mary zum Beispiel, ein geistigbehindertes Mädchen, fuhr durch eine bestimmte Straße und platzte plötzlich heraus: »Da ist der Laden, wo du letztes Jahr mit Oma reingegangen bist.« Diese Erinnerung ist umso bemerkenswerter, als Mary nicht in der Lage ist, zwei Zahlen zusammenzuzählen, zu schreiben oder irgendeine abstrakte Lernaufgabe zu bewältigen.

Viele Kinder, die *Medorrhinum* brauchen, sind **pseudoambidexter**. Das bedeutet nicht, daß diese Kinder beide Hände gleich gut benutzen können, wie echte Beidhänder, sondern sie können sich nicht entscheiden, welche Hand sie benutzen sollen, da sich keine ganz richtig anfühlt. In ihrer Verwirrung sind sie nicht sicher, welche Hand die dominante ist; daher können sie mitten in einer Aktivität die Hand wechseln und dabei mit keiner von beiden wirkliche Kunstfertigkeit erlangen.

Das *Medorrhinum*-Kind lernt langsam. **Anfangs** ist es perfektionistisch und verbringt beim Schreibenlernen viel Zeit damit, die Buchstabenformen nachzuvollziehen. Nach Monaten oder Jahren, wenn der Verwirrungszustand zunimmt, wird das Kind dem Lernen gegenüber zurückhaltender, **zögert die Erledigung seiner Aufgaben hinaus**, und es fängt an, seine Hausaufgaben zu hassen und kann es nicht leiden, wenn es zum Lesen oder Schreiben gezwungen wird. Auf Ansporn der Eltern reagiert es zunehmend gereizt und mit extremer Frustration. Folglich wirkt das Kind faul, sitzt verdrießlich im Haus herum, Aufgaben und Projekte bleiben unbeendet. Möglicherweise weigert es sich, zur Schule zu gehen.

Der schüchterne, introvertierte *Medorrhinum*-Typ kann geistig träge werden und **zunehmende Ängstlichkeit in bezug auf bevorstehende Ereignisse** entwickeln, dies ganz besonders im Zusammenhang mit schulischen Projekten. Der Grund dafür ist das **verminderte Vertrauen in die eigenen geistigen Fähigkeiten**. Jugendliche, welche an dieser geistigen Trägheit leiden, können in einer Gruppe nicht den Mund aufmachen, ohne sich sprachlich völlig zu verheddern, was zu Verwirrung und Sprachlosigkeit führt.

Introvertiertheit

Es gibt eine Untergruppe von *Medorrhinum*-Kindern, die periodisch oder auch ständig ausgesprochen schüchtern sind. Während der Konsultation läßt sich, ihrem Benehmen nach zu urteilen, ein ausgeprägter Minderwertigkeitskomplex wahrnehmen. Sie sind scheu und introvertiert, sehen die ganze Zeit die Mutter an und geben nur flüsternd Antwort auf Fragen. Sie fühlen sich unter den Blicken des Homöopathen äußerst unwohl und vermeiden es, sie zu erwidern.

Die Jungen dieser Gruppe sind extrem **weichherzig und sensibel**. Sie spielen gern mit Mädchen in der Nachbarschaft, haben Spaß an Puppen und „sanften" Spielen. Sie werden leicht traurig und neigen zu Tränen. Weinen lindert die Traurigkeit des *Medorrhinum*-Kindes. Als Homöopath wird man auf das extreme Ausmaß dieser Eigenschaften aufmerksam; die Intensität der Empfindsamkeit ist ungewöhnlich. Dieser Jungentyp läßt sich mit *Natrium muriaticum* verwechseln, jedoch wird man dem Kind gegenüber nicht in demselben Maße Mitgefühl empfinden wie gegenüber dem durchschnittlichen *Natrium muriaticum*-Patienten. *Medorrhinum* fühlt sich – und ist auch tatsächlich – von der übrigen Menschheit entfernt, das Kind ist ein Einzelgänger und hat mit anderen wenig emotionale Verbindung.

Womöglich berichtet die Mutter, daß ein psychologischer Test das geringe Selbstbewußtsein des Kindes gezeigt habe. Sie empfinden **weder**

Selbstvertrauen noch Stolz. Bei manchen Kindern dieser Gruppe tritt die Empfindsamkeit nur periodisch auf, Schüchternheit wechselt ab mit Wut und widerspenstigem Verhalten. Rachel, ein Teenager, die wegen Bronchitis behandelt wurde, war gewöhnlich recht schüchtern. Gelegentlich jedoch wurde sie eigensinnig und tat immer das Gegenteil von allem, worum sie gebeten wurde. In solchen Phasen wurde sie tyrannisch, hinterlistig, wollte grundsätzlich ihren Willen durchsetzen und war allgemein ausgesprochen schwierig im Umgang. Das Mittel *Medorrhinum* heilte sie von ihrer Bronchitis und dieser entsetzlichen Launenhaftigkeit.

Bei manchen schüchternen *Medorrhinum*-Kindern kann **Tierliebe** recht ausgeprägt sein. Sie hängen sehr an ihren Haustieren und verbringen viel Zeit mit ihnen, besonders wenn sie emotional aufgewühlt oder traurig sind. Zumal sich diese Kinder von der Menschheit abgeschnitten fühlen, haben sie Schwierigkeiten, sich mit ihren Gefühlen an andere Menschen zu wenden, daher reden sie stattdessen mit dem Hund. Ein Vater teilte mir mit, sein Sohn liebe Hunde sehr, und »Hund« sei auch das erste Wort gewesen, das er habe sagen können. Derselbe Junge ging später mit Hunden sehr unsanft um, er trat sie und zog sie am Schwanz, wenn sie nicht sofort parierten. Es soll darauf hingewiesen werden, daß man diese Tierliebe, entgegen der Aussage mancher Arzneimittellehren, in der Praxis nicht immer beobachten wird. Wenn sie jedoch auftritt, ist sie recht ausgeprägt.

Mit zunehmendem Alter werden solche schüchternen Kinder immer introvertierter, sie spüren, wie die Entfernung zwischen ihnen und der Außenwelt wächst. Manche werden durch die isolierende Kluft zwischen ihnen und anderen irgendwann **depressiv**. Genau wie extrovertierte *Medorrhinum*-Kinder leben sie ihre Depression in Suchtverhalten aus und fangen an, Drogen zu nehmen und Zigaretten zu rauchen.

Drogen werden nicht mit derselben Begeisterung genossen, wie man sie bei dem extrovertierten *Medorrhinum*-Typ antrifft, sondern werden eher aus Verzweiflung genommen. Diese jungen Menschen haben die Hoffnung aufgegeben und sind völlig gleichgültig geworden. Sie werden schwermütig und sehen alles um sich herum in den schwärzesten Farben. Bevor sie dieses Stadium der tiefsten Verzweiflung erreichen, in dem nur noch das Gefühl der Isoliertheit vorherrscht, versuchen sie, gegen diese

Empfindungen anzukämpfen. In dem schwerwiegenderen Stadium jedoch können sie nicht mehr kämpfen und lassen sich in den Abgrund fallen. Das ist der Punkt, an dem in diesen Jugendlichen der **Wunsch zu sterben** aufkommt, sie wollen am liebsten verschwinden.

Manche Mädchen neigen mit derartig ernsten emotionalen Problemen zu **Anorexie** oder **Bulimie**. In diesem Zustand kann *Medorrhinum* leicht mit *Ignatia amara* verwechselt werden, das für den Symptomenkomplex bekannt ist: Depression, blockierte Gefühle, Anorexie und der Wunsch zu sterben.

Ein Symptom, welches bei Anorexie an *Medorrhinum* denken lassen sollte, ist folgendes Szenario: Das junge Mädchen nimmt tagelang keine Nahrung zu sich, sie hungert und magert ab, **wenn sie sich aber schließlich zum Essen zwingt, so ißt sie hauptsächlich Obst**. Dies wird fälschlicherweise häufig als weitere Diätmethode interpretiert, um Gewichtszunahme zu vermeiden, dennoch ist es ein Hauptindikator für die Nosode. Bei diesen Mädchen sollten die Nahrungsmittelvorlieben immer sorgfältig erforscht werden, denn was sie in ihren Freßphasen in sich hineinschlingen, sind häufig diejenigen Nahrungsmittel, nach denen ein besonders starkes Verlangen besteht. Das *Cinchona*-Mädchen zum Beispiel ißt normalerweise kein Obst, und das *Ignatia amara*-Mädchen rührt in diesem Zustand ganz bestimmt keine Früchte an.

Medorrhinum-Mädchen werden im anorexischen oder bulimischen Stadium noch introvertierter und verschlossener. Sie machen sich selbst Vorwürfe für alles, was in ihrem Leben schiefgeht und rechtfertigen damit ihr selbstzerstörerisches Verhalten, was wiederum den Wunsch zum Sterben verstärkt. Die **Selbstvorwürfe** und die **Selbstzerstörung** schaukeln sich gegenseitig hoch, und physische Selbstbestrafung ist die Folge. Manche Mädchen schneiden sich selbst mit Rasierklingen – häufig in die Arme. Andere tragen sich ständig mit Selbstmordgedanken und reden sich selbst ein: »Ich bin ein schlechter Mensch«.

Alles, was die emotionale Belastung erhöht, verstärkt in diesen anorexischen introvertierten Kindern die Depression. Die größten Streßfaktoren sind Drogen und die Menstruation. Jedesmal wenn sie Drogen nehmen, werden die Selbstmordtendenzen, die Depression und die paranoiden Gefühle intensiviert. Eine Verschlimmerung der Depressionen und erhöhte Suizidgefahr fällt auch zeitlich oft mit prämenstruellen Spannungen zusammen.

Ein abschließender Kommentar zu **Ernährungsstörungen**: Auch wenn homöopathische Mittel sowohl den körperlichen als auch den psychischen Wiederaufbau des Organismus wirksam unterstützen, sollten sie in solchen Fällen nicht die einzige Behandlungsmethode sein. Die Erfolgsquote bei derartigen Störungen kann dramatisch erhöht werden, wenn die homöopathische Behandlung mit fachkundiger Beratung kombiniert wird, insbesondere mit Familientherapie und anderen spezifisch auf Ernährungsprobleme abgestimmten Therapien.

Ein schwerwiegender, permanenter Konflikt, der im allgemeinen das Leben introvertierter, schüchterner *Medorrhinum*-Kinder überschattet, steht im Zusammenhang mit dem Vater. Der Grund dafür, daß diese Kinder überhaupt *Medorrhinum* brauchen, ist in vielen Fällen auf den Lebenswandel des Vaters (oder Großvaters) zurückzuführen, der sich das Miasma durch Intimverkehr zugezogen hat. Solche Väter neigen zu dem extrovertierten, vitalen, hyperaktiven Verhalten vom *Medorrhinum*- oder *Nux vomica*-Typ. Der Konflikt zwischen zwei so unterschiedlichen Persönlichkeiten wie dem scheu zurückgezogenen Kind und dem **übermächtigen Vater** hat verheerende Auswirkungen auf das sensible Kind, das sich umso mehr jeglicher Interaktion mit dem Vater zu entziehen versucht.

In diesem Zusammenhang denkt man als Homöopath vielleicht an das Mittel *Staphisagria*, weil das Kind so außerordentlich gehemmt und reserviert ist. Und tatsächlich können *Medorrhinum* und *Staphisagria* einander so stark ähneln, daß nur die körperlichen Allgemeinsymptome und die Familienanamnese die korrekte Differenzierung ermöglichen. Im geistig-emotionalen Bereich sind diese beiden Mittel manchmal nicht voneinander zu unterscheiden, und das trifft auf Jungen noch stärker zu als auf Mädchen.

Ängste

Medorrhinum-Kinder haben häufig **Angst vor dem Alleinsein, besonders im Dunkeln**, ein Symptom, das sie mit *Lycopodium, Phosphorus* und *Pulsatilla* teilen. In diesem Falle jedoch liegt eine tiefere Grundangst vor. *Medorrhinum* ist eines der ersten Mittel, an das man denken sollte, wenn ein Kind **Angst vor geisterhaften Erscheinungen** hat. Manche Kinder beschreiben dies als Angst vor Gespenstern, Ungeheuern, Einbrechern oder einfach vor einem undefinierbaren „Etwas" im Haus. Teenager sprechen vielleicht genauer von etwas Unheimlichen im Haus, das im Dunkeln lauert.

Das Kind klammert sich womöglich solange an die Eltern, bis diese unter das Bett sehen und das ganze Zimmer absuchen, um sicherzustellen, daß dort kein Ungeheuer lauert. Aus Angst vor Dunkelheit verlangt das Kind nach einem Nachtlicht oder will bei den Eltern schlafen. Der Vater berichtet, daß sein Kind, wenn es im Bett liegt, Angst vor Schatten hat und unheimliche Gestalten sieht, sobald das Licht gelöscht ist; *Calcarea carbonica-* und *Phosphorus*-Kinder können auch so reagieren. Auch wenn die Ängste denen von anderen Arzneimitteltypen ähneln, so bleibt doch die zentrale Angst vor von außen einwirkenden unheimlichen Einflüssen im Haus, in Kombination mit dem oben beschriebenen häßlichen Verhalten, ein klarer Indikator für *Medorrhinum*.

Hydrophobie ist eine weitere wohlbekannte Angst dieses Arzneimitteltyps. Bei *Stramonium* ist die Hydrophobie näher definiert durch Angst vor fließendem Wasser oder Angst, wenn Wasser über den Kopf gegossen wird. Bei *Medorrhinum* hingegen besteht vor allem Angst vor großen Wassermassen. Das Kind kann sich nicht dazu überwinden, im Meer oder in einem großen See zu schwimmen, wogegen es sich im Schwimmbad durchaus wohlfühlt.

Diese Angst steht im Zusammenhang mit der Angst vor **unheimlichen, unsichtbaren Dingen**. Manche reden von Haien und Wasserschlangen, andere fürchten, irgendein schreckenerregendes Wesen könnte aus dem Wasser auftauchen und nach ihnen schnappen. Einem Mädchen mit dieser Angst war von anderen Schwimmern weisgemacht worden, es seien Schlangen im See, woraufhin das arme Kind vor Entsetzen schreiend kehrt machte und um ihr Leben ans Ufer schwamm.

Derartige Ängste sind tief verwurzelt und werden mit zunehmendem Alter stärker. Bei *Medorrhinum*-Erwachsenen kann die Angst so groß werden, daß sie nicht einmal ein Foto vom Meer ansehen können, ohne daß es ihnen kalt den Rücken herunterläuft. Dies ist jedoch nicht durchweg bei *Medorrhinum*-Patienten der Fall, zumal das Mittel auch im entgegengesetzten Extrem angezeigt sein kann, bei Kindern und Erwachsenen, die für ihr Leben gern im Meer baden und am Ende eines Strandtages nur mit viel Überredungskünsten aus dem Wasser zu bewegen sind.

Eine Reihe von *Medorrhinum*-Kindern haben ausgeprägte Angst vor Tieren, insbesondere vor **Hunden**. Manche haben Alpträume von Hunden. Dies ist in den älteren Arzneimittellehren nicht erwähnt, was ein Grund für die häufige Verwechslung von *Tuberculinum* und *Medorrhinum* sein mag; in der Vergangenheit haben Homöopathen häufig *Tuberculinum* in *Medorrhinum*-Fällen verschrieben.

Manche *Medorrhinum*-Kinder haben Angst vor **schleimigen Tieren** wie Kröten und Quallen.

In etwa einem von fünf *Medorrhinum*-Fällen findet man **Klaustrophobie**. Wenn so ein Kind in einem Ringkampf unterlegen ist und festgehalten wird, schlägt es wild um sich und kämpft sich verzweifelt frei. Ein Teenager von diesem Typ verlor völlig die Fassung, als er beim (amerikanischen) Footballspiel angegriffen wurde und ein paar Mitspieler auf ihn fielen. Er schlug brutal auf die anderen Spieler ein, bis sie ihn frei ließen und er davonrennen konnte.

Das **hyperaktive** Kind oder ein Kind mit Konzentrationsschwierigkeiten ist oft ungewöhnlich **schreckhaft**. Es hat Angst vor jedem unerwarteten Eingriff in seinen persönlichen Wahrnehmungsbereich, besonders empfindlich ist das Gehör. Wenn draußen ein Auto hupt oder sogar wenn jemand im Zimmer einen Bleistift fallen läßt, fährt des *Medorrhinum*-Kind unwillkürlich zusammen.

Schüchterne **Jugendliche** leiden unter Lampenfieber, wann immer ein Ereignis bevorsteht, bei dem sie im Mittelpunkt der Aufmerksamkeit stehen. Die Angst, beobachtet zu werden, kann den Anfang eines Überganges in einen *Thuja*-Zustand andeuten.

Die Übergänge zwischen Bildern von **komplementären Arzneimitteltypen** sind häufig fließend. Ein solcher Wechsel findet oftmals dann statt, wenn das korrekte homöopathische Mittel gegeben wurde und der Patient Fortschritte macht; gewisse Symptome verschwinden, aber diejenigen Symptome, die bestehen bleiben, sowie neue Symptome, die auftauchen können, sind Aspekte des Komplementärmittels. Die Symptomatik kann sich auch in entgegengesetzter Richtung entwickeln.

Wenn es einem Patienten zunehmend schlechter geht, kann sich das Krankheitsbild verändern und nach einem anderen Mittel für die nun ernsteren Symptome verlangen. So gehen häufig die Arzneimittelbilder von *Thuja* und *Medorrhinum* ineinander über. Nachdem ein Mittel verschrieben wurde und seine Wirkung getan hat, bleiben nicht selten Restsymptome, die mit dem anderen Mittel behandelt werden können.

Eine abschließende Bemerkung zum geistig-emotionalen Bereich: Wenn man als Homöopath die eigenen Gefühle und Reaktionen auf die Patienten berücksichtigt, so kann dies allein ein eindeutiger Hinweis darauf sein, ob dieses Mittel indiziert ist oder nicht. Manche *Medorrhinum*-Kinder **lösen in anderen ein Ekelgefühl aus**. Das heißt nicht, daß sie irgendetwas tun oder sagen, was als besonders widerlich anzusehen wäre; man hat einfach als Beobachter ganz allgemein das Gefühl, als ginge bei der ersten Begegnung von dem Kind etwas Abstoßendes aus. Dasselbe Gefühl mag bei jedem Praxisbesuch des Kindes regelmäßig wieder auftauchen. Gelegentlich wird dieses Ekelgefühl auch von einem Elternteil erwähnt, und zwar von dem Partner oder der Partnerin, die das Miasma angeheiratet hat.

Schlaf

Das *Medorrhinum*-Kind neigt eher zum **„Nachtmenschen"**, es hat Schwierigkeiten mit dem Einschlafen und ist oft bis spät in die Nacht hinein wach. Manche Kinder wälzen sich regelmäßig zwei Stunden lang im Bett herum, bevor sie endlich einschlafen. Kleinere Kinder schlafen leichter ein, wenn die Mutter sich mit ihnen hinlegt. Die ganze Nacht hindurch ist ihr Schlaf sehr unruhig, sie drehen und wenden sich beständig hin und her. Insbesondere wird von nächtlicher Ruhelosigkeit der Beine berichtet. Säuglinge können alle paar Stunden mit Koliken aufwachen.

Das Kind ist sehr **heiß** und will oft nackt und unbedeckt schlafen, vor allem an den Füßen, die im Laufe der Nacht zunehmend glühender werden. Sie können so heiß werden, daß sie mitten in der Nacht nach einem

Ventilator verlangen. Mit der Hitze schwitzen sie im Gesicht. Dem Schweiß haftet ein übelriechender Geruch an, welcher sich am besten als Mischung von scharf, süß und sauer beschreiben läßt.

Trotz der **Ruhelosigkeit** im Schlaf liegen sie am liebsten **auf dem Bauch** oder in der **Knie-Brust-Lage** mit dem Gesäß in der Luft. Während diese Position für Säuglinge allgemein üblich ist, sieht man sie bei *Medorrhinum*-Kindern auch mit fortgeschrittenerem Alter. Wenn sie größer werden, schlafen diese Kinder am liebsten auf dem Bauch. Hin und wieder liegen sie auch auf dem Rücken mit den Händen über dem Kopf, wie dies bei *Pulsatilla*-Kindern üblich ist.

Viele *Medorrhinum*-Kinder leiden unter Alpträumen, was in der Literatur selten erwähnt wird. Die **Alpträume** können durch den Genuß von Süßigkeiten vor dem Schlafengehen ausgelöst werden und haben gewöhnlich die Tagängste zum Thema. Sie werden oft im Traum von Hunden verfolgt oder gebissen. Auch Schlangen, Insekten und andere Tiere kommen häufig vor. Die Träume können denen von *Calcarea carbonica* ähneln, in denen das Kind von Ungeheuern, Gespenstern und bösartigen Zwergen gejagt wird. Bei anderen geht es gewalttätiger zu, da sind die Verfolger mit gezücktem Messer bewaffnet.

So mag das Kind mitten in der Nacht schreiend aus dem Schlaf hochfahren, weil es geträumt hat, daß jemand versucht, es umzubringen. Wegen solcher Träume und des Gefühls von furchterregenden Dingen in der Dunkelheit schläft das Kind lieber bei Licht oder geht ins Schlafzimmer der Eltern, wenn es Angst hat.

Morgens **beim Aufwachen** ist das Kind entweder ein **geladenes Energiebündel**, das bis zum Abend auf Hochtouren laufen kann, oder es **erwacht unausgeschlafen**; letztere Variante ist jedoch längst nicht so ausgeprägt wie beim Erwachsenen.

Körpersymptomatik

Kopf

Der Kopfbereich bietet im allgemeinen **nur spärliche Hinweise** auf dieses Arzneimittel. Die Fettproduktion der Kopfhaut ist mangelhaft, was in krassem Gegensatz zur Gesichtshaut steht. Das Haar kann so trocken sein, daß es in jeder beliebigen Richtung stehenbleibt. Die Trockenheit der Kopfhaut ist durchaus ebenso hochgradig wie bei *Thuja* oder *Sulfur* und kann starke Schuppenbildung zur Folge haben. Die Abschuppung ist womöglich so stark, daß die Kopfhaut blutet, und das bereits bei ganz kleinen Kindern.

Medorrhinum-Teenager klagen manchmal über **Kopfschmerzen**, insbesondere solche, die mit **Nebenhöhlenproblemen** im Zusammenhang stehen. Dies ist ein Stirnkopfschmerz mit Verschlimmerung durch Bewegung, Kälte, Zitrusfrüchte oder Ananas.

Augen

Ganz ähnlich wie die Augen von Neugeborenen durch den Befall von **Gonorrhoe** betroffen sind, so zeigt sich die Augensymptomatik von *Medorrhinum*. Der Säugling bekommt Konjunktivitis (Bindehautentzündung) oder Blepharitis (Lidrandentzündung) mit ausgeprägter Röte und Schwellung. Es bildet sich eitriges, dickes, grünes Sekret, welches den gesamten Augenbereich wund macht. Die Augenlider sind morgens mit angetrocknetem Eiter verklebt. Ein vier Monate alter Säugling litt an rezidivierenden Augenentzündungen, wobei das Hauptproblem die ständige reichliche Eiterbildung war. Dieses Symptom in Verbindung mit der sykotischen Familienanamnese, einem Windelausschlag und der Schlafposition in der Knie-Brust-Lage wies auf das passende Arzneimittel hin: *Medorrhinum*.

Bei älteren Kindern tauchen derartige Augenentzündungen vielleicht in der Anamnese auf, oder es liegt eine latente **chronische Blepharitis** als Hauptbeschwerde vor. Symptome wie Ausfallen der Wimpern und ein Gefühl von Sand in den Augen können an *Sulfur* denken lassen. Zumal das Kind wahrscheinlich noch andere Leitsymptome von *Sulfur* hat, ist eine sorgfältige Differentialdiagnose unerläßlich, wobei die Verschreibung von den körperlichen Allgemeinsymptomen und der geistig-emotionalen Verfassung abhängig gemacht werden sollte, anhand derer sich die beiden Mittel klar unterscheiden lassen.

Bei sorgfältiger Befragung beschreiben Jugendliche manchmal die **Wahrnehmung von schnellen Bewegungen** im peripheren Gesichtsfeld, so als würden Insekten vorbeisausen. Diese Erscheinungen werden immer im visuellen Randbereich wahrgenommen, so daß sich nie genau erkennen läßt, was es ist. Dieses Symptom wird in älteren Arzneimittellehren häufig erwähnt. Heutzutage taucht es in der Praxis eher selten auf, und zwar bei Kindern noch seltener als bei Erwachsenen.

Ein ähnliches Symptom wird von *Medorrhinum*-Kindern im Fieberstadium erwähnt – die visuelle Wahrnehmung erscheint verzerrt, so daß Gegenstände vergrößert oder verkleinert wirken.

Ohren

Bei manchen *Medorrhinum*-Kindern besteht eine **ausgeprägte Erkältungsneigung**. Wenn diese Kinder und Säuglinge wiederholt mit Antibiotika behandelt werden, so kann sich dies verheerend auf die Ohren auswirken. Die häufigste Folge ist Flüssigkeitsansammlung im Mittelohr, welche partielle oder völlige Taubheit verursacht, was sich mittels einer Tympanometrie beurteilen läßt. Die Flüssigkeitsansammlung und der Druck im Mittelohr können auch zu einer Trommelfellruptur oder zu Myringotomien führen, wobei ein Einschnitt ins Trommelfell vorgenommen wird, um das angestaute Exsudat abfließen zu lassen und den Druckschmerz zu lindern. Bei *Medorrhinum*-Kindern dauert die Absonderung von Exsudat ungewöhnlich lange an, viel länger als bei anderen Kindertypen.

Die Ohren können stark jucken, besonders bei Kindern mit trockener Kopfhaut. Eine Empfindung, welche sie mit *Pulsatilla*- und *Silicea*-Kindern gemeinsam haben, ist das Gefühl, als würden sich aus dem Ohrinneren Würmer nach draußen drängen. Dieses Gefühl veranlaßt sie zu ständigem Kratzen, jedoch ohne Linderung zu verschaffen.

Nase

Zumal das Immunsystem von Geburt an geschädigt ist, sind *Medorrhinum*-Kinder **besonders anfällig für Ekzeme, Asthma und Heuschnupfen**. Anfangs bemerken die Eltern nur das Schnüffeln des Säuglings. Babys und Kinder **erkälten sich** sehr leicht, und es scheint, als würde ständig entweder Schleim aus der Nase fließen oder sie verstopfen. Die Eltern erinnern sich, daß das Kind bereits, als es erst wenige Monate alt war, oft niesen mußte, dicke Krusten um die Nasenlöcher hatte und von dicken, gelbgrünen Schleimabsonderungen geplagt war, welche aus der Nase abgesaugt werden mußten.

Dieser Zustand kann außerordentlich hartnäckig sein und auf konventionelle Behandlungsmethoden oder gebräuchlichere homöopathische Mittel wie *Lycopodium*, *Pulsatilla* oder *Tuberculinum* überhaupt nicht ansprechen. Da sich die Tatsache, daß die Symptome häufig von Geburt an bestehen, zeigt, daß der nasale Bereich eine Schwachstelle im Abwehrsystem dieses Menschen ist und dazu tendiert, auch in Zukunft anfällig für Beschwerden zu bleiben. Der Zustand der Nase sollte in der *Medorrhinum*-Diagnose als Hauptpunkt zur Bestätigung berücksichtigt werden. In vielen Fällen werden Kinder nur wenige Symptome aufweisen, welche die Wahl dieses Arzneimittels bestätigen.

Erkältungen werden schlimmer, je tiefer die Infektion in den Körper vordringt, und sie entwickeln sich zu Erkrankungen wie **Sinusitis, Bronchitis oder Asthma**. Von den Eltern erfährt man vielleicht, daß für diese ernsteren Symptome mehrfach Antibiotika verschrieben wurden, welche zwar die Bronchitis geheilt, aber die Erkrankung zurück in die Nase gedrängt hätten, die sich niemals von der überschüssigen Schleimsekretion hätte befreien lassen.

Mit den Infektionen oder in den Intervallen dazwischen besteht auch eine Neigung zu Nasenbluten.

Ältere Teenager ziehen sich leicht **Staphylokokkeninfektionen** zu, die mit ihrer Rötung und Wundheit denen von *Sulfur* ähneln.

Bemerkenswert ist auch, daß bei manchen Kindern durch **Zitrusfrüchte** Juckreiz in der Nase sowie allergische Reaktionen und asthmatische Anfälle ausgelöst werden können.

Heuschnupfen kann ein Problem sein, und zwar mit Niesen und Juckreiz in der Nase als Hauptmerkmale.

Mund

Der Mund ist bei *Medorrhinum*-Kindern im allgemeinen nicht besonders betroffen. Gelegentlich klagt ein Kind über rezidivierende **winzige Bläschen** im Mund, besonders nach Saft von Zitrusfrüchten. Die Bläschen treten entweder auf der Zunge oder in der Wangenschleimhaut auf, wie bei *Natrium muriaticum*. Ebenfalls wie *Natrium muriaticum* besteht auch eine Anfälligkeit für Fieberbläschen und Herpes.

Die Lippen können **trocken und aufgesprungen sein und schälen sich** unter Umständen. Womöglich kritisiert die Mutter das Kind ständig dafür, daß es an diesen trockenen Lippen zupft. Nur im Schlaf besteht starke Speichelabsonderung.

Die **Zähne** können, genau wie bei *Tuberculinum*, **gezackt und weich** sein und zu Kariesbildung neigen.

Es sei darauf hingewiesen, daß es unmöglich ist, *Medorrhinum* und *Tuberculinum* anhand des Zahnzustandes voneinander zu unterscheiden, auch wenn in anderen Arzneimittellehren dies als spezifisches Leitsymptom für *Tuberculinum* genannt wird. Die Unterschiede zwischen den beiden Mitteln sind zu gering, als daß die Zähne zur Differenzierung dienen könnten. Der einzige Schlüssel, der als klarer Indikator für *Tuberculinum* verwendet werden kann, ist die Zahnstellung. Die *Tuberculinum*-Zähne lassen sich nicht in eine regelmäßige Zahnreihe bringen, und selbst nach jahrelanger kieferorthopädischer Behandlung können sie noch in ihre alten, schiefen Stellungen zurückfallen; dies trifft ganz besonders auf Allergiker zu. Die Zähne können sich auch früh **verfärben**, wie bei *Lycopodium*-Kindern.

Gesicht

Die Gesichtszüge dieser Kinder sind oft von **klaren Unterscheidungsmerkmalen** gekennzeichnet. Die Haut ist **blaß mit Neigung zu Graufärbung**, wie bei *Tuberculinum* und *Silicea*. Ein Aspekt zur Differenzierung ist der, daß bei *Medorrhinum*-Kindern die Haut häufig **grünlich glänzt**. Sie sehen aus, als sei die Haut mit Wachs poliert.

Wenn auch Ihnen als Homöopath die **überschüssige Fettproduktion** der Talgdrüsen auffällt, so kann dies doch den Eltern völlig entgehen. Ich erinnere mich an eine Mutter, die ihre Tochter wegen Ohrenschmerzen zu mir in Behandlung brachte. Aufgrund der Anamnese entschied ich mich für *Medorrhinum*. Als ich gefragt wurde, was das Mittel bewirken würde, erwiderte ich, man werde unter anderem eine Normalisierung der fettigen Haut erwarten dürfen. »Was für eine fettige Haut?« fragte die Mutter. »Nun, die fettige Gesichtshaut. Sehen Sie doch, wie sich das Licht in ihrem Gesicht widerspiegelt.« Die Mutter begriff immer noch nicht, worauf ich hinaus wollte. Leicht gereizt wandte ich meinen Blick zu ihr – und mußte lächeln, als ich mein eigenes Spiegelbild in der fettigen Oberfläche ihrer Gesichtshaut wahrnahm! Nach und nach behandelte ich die ganze neunköpfige Familie, und alle Mitglieder, bis auf eines, brauchten *Medorrhinum*. Ein Familienmitglied nach dem andern verlor sein fettiges Aussehen. Schließlich fühlten sie sich alle recht wohl, doch auch dann begriffen sie immer noch nicht, was ich mit „fettiger Haut" gemeint hatte.

Die **Behaarung im Gesicht ist ausgesprochen spärlich**. Bei heranwachsenden Jungen läßt sich dies an dem dünnen Bartwuchs erkennen. Viele *Medorrhinum*-Kinder haben Augenbrauen, die schmal wie Bleistiftstriche sind.

Gelegentlich weist das Gesicht ein Leitsymptom für dieses Arzneimittel sowie für die ererbte miasmatische Tendenz im allgemeinen auf: **Spider naevi**. Derartige Läsionen sind ein Leitsymptom für *Thuja*, dem mit *Medorrhinum* am nächsten verwandten Mittel, doch sie sollten auch als Symptom der Nosode berücksichtigt werden. Die rötlich-blauen, spinnenartigen Flecken, die sich durch erweiterte Kapillaren unter der Haut bilden, sieht man sowohl bei Säuglingen als auch bei Kindern und Erwachsenen.

Mädchen leiden manchmal vor Eintritt des monatlichen Menstruationsflusses unter **Akne**, jedoch ist das Ausmaß des Ausschlages wesentlich milder als bei vielen anderen Arzneimitteltypen, wie zum Beispiel *Natrium muriaticum* und *Tuberculinum*.

Kleinere Kinder bekommen leicht **Fieberbläschen**, besonders auf den Lippen und im angrenzenden Hautbereich. Größere Kinder neigen eher zu herpetiformen Ausschlägen auf den Wangen, die unter dem Einfluß von Fieber oder Sonnenstrahlen zum Vorschein kommen.

Äußerer und innerer Hals

Wie zuvor erwähnt, ist das Kind anfällig für Erkältungen mit reichlicher, dicker, gelblicher retronasaler Schleimsekretion. Das Kind schnarcht, muß sich oft räuspern oder Schleim abhusten, an dem es manchmal beinahe zu ersticken scheint. Erkältungen greifen gern auf den Hals über, was schmerzhaft geschwollene Mandeln und ein rohes Wundheitsgefühl im Hals nach sich zieht. Auch die Halslymphknoten können während der Infektion geschwollen und druckempfindlich sein.

Untere Atemwege

Bei *Medorrhinum*-Kindern besteht von Geburt an eine Anfälligkeit für **Erkältungen der unteren Atemwege und/oder Asthma**, wobei Letzteres die schwerwiegendere der beiden Möglichkeiten ist.

Asthma

Das Asthma, beschrieben als Engegefühl, wird eher hoch oben in der Brust empfunden. Im Gegensatz dazu lokalisieren die meisten Asthmatiker dieses Gefühl im unteren Brustbereich. Der mit dem Asthma einhergehende Husten sowie die Kurzatmigkeit werden beide durch Feuchtigkeit, Kälte, Luftzug, Orangensaft, Rennen und im Frühling verschlimmert. **Gebessert werden sie durch Hinlegen**, besonders in Bauchlage. Manche Kinder werfen sich zu Beginn eines Hustenanfalls auf ihr Bett und vergraben den Kopf im Kissen. Sie nehmen entweder die Knie-Brust-Lage an, das Leitsymptom von *Medorrhinum*, oder knien an der Seite des Bettes und pressen Bauch und Kopf gegen die Matratze, oder sie liegen auf dem Bauch. Allein diese Zeichen geben manchmal den klaren Hinweis auf die Nosode. Die zweijährige Amanda war bei mir wegen eines chronischen Hustens in Behandlung. Nachts bekam sie asthmatische Hustenanfälle und mußte zum Einschlafen auf dem Bauch liegen und den Kopf ins Kissen graben.

Erbrechen kann einen Asthmaanfall lindern. Heranwachsende Jungen halten manchmal die Hände in kaltes Wasser und verschaffen sich dadurch Erleichterung im asthmatischen Zustand.

Das Asthma ist tagsüber schlimmer oder in den frühen Morgenstunden zwischen ein und fünf Uhr – eine Zeitmodalität, die *Medorrhinum* mit den *Kalium*-Mitteln gemeinsam hat.

Der Asthmapatient klagt vielleicht über einen **giemenden Husten**, der aus dem oberen Brustbereich stammt. Gelegentlich kommt es bei der Behandlung von Asthmatikern vor, daß das Engegefühl im unteren Brustbereich nach der Verschreibung des ersten korrekten Arzneimittels verschwindet, doch nun weiter oben in Halsnähe empfunden wird. Jetzt vergräbt das Kind das Gesicht in den Kissen, damit der Husten oder der Asthmaanfall aufhört. Zu diesem Zeitpunkt kann *Medorrhinum* als zweites Mittel angezeigt sein und die Wirkung des ersten Mittels ergänzen.

Atemwegsinfekte

Medorrhinum-Kinder leiden an chronischen Erkältungen. Der Retronasalkatarrh mit begleitender Pharyngitis greift oft auf die Brust über und setzt sich dort als **tiefer, rasselnder Husten** fest. Auch wenn sie sich noch so sehr anstrengen, so gelingt es ihnen nicht, den Schleim abzuhusten. Es ist ein konstanter, trockener, starker Husten, der den Hals zu zerreißen scheint. Ich habe festgestellt, daß *Spongia tosta* oft wirkt, wenn *Medorrhinum* als Konstitutionsmittel versagt. *Spongia tosta* sollte der Liste von Komplementärmitteln zu *Medorrhinum* für diesen Husten beigefügt werden.

Auch wenn sich der Husten in heißem, feuchtem Wetter verschlimmert, so kann er doch ursprünglich davon herrühren, daß der Patient kalter, trockener Luft ausgesetzt war. Wie das Asthma, so kann der Husten durch Bauchlage gelindert werden. Die Expektoration ist gelb-grün mit Bildung von Schleimklumpen, welche sich nur schwer abhusten lassen.

Ein einjähriges Mädchen wurde wegen chronischer Infektionen der oberen Atemwege zur Behandlung gebracht. Am schlimmsten fand die Mutter den unaufhörlichen feuchten Husten des Kindes. Der Husten war nachts schlimmer, wenn das Kind im Bett lag. Dann zog sich in der Brust alles zusammen, und sie hustete und würgte an dem Schleim. Als Säugling hatte sie mit der Milch Schleim ausgespuckt. Zwischen zwei und vier Uhr morgens wachte sie mit heftigen Hustenanfällen auf. All dies waren klare Hinweise auf das Mittel, welches ich bereits richtig vermutet hatte, bevor die Mutter auch nur ein Wort gesagt hatte, und zwar allein anhand von Beobachtungen des Kindes: Es schlief, als die Mutter es in mein Behandlungszimmer trug. Sie legte es auf den Boden, und es rollte sich prompt in die Knie-Brust-Lage, vergrub das Gesicht im Teppich und streckte das Gesäß in die Höhe. Dies war der erste Indikator für *Medorrhinum*. Nachdem ich jedoch von der Mutter die Anamnese ihres Kindes aufgenommen hatte, war eine Stunde vergangen, und das Kind lag immer noch in derselben Position, was das Mittel bestätigte, dessen Verschreibung der kleinen Patientin große Erleichterung verschaffte.

Verdauungssystem

Nahrungsmittelverlangen und -abneigungen

Die **Nahrungsmittelbegierden** sind recht **einmalig** und deuten direkt auf dieses Arzneimittel. Es besteht ein außergewöhnlich starkes Verlangen nach **Salz, Süßigkeiten** und **unreifen Früchten**, besonders nach **sauren, herben** oder grünen Pflaumensorten, Bananen, Äpfeln, Himbeeren usw. Oft sind Zitrusfrüchte Favoriten: Orangen, Pampelmusen und sogar Zitronen. Manche mögen sogar die bitteren Schalen dieser Obstsorten. Zuweilen bekommen Kinder Geschwüre im Mund von zuviel Fruchtsäure, verlangen aber trotzdem nach sauren Früchten. Säuglinge mögen oft **Saft**, ganz besonders Orangensaft.

Sie können Zitrusfrüchte in rauhen Mengen essen – »soviele wie im Haus sind«, sagte eine Mutter. Die Begierde nach Zitrusfrüchten ist so stark, daß sie unverdünntes, gefrorenes Fruchtsaftkonzentrat verschlingen, sofern sie es in die Finger bekommen.

Manche Kinder haben morgens keinen Appetit und wollen nur ihren Orangensaft trinken. Wenn ein Elternteil seinen Diätplan auf vegetarische Kost umstellt und viel Obst ißt, berichten Vater oder Mutter gelegentlich, daß das *Medorrhinum*-Kind von allen Familienmitgliedern am leichtesten von der Ernährungsänderung zu überzeugen war und keinerlei Schwierigkeiten bei der Umstellung auf eine reichhaltige Obstkost hatte.

Außer den sauren Früchten verlangen sie auch nach **Fett**, besonders nach würzigem Fleisch. Daß ein *Medorrhinum*-Kind kein Fett mag, ist eher selten.

Die meisten sind versessen auf **Speiseeis**, so wie *Sulfur*-Kinder, und mindestens die Hälfte aller *Medorrhinum*-Kinder mag gern **Fisch** – ein Symptom, das zur Differenzierung zwischen *Medorrhinum* und *Sulfur* nützlich sein kann; *Sulfur*-Kinder verabscheuen nämlich üblicherweise Fisch.

Medorrhinum-Kinder haben eine Abneigung gegen alles, was eine Tendenz zum **Schleimigen** hat – wie **Auberginen, Okra** und **weichgekochte Eier** – als auch gegen **Zwiebeln, Bohnen** und **Erbsen**.

Es besteht **großer Durst auf kalte Getränke**, und sie **kauen gern auf Eis**. Eltern berichten vielleicht, daß das Kind sein Glas in einem Zug leer trinkt und dann mit Begeisterung auf den verbleibenden Eisstücken herumkaut. Dies ist ein weiteres Schlüsselsymptom von *Medorrhinum*.

Boericke erwähnt in seiner Arzneimittellehre, daß *Medorrhinum*-Patienten nach warmen Getränken verlangen, dies hat sich jedoch in meiner pädiatrischen Praxis nicht bestätigt.

Magen

Medorrhinum ist eines der Hauptmittel für ein Syndrom, welches sich als **mangelhaftes Gedeihen** zeigt und als infantiler **Marasmus** bekannt ist. Der Hunger des Kindes ist groß genug, daß es mitten in der Nacht davon aufwacht. Der Säugling wird unruhig, gereizt und schreit oder weint nach Nahrung. Doch trotz des großen Appetits entwickelt sich das Kind nur ungenügend, weil es ständig erbricht oder Durchfall hat. Der Mutter fällt auf, daß das Baby nach dem Stillen zusammen mit der Milch gelben Schleim erbricht.

Bei älteren Kindern sieht man dieses Syndrom gelegentlich auch bei schüchternen Jungen; sie essen regelmäßig, nehmen aber nicht so zu, wie sie eigentlich sollten. Nach der Verschreibung des Arzneimittels holen sie gewöhnlich bald auf, was sie an Gewichtszunahme und Größenwachstum verpaßt haben. Bei Patienten, die an diesem Syndrom leiden, liegen in der Regel auch Nahrungsmittelallergien vor, welche gastrointestinale oder respiratorische Symptome nach sich ziehen.

Bei **größeren Mädchen** können **Spannungen und Sorgen zu Übelkeit und einem Zusammenschnürungsgefühl im Magen führen**. Bei schüchternen jungen Mädchen besteht eine Neigung zu Anorexie und Bulimie, wie im Abschnitt der Gemütssymptome besprochen. Ein Punkt, der in älteren Arzneimittellehren selten erwähnt wird, ist der, daß viele *Medorrhinum*-Jugendliche über ein **gespanntes, geblähtes Abdomen nach dem Essen** klagen.

Rektum

Säuglinge haben einen charakteristischen **Ausschlag um die Genitalien, ums Perineum und um den Anus**. In einem Falle mag das eine Hefeinfektion sein, in einem anderen ein Ekzem oder auch Psoriasis.

Der Aspekt, den alle diese Ausschläge gemeinsam haben, ist die **Intensität der Entzündung**. Eltern wie dem Behandler macht dieser **feuerrote Ausschlag** viel Sorgen. Er kann feucht und juckend sein, und im schlimmsten Falle kommt es zu Blasenbildung, was beinahe wie eine Verbrennung aussehen kann.

Aufgrund seiner Hartnäckigkeit erinnern sich die Eltern auch noch Jahre später an diesen Ausschlag und berichten in der Anamnese davon, auch wenn er längst verschwunden ist. Damals sind sie auf der Suche nach einer erfolgreichen Behandlung von einem Arzt zum nächsten gelaufen, konnten aber den Ausschlag nicht loswerden, ganz gleich welche Therapieform ausprobiert wurde.

Medorrhinum kann das passende Mittel für Säuglinge mit Koliken und Schleim im Stuhl sein, die in Knie-Brust-Stellung liegen müssen. Das Kind leidet womöglich **von Geburt an unter Durchfällen** und den zuvor beschriebenen Marasmus-Symptomen. Der Säuglingsdurchfall ist gelbgrün und macht den Anus und umliegende Hautpartien wund. Dem Stuhl haftet ein stinkender Geruch an. Die beiden zuletzt genannten Faktoren können als Differenzierungshilfe bei der Unterscheidung zwischen *Medorrhinum* und der häufiger auftretenden *Tuberculinum*-Diarrhoe dienen, welche gewöhnlich weder die Haut angreift noch stark riecht, wenn sie auch die gleiche Farbe hat.

Manche Säuglinge haben Durchfall, weit häufiger jedoch leiden die Kinder **von Geburt an unter chronischer Verstopfung**; manche haben nur alle fünf Tage eine Darmentleerung. Das Kind strengt sich furchtbar an, nur um ein paar harte runde Kügelchen zu produzieren. Arzneimittellehren erwähnen als Leitsymptom, daß der Patient sich bei der Stuhlentleerung nach hinten lehnen muß. Dies kommt bei Erwachsenen allerdings selten und bei Kindern noch seltener vor; man sollte die Verschreibung des Mittels nicht von der Bestätigung dieses Symptoms abhängig machen.

Bei hyperaktiven Jungen kann die Sauberkeitserziehung Schwierigkeiten bereiten. Manche Jungen machen sich jedesmal in die Hose, wenn sie wütend sind, und zwingen dadurch die Eltern, sich Zeit für sie zu nehmen und sie mitsamt den Hosen zu waschen.

Harnwege

Bettnässen

Wie für *Tuberculinum*-Kinder, so kann auch für *Medorrhinum*-Kinder nächtliches Bettnässen ein Problem darstellen, obgleich dies normalerweise nur dann passiert, wenn sie am Tag zuvor sehr ausgelassen gespielt haben. Ebenso wie bei *Tuberculinum* hat der Urin einen sehr durchdringenden Geruch. Der starke, scharfe Urin kann den oben beschriebenen flammenden Ausschlag auslösen oder zumindest massiv verschlimmern. Kleine Mädchen mit einem solchen Ausschlag um das Perineum schreien und weinen vor Schmerzen, wenn der Urin mit der wunden Haut in Berührung kommt, da dies unerträgliches Brennen auslöst. Mädchen können auch im frühen Kindheitsalter bereits sehr anfällig für **Blasenentzündungen** sein, die mit extrem schmerzhafter Harnentleerung einhergehen.

Jungen

Bei beiden Geschlechtern sind die Sexualorgane schon früh vom Krankheitsgeschehen betroffen. Jungen bekommen vielleicht eine akute **Phimose** (Vorhautverengung und infolgedessen Entzündung); oder es bilden sich **Ausschläge und Warzen am Penis**. Eine solche Anamnese bei einem Säugling oder Kleinkind offenbart den vorausgegangenen unzüchtigen Lebenswandel eines der Eltern oder Großeltern. Viele *Medorrhinum*-Jungen haben morgens beim Erwachen eine Erektion, und wenn sie mit Eltern oder Geschwistern in einem Bett liegen, reiben sie sich gern an ihnen, oder sie masturbieren, wie das auch *Tuberculinum*-Jungen tun.

Mädchen

Mädchen können schon sehr früh an den verschiedensten **Vaginalinfektionen** erkranken. Selbst Säuglinge bekommen manchmal vaginalen Fluor, der von permanenten leicht gelben Flecken in den Windeln bis hin zu einem ausgeprägten Fall von Vaginitis reichen kann, mit übelriechendem Ausfluß, der zu leuchtend roter Wundheit und Blasenbildung um das Perineum führt. Dünne, grünliche, stinkende Schleimabsonderungen machen das umliegende Gewebe wund, und es besteht Juckreiz.

Ebenso sind größere Mädchen anfällig für Vaginitiden sowie für **Beckenentzündungen**, und das ist für sexuell nicht aktive Mädchen äußerst ungewöhnlich. Dies wird eventuell erst viel später erkannt, wenn eine Frau ständig über ovarielle Schmerzen klagt oder über regelmäßige Krämpfe bei der Menstruation oder während des Eisprungs. Anhand einer Laparoskopie wird man feststellen, daß sie als Kind eine Beckenentzündung gehabt haben muß und nun an ovariellen Zysten und Vernarbung der Eierstöcke leidet. Eine solche Geschichte ist als Indikation für dieses Arzneimittel charakteristisch, zumal der frühe Befall der Reproduktionsorgane auf eine ererbte Schwäche hinweist.

Auch der **Menstruationsfluß** bei Jugendlichen ist oftmals gestört. Der Zyklus ist eher unregelmäßig, das Blut von ungesunder Farbe, dunkel und klumpig und sondert einen stinkenden Geruch ab.

Der Menstruationsfluß kann mit so intensiven Schmerzen in den Eierstöcken einhergehen, daß das Mädchen sich zusammenkrümmt. Ein verläßliches Leitsymptom ist ein Kältegefühl vor Eintritt der Periode, besonders im Brustbereich. Außerdem kann das Mädchen vorher traurig und weinerlich werden und gelegentlich auch Selbstmordgedanken haben.

Beide Geschlechter neigen **schon früh zu sexueller Experimentierfreude**, beide masturbieren, um angestaute sexuelle Energien loszuwerden.

Bewegungsapparat

Extremitäten

Für die Verschreibung von *Medorrhinum* kann die Beobachtung der Füße des Kindes während der Konsultation aufschlußreich sein. Es **bewegt unablässig die Füße auf und nieder** – eine unbewußte, nervöse Angewohnheit. Manche Eltern sagen, daß sie die Fußbewegungen am Abend vor dem Einschlafen und am Morgen unmittelbar nach dem Aufwachen verstärkt beobachten.

Ungewöhnliche **Wärme der Füße** ist ein *Medorrhinum*-Schlüsselsymptom, das manchmal als Brennen an den Fußsohlen empfunden wird. Tagsüber zieht das Kind Schuhe und Strümpfe aus und **läuft gern barfuß** im Haus, und das sogar im Winter oder auf kaltem Steinboden.

Abends treten die beiden erwähnten Charakteristika kombiniert auf, und man kann nervös zappelnde heiße Füße sehen, die während des Schlafs unter der Decke hervorgestreckt werden.

Im Zusammenhang mit den zappeligen Füßen beschreiben Kinder oder Jugendliche vielleicht das Gefühl, als würden sich alle Gelenke zusammenziehen (bei manchen nur die distalen Gelenke der Extremitäten) und erklären, sie müßten sie knacken lassen, um sie wieder zu lockern. Tatsächlich kann es passieren, daß sie während der Konsultation häufig **ihre Gelenke krachen lassen**, insbesondere die Fingergelenke und Fußknöchel.

Weitere Unterscheidungsmerkmale sind **Schmerzen und Schwellung der Fußsohlen und Knöchel**. Wenn ein Kind über schmerzhafte Fußsohlen klagt, sollte man als erstes an *Medorrhinum* denken. Dieses Symptom tritt gewöhnlich eher bei Erwachsenen auf, doch gelegentlich klagt auch ein Kind oder Jugendlicher darüber. Das Gefühl wird oft als Empfindung wie von Nadeln oder als stechende Schmerzen beschrieben, die in die Füße und Knöchel schießen. Andere reden von einem Zwicken in den Fußsohlenbögen beim Gehen, weshalb sie lieber auf den Kanten der Füße laufen. Die Fußsohlenbögen können auch schmerzhaft sein.

Andere Knochen und Gelenke können bei feuchter Witterung in Mitleidenschaft gezogen sein. Die am weitaus häufigste Beschwerde ist eine schmerzhafte Empfindlichkeit der Fersen oder Brennen der Fußsohlen. Die Sohlen können auch jucken und schwitzen.

Teenager klagen über ein **schmerzhaftes Steifheitsgefühl in den Gelenken**. Ebenso wie *Tuberculinum* kann *Medorrhinum* ein Mittel für Arthritis bei Jugendlichen sein, besonders, wenn die Modalitäten nach *Rhus toxicodendron* aussehen. Nachts und bei kaltem, feuchtem Wetter sind die Symptome schlimmer, und Bewegung bessert. Ein markanter Zug dieses Miasmas ist die Entwicklung von akutem Rheumatismus mit Schmerzen und Schwellung in den Extremitäten. Primär manifestiert sich die Beschwerde oft in den Knöcheln, aber auch die Knie können betroffen sein, ebenso wie bei *Thuja*- oder *Lycopodium*-Typen. Manchmal sind, genau wie bei *Thuja*, nicht nur die Gelenke befallen, sondern sogar die Knochen selbst schmerzen. Dieser Schmerz wird durch Berührung eindeutig verschlimmert oder auch durch die Belastung, die das Gewicht des eigenen Körpers auf die Beine des Patienten darstellt. Ein geringfügiger Unterschied zwischen den beiden Mitteln ist der, daß die Knochensymptome von *Thuja* durch Kälte stark verschlimmert werden, wogegen *Medorrhinum* mehr unter Feuchtigkeit als unter Kälte leidet.

In *Medorrhinum*-Fällen steht das Ausmaß der **Gelenkschwellung** im Vordergrund, insbesondere an den **Fußknöcheln**. Diese Schwellung ist bei *Medorrhinum* stärker ausgeprägt als bei jedem anderen Polychrest. Bei manchen Teenagern findet man geschwollene Gelenke ohne ersichtlichen physiologischen Grund. Dies ist ein gutes Leitsymptom für *Medorrhinum*, und wenn die Schwellung prägnant ist, kann sie zur Bestätigung der Diagnose dienen. Man trifft dies eher bei erwachsenen Frauen an, manchmal aber auch bei Jugendlichen.

Das Kind knickt mit dem Fuß leicht um, so wie andere Arzneimitteltypen mit grundsätzlich schwacher Konstitution.

Ein weiteres Leitsymptom für *Medorrhinum* ist, daß die Kinder oft an den **Nägeln kauen**, manche sogar an der Nagelhaut. Eventuell spalten die Nägel leicht, wie bei dem verwandten Mittel *Thuja*. Bei *Medorrhinum* jedoch sieht man weniger Deformierungen der Nägel als bei *Thuja*.

Haut

Die Haut von *Medorrhinum*-Kindern tendiert zur Produktion von **Leberflecken und Warzen**. Schon bei der Geburt können sie mit Hautmalen oder Warzen übersät sein. Oder es bilden sich im Laufe der Jahre häufig Warzen. Nach der Verschreibung von *Medorrhinum* hört man von Eltern oft Kommentare wie: »Nach diesem Mittel hat mein Sohn Warzen bekommen.« »Meine Tochter hat Warzen bekommen, und nach einem Monat waren sie wieder weg.« »Die Warzen, die mein Kind auf den Händen und Fingern hatte, fingen nach dem Mittel an, weh zu tun.« »Alle Warzen sind nach dem Mittel einfach abgefallen.«

Manche hegen die Befürchtung, diese Warzen seien Prüfungssymptome. Diese Sorge ist unbegründet. Sie sind Teil der Heilreaktion von seiten des Kindes, und man sollte aufgrund von solchen Wucherungen nicht das Mittel wechseln. Wenn man in dem Fall tiefer nachschürft, wird man vielfach entdecken, daß das Kind diese Warzen bereits früher hatte, und daß sie damals entfernt wurden. Es ist durchaus möglich, daß die Kinder sagen, sie fühlten sich großartig, seit sie das Mittel genommen hätten und die Warzen aufgetaucht seien!

Säuglinge haben oft **schlimme Ausschläge im Genitalbereich**, entweder im perianalen Bereich oder im Schamgebiet. *Medorrhinum* ist eines der ersten Mittel, an das man denken sollte, wenn Kinder von Geburt an ein Ekzem haben oder wenn Ekzeme und Asthmaanfälle einander abwechseln. Das *Medorrhinum*-Ekzem durchläuft Phasen, in denen die Haut leuchtend rot wird und Bläschen bildet. Der Ausschlag geht mit starkem Juckreiz einher und sondert eine gelbe, seröse Flüssigkeit ab. Es kann auch aufspringen und bluten. Der Ausschlag beschränkt sich nicht unbedingt auf den perianalen Bereich, auch Penis oder Vagina können befallen sein.

Häufig tritt nach Verabreichung eines homöopathischen Mittels, sei es nun *Medorrhinum* oder etwas anderes, dieser perianale Ausschlag wieder auf, während die anderen Symptome verschwinden. Die Eltern wundern sich und beschreiben, wie das Kind vor Jahren an diesem Ausschlag gelitten hat, dem schließlich nur durch starke Medikation beizukommen war. Danach seien die Symptome aufgetreten, mit denen sie das Kind gegenwärtig zur Behandlung brachten. Wenn der Ausschlag wiederkommt, werden die übrigen Symptome verschwinden. Zu diesem Zeitpunkt ist es weise zu warten und nicht sofort *Medorrhinum* zu geben. Wenn *Medorrhinum* als erstes Mittel verschrieben wurde, so ist dies ein klares Zeichen dafür, daß es seine Wirkung tut und daß man noch abwarten sollte. Wenn ein anderes Mittel gegeben wurde, kündigt der Ausschlag den Wiedereintritt des Kindes ins Arzneimittelbild von *Medorrhinum* an, das es bei der Geburt hatte. Dennoch sollte man mit der Verschreibung des Mittels warten, bis sich das Bild voller entfaltet hat und vor allem, bis das Kind Symptome hat, die unbedingt behandelt werden müssen. Wenn man lange genug wartet – vorausgesetzt, daß keine anderen, schwerwiegenden Symptome auftauchen – kommt es recht häufig vor, daß der Ausschlag verschwindet und das Kind auch ohne Einnahme von *Medorrhinum* gesund wird.

Ein Schlüsselsymptom unter den Hautbeschwerden, das zu diesem Arzneimittel führt, ist die Lokalisation: Fingerspitzen und Fußsohlen sind beides Eigenheiten von *Medorrhinum*.

Alternierendes Auftreten von Ekzem und Asthma oder Ekzem und Allergien kommt bei diesem Arzneimitteltyp immer wieder vor. Ein anderes verläßliches Zeichen ist die Leichtigkeit, mit dem das Ekzem unterdrückt wird, woraufhin das Kind Atemwegsprobleme oder Knochenerkrankungen bekommt.

Das Kind kann auch **Neurodermitis oder Nesselausschläge bekommen, wenn es Saft von Zitrusfrüchten trinkt oder Erdbeeren ißt**. *Medorrhinum* ist neben *Dulcamara* ein Mittel, welches zur Behandlung von Nesselausschlägen in Betracht gezogen werden kann, wenn diese mit Atemwegsinfektionen einhergehen.

Gelegentlich treten bei einem Kind **Lipome (gutartige Fettgeschwulste) oder Atherome (Balggeschwulste)** auf. *Medorrhinum* ist hier eines der ersten Mittel, an das man denken sollte, zusammen mit *Calcarea carbonica* und *Thuja*.

Eine ganze Reihe von *Medorrhinum*-Kindern leiden an **Vitiligo**, bestehend aus großflächigen, runden, bleichen Flecken auf dem Gesicht und Abdomen. Nach der Verabreichung des Mittels können diese Flecken Pigmente bilden und allmählich verschwinden.

Die Haut wirkt allgemein **fettig**, dies trifft insbesondere auf die Gesichtshaut zu.

Seltsamerweise sind diese Kinder auch besonders anfällig für Insektenstiche und bekommen allergische Reaktionen auf diese Stiche an den Extremitäten. Der Juckreiz veranlaßt zum Kratzen, bis die Haut blutet. Die Reaktionen auf Insektenstiche können auch der Beginn einer Neurodermatitis sein.

Körperliche Allgemeinsymptome

Häufig ist *Medorrhinum* dann angezeigt, wenn der Fall zunächst mit einem anderen Mittel behandelt wurde. Im folgenden ist eine typische Szenenfolge beschrieben.

Nach der Verabreichung des ersten korrekten Arzneimittels macht das Kind gute Fortschritte. Irgendwann jedoch scheint der Fall zu stagnieren, und gleichzeitig tauchen einige *Medorrhinum*-Schlüsselsymptome auf. Die Nosode wird verschrieben, und das Kind macht wieder gute Fortschritte. Manchmal braucht es in fernerer Zukunft ein weiteres „Folgemittel".

Dies ist immer ein Phänomen, welches im Laufe der Geschichte unseres Berufsstandes immer wieder in Erscheinung getreten ist, und daraus hat sich ein hartnäckiges Mißverständnis ergeben. In der Vergangenheit haben Homöopathen angenommen, daß das Mittel *Medorrhinum* verabreicht werden sollte, wenn ein Kind Symptome des sykotischen Miasmas präsentierte. Daraus folgte, daß *Medorrhinum* jedem Patienten gegeben wurde, der Merkmale des sykotischen Miasmas hatte, jedem, der ein anderes sykotisches Mittel genommen hatte, sowie jedem, der keine Fortschritte mit dem Mittel machte, welches der Homöopath fälschlicherweise für das passendste Simile gehalten hatte. Dieses Programm funktionierte nur bei einem gewissen Prozentsatz von Patienten, bei den meisten klappte es nicht.

Eine korrekte Analyse folgt hiermit: Dem Kind wird ein Arzneimittel gegeben, jedoch irgendetwas anderes als *Medorrhinum*. Das Mittel wirkt, und gewisse Fortschritte der Genesung finden statt, doch dann kommt es zum Stillstand, und Schlüsselsymptome des sykotischen Miasmas treten in Erscheinung. Es liegt in der Natur des sykotischen und tuberkulären Miasmas, daß, wenn das Miasma tatsächlich eine Rolle in dem gegenwärtigen Krankheitsprozeß spielt, eine Heilung nicht ohne Schwierigkeiten herbeigeführt werden kann. Es ist, als gäbe es einen genetischen Defekt, der die Abwehrmechanismen des Körpers beeinträchtigt und den Organismus daran hindert, die Homöostase wiederherzustellen.

Nach der Verabreichung eines homöopathischen Mittels ist der menschliche Organismus normalerweise ausreichend stimuliert, um geheilt zu werden.

Die Reaktion eines Patienten mit miasmatischem Defekt ist es, die genetische Schwäche zu zeigen, indem die Symptome des betreffenden Miasmas deutlich zur Schau gestellt werden. Dieses Miasma kann mit zahlreichen Mitteln behandelt werden, basierend auf den unterschiedlichen Symptomen. Häufig, aber keineswegs immer, treten bei einem sykotischen Patienten, der in dieser Art reagiert, Symptome auf, die eine Indikation für *Medorrhinum* darstellen. Korrekterweise sollte das Mittel nur dann verschrieben werden, wenn sich die Leitsymptome zeigen, d.h. wenn es wirklich indiziert ist. In solchen Situationen kann man nicht erwarten, daß sich ein vollständiges Abbild des Arzneimittels entfaltet, denn das wird im allgemeinen nicht geschehen. Wenn man dies berücksichtigt, wird man eine weit größere Anzahl von Fällen erfolgreich mit *Medorrhinum* behandeln können.

Medorrhinum sollte bei Kindern in Betracht gezogen werden, die in ihrer körperlichen, emotionalen oder geistigen Entwicklung verkümmert sind. Diese Kinder entwickeln sich nicht im normalen Tempo; es scheint, als könnten sie die Nährstoffe aus der Nahrung, die sie zu sich nehmen, nicht richtig assimilieren. Sie wirken oft abgemagert. Wie bei *Natrium muriaticum*, *Lycopodium* und *Calcarea carbonica* verschwindet diese Magerkeit fast unmittelbar nach Verabreichung des Mittels, sie blühen auf und nehmen an Größe und Gewicht zu.

Medorrhinum wird eventuell irgendwann als Heilmittel für ein Kind benötigt, das in eine sykotische Familie hineingeboren worden ist. In der Familienanamnese tauchen für das Miasma charakteristische Erkrankungen auf – so wie Gonorrhoe, Asthma, Arthritis und Herzinfarkte. Womöglich beginnt der Stammbaum mit Hauterkrankungen, die zu den Atemwegen übergehen, dann auf die Knochen oder Gelenke übergreifen und schließlich zum Herzen wandern. Wichtig ist hierbei, das Augenmerk auf die Progredienz der Erkrankungen zu richten, ob das nun die Einzelperson betrifft oder sich durch mehrere Generationen einer Familie hindurchzieht. Wenn bei einem solchen Kind ein anderes sorgfältig gewähltes Mittel seine Wirkung verfehlt, so **ziehen Sie *Medorrhinum* in Betracht – doch nur dann, wenn ausgeprägte Leitsymptome des Mittels vorhanden sind.**

Es sind **warmblütige Kinder** mit einer Vorliebe für kühle, frische Luft und Abneigung gegen Hitze. Darum bleiben sie nicht gern zugedeckt und können bei jeder Temperatur barfuß laufen. Um *Medorrhinum* von anderen „heißen" Mitteln wie *Sulfur* und *Pulsatilla* zu unterscheiden, sollte man bedenken, daß bei der Nosode die Empfindlichkeit gegen Luftzug stärker ausgeprägt ist.

Alle Ausscheidungen sind scharf, reichlich und von stinkendem Geruch. Eventuell baden sie gern in kühlem Wasser, wie das bei *Natrium muriaticum*-Kindern der Fall ist. Viele Arzneimittellehren erwähnen eine Besserung der Symptome durch Feuchtigkeit, was sich in der Praxis häufig nicht bestätigt. Der Gesundheitszustand dieser Kinder wird durch Feuchtigkeit eher verschlimmert, doch sie fühlen sich besser durch Baden im Meer, und zwar sowohl in bezug auf spezifische körperliche Beschwerden als auch, was den allgemeinen Gesundheitszustand betrifft.

Die Beschwerden werden durch Bauchlage gelindert, insbesondere die Atemwegssymptome. Körperliche, geistige und emotionale Probleme sind abends geringer und morgens stärker ausgeprägt.

Medorrhinum-Säuglinge und -Kleinkinder

Ernsthafte Erkrankungen, die von Geburt an bestehen, können ein Indikator für dieses Arzneimittel sein.

Medorrhinum-Säuglinge haben Schwierigkeiten beim Einschlafen, sie sind zu unruhig, um sich entspannen zu können. Babys wachen oft mit kolikartigen Bauchschmerzen auf. Dies findet man besonders in Fällen, bei denen gleichzeitig andere charakteristische Verdauungssymptome vorliegen. Kleinkindern wird es im Schlaf zu heiß, und sie rollen sich aus den Decken heraus. Am liebsten schlafen sie auf dem Bauch, die Knie bis unter die Brust angezogen und mit dem Gesäß in der Luft.

Die Augen sind anfällig für Bindehautentzündungen (rezidivierende Konjunktivitis), begleitet von Schwellung, Röte und dicken, grünen, wundmachenden Absonderungen.

Es besteht starke Erkältungsneigung, die sich auf die Ohren schlägt. Bei Babys sieht man häufiges Schnüffeln oder Schnupfen mit dickem, gelbgrünem Schleim, der um die Nasenlöcher Krusten bildet.

Auf dem Gesicht lassen sich vielleicht Spider naevi beobachten.

Infektionen der unteren Atemwege können von Geburt an bestehen. Sie werden insbesondere durch Feuchtigkeit ausgelöst. Der begleitende Husten klingt feucht und tritt besonders nachts auf. Während der Erkältung liegt das Kleinkind gern in der Knie-Brust-Stellung, wodurch der Hustenreiz abgewendet werden kann. Die Erkältung kann bei Säuglingen und Kleinkindern auch chronisch werden und irgendwann in Asthma übergehen, welches durch dieselbe Position gelindert wird.

Mangelhaftes Gedeihen in Verbindung mit großem Appetit kann ein Kriterium sein. Säuglinge erbrechen die soeben getrunkene Milch; oft enthält die Milch Beimengungen von gelbem Schleim. Der Säugling trinkt gern Saft, besonders Orangensaft.

Bei Jungen und Mädchen kann der perianale Bereich eine charakteristische Röte und Blasenbildung aufweisen, wobei diverse Ursachen zugrunde liegen können.

Marasmische Kinder leiden vielleicht seit ihrer Geburt an Durchfällen. Der Stuhl ist schleimig, gelb-grün und macht den Anus wund.

Der Urin kann sehr scharf sein und einen rezidivierenden, hartnäckigen roten Ausschlag im umliegenden Hautbereich verursachen. Jungen neigen zu rezidivierender Phimose.

Vaginalinfektionen bei Säuglingen und Kleinkindern sind ein Hinweis auf *Medorrhinum*. Der Fluor färbt die Windeln gelb, kann übel riechen und so scharf sein, daß der Schambereich flammend rot und wund wird.

Kleinkinder kauen an ihren Nägeln, einschließlich der Zehennägel.

Ekzeme können von Geburt an vorliegen. Der Ausschlag beginnt im perianalen Bereich oder ist dort am schlimmsten. Ekzem und Asthmaanfälle können alternierend auftreten.

Kleinkinder sind warmblütig und tragen am liebsten so wenig Kleider wie möglich.

Bei Säuglingen enthält die Familienanamnese Hinweise auf das Miasma. Säuglinge erscheinen oft körperlich, emotional und/oder geistig verkümmert.

Medorrhinum im Überblick

I. Charakteristika des Gemüts
   A. Extreme der Persönlichkeit
   1. Extreme Extrovertiertheit
      a) Sehr vital
      b) Laut
      c) Unbändige Energien
      d) Sehr offen
         (1) Kontaktfreudigkeit
         (2) Spontanes Reden während der Konsultation
      e) Frühe Experimentierfreude mit Drogen und Sexualität
      f) Energieüberschuß im Wechsel mit totaler Kraftlosigkeit
      g) Hyperaktivität
         (1) Große Energiereserven
         (2) Kann nicht still sitzen
         (3) Unangenehm
         (4) Schwache Konzentrationsfähigkeit, besonders nach Genuß von Zitrusfrüchten
   2. Extreme Introvertiertheit
      a) Sehr scheu und schüchtern
      b) Einzelgänger
      c) Gefühl des Getrenntseins von anderen Menschen
      d) Tierliebe
      e) Gibt während der Konsultation nur flüsternd Antwort
      f) Neigung zu Traurigkeit und weint leicht
      g) Trostlosigkeit, Verzweiflung
         (1) Einsamkeit
         (2) Selbstmordgedanken
      h) Selbstbestrafung; Selbstverstümmelung mit Rasierklingen
      i) Anorexie
   3. Extreme Schwankungen im Verhalten
      a) Extrovertiertheit und Brutalität können umschlagen in Schüchternheit und Introvertiertheit
      b) Gefühlsausbrüche

(1) Extrem gegensätzliches Verhalten
(2) Heiterkeit in einem Augenblick, Wutanfälle im nächsten
B. Boshaftigkeit und Grausamkeit
 1. Hohe Energieladung
 2. Viel Kämpfen und Schlagen
 3. In seiner Wut nicht zur Vernunft zu bringen
 4. Schlägt die Eltern während der Konsultation
 5. Mag gern schlagen und geschlagen werden
 6. Fasziniert von furchterregenden Filmen mit Gewalt-Themen
   a) Es hat den Anschein, als sei Gewalt seine Muttersprache
   b) Es scheint Liebe nicht zu begreifen
 7. Kann eigensinnig werden
C. Lügen
 1. Versuch, andere zu hintergehen, indem es Informationen unterschlägt
D. Zerfahrenheit
 1. Konzentrationsschwierigkeiten
   a) Beim Schreiben
   b) Läßt Worte aus
 2. Schwierigkeiten, Zeitdauer einzuschätzen
 3. Kurze Konzentrationsspanne; häufig „abwesend"
 4. Führt zum Gefühl der Entfremdung von anderen
 5. Gefühl, außerhalb des Körpers zu sein
   a) Gefühl von totaler Auflösung
   b) Führt zu Panik
 6. Langsames Antworten während der Konsultation
 7. Kann zu Legasthenie führen; Schreibfehler aller Art
 8. Fehler beim Sprechen
H. Ängste
 1. Vor dem Alleinsein im Dunkeln
   a) Vor Gespenstern
   b) Vor einem unheimlichen „Etwas", das ihnen auflauert
 2. Große Wassermassen
 3. Tiere
   a) Manchmal

b) Besonders „schleimige" Tiere
   (1) Kröten
   (2) Schlangen
   (3) Quallen
I. Schlaf
  1. „Nachtmenschen"; abends schwer ins Bett zu bekommen
  2. Schlagen im Schlaf um sich, besonders mit den Füßen
  3. Wird sehr warm, wirft die Decke ab
     a) Am ganzen Körper
     b) Nur an den Füßen
  4. Schlafposition
     a) Bauchlage
     b) Knie-Brust-Lage
  5. Alpträume: Opfer von Verfolgungsjagden
  6. Unausgeschlafenheit beim Erwachen
II. Körperliche Symptomatik
  A. Kopfbereich
    1. Kopf
       a) Haar sehr trocken und brüchig
       b) Starke Schuppenbildung auf der Kopfhaut
    2. Augen
       a) Hochgradige Entzündungszeichen
          (1) Rötung
          (2) Schwellung
          (3) Eiter
       b) Halluzinationen
          (1) Erscheinungen in der Peripherie des Gesichtsfeldes
          (2) Wahrnehmung rascher Bewegungen von Tieren
    3. Ohren
       a) Flüssigkeitsansammlung im Mittelohr mit Erkältung
       b) Juckreiz
    4. Nase
       a) Chronisches Schnüffeln bei Säuglingen
       b) Rezidivierender Schnupfen; verkrusteter Schleim um die Nasenlöcher

5. Gesicht
   a) Hautfarbe
      (1) Blaß
      (2) Grau
      (3) Grünlich
   b) Fettige Haut; reflektiert Lichtquellen
   c) Nur dürftige Gesichtsbehaarung; schmale Augenbrauen
   d) Spider naevi
   e) Starke Neigung zu herpetiformen Ausschlägen
6. Mund
   a) Fieberbläschen
      (1) Im Mund
      (2) Auf der Zunge
      (3) Schlimmer nach Zitrusfrüchten
   b) Scharf gezackte Zähne
7. Innerer und Äußerer Hals: chronische Erkältung mit Sitz im Rachen- und Nebenhöhlenbereich
   a) Schleimabsonderung
      (1) Dick
      (2) Gelblich
   b) Häufiges Räuspern zur Befreiung der Atemwege

B. Rumpf
   1. Untere Atemwege
      a) Bronchitis von Geburt an
      b) In die Lungen hinabsteigende Erkältungen
         (1) Rasselnder Husten
         (2) Besserung durch Bauchlage
      c) Asthma von Geburt an
         (1) Engegefühl im oberen Brustkorb
         (2) Husten
         (3) Verschlimmerungen
            (a) Feuchtigkeit
            (b) Kälte
            (c) Luftzug
         (4) Besserung durch Bauchlage

2. Verdauungsapparat
   a) Nahrungsmittelverlangen und -abneigungen
      (1) Verlangen
         (a) Saure Früchte
            i) Unreif
            ii) Saftig
            iii) Zitrusfrüchte (Orangen)
            iv) Granny Smith-Äpfel
         (b) Salz
         (c) Süßigkeiten
         (d) Fett
         (e) Fleisch
      (2) Abneigung: Schleimige Nahrung
         (a) Weichgekochte Eier
         (b) Austern
         (c) Okra bzw. Rosenpappel
         (d) Auberginen
         (e) Zwiebeln
      (3) Durst
         (a) Auf kalte Getränke
         (b) Kauen auf Eisstücken
   b) Magen: mangelhaftes Gedeihen
      (1) Mit großem Appetit
      (2) Bei Säuglingen
   c) Rektum
      (1) Perianaler Ausschlag
         (a) Charakteristisch und häufiges Auftreten
         (b) Bei Säuglingen
         (c) Als Begleiterscheinung jeder beliebigen Erkrankung
         (d) Leuchtend rot
         (e) Mit Blasenbildung
         (f) Kann gegen äußerliche Behandlung mit medizinischen Salben resistent sein
      (2) Diarrhoe bei Säuglingen
         (a) Mit Marasmus

(b) Roter Ausschlag auf dem Gesäß
(3) Schwierige Sauberkeitserziehung bei Hyperaktivität
(4) Gewöhnlich Verstopfungsneigung
3. Harnwege
a) Bettnässen nach großer Anstrengung während des Tages
b) Jungen
(1) Entzündungen, z. B. bei Phimosen
(2) Wucherungen auf dem Penis, z. B. Warzen
(3) Häufige Erektionen und Masturbation bereits im frühen Kindheitsalter
(4) Feuerroter Ausschlag im Genitalbereich
c) Mädchen
(1) Vaginalentzündung bereits im frühen Kindheitsalter
(a) Gelblich-grüner Fluor
(b) Wundmachender Fluor
(2) Beckenentzündung bei sexuell nicht aktiven Mädchen
(3) Frühes Interesse an Sexualität, mit Masturbation
(4) Feuerroter Ausschlag auf den Labien
(5) Menstruationsstörungen
(a) Prämenstruelles Syndrom
i) Traurig und weinerlich
ii) Selbstmordgedanken
(b) Menstruationsschmerzen
i) Stark ausgeprägt
ii) Während des Menstruationsflusses
C. Bewegungsapparat
1. Füße
a) Auf- und Abwärtsbewegungen
(1) Ständig
(2) Zu beobachten in der Praxis
b) Sehr heiß
(1) Während des Schlafes unbedeckt
(2) Läuft barfuß im Winter
c) Fußsohlen sehr schmerzhaft
2. Geschwollene Knöchel

3. Gelenke
   a) Steifigkeit in den Gelenken mit Bedürfnis, sie „knacken" zu lassen
   b) Arthritis, anfänglich in den Füßen und Knöcheln
      (1) Verschlimmerung bei Bewegungsbeginn
      (2) Besserung
         (a) Bei fortgesetzter Bewegung
         (b) Manchmal durch Baden im Meer
         (c) Akutes Rheuma mit Gelenkschwellung
   4. Exzessives Abbeißen von Finger- und Fußnägeln
D. Haut
   1. Zahlreiche Neubildungen
      a) Leberflecke
      b) Warzen
      c) Wucherungen
      d) In jedem beliebigen Körperbereich
   2. Hauterkrankungen im Genitalbereich
      a) Ausschläge
      b) Entzündungen
      c) Ekzeme
   3. Ekzem von Geburt an
   4. Lipome
   5. Vitiligo
   6. Fettiges Aussehen
   7. Insektenstiche an den Extremitäten
      a) Mit starkem Juckreiz
      b) Mit Entzündungsneigung
III. Körperliche Allgemeinsymptome
   A. Sehr warmblütig
   B. Alle Ausscheidungen sind stinkend und scharf
   C. Gonorrhoe in der Familienanamnese (ein Elternteil)
   D. Elternteil infolge Herzinfarkt gestorben
      1. Bei scheinbar gutem Gesundheitszustand
      2. In den Dreißigern oder Vierzigern überraschend gestorben

E. Auffallend starkes Auftreten oben genannter Symptome in der Familienanamnese
F. Verschlimmerung durch Feuchtigkeit
G. Besserung durch Bauchlage
H. Besserung am Meer

Zusammenfassung des *Medorrhinum*-Bildes

Dieser Arzneimitteltyp besitzt eine flatterhafte Persönlichkeit, die zwischen den Extremen Extrovertiertheit und Schüchternheit hin- und herpendeln kann. Diese Kinder sind überdurchschnittlich energiegeladen; sie experimentieren früh mit Sexualität und Drogen, und sie sind kontaktfreudig. Sie können boshafte Züge entwickeln. Dasselbe Kind kann introvertiert, schüchtern und traurig werden; manchmal entwickelt sich eine ausgeprägte Tierliebe, so daß das Kind sich ausschließlich seinen vierbeinigen Freunden anvertraut. Zeitweilige Zerfahrenheit und kurze Konzentrationsspannen sind charakteristisch. Es besteht eine unbestimmte Furcht vor einem unheimlichen „Etwas", das ihnen auflauert.

Checkliste zur Bestätigung des Mittels

- Nachtmenschen, erwachen morgens unausgeruht
- Starke Neigung zu Erkältungen, Bronchitis und Asthma von Geburt an, mit Verschlimmerung durch Feuchtigkeit
- Retronasalkatarrh, der zu häufigem Räuspern zwingt
- Blasses, grünliches, fettiges Gesicht mit spärlicher Behaarung und Spider naevi

- Verlangen nach unreifen Früchten, Süßigkeiten, Salz und Fett
- Abneigung gegen Auberginen und schleimige Nahrung
- Durst auf eiskalte Getränke; kaut gerne Eisstücke
- Hochgradiger, chronisch perianaler Ausschlag
- Starker Sexualtrieb; frühes Masturbieren
- Sehr warmblütig
- Heiße Füße; läuft barfuß und streckt sie unter der Bettdecke hervor
- Schmerzhafte Fußsohlen und geschwollene Knöchel
- Abbeißen der Nägel
- Neubildung von Gewächsen auf der Haut
- Auffallend häufiges Auftreten der oben genannten Symptome in der Familienanamnese
- Gonorrhoe in der Familienvorgeschichte
- Verschlimmerung durch Feuchtigkeit
- Besserung am Meer
- Besserung durch Bauchlage

Natrium muriaticum

Charakteristika des Gemüts

»Jugend verschwendet sich an die Jugend« besagt ein Sprichwort, das Erwachsene, wenn sie Jugendliche beim Spielen beobachten, oft zitieren. Umso trauriger ist es, ein Kind vorzufinden, das den Ernst und die Alltagslast der Betagteren auf seinen jungen Schultern trägt. Und dennoch liegt genau diese Situation bei einem *Natrium muriaticum*-Kind vor.

Zurückhaltung während der Anamnese

Als Gruppe gesehen sind *Natrium muriaticum*-Kinder **wohlerzogen und gehorsam**. Sowohl ihr Benehmen als auch ihre Ordnungsliebe mögen einige dieser Jugendlichen, ganz im Gegensatz zu ihren sensiblen Augen und ihrer sanften, freundlichen Art, so erscheinen lassen, als besäßen sie klar gezogene Charakterzüge und eine gewisse Strenge. In der Öffentlichkeit, und selbst mit ihren Geschwistern zusammen in der Praxis, ist ihr Benehmen äußerst zurückhaltend. Im Wartezimmer sitzen sie entweder geduldig und spielen ruhig, oder sie übernehmen gleichsam Elternrollen, indem sie die kleineren Geschwister betreuen.

Einen jungen *Natrium muriaticum*-Schüler kann man bei den Hausaufgaben oder versteckt in einem Sessel sitzen sehen, sein bebrilltes, stubengelehrtes Gesicht in den aktuellsten Science-Fiction- oder einen sonstigen Roman vergraben. In einer kleinen Gruppe kann er scheu oder auch ungestüm sein; wenn ihm jedoch ein Elternteil zu verstehen gibt, daß seine Handlungsweise nicht ganz in Ordnung ist, nimmt er sich sofort zurück und verhält sich, wie man es von ihm erwartet.

Nina, ein Teenager, dem mit *Natrium muriaticum* geholfen werden konnte, war zu zurückhaltend, schüchtern und empfindlich, als daß sie in den Praxisräumen hätte warten wollen; sie zog es vielmehr vor, auf der Heckhaube ihres Wagens zu sitzen und wehmütige Balladen auf ihrer Gitarre zu spielen. Sie zeigte uns den Inhalt ihres Kofferraums, der angefüllt war mit gefühlsmäßig besetzten Erinnerungsstücken. Es fanden sich darin Originalgemälde, besondere Bücher und Lieder, die sie selbst geschrieben hatte; es waren besonders kostbare Liebhaberstücke, die sie, wo immer sie auch hinging, mit sich herumtrug.

Im Untersuchungszimmer kann der Behandler auf mehrere unterschiedliche Verhaltensmuster stoßen. Ein Kind sitzt ganz aufrecht mit übereinandergeschlagenen Beinen, die Hände ineinander gefaltet, alle Muskeln angespannt. Ein anderes Kind, vielleicht im Alter des Heranreifens, zeigt, wie der Wunsch nach körperlicher Distanz dahingehend manifestiert werden kann, als man lässig seine Beine auf den Sitz zieht und auf diese Weise jene Beine mitsamt dem Körper zwischen sich und die eindringlichen Fragen des Homöopathen schiebt. Wieder ein anderes Kind hingegen liegt offenbar völlig entspannt mit einem Buch hinter dem Stuhl der Eltern auf dem Boden. Dieses Verhalten mag zwar einer unbekümmerten Haltung, wie man sie bei sorgloseren Arzneimitteltypen, wie zum Beispiel dem *Sulfur*, finden kann, vergleichbar erscheinen, das *Natrium muriaticum*-Kind jedoch handelt auf eben diese Weise, um **jegliche emotionale Kommunikation mit dem Behandler zu vermeiden**.

Einige Kinder können ständig ihre Eltern mit einem Blick dazu auffordern, für sie zu antworten, ohne jemals den Wunsch zu haben, dies selbst zu tun. Andere *Natrium muriaticum*-Kinder hingegen antworten auf Fragen sehr reif und nehmen es übel, wenn ein Elternteil unterbricht oder sonstwie einschreitet. Ebenso kann man, besonders unter **männlichen Teenagern**, darauf stoßen, daß sie **zwar ungern und mürrisch, aber doch vollständig auf die gestellte Frage antworten**. Der Widerwille dieser Jungen ist leicht von ihren Gesichtern ablesbar: Sie verziehen ihren Mund bei jeder Antwort zu einer Grimasse, als äßen sie verdorbene Kirschen. Das einsilbige Ja oder Nein auf jede Frage ist nur ein dünner Anstrich, der keinesfalls den Gesichtsausdruck, welcher eine ganz andere Botschaft übermittelt, übertünchen kann. Es ist, als ob man klar die

Gedankenprozesse, welche zu dieser abweisenden Maske führten, beobachten könne: »Ich will hier nicht sein. Ich wurde von meinen Eltern gegen meinen Willen hierher gebracht. Nun gut, eines Tages werde ich ihnen dies vielleicht verzeihen, aber was sollen all diese dummen Fragen? Man hat mich hierher wegen meiner Kopfschmerzen gebracht; warum werde ich also gelöchert in bezug auf meine Freunde, meine Ängste, meine Schularbeiten?«

Ein Kind kann möglicherweise zu viel Kleidung anhaben und sich weigern, während des Anamnesegesprächs den Mantel abzunehmen. Das Mädchen sitzt da, seine Hände tief in den Taschen vergraben, den Körper vom Behandler abgewandt. Mit hochgezogenen Schultern und verengtem Brustkorb tritt es schüchtern und verschlossen auf, antwortet allenfalls im Flüsterton. Solche Patienten schotten ihren Brustkorb gegenüber jeder möglichen emotionalen Verbindung ab, die sich in dieser neuen Praxis mit diesem neuen Therapeuten ergeben könnte.

Andere scheinen sehr **nervös**, als drohe ihnen schon allein durch das Trauma des Eröffnungsgesprächs ein Ohnmachtsanfall. Sie können versuchen, mit einer gewissen Reife aufzutreten und passende Antworten zu geben, denen jedoch ein nervöses Kichern folgt. Sie mögen versuchen, gerade nicht nervös zu erscheinen, indem sie z.B. lässig auf ihrem Stuhl herumhängen – aber wie immer verrät sie ihre Körpersprache. Der ganze Körper kann vom Behandler abgewandt werden, und sie vermeiden möglicherweise jeden bedeutungsvollen Augenkontakt. Selbst in der scheinbar lockersten Körperhaltung erscheinen sie angespannt. Wenn man einen Schritt zurücktritt und das gesamte Auftreten des Kindes ins Auge faßt, kann man bemerken, daß nur der Mund sich bewegt: der Rest des Körpers erscheint sehr steif, als sei er gefroren.

Natrium muriaticum-**Mädchen schlagen** oft **ihre Beine übereinander und lassen unablässig einen Fußknöchel kreisen**, als ob sie dadurch die durch die Anamnese hervorgerufene Spannung lösen könnten. Die Fußbewegungen verlangsamen sich in dem Maße, wie man an heikleren emotionalen Themen rührt und werden beschleunigt während leichterer, angenehmerer Fragen.

Gelegentlich wird von allen im Raum wahrgenommen, daß ein Kind seine Seele gegenüber dem Befrager öffnet. Plötzlich verändert sich die

Stimmung im Raum, und ein sehr intimes Band beginnt sich zu knüpfen; alles Scherzen verschwindet, und das Kind beginnt zu offenbaren, was zum zentralen Brennpunkt des Falles wird – der wahre, **empfindsame, kummervolle Gemütszustand**.

Es ist nicht ungewöhnlich, einen *Natrium muriaticum*-Patienten in der Anamnese zu haben, der extrem **aufmerksam und wohlerzogen** ist und immer wieder höflich »Wie bitte?« oder »Entschuldigen Sie, ich habe nicht verstanden« fragt, wenn er eine Frage nicht verstanden hat.

Perfektionismus

Das erste, was einen bei einem *Natrium muriaticum*-Kind verblüfft, ist seine **Eleganz**. Saubere Kleider und peinlich genau geordnetes Haar sind die Regel. Die große Aufmerksamkeit, die der äußeren Erscheinung gezollt wird, ergänzt die feine Charakterstruktur und die empfindsamen Augen. Schon sehr jung können diese Kinder eine in ihren einzelnen Kleidungsstücken auf sich abgestimmte Garderobe wählen und fordern, sich selbst anziehen zu dürfen. Haarspangen passen zum Rock und zu den Söckchen, welche ordentlich genau über dem Knöchel umgeschlagen sind. Die Hemden der Jungen stecken fest in der Hose, und das Haar ist perfekt gescheitelt. Der Behandler selbst mag beeindruckt diese sauberen, hübschen Jungen anschauen und dabei denken: »Das genau wäre der Typ von Junge, den meine Tochter heiraten sollte.«

Fast alle *Natrium muriaticum*-Kinder haben die Neigung zum Perfektionismus, was sich **schon in einem sehr zarten Alter zeigen kann**. Kleinkinder können schon mit siebzehn oder achtzehn Monaten keine Windeln mehr benötigen. Mit neunzehn Monaten kann es vorkommen, daß sie, mit einer Windel bewaffnet, auf ihre Mutter lossteuern und von sich aus fordern, neu gewindelt zu werden. Mit zwei Jahren wollen sie vielleicht mehrmals am Tag ihre Hände gewaschen bekommen. Mit vier Jahren stauben sie ihre Möbel ab. Sie **mögen es, wenn ihr Zimmer sauber**, ihr Bett gemacht und ihre Bücher und Spielsachen aufgeräumt sind. Sie werden gereizt, wenn ein Geschwisterkind unordentlich ist. Wenn sie ein Zimmer mit einem Geschwister teilen müssen, werden sie möglicherweise eine klare Grenzziehung fordern, insbesondere, wenn sie den Raum mit einem *Sulfur*-Kind teilen. Ihre Zimmerseite bleibt sauber! Ein Junge drohte voller Protest, auf dem Wohnzimmersofa zu schlafen, wenn seine Schwester, die sein Zimmer teilte, nicht Ordnung hinter sich schaffte.

Es **mag so aussehen, als seien sie besitzgierig**, weil sie ihre Freunde oder Geschwister bestimmte Dinge nicht berühren lassen; dies geschieht aber viel eher aus dem Wunsch heraus, die eigenen Sachen sauber, in Ordnung und unversehrt zu halten. Diese Kinder verlieren niemals einen persönlichen Wertgegenstand, sondern **kategorisieren, organisieren und halten diese mit Freude und großer Sorgfalt in Ordnung**. Alles was sie besitzen, von den Büchern bis zu den Baseballkarten, von den Spielzeugautos bis zu den Puppen, wird sauber und ordentlich aufbewahrt.

Ihr Perfektionismus wird auch außerhalb des Hauses festgestellt. **In der Schule sind sie ebenso ordnungsliebend** wie zu Hause. Ihre Schließfächer und Kabuffs sind weit ordentlicher als die ihrer Klassenkameraden. Der **Drang zu Perfektion und Erfolg** macht einen *Natrium muriaticum*-Jugendlichen oft zum Herausgeber der Schulzeitung oder läßt ihn sich um einen Posten in der Schülermitverwaltung bewerben.

Sie werden deprimiert oder hysterisch, wenn sie in Prüfungen oder Zeugnissen keine guten Zensuren erhalten. Sie weinen oder zerreißen das anstößige Blatt, wenn ihnen beim Schreiben ein Fehler unterlief. Oft arbeiten sie an einer zugeteilten Hausaufgabe, insbesondere wenn sie bewertet werden soll, bis sie absolut sicher sind, daß sie fehlerfrei ist. Beim Ausmalen von Bildern können sie das Bild in Stücke reißen, wenn sie zufällig über die schwarze Linie gemalt haben. Sie können aus lauter Frustration weinen und auf das Bett trommeln, wenn sie beispielsweise eine Mathematikaufgabe nicht lösen können. Wenn sie doch einmal einen Fehler machen, bitten sie oft nicht um Hilfe, weil sie **glauben, daß dieser Fehltritt sie als „minder" klassifiziert**, und so geben sie auf.

Interessanterweise kann man feststellen, daß perfektionistische *Natrium muriaticum*-Kinder, die von ihrem Miasma her sykotisch sind, aufgrund einer solchen Anspruchshaltung keinesfalls Respekt oder Bestätigung ernten; ganz im Gegenteil macht gerade dieses pingelige Verhalten die Mitmenschen absolut krank. Anstatt für seine Fehler gescholten zu werden, wird das Kind abgelehnt, weil es zu gut ist: ein „neunmal kluger Tugendbold".

Einige Kinder mögen ehrlich zugeben, daß sie sich nicht viel daraus machen, ihre Dinge oder Besitztümer wohl zu behüten, daß es ihnen völlig gleichgültig sei, wenn ihr Zimmer in Unordnung geriete. Eine auffallende Kleinlichkeit jedoch, die in diesen Fällen übrigbleibt, ist, daß sie viel Mühe darauf verwenden, ihr Haar zu kämmen und sich sauber und passend zu kleiden.

Es ist interessant zu beobachten, daß, nachdem das Mittel zu wirken begonnen hat, der Perfektionismus, der die Welt des Kindes zu einem für andere unzugänglichen Bereich machte, sich auflöst, wodurch das Kind aufzublühen und sich zu verändern beginnt. Nach Einnahme des Mittels beginnt das Kind oft, aus sich herauszugehen, es wird freundlich, ein wenig unordentlich und gelegentlich ungestüm. Selbst wenn das körperliche Problem, das das Kind zum Homöopathen geführt hatte, durch das Mittel nicht weitgehend gebessert wurde, sollte die verordnete Arznei nicht zu schnell gewechselt werden, denn diese starke und dramatische Veränderung im Gefühlsbereich zeigt, daß das Mittel tief gegriffen hat und ihm die Möglichkeit gegeben werden sollte, weiter zu wirken, bis ein anderes Mittel angezeigt ist.

Befangenheit

Natrium muriaticum-Kinder sind sehr gehemmt und fragen sich ständig »Was denken die anderen über meinen Haarschnitt, meine Pickel, meine Kleider, das Auto meiner Eltern?« In starkem Maße **beschäftigen sie sich mit den Meinungen anderer über sie**. Dies ist auch einer der Gründe, warum sie solche Perfektionisten sind. Sie haben ein starkes Gefühlsleben und sind leicht verletzbar, so daß, wenn man über sie lacht, oder sie sonst in irgendeiner Weise lächerlich gemacht werden, ihr gesamtes Selbstverständnis wie ein Kartenhaus zusammenfällt, was das **negative Persönlichkeitsbild**, das sie von sich selbst haben, nur noch verstärkt.

Dieses herabgesetzte Selbstwertgefühl, zusammen mit Unsicherheiten im sozialen Umgang, sind die Grundlage für viele **zwanghafte, perfektionistische Verhaltensweisen**. Eine Möglichkeit, dem Spott, dem man in der Kindheit vielleicht ausgesetzt ist, zu entkommen, ist, sich den Anschein von Unverletzbarkeit oder Vollkommenheit zu geben. »Ich werde niemandem die Möglichkeit geben, auf mir herumzuhacken.« Diese „Belagerungsmentalität" läßt im Kind ein großes Angstgefühl entstehen, sobald es versucht, das Unerreichbare zu erreichen, nämlich Vollkommenheit. Hemmungen zeigen sich auch in anderem Zusammenhang. Das Kind kann sich ganz gut fühlen, solange es mit ein, zwei anderen Kindern spricht oder spielt. In Gruppen sieht die Sache jedoch ganz anders aus. Das Kind kann **panische Angst vor Einladungen** wie Geburtstagsparties oder Schulveranstaltungen haben und sich weigern, irgend etwas dergleichen zu besuchen. Für den Fall, daß eine **körperliche Unzulänglichkeit** für andere sichtbar zum Ausbruch gekommen ist, spitzt sich diese befangene Haltung zu. Wenn es zum Beispiel eine Narbe, einen Hautausschlag oder arthritische Knötchenbildung hat, umgeht das Kind Fragen oder forschende Blicke in der Öffentlichkeit dadurch, daß es Situationen meidet, in denen es seine Kleider ablegen müßte. Es handelt sich um den Typ von Kind, das sich weigert, mit anderen Kindern schwimmen zu gehen, oder dem es furchtbar peinlich ist, im Umkleideraum die Kleider zu wechseln.

Angst vor Spott

Was die Gefühlssphäre anbelangt, sind *Natrium muriaticum*-Jugendliche sehr **sensibel**. Sie werden leicht verlegen. Sie scheinen immer unter Spannung zu stehen, weil sie keine Fehler machen wollen. Viele dieser Kinder probieren nichts Neues aus, weil sie Angst davor haben zu versagen. Dieser Widerstand kann reichen vom Kind, das sich aufgrund reinen Mangels an Körperkoordination in seinen Bewegungen zu spielen weigert, bis hin zu Kindern, die aus Schüchternheit keine neuen Freundschaften schließen. Wenngleich in dieser Hinsicht ihr Verhalten Ähnlichkeiten mit *Lycopodium* aufweisen mag, so ist die ursächliche Wurzel dieses Verhaltens doch eine andere. Ein *Lycopodium*-Kind fürchtet den Verlust seines sozialen Status, während bei *Natrium muriaticum* der Erfolgszwang von innen kommt. Die **Selbstanklage** und emotionale Selbstbestrafung dafür, daß man ein schlechter Mensch ist, wäre mehr, als das Kind ertragen könnte.

Teenager können diese selbstzerfleischenden Gedanken manchmal sehr klar formulieren und durchleben während der Fallaufnahme vielleicht noch einmal das gesamte Szenario. Wenn ihm ein sprachlicher Fehler unterläuft oder er eine Frage, weil sie nicht richtig verstanden worden ist, falsch beantwortet, errötet er unmittelbar – insbesondere, wenn es sich um einen Jungen handelt.

Da das *Natrium muriaticum*-Kind so sehr gehemmt und sich seiner selbst im Rahmen jeder Interaktion so intensiv bewußt ist, gewahrt es auch jeden kleinsten Fehler und „Schnitzer", der ihm unterläuft. Spannung und Selbstverdammung machen sich schnell im Raum breit. Achten Sie darauf und seien Sie dafür empfänglich, da an diesem Punkt das Arzneimittel klar wird. Man kann das Kind dann fast sagen hören: »Ich bin ein Idiot, das ist der Beweis, daß ich ein Idiot bin, ich bin wertlos. Nie wieder werde ich einen solchen Fehler machen." All dies geschieht mit einer Haltung, die von Reife geprägt ist – ganz anders als die Antworten der eher kindischen Persönlichkeit von *Lycopodium*- oder *Pulsatilla*-Kindern; oder gar im Vergleich mit *Sulfur*, das an diesem Punkt gleichgültig die Schultern zuckt oder mit jedem über diesen Fehler lacht.

Es ist die Neigung zu Selbsttadel, die diese Kinder dazu antreibt, jede unternommene Anstrengung zu perfektionieren. Sie besitzen einen inneren Leistungstrieb, wie ihn nur wenige andere Arzneimitteltypen haben. Sie können die Poesie, Musik, die Bildenden Künste oder Sport wählen – es spielt im Grunde keine Rolle, was das Vehikel ihres schöpferischen Ausdrucks ist; stets **zeichnen sie sich durchweg in allem aus, worauf immer ihre Wahl auch fiel.**

Dieser Erfolgstrieb ist entstanden aus der **Unzufriedenheit des Kindes mit seiner eigenen Leistung bzw. seinem schöpferischen Tun**. Die Unzufriedenheit veranlaßt das Kind, seine Fähigkeiten immer weiter zu vervollkommnen, wobei jedes vollendete Stück oder jede erbrachte Leistung ständig kritisiert, Komplimente oder Applaus jedoch nie gehört werden. In der Leichtathletik wird sich das Kind nicht für Teamsportarten interessieren, sondern stattdessen individuelle Disziplinen wie beispielsweise Laufen oder Geräteturnen bevorzugen.

Aufgrund ihres Hanges zur Vollkommenheit, ihres Engagements und ihrer Hingabe belegen sie in Wettkämpfen oft den ersten Platz – doch alles Lob kann ungehört verhallen. Die **Aufmerksamkeit**, die dies alles mit sich bringt, **macht sie vielmehr verlegen**, oder sie konzentrieren sich nur auf ihre Fehler. Es geht ihnen bei der Wahl jener individuellen Disziplinen also weniger um diese Auszeichnungen als darum, daß sie meinen, sie würden innerhalb eines Teams viel zu deutlich in ihren Leistungen herausragen und folglich nie wirklich hineinpassen. Und da haben wir es wieder! Der ganze Applaus, das Scheinwerferlicht – und wieder einmal »fallen sie auf«.

Die überaus gewissenhafte Wesensart von *Natrium muriaticum* kann in der Jugend **Angst, die anfallsartig auftritt,** hervorrufen. Ein jugendlicher Patient, Peter, bekam immer, wenn er wegen seiner Mathematikstunden in Unruhe geriet, heftigste Kopf- und Magenschmerzen. Vor Prüfungen geriet er in Panik darüber, daß er keine guten Zensuren erhalten könnte. Seine Befürchtungen waren jedoch völlig unbegründet, da er ein ausgezeichneter Schüler war und ihn seine Eltern zudem niemals zu besonderen Leistungen angetrieben hatten. Und nochmals: dieser Fall hat nichts mit Leistungsangst, wie man sie bei *Lycopodium* oder *Silicea* vorfinden kann, zu tun; vielmehr handelt es sich um ein eigens vom Kind entwickeltes Bedürfnis, seine Sache gut zu machen, welches einhergeht mit anderen, anscheinend angeborenen Nöten und Zeichen von Perfektionismus: **Sauberkeit, Ordnungsliebe und klare Stimmigkeit**. Es ist keinesfalls so, daß die Eltern Druck in dieser Richtung ausübten; für diese Kinder ist dies ein ganz natürlicher Zustand. Als Symptom jedoch verweist dieser Hang zu Perfektionismus geradewegs auf *Natrium muriaticum* als Arzneimittel, denn, wenngleich die Betroffenen dies als etwas ganz Natürliches erleben, es ist für ein Kind keinesfalls normal, so heikel und anspruchsvoll zu sein.

Tiefe Gefühle

Natrium muriaticum-Kinder haben sehr tiefe Gefühlserlebnisse und zeigen insbesondere eine Bereitschaft zu **Traurigkeit**. Ein Todesfall in der Familie, Trennung oder Scheidung, oder wenn Geschwister oder

Freunde wegziehen, all dies kann Auslöser für diese Prädisposition werden. Kummer allein rechtfertigt die Verschreibung dieses Mittels jedoch nicht; sie müssen auf Kummer schon mit der für *Natrium muriaticum* typischen Symptomatik reagieren!

Immer dann, wenn sich beim Kind **nach einer schweren Depression eine Krankheit** entwickelt, oder **wenn eine Krankheit von einer Depression begleitet wird**, sollte *Natrium muriaticum* in Betracht gezogen werden. Ein Kind wurde depressiv während einer Ekzemerkrankung, ein anderes bekam Arthritis nach einem Depressionsschub. Ein Kind litt unter Dysmenorrhoe nach einem Todesfall in der Familie, ein anderes bekam Kopfschmerzen, nachdem sich die Eltern scheiden ließen, während wieder ein anderes Kind chronische Infektionen der oberen Atmungswege bekam, nachdem sein bester Freund weggezogen war. Man sollte immer nach tiefgreifenden Erlebnissen im Leben des Kindes fragen, da sie oft ein Fenster zu seinem inneren Gefühlszustand öffnen. Kummer und Trauer sind Ursachen für *Natrium muriaticum*-Erkrankungen, ebenso wie dies bei unterdrückten Ausschlägen für *Sulfur* gilt.

Aufgrund dieser starken Gefühle werden sie sehr **empfindlich gegenüber der leisesten Kritik**, durch die sie sich verschließen und in die Defensive gehen. Nachdem sie zurechtgewiesen wurden, können sie sich sehr verletzt verhalten und sich für einige Zeit schmollend zurückziehen. Die Person, die die Zurechtweisung vornahm, erkennt vielleicht nicht einmal, was sie getan haben könnte und fragt: »Was ist denn los?«, worauf das Kind »Nichts!« antwortet. »Habe ich etwas Falsches gesagt?« »Nein.« Dennoch kann das Kind oder der Teenager die Eltern wütend anstarren, die Türe zudonnern und einen empörten und angewiderten Blick aufsetzen. Die geringste Beleidigung kann ihr schwaches und zerbrechliches Selbstverständnis bis ins Mark erschüttern und sie in jenes Verhaltensmuster der Selbstbezichtigung zwingen, für das diese Kinder so bekannt sind.

Introvertiertes Wesen

Vor allem anderen ist *Natrium muriaticum* ein **Einzelgänger**. Wenn sie mit anderen Menschen in Beziehung treten, interagieren sie bevorzugt „von Mensch zu Mensch", ohne Einbeziehung einer dritten Person, denn sie verabscheuen und fürchten größere Gruppen. *Natrium muriaticum* in jungen Jahren besucht wegen seiner Schüchternheit und Introvertiertheit und dem Gefühl, fehl am Platze zu sein, nicht gerne Parties. Oft haben sie nur wenige enge Freunde und leiden unter dem Gefühl, daß keiner sie versteht. Typischerweise haben sie höchstens ein bis zwei gute Freunde.

Sie sind erfolgversprechende Künstler, Dichter oder Musiker, die **ihre Kreativität sehr ernst nehmen**. Weil sie andere aus Angst oder Überempfindlichkeit beiseite stoßen und links liegen lassen, denken diese, sie seien „abgehoben", hielten sich abseits und scheinen im Vergleich zu anderen jungen Leuten als zu ernst. Sie können das Gefühl vermitteln, als trügen sie die Last der Welt auf ihren schmalen Schultern – wenngleich ärgerlich grollend!

Dieses emotional empfindliche und reaktive Wesen in Verbindung mit großer Schüchternheit läßt das Kind verschlossen und emotionslos erscheinen, was von der Wahrheit nicht weiter entfernt sein könnte. **Intensiv und tief erlebte Gefühle** ergießen sich auf die Seiten der Tagebücher, der Leinwand von Gemälden und teilen sich mit in den Schwingungen des Gesangs wehmütiger Lieder, sobald sie im künstlerischen Ausdruck ihren verhaltenen Gefühlen freien Lauf lassen. Kinder dieses Typs sind menschenscheu und haben eine natürliche Liebe für Tiere, denen sie sich eng verbunden fühlen.

Sie trachten nach jeder Art von **Aktivität**, die ihnen **Schutz vor Spott** und die Möglichkeit zur Gefühlsäußerung gewährt. Die Phantasiewelt, die sie in den Büchern erwartet, ist ein Grund dafür, warum sie so unersättliche Leseratten sind. Gerne bewohnen sie die in ihren Köpfen erschaffene Welt – eine Welt, in der sie ihre Gefühle offen zeigen und sie leicht mit anderen teilen können. Die Bücher, die sie wählen, weisen daher oft viele aktive Dialoge zwischen Kindern auf, wie man sie in der zur Zeit beliebten Serie des *Baby-Sitter-Clubs* findet.

Es ist allgemein verbreitet, daß Kinder durch introvertierte Lebensphasen gehen. Bei *Natrium muriaticum*-Individuen jedoch ist diese Phase **stark verlängert und, wie es scheint, geradezu suchterzeugend**. Geschichten lesen, ins Kino gehen, fernsehen – all dies erlaubt ihnen, unabhängig von anderen Menschen ein breites Spektrum ihrer Gefühle auszuleben und keine Gefahr zu laufen, gefühlsmäßig verletzt zu werden. Dieses Verhaltensmuster gehört für *Natrium muriaticum* zum Alltag.

Familienangelegenheiten

Bei Schulveranstaltungen kann man *Natrium muriaticum*-Kinder neben ihren Eltern sitzen und jeden weiteren Augenkontakt mit anderen Personen vermeiden sehen; oder aber, sie sind durch die Anwesenheit der Eltern so in Verlegenheit gebracht, daß sie sie während der ganzen Veranstaltung ignorieren und sich weigern, mit ihnen zu sprechen. Wenn die Eltern diese Episode beschreiben, sieht man das Kind entweder mit einem traurigen, abwesenden Ausdruck in den Augen im Stuhl versinken, oder aber seine Eltern mit einem Blick, der töten könnte, anfunkeln – mit Gedanken, die ihm ins Gesicht geschrieben stehen, wie »»Mein Gott, was seid ihr abscheulich! Warum erzählt ihr das? Wollt ihr mich zu Tode blamieren?«

»Es ist mein Fehler, daß diese schreckliche Sache geschah, ich bin der Grund dieser Scheidung.« »Mein Bruder starb wegen mir.« Diese Art von Gedanken quälen diese Kinder in bezug auf ihre Familien. In Alkoholikerfamilien stellen sie sich in Gedanken selbst oft als heldenhafte Retter vor: »Da gibt es nur eines: Ich muß mich um sie kümmern. Ich verantworte das, es ist alleine meine Schuld.« Es ist unglaublich und manchmal tragisch, daß man in einem vielleicht erst sieben Jahre alten Kind ein solches Maß an **Schuldgefühl und Reue** finden kann.

Groll und Haß gegenüber bestimmten Familienmitgliedern findet man oft bei Erwachsenen, die zwar für sich in Anspruch nehmen, Verwandten, von denen sie einstmals verletzt wurden, vergeben zu haben, die aber selbst nach vierzig, fünfzig Jahren frühere Schmach und Ungerechtigkeiten nicht vergessen können. Wenn man bei einem friedfertigen Kind Ärger, Haß oder Schuldgefühle gegenüber Familienmitgliedern entdeckt, sollte einem der Gedanke an *Natrium muriaticum* kommen.

Weinen

Wenn sie gescholten werden oder wenn Eltern barsch mit ihnen umgehen, kann dies Sturzbäche von Tränen auslösen. Sie reagieren so **empfindlich auf Tadel**, daß **schon ein bloßer „falscher Blick"** sie zum Weinen bringen kann. Wenn sie bestraft werden, verstärkt dies nur ihr Gefühl von Unmut, Selbstverdammung und Wertlosigkeit. Dies und der Wunsch nach Anonymität, um keinem Spott ausgesetzt zu sein, ist der Grund, warum man in der Rubrik *GEMÜT: Angesehen werden, will nicht* (KK I 2) die Arznei *Natrium muriaticum* findet. Während der Anamnese wird das Kind den Homöopathen höchstwahrscheinlich nicht ansehen, sondern eher aus dem Fenster oder auf den Boden starren, besonders während es spricht. Was die Mutter angeht, so braucht sie ihr Kind zum Großteil nur anzuschauen, um es unter Kontrolle zu halten. Sie weinen nicht nur bei Tadel oder Strafe, sondern auch, wenn sie außer sich geraten oder frustriert sind über die an sich selbst wahrgenommene Unfähigkeit. Wenn sie aufgrund solcher Umstände so aus Ärger weinen, können sie ebenso gut hinaus ins Schlaf- oder Badezimmer stürzen, um dort, für sich allein, ihren Tränen freien Lauf zu lassen.

Der hyperaktive *Natrium muriaticum*-Typ wird wütend, wenn man ihm widerspricht und weint aus Wut. Insofern sollte dieses Mittel in Kents Repertorium in der Rubrik *GEMÜT: Weinen, durch Ärger* (KK I 144) ergänzt werden. Genau diese Art von *Natrium muriaticum*-Kind beschimpft seine Eltern während der Anamnese.

Das Kind weint leicht und zeigt eine **Abneigung dagegen, im Arm gehalten zu werden**, da es vielmehr in Ruhe gelassen werden möchte, als getröstet zu werden. Weinen kann abwechseln mit Lachen. Manchmal, wenn das Kind etwas Trauriges hört und darüber hinaus jemandem eine zu Herzen gehende Mitteilung machen muß, huscht **unangebracht und hilflos ein Lächeln** über seine Lippen. Ein solches Verhalten ist für diesen Arzeimitteltypus sehr charakteristisch und erklärt auch, warum *Natrium muriaticum* in den Rubriken *GEMÜT: Lachen; unmäßig* (KK I 68) und *GEMÜT: Lachen, unfreiwillig* (dto.)gefunden wird. So kann das Kind im Gespräch bei jeder Frage, die ihm während der Anamnese gestellt wird, unfreiwillig lächeln. Ein Lachen bei diesen Gelegenheiten hat keine

Ähnlichkeit mit der kernig-offenen Fröhlichkeit eines *Sulfur*-Kindes, sondern gleicht einem angespannten und nervösen Gekicher.

Trost verschlechtert

Oft ärgern sie sich darüber, wie Kleinkinder behandelt zu werden und erleben dies als störende Einmischung in ihr Leben. In ihrem späteren Leben verwandelt sich dies in eine negative Reaktion auf Trost. Sie mögen sich im Grunde zwar den Trost ihrer Eltern wünschen, aber sie bitten niemals darum. Sie bleiben für sich oder laufen, wenn sie sich aufgeregt haben, in ihr Zimmer. »Ich bin der Fels der Familie. Keiner darf wissen, daß ich in Not bin und daß ich mich unsicher fühle.« Versuche, sie zu trösten, beschwören eine nur noch größere Traurigkeit herauf und machen alles nur noch schlimmer. Da sie das Gefühl haben, daß keiner sie *wirklich* versteht, wird Trost nicht als aufrichtig gemeinte Anteilnahme angenommen. Einige Kinder bekommen tatsächlich Wutanfälle oder stoßen die tröstende Person heftig beiseite.

Ihre Abneigung gegen Trost braucht aber auch nur eine kleine Weile dauern – solange nämlich, bis sie ihren inneren Konflikt gelöst haben: »Nach einem Streit möchte ich erst einmal zwei Stunden alleine sein, und dann erst möchte ich mit meinen Eltern darüber sprechen.« In einem akuten Krankheitszustand kann diese **einsilbige Verschlossenheit** die betreuenden Erwachsenen geradezu an den Rand der Verzweiflung bringen. Das Kind kann stöhnen, weinen, seufzen, aber es wird nicht sagen, was ihm fehlt. Die Eltern fühlen sich berechtigterweise frustriert, wenn sie nicht herausbekommen können, was ihrem geliebten Kinde Schmerzen bereitet.

Das Bild ist das eines **mürrischen, schmollenden Kindes**: mit der Beschreibung »Kann sich nicht dazu durchringen, glücklich zu sein« trifft Kent in seiner Arzneimittellehre die Sache im Kern. *Natrium muriaticum*-Kinder neigen dazu, an einer bestimmten Vorstellung von sich selbst festzuhalten, wie zum Beispiel an der, daß sie so schlecht seien, daß jedes unerfreuliche Ereignis oder seine Folgen ihre eigene Schuld sei. Viele Themen ihres Seelenlebens drehen sich darum, mit diesem Problem umzugehen; es sind sehr ernste Kinder mit Konflikten vom Format Erwachsener.

Zorn

Ärgerliches Grollen kann sich entwickeln, insbesondere, nachdem man sie lächerlich gemacht hat oder sie Erfahrung von Traurigsein gemacht haben. Wenn sie verletzt wurden, durchleben sie die Demütigung wieder und wieder, wobei sie bei jeder frischen Entdeckung gewissermaßen lodern und rauchen, da jede kleinste Nuance des Konflikts für sie einem Schlag ins Gesicht gleichkommt. Sie können Jahre brauchen, bis sie diese Beleidigung vergeben und vergessen haben.

Zorn kann gellendes Schreien hervorrufen, allerdings weit weniger heftig, als man dies von *Nux vomica* oder *Tuberculinum* kennt. Wenn jedoch ein Elternteil zurückschreit, gewinnt sofort wieder die Empfindlichkeit die Oberhand, und das Kind verschließt sich schnell, als käme es auf den Boden der Tatsachen zurück. Es kann sich daraufhin in einen privaten Winkel zurückziehen, um dort mürrisch Trübsal zu blasen, und erst nach Stunden kommt es wieder hervor. Ausfällig gewordene *Natrium muriaticum*-Kinder sind nicht nur nach Trost oder Schelten, sondern gelegentlich auch nach dem Erwachen in gereizter Stimmung.

Beklemmendes Angstgefühl

Angst vor dem Bösen oder das Gefühl, daß etwas Schreckliches passieren wird, sind nicht ungewöhnlich. Diese Kinder leben mit dem Gefühl, daß Dinge geschehen, die ihnen unausweichlich bestätigen werden, daß die Welt grausam und hart ist, was sie wiederum in ihrer eigenen, grundlegend strengen Weltanschauung bestärkt. »Wohin gehst du?«, »Wann wirst du zurück sein?«, »Wann kommen wir an?«, »Wie soll ich mich verhalten?«, »Ich möchte nicht in eine neue Schule gehen!« – dies sind Beispiele für die Ängste von *Natrium muriaticum* in bezug auf **Familienmitglieder** und das **bedrohliche Unbekannte**. Ein Gefühl angstvoller Besorgnis, weil die Eltern nicht pünktlich nach Hause kommen, ist symptomatisch für diesen Typus, ebenso wie der mitunter in Worte gefaßte Wunsch, die Eltern mögen langsamer fahren und den Straßenverkehr sorgsam im Auge behalten. Es ist, als könnten sie den Gedanken, einen geliebten Menschen zu verlieren, nicht ertragen und versuchten daher, das, was ihren eigenen Befürchtungen nach ohnehin unvermeidbar ist, zu verhindern. Dieses Symptom findet sich in Kents Repertorium unter *GEMÜT: Furcht, daß sich etwas ereignen wird* (KK I 42).

Typischerweise wird diese Furcht zumindest teilweise dadurch kompensiert, daß **versucht wird, auf Ereignisse Kontrolle auszuüben**. Sie müssen unbedingt wissen, was als nächstes geschehen wird und welchem Plan zu folgen ist. Dieses Wissen gibt ihnen dann die Möglichkeit, eine Änderung im Handlungsverlauf vorauszuplanen, ohne selbst in Verwirrung und Aufregung zu geraten. Es sind Kinder, die eine Aufgabe, ähnlich wie bei *Calcarea carbonica*, sobald sie sie begonnen haben, auch zu Ende führen müssen.

Sie sind **reizbar durch Aufregung**, starke Gefühle und durch laute Geräusche, wie etwa Donner. Ihr Nervensystem steht unter einer solchen Anspannung, daß starke Reize ein verheerendes inneres Chaos auslösen. Aus diesem Grund können *Natrium muriaticum*-Kinder im Falle einer akuten Erkrankung *Ignatia amara* benötigen; ihre Nerven sind so angespannt, daß sie unter zu großer Belastung *Ignatia*-Symptome entwickeln.

Konkrete Ängste

Ängste können sie verfolgen, die denen von *Phosphorus* ähnlich sind: **Angst im Dunkeln, Angst vor dem Alleinsein, Furcht vor Gewitter, Furcht vor Schlangen, Spinnen, Mörderbienen und Insekten mit großen Kauwerkzeugen; sie fürchten, daß die Katze sterben wird oder daß etwas Angsteinflößendes um die Ecke lauert**. Sie haben große Furcht vor **Einbrechern** und stellen sich vor, daß jeder Abendschatten einen Dieb verberge. So ein Mädchen kann nach Hause kommen und atemlos seinen Eltern berichten, daß auf sie ganz genau die Beschreibung eines Kindes paßt, das wahrscheinlich **entführt** werden soll.

Es kann sie stark beunruhigen, **in der Öffentlichkeit sprechen** zu müssen. Angst um ihre Gesundheit kann auftauchen, wenngleich dieses

Symptom eher bei Erwachsenen gefunden wird. Eine ihrer am stärksten ausgeprägten Ängste ist, soweit vorhanden, die Furcht **an hochgelegenen Orten**, die so stark auftreten kann, wie man dies etwa bei *Sulfur* oder *Calcarea carbonica* vorfindet. Cyrus, acht Jahre alt, geriet in Panik, als er eine Brücke überqueren mußte. Er schrie, weinte und bat um die Hand des Vaters, als er zitternd, die Augen geschlossen, über die Brücke ging. Derselbe Junge hatte auch Alpträume von einstürzenden Brücken, die ihn in den Abgrund rissen. Mag dies auch als extremes Beispiel erscheinen, so können ähnliche Erfahrungen von ebenso intensiver Erlebnisqualität bei *Natrium muriaticum*-Kindern gefunden werden.

Das Kind kann auch an **Klaustrophobie** oder der Angst, gefesselt zu werden beziehungsweise zu Boden gepreßt zu werden, leiden. Dies wird besonders oft erlebt beim Raufen, im (in den USA so beliebten) Angriffsfußball oder bei anderen Sportarten, die Gelegenheit für derartige Kontakte in Verbindung mit Nötigungen und Zwängen bieten.

Langsamkeit und Schwerfälligkeit

Gelegentlich ist ein *Natrium muriaticum*-Kind in seiner geistigen und körperlichen Entwicklung verlangsamt. Es kann oft erst später als die meisten Kinder gehen- und sprechenlernen und eine Legasthenie entfalten. Für dieses Kind kann es einen regelrechten Kampf bedeuten, ein guter Schüler zu werden, besonders in Mathematik und anderen Fächern, die viel abstraktes Denken erfordern. Rochelle, eine junge Schülerin mit dieser Funktionsstörung, verrechnete sich bei den Mengen aller Zutaten, als sie versuchte, nach Rezept Brot zu backen. Natürlich war das Brot ein absoluter Mißerfolg – und Rochelle, von Enttäuschung und Minderwertigkeitsgefühl überwältigt, weinte bitterlich. Das Hauptproblem, wie es ein anderer Teenager offen ausdrückte, ist, daß sie sich selbst in der Schule einfach zu schwerfällig und zu langsam fühlt. Sie könne sich nicht gut konzentrieren und antworte auf Fragen langsam. Dem *Natrium muriaticum*-Kind sind diese **Fehler unerträglich** und lassen es vor Frustration und Demütigung weinen, wie das Beispiel der jungen Möchtegern-Bäckerin zeigte. Die Schwerfälligkeit und Langsamkeit kann ihre Ursache in einem Gehirnschaden während einer schwierigen Geburt oder in der frühen Kindheit haben. Dieses Gehirntrauma kann uns dem Verständnis der Beziehung zwischen *Natrium muriaticum* und *Natrium sulfuricum*, einem Arzneimittel, das bekanntermaßen Folgewirkungen von Kopfverletzungen heilen hilft, näherbringen.

Schlaf

Der Schlaf von *Natrium muriaticum*-Kindern ist **oft gestört**. Vielen fällt es in erster Linie schwer einzuschlafen, und manchmal liegen sie mehrere Stunden wach, bevor sie dem Schlaf erliegen. Es gibt mehrere verbreitete Faktoren, die den Schlaf behindern. Einige **bleiben wach, um** die sozialen und emotionalen Begegnungen des Tages noch einmal **zu rekapitulieren**. Es ist, als ob die Gefühle, die während des tatsächlichen Austausches unterdrückt und zurückgehalten wurden, nun erst in ihrer vollen Tragweite erlebt werden könnten. Sie gehen nochmals die Details aller Gespräche, die sie am Tage führten, durch, als besäßen sie ein phonographisches Gedächtnis, wobei nun die Gefühle aufsteigen dürfen, die sie zuvor nicht zulassen konnten. Ebenso können sie außerdem, in einer Art Vorausschau, mit den Plänen und Aktivitäten des kommenden Tages verfahren. Vollkommen versunken in diese Phantasiewelt, sprechen sie dabei manchmal mit sich selbst. Während dieser Zeit völliger Zurückgezogenheit kann das Kind über Romanen zu Teenager-Problemen brüten, wobei es die Abenteuer dieser Bücher wie aus zweiter Hand nacherlebt.

Manche Kinder, aber auch einige *Natrium muriaticum*-Erwachsene, **zwingen sich geradezu wachzubleiben**, als daß sie einen wachsam soziale Szenarien konstruierenden Geist des Nachts dem Unbewußten überließen. Manchmal ist das erzwungene Wachbleiben die Folge großen Zorns, der das Kind alles nochmals durchspielen läßt; um den Eltern zu trotzen, zwingt es sich, wach zu bleiben, sitzt im Bett auf und macht gerade so viel Lärm, daß die Eltern in jedem Falle merken müssen, daß das Kind noch nicht schläft. Nachdem das Mittel gewirkt hat, berichten Kinder dieses Typus oft, daß sie nun früher einschlafen könnten. Dies kann als Bestätigung dafür angesehen werden, daß das Kind nunmehr weniger Zeit in einer Als-Ob-Welt verbringt und mehr in der Gegenwart lebt. *Natrium* *muriaticum*-Kinder können auch darüber klagen, mitten in der Nacht aufzuwachen und über noch zu erledigende Dinge nachdenken zu müssen.

Normalerweise schlafen sie auf der **linken Seite** oder auf dem **Rükken**. Einige bleiben zugedeckt, weil es sie auch im Bett fröstelt, oder einfach, weil sie sich, so in die Decken eingekuschelt, sicher fühlen, während andere Kinder dazu neigen, sich aufzudecken. Sie können im Schlaf **sprechen** (und dabei Geheimnisse preisgeben) oder **schlafwandeln**. *Natrium muriaticum* und *Phosphorus* sind die beiden am häufigsten angezeigten Mittel bei Schlafwandeln und können in Kents Repertorium in der Rubrik *GEMÜT: Schlafwandeln* (KK I 86) gefunden werden. Schlafwandeln bei *Natrium muriaticum* schließt in typischer Weise Kinder mit ein, die aufstehen, ins Wohnzimmer gehen und sich mit offenen Augen minutenlang mit den Eltern unterhalten – wobei das Gespräch allerdings nicht viel Sinn macht. Dann gehen sie zurück in ihr Bett, um für den Rest der Nacht zu schlafen und erinnern sich am nächsten Morgen an überhaupt nichts.

Gelegentlich **schwitzen** *Natrium muriaticum*-Kinder während des Schlafens stark am Kopf oder am ganzen Leib.

Bettnässen bei kleinen **Jungen**, die scheu sind, eine durchscheinend feine Haut haben und die nicht gern angesehen werden, reagieren oft gut auf *Natrium muriaticum*. Dies ist ein verbreitetes Syndrom, und ich habe es viele Male beobachtet, aber noch nie in homöopathischen Nachschlagewerken beschrieben gefunden. Es handelt sich um Jungen mit zarter, sanfter Stimme, die während des Anamnesegesprächs aus Schüchternheit die Füße nach innen drehen und wählerische Esser sind. Es ist interessant, daß das Bettnässen dieses Arzneimitteltyps dadurch gekennzeichnet ist, daß das Kind, obgleich es vorgeblich fest schläft, irgend einen Behälter findet, in das es dann uriniert. Manche Kinder gehen zu einer Zimmerpflanze und urinieren in den Topf, während andere ein Waschbecken oder einen Papierkorb wählen.

Viele *Natrium muriaticum*-Kinder haben **schwere Angstträume**. Sie träumen, verfolgt zu werden; sie erleben im Traum, während eines Krieges hinter die Feindeslinie geraten zu sein; oder sie träumen von Unholden wie Dracula, die einbrechen und sie ergreifen. Sie träumen, wie auch die Erwachsenen, von Dieben oder von Feuersbrünsten nach Feuerwehrübungen oder anderen, wenn auch nicht logisch erklärbaren Katastrophen. Sie träumen davon, daß die Schule in ein anderes Gebäude umgezogen ist und sie sie nicht mehr finden können, daß sie zu spät zum Unterricht kommen und der Lehrer sie lächerlich macht, oder daß sie unvorbereitet eine wichtige Prüfungsarbeit schreiben müssen. Andere wiederum können träumen, sie seien entführt worden, oder daß ihre Eltern sie nicht sehen können beziehungsweise einfach nicht wahrnehmen wollen, oder daß man sie verlassen hat. Wenngleich diese letzten Symptome jenen von *Pulsatilla* ähneln, helfen uns doch die Abneigung gegen Trost und starker Durst von *Natrium muriaticum*, dieses Mittel von *Pulsatilla* zu unterscheiden, da dieses Kind Trost erfleht und durstlos ist.

Ihr Schlaf, selbst wenn er, wie oben beschrieben, gestört ist, ist doch meistens **erfrischend** – wenngleich einige morgens unausgeruht erwachen. In diesen Fällen können sie gereizt wach werden, aber doch nicht so mißmutig und mürrisch wie *Lycopodium* oder *Nux vomica*. Sie mögen aber – ganz ähnlich wie diese beiden Mittel – bis spät in den Morgen hinein nicht sprechen wollen.

Schwindel

Das Kind kann Schwindelgefühle im Zusammenhang mit seinen Kopfschmerzen und durch Überhitzung in der Sonne haben. Dieser Schwindel kann verschlimmert werden durch Lesen, Gehen und Nach-oben-blicken.

Körpersymptomatik

Kopf

Oft entwickeln sich **Hautausschläge** entlang dem Haaransatz und hinter den Ohren mit einer wäßrig-dünnflüssigen Absonderung, welche zu einer leicht gelb gefärbten Kruste verschorft. Hierbei kann es sich um ein Ekzem oder um Psoriasis handeln und abschuppen oder schrecklich jukken – insbesondere, wenn das Kind sich überhitzt.

Das **Haar** kann sehr trocken und spröde sein und sich an den Enden leicht spalten, oder aber das Haar ist dünn und fettig, wird in den meisten Fällen jedoch sehr gepflegt sein.

Oft werden *Natrium muriaticum*-Kinder **keine Kopfbedeckung tragen** – zum einen, weil sie sie der eigenen Wärme wegen nicht brauchen, und zum anderen, weil sie sich ihre feinen Haarfrisuren nicht verderben wollen. Nur zu einer einzigen Gelegenheit möchte das Kind einen Hut, nämlich in der prallen Sonne. Ohne Kopfbedeckung in diesem Fall wären Kopfschmerzen, Hitzschlag oder ein Sonnenstich zwingende Folgeerscheinungen.

Kopfschmerzen

Kopfschmerzen sind bei *Natrium muriaticum*-Kindern eine **häufige Klage**. Sie können jede akute Krankheit begleiten oder periodisch alle ein bis zwei Wochen, beziehungsweise jeden Monat auftreten. Die Kopfschmerzen können, genau wie eine Migräne, mit dem Verlust der Sehfähigkeit auf der entgegengesetzten Seite beginnen. Die Rubrik in Kents Repertorium *SEHEN: vorübergehende Blindheit, Kopfschmerzen, bei Beginn von* (KK III 60) ist zu begrenzt, und es fehlen die Mittel: *Natrium muriaticum*, *Phosphorus*, *Sulfur* und *Tuberculinum*, die dort alle fett gedruckt aufgelistet sein sollten.

Die eigentlichen Kopfschmerzen können beginnen, wenn das Sehvermögen wieder einsetzt. Der Leidende ist oft nicht in der Lage, seine Sehschärfe auf einen Gegenstand zu konzentrieren und ist möglicherweise unfähig zu lesen, da die Buchstaben auf der Seite verschwommen durcheinanderpurzeln. Die Augen können schmerzen. Wo immer die Schmerzen im Kopf auch lokalisiert sind, sie sind intensiv. Der Kopf dröhnt heftig und ist begleitet von einem Druckgefühl, als säße er in einem Schraubstock.

Kopfschmerzen infolge **von zu vielem Lesen**, wie es während der Schulzeit vorkommt, werden häufig beobachtet. Die Kopfschmerzen verschlimmern sich morgens gegen 10 Uhr oder gegen 15 Uhr nachmittags: genau zum Schulschluß. Die Kopfschmerzen können auch aufgrund einer Augenmuskelschwäche auftreten, wenn dieser bei intensiver Konzentration verstärkt angespannt wurde, wie man dies auch bei *Calcarea carbonica* und *Tuberculinum* findet.

Natrium muriaticum-Kinder, wie auch Erwachsene dieses Arzneimitteltyps, bekommen Kopfschmerzen, nachdem sie sich der **Sonne** aussetzten, und **vor der Menses**. Im typischen Fall diagnostiziert der Homöopath Kopfschmerzen im Stirnbereich, die rechts stärker auftreten oder überhaupt im rechten Schläfenbereich zu lokalisieren sind. Es kann sich um unbestimmte, wandernde, stechende Schmerzen handeln, die über den Schädel zu wandern scheinen und einmal hier, einmal da auftreten. Eine andere häufige Stelle, an der die Kopfschmerzen beginnen, ist der Scheitel; von dort erstrecken sie sich über den Hinterkopf zum Nacken; oder aber die Kopfschmerzen beginnen an der rechten Stirnhälfte und ziehen sich zum Scheitel hin.

Der Kopfschmerz bei *Natrium muriaticum* **verschlechtert sich durch Anstrengung**, sportliche Aktivität, Erschütterung, **schrillen Lärm** und **helles Licht** – genau wie bei *Bryonia alba* und *Phosphorus* – und ist, wie bei diesen beiden Mitteln auch, begleitet von Durst auf kalte Getränke und dem **Verlangen nach kalten Kopfumschlägen**. Da *Bryonia* ein geläufiges Akutmittel für *Natrium muriaticum*-Menschen ist, wird es diese akuten Kopfschmerzen oft heilen, aber es wird nicht mehr wirken, wenn die Kopfschmerzen zu reinen *Natrium muriaticum*-Schmerzen werden. Der Unterschied zu *Phosphorus* liegt in der Reaktion auf Nahrung. Bei *Phosphorus* geht das Verlangen nach Nahrung dem Kopfschmerz voraus oder begleitet ihn und entwickelt sich in der Folge zu einem Bärenhunger; bei *Natrium muriaticum* **wird dem Kind übel, und es verliert jeglichen Appetit**.

Das Gesicht wird bei Kopfschmerz **blaß**, und die leidende Person **will alleine sein** und, **mit etwas Kaltem gegen den Kopf gepreßt, flach liegen**; gelegentlich wollen sie den Nacken massiert haben. Solange der Kopfschmerz andauert, ist das Kind **gereizt** und weint möglicherweise, was den Schmerz erleichtern oder aber noch verschlimmern kann. Der

Kopfschmerz kann außerdem ausgelöst oder verschlimmert werden durch starke Gerüche, wie von Parfüms und Dieselabgasen.

Augen

Man kann in den Augen von *Natrium muriaticum*-Kindern eine **hohe Sensibilität** wahrnehmen. Sie zeigen ein deutliches Glitzern, aber gemischt mit Traurigkeit und Ängstlichkeit. Das Kind kann dunkle Ringe unter den Augen bekommen, wie auch sogenannte Denny-Linien: die **Fältchen unter den Unterlidern**, die ein Kennzeichen für Allergieanfälligkeit sind.

Sie können sehr **lichtempfindlich** sein und müssen Sonnenbrillen tragen. Die Stärke der Lichtempfindlichkeit ist graduell verschieden; einige Kinder sind extrem lichtscheu, während andere in der Sonne Kopfschmerzen bekommen. Wieder andere ziehen einfach nur den Schatten vor. Aber alle schielen in grellem Licht. In der Praxis werden viele, wenn die Sonne direkt durch das Fenster scheint, ihren Stuhl aus dem Feld der Sonnenstrahlen rücken.

Der *Natrium muriaticum*-Typ neigt bereits in frühen Jahren zu **Myopie (Kurzsichtigkeit)**. Ruby wurde von ihren Eltern wegen Migräne und Kurzsichtigkeit vorgestellt. Beide Probleme waren nach einem Ereignis aufgetaucht, das großen Kummer hervorgerufen hatte. Es war, als wollte sie nicht mehr »so weit blicken« und schottete so ihren Sinnesapparat zum Nachteil ihrer Sehkraft gegen die Außenwelt ab. In diesen Fällen von Kurzsichtigkeit kommt es häufig vor, daß das Sehvermögen mittels einer homöopathischen Arznei korrigiert werden kann, besonders wenn das Kind noch sehr jung ist.

Ohren und Nase

Während die **Ohren nur selten in Mitleidenschaft gezogen** sind – das vielleicht verbreitetste Symptom ist eine **vermehrte Ohrenschmalzproduktion** – wird die **Nase oft von Erkrankungen heimgesucht**. *Natrium muriaticum*-Kinder haben oft viele Umwelt**allergien**; sie entwickeln beispielsweise heuschnupfenartige Symptome infolge

Staub, Schimmel und Blütenpollen. Niesanfälle können jedes Frühjahr oder jeden Herbst erneut auftreten.

Außerdem kann es zu **allergischen Reaktionen auf Nahrungsmittel** kommen. Einige Kinder reagieren allergisch auf Bananen, Hülsenfrüchte, wie beispielsweise Erdnüsse, und auf Milch. Derartige Nahrungsmittel rufen ein Jucken am Gaumen hervor und verursachen einen retronasalen Katarrh. Häufig wird über einen retronasalen Katarrh geklagt, der wäßrig und klar, eiweißartig oder weiß ist. Der innere Hals beginnt zu schmerzen, und die Nasenlöcher sind abwechselnd verstopft oder sondern Schleim ab.

Die Allergien führen leicht zu **Sinusinfekten** und zu Sinuskopfschmerzen, insbesondere bei Wetterwechsel. Die Symptome sind allgemein morgens schlechter, wenn die Kinder weißen, schlecht oder salzig schmeckenden Schleim aushusten. Innerer Hals und Rachen, Nase und alle oberen Schleimhäute werden als trocken empfunden, was wiederum erklärt, warum diese Kinder oft so sehr durstig sind.

Gesicht

Junge Mädchen im Teenageralter können **einen charakteristischen Hautausschlag entlang dem Kieferbogen** bekommen – ein Symptom, das ich persönlich den sogenannten „Östrogen-Ausschlag" nenne und das sich vor der Menses verschlimmert. Dieser Ausschlag besteht entweder aus roten Pickeln oder harten weißen Papeln, die periodisch kommen und gehen, mit der Menstruation zusammenfallen und nach dem Genuß von Süßigkeiten verstärkt auftreten.

Akne und Hautausschläge finden sich konzentriert auf der **Stirn**. Die Haut ist oft sehr fettig mit einem grünlich schimmernden Teint, oder aber das Kind ist, besonders wenn es sich um einen Jungen handelt, vom Typ her sehr hellhäutig.

Natrium muriaticum sollte in die Rubrik *GESICHT: **Sommersprossen*** (KK II90) mit aufgenommen werden.

Ein anderes Hauptleiden kann die **Urtikaria (Nesselsucht)** sein. Nesselausschlag kann bei jedem kleinsten Sonnenbad entstehen oder aber auch nur in den ersten drei bis vier Wochen sommerlichen Sonnenscheins auftreten. Der Nesselausschlag juckt und verschwindet dann wieder. Kühlung der Haut erleichtert die Beschwerden.

Die **Lippen** sind oft **trocken**, rissig oder empfindlich und zeigen häufig eine Fissur in der Mitte entweder der Ober- oder der Unterlippe. Bei Erkältungen, Grippe- und Fiebererkrankungen treten Bläschen oder rezidivierende **Herpesausschläge** im Bereich der Lippen auf.

Mund

Der Mund kann **trocken und empfindlich** sein, mit einer **Landkartenzunge**, deren Grenzen zwischen den roten und weiß belegten Zonen sich ständig verändern. Mit dem trockenen Mund einher geht ein periodisch auftretender und ständig vorhandener Durst auf eiskaltes Wasser oder Sprudelgetränke, die das Kind sich gläserweise einverleibt. Körperlich aktive Mädchen können Durst auf kalte Milch oder andere kalte Getränke haben. Die Kinder klagen möglicherweise auch über **Geschwüre** und **Aphthen**, die sich durch säurehaltige Nahrungsmittel verschlimmern.

Untere Atemwege

Asthma

Das Asthma von *Natrium muriaticum* findet man weder in den alten homöopathischen Büchern noch im Repertorium besprochen, sehr häufig aber begegnet man ihm in der täglichen Praxis. Asthma kann **im Zusammenhang mit Allergien** beobachtet werden, oder es kann **nach großer Anstrengung** auftreten. Es beginnt mit einem **trockenen, hohlen Husten**, der als **bellend** beschrieben und von Atemnot begleitet wird, die sich wiederum durch Anstrengung, **Staub**, **gegen Abend**, im **Freien** oder in **trocken-kalter Luft** und bei **Sommer- und Herbstwetter** allgemein verschlimmert. Der Brustkorb schnürt sich bei jedem der oben genannten Agentien und Reize zusammen, worauf schnell das Husten einsetzt. Auch über **Katzenhaarallergien** wird häufig geklagt. Atembeschwerden, die **im Liegen auf der linken Seite** schlimmer und

besser durch Vornüberbeugen oder Zusammenkrümmen, ähnlich wie bei *Arsenicum album*, werden, können gut auf *Natrium muriaticum* ansprechen, wenn die Allgemeinsymptome mit dem *Natrium muriaticum*-Bild übereinstimmen.

Wie zu erwarten, wird das Asthma dieses Arzneimitteltyps oft aus **emotionalen Gründen** ausgelöst. Annamarie, ein Teenager, bekam jedes Mal Asthma, sobald ihr die Tränen hochstiegen. Sowie die Nasenschleimhaut durch den Tränenfluß feucht wurde und die Nase zu laufen begann, folgte zwangsläufig ein Asthmaanfall. Daher unterdrückte sie ihre Tränen und weinte jahrelang überhaupt nicht, was immer auch geschehen mochte.

Es ist unheimlich, wie oft sich ein *Natrium muriaticum*-Symptombild entwickelt in Fällen, wo das Kind in so unterschiedlicher Weise Trauer unterdrücken mußte. Ein anderes Mädchen erlitt immer dann Asthmaanfälle, wenn ihre vom Vater getrennt lebende Mutter kam, um sie für das Wochenende abzuholen. Das Asthma setzte erstmals ein, als die Eltern die Scheidung einreichten. Während die Eltern die Symptome ihres Kindes und mögliche auslösende Situationen beschreiben, kann der Homöopath bemerken, wie das Kind seinen Atem, ebenso wie seine Gefühle, unter Kontrolle zu halten bemüht zu sein scheint.

Das Kind kann **allergischen Husten** entwickeln, der nicht in jedem Fall zu Asthma führen muss.

Frank, acht Jahre alt, hustete täglich zwei Jahre lang. Der Kinderarzt konnte keine Erklärung für diesen Husten finden. Es handelte sich um einen leichten Husten, der laut Frank durch ein Kitzeln im Hals ausgelöst wurde. Der Husten wurde mit jeder weiteren Attacke sowie durch Essen und Hitze verschlimmert. Durch Befragung stellte sich heraus, daß der Husten begonnen hatte, kurz nachdem der beste Freund des Jungen weggezogen war. Dies war für ihn ein schrecklicher Schlag gewesen, obwohl er mit niemandem über seine Gefühle sprach. Ebensowenig sprach er über die noch größeren täglichen Verletzungen, die ihm aufgrund der gefühllosen Geringschätzung durch seine Geschwister widerfuhren – er schottete sich gefühlsmäßig einfach ab. *Natrium muriaticum* beendete den Husten ein für allemal.

Verdauungssystem

Nahrungsmittelverlangen und -abneigungen

Natrium muriaticum-Kinder haben ein starkes **Verlangen nach Salz und Süßigkeiten** sowie in abgeschwächter Form nach **Brot, nach Pommes frites, Obst, Schokolade, Joghurt und nach Speiseeis**. Manche haben auch eine Vorliebe für Saures, wie zum Beispiel Zitronen.

Sie können eine starke **Abneigung gegen Milch, gegen Fett und schleimige Speisen, wie auch gegen Fleisch, Käse, einige Obstsorten, gegen Meeresfrüchte (besonders Sardellen) und Bitterspeisen** haben. Sie mögen keine Gerichte, die aus einer Mischung verschiedener Zutaten bereitet sind, wie beispielsweise Eintöpfe. Ein Patient nannte sie mit Abscheu »**Misch-masch-Futter**«. Sie mögen ihr Essen in die verschiedenen Speisen getrennt aufgeteilt und hübsch angerichtet auf dem Teller. Es sind saubere Esser, und sie zeigen bereits als Säuglinge oder Kleinkinder keine Neigung, auf dem Lätzchen, Hochstuhl oder Fußboden eine Sauerei zu veranstalten.

Viele *Natrium muriaticum*-Kinder leiden an einer **Unverträglichkeit von Milchprodukten**, was sich in Verdauungsstörungen oder einer allergischen Reaktion der Atmungswege infolge Milchgenuß zeigt. Übelkeit, Bauchkrämpfe und Durchfälle nach Milchgenuß bieten dazu geläufige Indikationen.

Sie können großen **Appetit** haben, ohne auch nur geringfügig zuzunehmen. In der Tat können sie sogar Gewicht verlieren, besonders im Bereich um den Hals. Ebenso gut können sie auch nur wenig Appetit haben und lieber den Tag über hie und da eine Kleinigkeit essen, als daß sie die Mahlzeiten einhielten und werden so die heiklen Esser der Familie, die in ihren Speisen herumstochern. Dieses Kind verkörpert den dünnen, schlaksigen Typ in der *Natrium muriaticum*-Gruppe.

Sie können morgens **gegen elf Uhr**, ähnlich wie *Jodum*- und *Sulfur*-Kinder, **hungrig** werden. Sie haben großen **Durst auf kalte bis eiskalte Getränke** und trinken häufig reichlich zu den Mahlzeiten.

Magen

Nicht wenige Patienten klagen über immer **wiederkehrende Magenschmerzen oder Bauchkrämpfe**. Manche Kinder klagen über einen »**übersäuerten Magen**« und Sodbrennen nach dem Genuß bestimmter Speisen oder Gewürze, wie Kürbis, Meeresfrüchte und Zimt, oder auch nach sehr salzigen Gerichten. In diesen Fällen können die Magensymptome von einem retronasalen Katarrh oder einer voll entwickelten Sinusinfektion begleitet werden. Eiskalte Getränke verbessern die Magenbeschwerden.

Übelkeit vor und während der Menses kommt recht häufig vor. Oft wird geklagt über **Kinetose**, insbesondere während langer Fahrten. Die Übelkeit nimmt zu, wenn das Kind zudem mit einem Gurt gesichert ist und die Sonne in den Wagen scheint. Es handelt sich um die Kinder, die aufgrund dieser Übelkeit bei Spielen nicht um die eigene Achse gedreht werden können und die auf Jahrmärkten an schnellen oder sich schnell im Kreis wirbelnden Karussellfahrten keinen Gefallen finden können.

Bauch

Klinisch gesehen stellt man fest, daß es bei *Natrium muriaticum*-Kindern im Bauchbereich **leicht zu Krämpfen** kommt. Die Symptome passen sehr gut auf das Syndrom der Darmreizung bzw. des **Kolon irritable**, das sich oft bei älteren Teenagern und Erwachsenen zu einem voll entwickelten Krankheitsbild entfaltet. Der Bauch fühlt sich auf Berührung hart an und verkrampft sich, begleitet von heftigen Schmerzen, als würde der Dickdarm gepackt und von einer starken Faust zusammengepreßt. Gelegentlich ist der Schmerz unter dem Milzbogen lokalisiert. Die Betroffenen müssen sich bei dieser akuten Schmerzattacke, der Abgang von Blähungen und schließlich Stuhlgang folgt, stark zusammenkrümmen. Häufig werden die Schmerzen dadurch heraufbeschworen, daß der Unterbauch durch Darmgase stark gebläht wird (zum Beispiel aufgrund einer schlechten Absorptionsfähigkeit) oder mitunter durch Verstopfung.

Rektum

Gelegentlich begegnet man einem Baby mit heftigen Koliken, die durch Milch oder Getreideerzeugnisse ausgelöst werden. Dieses Baby will nicht, daß man viel Aufhebens um es macht oder es im Arm hält. In diesen Fällen kann *Natrium muriaticum* als Arzneimittel Wirkung zeigen.

Es besteht die Neigung zu **Verstopfung**. Die Stühle sind trocken, und das Kind preßt angestrengt und kann sich zusammenkrampfen, bevor harter Stuhl abgeht. Die Stuhlentleerung ist schmerzhaft wegen der Trokkenheit und der Reibung des Stuhls an den Darmwänden, was den Analschließmuskel sich unwillkürlich zusammenziehen läßt und so den Schmerz noch verstärkt. Dieses läßt das Kind den Gang zur Toilette vermeiden, was wiederum eine habituelle Verstopfung zur Folge hat. Bei genanntem Verlauf bekommen diese Kinder außerdem viele kleine **Analfissuren**.

Die alten Arzneimittellehren beschreiben bei *Natrium muriaticum*-Kindern **chronische Diarrhoe**. Aufgrund der nur spärlichen Information über die Art dieser Diarrhoe erhielten diese Kinder erst nach Jahren die richtige Arznei, nämlich *Natrium muriaticum*, von mir, da ich mit meiner Verschreibung viele Male „daneben lag". Um nun diese Beschwerde etwas ausführlicher darzustellen, kann ich sagen, daß meiner Erfahrung nach diese Diarrhoe ihrem Verlauf nach sehr dem Krankheitsbild der Zöliakie bzw. Sprue ähnelt: Sie tritt gleich am Morgen auf, ist geruchslos und kann herausgeschossen kommen. Die Diarrhoe wird noch verstärkt durch Milch- oder Weizenunverträglichkeit und ist begleitet von starken Blähungen und schneidenden Schmerzen im Unterbauch.

Harnwege

Jungen

Unregelmäßigkeiten hinsichtlich des Urinierens sind bei diesem Arzneimitteltyp nicht von herausragender Bedeutung, ausgenommen in zwei Fällen. Das **scheue** Kind, besonders der **Junge in der Pubertät**, wird laut den Beschreibungen in alten homöopathischen Lehrbüchern **Schwierigkeiten haben, in einer öffentlichen Toilette zu urinieren**. Es ist, als verkrampften sich die Schließmuskeln unwillkürlich aufgrund der vom Kind erlebten Verlegenheit. Die zweite Unregelmäßigkeit ist das **Bettnässen** und wurde unter dem Abschnitt **Schlaf** beschrieben.

Mädchen

Eine **unbestimmbare Vaginitis** bei jungen Mädchen ist nicht selten und wird bei der Erstanamnese zuweilen von der Mutter als Beschwerde ihres Kindes erwähnt.

Das **Prämenstruelle Syndrom** spielt bei jungen *Natrium muriaticum*-Mädchen eine wichtige Rolle. Vor der Menses herrschen eine traurige Stimmung und Reizbarkeit vor. Sie können Unterbauchkrämpfe, eine leichte Schmierblutung vor dem eigentlichen Regelfluß, Übelkeit oder Diarrhoe haben. Außerdem können diese Teenager, bevor der Regelfluß einsetzt, eine fettige, von Akne übersäte Gesichtshaut bekommen.

Die **Menses an sich ist zuweilen schmerzhaft**, begleitet von Rückenschmerzen, die durch flaches Liegen auf dem Rücken und auf einer harten Oberfläche besser werden. Unterbauchschmerzen, die mit der Menses einsetzen, erstrecken sich über die Oberschenkel bis hin zu den Knien. Direkt im Uterus lokalisierte Schmerzen werden verstärkt durch die geringste erschütternde Bewegung und gelindert durch große Wärme, wie zum Beispiel mittels der Anwendung eines Wärmekissens oder einer Wärmflasche direkt auf dem unteren Unterbauch. Die Dysmenorrhoe von *Natrium muriaticum* kann manchmal mit *Belladonna* gebessert werden, da sich die Symptome beider Arzneimittel in dieser Hinsicht sehr ähnlich sind.

Das Menstruationsblut kann hellrot ohne, oder aber auch nur mit wenig Gerinselbildung sein, wie dies auch bei *Lycopodium* der Fall ist, oder aber dunkelrot, mit dunklen Klumpen, wie dies oft bei *Pulsatilla* und *Ignatia* vorkommt.

Gelegentlich wird der **Menstruationsfluß durch Schock oder Kummer beeinflußt**. Die vierzehnjährige Barbara, die wegen einer primären Dysmenorrhoe vorstellig wurde, hatte ihre erste Monatsregel mit neun Jahren bekommen – drei Monate, nachdem ihr Großvater gestorben war. Sein Tod war für sie eine Erfahrung tiefen Kummers gewesen, der erst dann bewältigt werden konnte, nachdem *Natrium muriaticum* gegeben worden war, das nicht nur ihrem depressiven Zustand, sondern auch ihren Menstruationsschmerzen ein Ende setzte. Man darf annehmen, daß der Kummer sowohl den Monatsfluß wie auch die damit verbundenen Schmerzen vorzeitig ausgelöst hatte.

Bewegungsapparat

Extremitäten

Das Kleinkind kann klein oder abgemagert sein, nur **langsam Gehen und Sprechen lernen** – manchmal so langsam, wie dies für *Calcarea carbonica*-Kinder typisch ist, die erst mit siebzehn Monaten oder später das Laufen erlernen. Wenn sie es dann endlich geschafft haben, verdrehen sie sich vielleicht öfter den Knöchel – ein Symptom, das auch bei Erwachsenen noch festgestellt werden kann. Eine solche Schwäche kann die Folge eines verstauchten oder gezerrten Fußgelenks sein. Bei einem Patienten entwickelte sich ein Ekzem, nachdem er sich den Knöchel schlimm verstaucht hatte. Dieser blieb schwach und knickte immer wieder leicht um, bis *Natrium muriaticum* gegeben wurde. Es war interessant, daß – abgesehen von ein paar Leitsymptomen, wie Photophobie, Verlangen nach Süßem und, natürlich, ein damit einhergehender Hautausschlag – keine weiteren hilfreichen Symptome herausgefunden werden konnten. Das Mittel wurde gegeben und brachte sowohl das chronisch verstauchte Fußgelenk wie auch den Hautausschlag zum Verschwinden.

Ein klinisches Syndrom, das uns oft an *Natrium muriaticum* denken lassen sollte, ist eine oft oder leicht auftretende **Sehnenentzündung**. Die gewöhnlich am häufigsten betroffenen Sehnen sind die der linken Schulter, der Knie, der Fußgelenke (insbesondere die Achillessehne, von der Ferse zur Wade) und die der Finger. Wenn die Handgelenke ebenfalls in Mitleidenschaft gezogen sind, können sich beim Jugendlichen außerdem **Ganglien im Bereich des Sehnengleitgewebes** entwickeln. Die mit diesen Entzündungen verbundenen Schmerzen sind oft stechend und lassen sich durch Kälte und Druck bessern, was uns an *Bryonia* erinnert.

Auch **rheumatoide Arthritis** ist schon mittels *Natrium muriaticum* erfolgreich behandelt worden. Jeder Teil der Extremitäten wie auch der Hals-Nacken-Bereich können davon befallen sein. Die Anfälle können eine Folge von Kummer sein und sehr schnell fortschreitend alle Gelenke erfassen.

In typischer *Natrium muriaticum*-Manier bemerkte der zehnjährige Craig Schwellungen an den Gelenken seiner Finger, was ihm zwar ziemlich Angst einjagte, worüber er aber mehrere Wochen lang mit niemandem sprach. Er fürchtete die dadurch erregte Aufmerksamkeit, die eingehende Untersuchung, die Wirkung auf seine Eltern sowie die Spritzen und das Sondieren des Arztes. In seinem persönlichen Tagebuch schrieb er über sein vermeintlich schnelles Ende, so daß seine Eltern nach seinem Ableben dies lesen könnten. Er hielt darin fest, daß wenn das, was er für eine vollendete Tatsache hielt, entdeckt würde, dies seinen Eltern ein Zeugnis seiner großen Liebe für sie sein und sie über seine Schmerzen unterrichten würde, ihm jedoch eventuelle Demütigungen und öffentliche Notiznahme ersparen sollte.

Neben dem erschreckend schnellen Fortschreiten der Arthritis erlebt der Patient im Überfluß stechende, schneidende Schmerzen in allen betroffenen Gelenken. Während die meisten *Natrium muriaticum*-Beschwerden durch Kälte gebessert werden, ist im Falle dieser Erkrankung Kälteanwendung kontraindiziert, da dies die Gelenke noch mehr versteift.

Viele *Natrium muriaticum*-Kinder bekommen mit der Zeit sehr **steife Nackenmuskeln**. Während bei *Ignatia amara* meistens Mädchen von diesem Symptom betroffen sind, findet man dieses Phänomen bei *Natrium muriaticum* vorrangig bei perfektionistisch veranlagten pubertierenden Jungen. Diese Jungen können oft dem Verlangen, ihre Hals-Nacken-Muskeln spielen zu lassen, nicht widerstehen, da sie so die Spannung, die sie dort empfinden, lindern können.

Häufig kommt **Nägelkauen** vor, und als Erwachsene können sie immer wieder sogenannte Niednägel, eingewachsene Fußnägel oder trocken-rissige Haut um die Nägel herum bekommen.

Haut

Die Haut ist oft **trocken und rissig-spröde mit der Neigung zu ekzematösen Ausschlägen,** wie schon weiter oben beschrieben wurde. Menschen mit Ekzemen an den Händen, Ellbogen, Fußknöcheln, am Haaransatz oder hinter den Ohren, welche rot, und entzündet, rissig und nässend sind, tut eine Gabe *Natrium muriaticum* oft sehr gut. Das Ekzem ist stark juckend, besonders, wenn das Kind etwas ißt, worauf es allergisch reagiert, oder wenn es heiß wird. Der Ausschlag tritt auch während des Winters, meistens aufgrund trockener Luft in den Räumen, verstärkt auf.

Nicht selten kann das zum Problem des Haarausfalls führen, wie beispielsweise **Alopezie oder Morphaea,** oder auch mit **Gewebeschwund,** wie zum Beispiel bei der Weißfleckenkrankheit **Lichen sclerosus et atrophicus.** In Fällen von Alopezie ist die Kopfhaut rund um die kahlen Stellen trocken und schuppig und juckt sehr.

Bei Alpezia areata als Folge einer emotional belastenden Situation kann dieses Mittel gut helfen. Bei Harry, sieben Jahre alt, traten nach der Scheidung seiner Eltern Morphaea und Alopezie auf. Sein Vater und er standen sich sehr nahe, und so hatte die Scheidung eine absolut niederschmetternde Wirkung auf sein jugendliches Gemüt. Er war äußerst betrübt und weinte unaufhörlich über den Verlust seines Vaters. Das Mittel beendete nicht nur den Haarausfall, sondern ermöglichte es dem Kind zudem, sich mit der Abwesenheit des Vaters recht gut abzufinden, als hätte er nun den inneren Konflikt erfolgreich gelöst.

Natrium muriaticum-Kinder klagen häufig über **Warzen,** die an den Fußsohlen und an anderen Körperstellen wachsen.

Eine andere Beschwerde in Verbindung mit diesem Arzneimitteltyp ist **Urtikaria (Nesselsucht), die sich durch Sonneneinwirkung verschlimmert.** Der Nesselausschlag wird oft schlechter durch Anstrengung und Überhitzung und erfährt Linderung durch Abkühlung.

Außer während des Schlafes, wenn das Kind möglicherweise reichlich schwitzt, neigt das *Natrium muriaticum*-Kind zu **spärlichen und unregelmäßig auftretenden Schweißen**. Gewöhnlich wird ihm beim Laufen oder Spielen recht heiß, es schwitzt aber nur leicht, und das selbst im Sommer.

Psoriasis

Psoriasis entfaltet sich auf dem *Natrium muriaticum*-Körper nur allzu bereitwillig. Oft besteht ein spezifisch **emotionaler Zusammenhang** mit beispielsweise großem Kummer, der die Hautproblematik auslöst. Immer wieder erfährt der Homöopath von Szenarios, die Licht auf die Hintergrundproblematik werfen – wie etwa die Geschichte eines zehnjährigen Mädchens, das nach der Scheidung seiner Eltern an Psoriasis erkrankte, oder die eines gleichaltrigen Jungen, der von derselben Krankheit ergriffen wurde, nachdem er weg von seinen Freunden in eine andere Stadt ziehen mußte.

Die Psoriasis kann in mancherlei Hinsicht untypisch verlaufen. Sie kann extrem **schmerzhaft** sein und bei jedem neuen Schub mit einem Brennen verbunden sein.

Ebenso kann es sich aber auch um die seltenere Form der **Psoriasis pustulosa** handeln. Im allgemeinen gilt die Regel, daß neuer Kummer oder emotionale Traumen eine Verschlimmerung hervorrufen. Die Psoriasis pustulosa kann sich sehr schnell ausbreiten und wird begleitet von heftigen Kälteschauern und Kopfschmerzen. Und schließlich kann die Hautschädigung, solange sie heilbar bleibt, sich im Vergleich zu anderen Psoriasisläsionen paradox verhalten. Es ist für diese Krankheit pathognomonisch, daß ultraviolettes Sonnenlicht den Ausschlag verbessert. Bei einem *Natrium muriaticum*-Fall jedoch vollzieht sich eine genau gegenteilige Wirkung: Der Ausschlag **verschlechtert sich unter Sonnenbestrahlung**, und der Befall der Hautzonen, die der Sonne ausgesetzt waren, nimmt zu.

Nachdem das Kind mehrere Jahre an dieser Krankheit gelitten hat und besonders, wenn in dieser Zeit starke Medikamente eingesetzt worden waren, verliert sich diese letztere Modalität wieder, und der Ausschlag bessert sich unter Sonneneinwirkung. Diese Beobachtung sollte den behandelnden Homöopathen den Fall mit noch mehr Vorsicht betrachten lassen, da die krankhafte Veränderung nun nur mit noch geringerer Aussicht auf völlige Heilung behandelt werden kann. Im Zusammenhang mit dieser Veränderung versteht man, daß der homöostatische Mechanismus des betreffenden Patienten sich nicht mehr mit dem Hautausschlag auseinandersetzt. Kurzgesagt, der Körper steht im Begriff, den Widerstand gegen den Ausschlag aufzugeben und stellt sich eher darauf ein, mit ihm zu leben, als ihn zu bekämpfen und zu versuchen, ihn zu überwinden.

Körperliche Allgemeinsymptome

Da sie großteils selbst einen sehr **guten Wärmehaushalt** haben, lehnen *Natrium muriaticum*-Kinder Hitze und stickige Räume ab, wenngleich Kälte sowohl ihre allergischen als auch ihre Atmungssymptome hervorrufen kann. Wenn sie noch sehr klein sind, können sie so warmblütig sein, daß sie – wie *Sulfur*-, *Medorrhinum*- und *Pulsatilla*-Kinder – so oft als möglich barfüßig umhergehen.

Einige werden vielleicht warme Bäder mögen, aber viele ziehen kühle Bäder vor. Eine kleine Minderheit der *Natrium muriaticum*-Kinder fühlt sich extrem fröstelig, nachdem sie aus dem Bad gestiegen sind, und während des Schlafens; dies kann aber auch ein Hinweis sein, daß der Ausbruch einer akuten Krankheit bevorsteht.

Natrium muriaticum-Kinder ziehen den Schatten vor und meiden **direkte Sonne, die ihren Zustand verschlimmert**.

Viele Kinder sind dünn, blaß, schwach und anämisch. Allgemein geht es ihnen zwischen 15.00 und 18.00 Uhr nachmittags schlechter.

Natrium muriaticum-Säuglinge und -Kleinkinder

Die Kinder dieses Arzneimitteltyps sind bei weitem die seltensten der acht geläufigsten Mittel für Patienten im Kleinkindalter. Ich habe, von allen hier vorgestellten Typen, von ihnen die wenigsten Informationen.

Meiner Beobachtung nach zeigen Kinder erst im Alter von etwa vier bis sechs Jahren pathologische *Natrium muriaticum*-Symptome. Nur äußerst wenig Anhaltspunkte für dieses Mittel können in der Kindheit gefunden werden.

Kleinkinder mit einer Tendenz zu *Natrium muriaticum* sind sowohl zu Hause als auch in der homöopathischen Praxis sehr zurückhaltend. Sie weinen und sprechen wenig oder versuchen, die Kommunikation auf ein Minimum zu reduzieren. Sie sind meist lieber allein und wollen nicht gestört werden. Sie mögen es überhaupt nicht, wenn man sich mit ihnen befaßt oder sie gar liebkost.

Früh kann das Bedürfnis nach Sauberkeit einsetzen; bereits im Alter von siebzehn Monaten können Kleinkinder sich selbst an den Gang zur Toilette gewöhnen. Sie tragen vielleicht gerne Lätzchen und sind die saubersten Esser aller acht in diesem Buch vorgestellten Arzneimitteltypen.

Häufig treten Geschwüre und Aphthen im Mund auf.

Milch lehnen sie ab; sie verursacht ihnen Übelkeit, Erbrechen, Koliken und Durchfall. Diarrhoe kann ebenfalls als Folge des Genusses von Weizenprodukten auftreten, ähnlich wie bei Zöliakie. Die Diarrhoe kann chronisch werden; sie ist bezeichnenderweise geruchslos und entleert sich gußartig, gewöhnlich am Morgen. Gleichzeitig kann viel Luft abgehen. Dieses Syndrom wird insbesondere bei Kleinstkindern beobachtet, die gut essen, aber nicht in normalem Maße zunehmen.

Als Kinder können sie überaus dünn sein und erst spät Gehen und Sprechen lernen.

Sie verabscheuen Hitze und vielleicht auch Sonnenlicht, und sie erscheinen blaß und anämisch.

Natrium muriaticum im Überblick

I. Charakteristika des Gemüts
  A. Perfektionismus
   1. Gepflegtes Aussehen und Auftreten
     a) Kleider
     b) Haare
   2. Gut erzogen und zurückhaltend
     a) Während der Anamnese in der Praxis
       (1) Antwortet angemessen
       (2) Oft sehr höflich
       (3) Ruhig und erwachsenenmäßig im Wartezimmer
     b) Im allgemeinen
   3. Sauber und ordentlich
     a) Früh den Windeln entwöhnt
     b) Mögen aufgeräumte Zimmer
     c) Haben ihre eigenen Sachen gerne in Ordnung
   4. Erzielen gute Leistungen, was immer sie tun
     a) Perfekte Hausaufgaben; vergewissern sich, daß sie fehlerlos gemacht sind
     b) Herausragend bei Einzelleistungen
       (1) Beim Sport
         (a) Schnellauf
         (b) Geräteturnen
       (2) In den Künsten
       (3) In der Literatur
  B. Extrem introvertiert
   1. Nervös beim Beantworten von Fragen
     a) Ihre Antworten erfolgen fast geflüstert
     b) Anspannung steigt beim Besprechen von Themen, die die Gefühle berühren
   2. Nur wenige Freunde
   3. Schwierigkeiten, mit anderen in Verbindung zu treten
  C. Befangenheit infolge großer Bewußtheit seiner selbst
   1. Anst davor, lächerlich gemacht zu werden

a) Zweifel verursacht intensive Selbstvorwürfe
b) Kann deshalb nicht in der Gruppe spielen und bleibt letztlich allein
c) Angst, Fehler zu machen
   (1) Angst, daß andere sie auslachen
   (2) Furcht vor Kritik
   (3) Großer Seelenschmerz durch übergroße Sensibilität
   (4) Fühlen sich als Menschen „zweiter Klasse", wenn sie Fehler machen
2. Können nicht in öffentlichen Toiletten urinieren

D. Gefühle werden intensiv erlebt
1. Traurigkeit
   a) Können Schwierigkeiten haben, Trauer zum Ausdruck zu bringen
   b) Können Schwierigkeiten haben zu weinen
   c) Können stark depressiv werden und wollen alleine sein
   d) Quälen sich selbst; denken, alles sei nur ihre Schuld
   e) Trost verschlechtert
2. Kummer
   a) Wird für sich behalten
   b) Kann Krankheit hervorrufen
3. Jede Form von Seelenschmerz wird durch Trost verschlechtert

E. Einzelgänger
1. Aufgrund von Befangenheit, aufgrund des Wissens um eigene vermeintliche Unzulänglichkeiten
2. Wählen Aktivitäten, die sie alleine bewältigen können
3. Lesen gerne in ihrem Zimmer
4. Freunden sich mit Tieren an
   a) Oft
   b) Lieber als mit Menschen

F. Ärger
1. Weinen vor Ärger, besonders nach Tadel
2. Können lange Zeit einen Groll hegen
   a) Lassen Ereignisse im Geiste wiederholt ablaufen
   b) Geraten außer sich über ihre Eltern

(1) Starren sie während des Gesprächs in der Praxis wütend an
(2) Ächten sie auf öffentlichen Veranstaltungen
   (a) Aufgrund von Ärger
   (b) Aufgrund von Verlegenheit

G. Ängste
1. Allgemein
   a) Daß etwas Schlimmes passieren könnte
   b) Daß Kummer auf sie zukommt
2. Im Speziellen
   a) Im Dunkeln
   b) Vor Gewitter
   c) Vor Spinnen
   d) Vor Schlangen
   e) Vor Bienen
   f) Vor Insekten mit großen Kauwerkzeugen
   g) Vor Dieben
   h) Vor Entführern
   i) An hochgelegenen Orten
   j) In abgeschlossenen Räumen
   k) Vor Sprechen in der Öffentlichkeit

H. Schlaf
1. Schlafen schwer ein
   a) Aufgrund eines überaktiven Geistes und Vorstellungsbildern
      (1) Lassen vergangene Ereignisse nochmals vor dem geistigen Auge vorbeiziehen
      (2) Bevorstehende Unterhaltungen und Ereignisse werden geplant
   b) Zwingen sich aus Trotz wachzubleiben
2. Schlaflage
   a) Auf der linken Seite
   b) Gelegentlich auf dem Rücken
3. Schlafwandeln und reden verbreitet im Schlaf
4. Schüchterne Jungen bettnässen
5. Angstträume
   a) Verfolgt zu werden

b) Hinter die Feindeslinie geraten zu sein
II. Körperliche Symptomatik
A. Kopfbereich
 1. Kopf
   a) Kopfschmerzen
     (1) Treten verbreitet auf
     (2) Häufig als Migräne
     (3) Können periodisch auftreten
     (4) Häufiger im rechten Schläfenbereich
     (5) Ursachen
       (a) Überbeanspruchung der Augen, wie während der Schule
       (b) Durch direktes Sonnenlicht
       (c) Durch starke Gerüche wie Dieselabgase
     (6) Begleitsymptome
       (a) Verlust des Sehvermögens oder Verschwimmen vor den Augen
         i) Vor den Kopfschmerzen
         ii) Während der Kopfschmerzen
       (b) Durst auf eiskalte Getränke
       (c) Appetitverlust
       (d) Reizbarkeit
   b) Warmblütig
     (1) Tragen nicht gerne Kopfbedeckungen
       (a) Wegen der Hitze
       (b) Wegen der Frisur
     (2) Können sich nicht ohne schattenspendende Kopfbedeckung in der Sonne aufhalten
 2. Augen
   a) Sensibilität zeigt sich in den Augen
   b) Denny-Linien
     (1) Unter den Augen
     (2) Hinweis auf Allergien
   c) Lichtempfindlichkeit; müssen blinzeln
   d) Kurzsichtigkeit
     (1) Schon in sehr frühen Jahren

(2) Müssen Brillen tragen oder bekommen Kopfschmerzen
3. Kleine Risse hinter den Ohren aufgrund von Ekzemen
4. Nase oft in Mitleidenschaft gezogen durch Heuschnupfen
   a) Juckender Gaumen
   b) Retronasaler Katarrh mit Schleimabsonderung
      (1) Klar
      (2) Weiß
5. Gesicht
   a) Prämenstrueller Ausschlag am Kieferbogen entlang
   b) Akne, vor allem auf der Stirn, entlang dem Haaransatz
   c) Gesicht glänzt aufgrund stark vermehrter Fettabsonderung
   d) Nesselausschlag
      (1) Durch Aufenthalt in der Sonne
      (2) Während der ersten Sonnenbestrahlung im Frühling
   e) Fieberblasen
      (1) Mit trockenen, gesprungenen Lippen
      (2) Treten häufig auf
6. Mund
   a) Landkartenzunge
   b) Häufig Geschwürsbildung
   c) Trockener Mund: Durst
      (1) Tritt häufig auf
      (2) Verlangen nach eiskaltem Wasser

B. Rumpf
   1. Untere Atemwege
      a) Asthma
         (1) Nach Anstrengung
         (2) Allergisch bedingt
         (3) Emotionale Gründe: allergischer Husten nach Kummer
            (a) Chronisch
            (b) Aufgrund eines Kitzelreizes im Hals
            (c) Verschlimmert durch Kummer und Weinen
         (4) Bellender Husten
         (5) Schlechter am Abend
   2. Verdauungssystem

a) Nahrungsmittelverlangen und -abneigungen
(1) Verlangen
    (a) Starkes Verlangen nach Salz
    (b) Nach Süßigkeiten
(2) Abneigungen
    (a) Gegen Fett
    (b) Gegen schleimige Speisen
    (c) Gegen vermengte Speisen wie Eintöpfe
    (d) Milchunverträglichkeit
        i) Magenschmerzen
        ii) Allergien
(3) Durst auf eiskalte Getränke
b) Magen
(1) Babys, die nicht gedeihen wollen
    (a) Großer Appetit bei wenig oder gar keiner Gewichtszunahme
    (b) Diarrhoe
    (c) Reden wenig
    (d) Laufenlernen spät
(2) Magenschmerzen und Sodbrennen
    (a) Rezidivierend
    (b) Durch Genuß unbekömmlicher Nahrung
(3) Reisekrankheit und Übelkeit bei Autofahrten
c) Abdomen
(1) Reizkolon mit Krämpfen
(2) Schmerzen nach Milchgenuß
d) Rektum
(1) Stuhlgang
    (a) Regelmäßig
    (b) Hart mit Verstopfung
(2) Rezidivierende Analfissuren
(3) Diarrhoe bei Kindern mit Malabsorptionssyndrom
3. Urogenitalsystem
a) Urinieren nicht gern in öffentlichen Toiletten aufgrund von Schüchternheit
b) Jungen: Bettnässen, falls schüchtern

c) Mädchen:
  (1) Prämenstruelles Syndrom
    (a) Traurige Stimmung
    (b) Reizbarkeit
    (c) Akne
    (d) Fettglänzendes Gesicht
    (e) Krämpfe
  (2) Menses
    (a) Rückenschmerzen
    (b) Starke Uteruskrämpfe
    (c) Hellrotes Menstruationsblut

C. Bewegungsapparat: Extremitäten
  1. Lernen oft erst spät das Laufen
  2. Verdrehen sich leicht die Fußgelenke
  3. Häufige Sehnenentzündung
  4. Arthritis
    a) Möglicherweise als Folge von Kummer
    b) Gelenke sind mit betroffen
      1) Sehr geschwollen
      2) Deformiert
    c) Steifer Nacken
  5. Probleme mit den Nägeln
    a) Nägelkauen
    b) Es bilden sich leicht Niednägel

D. Haut
  1. Beschaffenheit
    a) Trocken
    b) Rissig gesprungen
    c) Mit Veranlagung zu Ekzembildung
  2. Psoriasis
    a) Schmerzhaft
    b) Schlimmer, wenn direkter Sonne ausgesetzt
  3. Nesselausschläge
    a) Ausgelöst durch Sonnenbestrahlung
    b) Kühle Anwendungen bessern

4. Alopezie
5. Morphaea
6. Prämenstrueller Ausschlag am Kiefer
7. Gelegentlich fettende Gesichtshaut
8. Akne auf der Stirn

III. Körperliche Allgemeinsymptome
   A. Krankheiten bei emotionaler Ursachenverkettung wie Kummer
   B. Können schwach und anämisch sein
   C. Warmblütig
   D. Können kühle Bäder mögen
   E. Verschlechterung, wenn sie der Sonne ausgesetzt sind

Zusammenfassung des *Natrium muriaticum*-Bildes

Es handelt sich um perfektionistische, introvertierte Kinder mit gepflegtem Äußeren, die befangen sind, weil sie sich ihrer Unzulänglichkeiten bewußt sind und Spott fürchten. Sie erleben Trauer sehr tief, werden depressiv und machen sich selbst für alle Mißgeschicke und Unglücksfälle, die der Familie zustoßen, verantwortlich. Sie weisen Trost zurück. Sie haben Furcht vor Insekten.

Checkliste zur Bestätigung des Mittels

- Schlafen auf der linken Seite
- Kopfschmerzen mit Sehstörungen durch Überanstrengung der Augen oder Aufenthalt in der Sonne
- Photophobie
- Trockener Mund mit Durst auf kaltes Wasser
- Starkes Verlangen nach Salz und Süßigkeiten
- Vermeiden Fett, Speisen von schleimiger Beschaffenheit und Milch
- Laktoseunverträglichkeit
- Bettnässen bei scheuen Jungen
- Sehnenentzündungen
- Hautausschläge schlimmer durch Sonne
- Guter Wärmehaushalt
- Krankheiten mit emotionaler Ursachenverkettung, wie Kummer
- Können kühle Bäder mögen
- Allgemeine Verschlechterung durch direkte Sonnenbestrahlung

Phosphorus

Charakteristika des Gemüts

Es bereitet – verglichen mit anderen Arzneimitteltypen – die größte Freude, die Gruppe der *Phosphorus*-Kinder zu behandeln. Sie neigen dazu, sehr **mitteilsam, erregbar und ausdrucksvoll** zu sein. Sie sind gefühlvoll, wie *Pulsatilla*, aber auch schelmisch und boshaft. Man kann schnell erkennen, daß das *Phosphorus*-Kind strahlenden Blickes neugierig allem folgt, was in seiner Umgebung passiert. Es reagiert schnell mit einfach wahrzunehmendem Gesichts- und Körperausdruck.

Phosphorus-Kinder sind für gewöhnlich von Geburt an **freundlich und pflegeleicht** und glücklich. Sie sind **warmherzig**, werden gerne auf den Arm genommen und umarmt. Liebe ist wie eine vierspurige Schnellstraße für sie: Sie geben Zuneigung genauso gern, wie sie sie bekommen, und die Menschen in ihrer Umgebung geben ihnen gern ihre Liebe und erhalten ebenso gern Liebe von ihnen.

Die Kinder haben **gutes Benehmen**, so daß ihre Eltern nicht zögern, sie in die Öffentlichkeit mitzunehmen. Ich erinnere mich der Behandlung zweier Brüder, die beide gut auf *Phosphorus* ansprachen. Wenn die Jungen alleine im Wartezimmer waren, tobten sie herum, aber sobald ein Erwachsener den Raum betrat, hasteten sie schnell jeder zu seinem eigenen Stuhl und „benahmen sich". Diese natürliche Verspieltheit der Kinder dieses Mitteltyps in Verbindung mit der Selbstkontrolle, die sie, falls nötig, hervorkehren können, kann zum Unterschiedsmerkmal werden. Diese Kleinigkeit mag ausschlaggebend sein, ob man *Phosphorus* oder *Tuberculinum* verschreibt. *Tuberculinum* ist ein Mitteltyp mit einem äußeren Erscheinungsbild und einer Symptomatik ähnlich derjenigen von *Phosphorus*, es fehlt jedoch eine derartige Selbstkontrolle.

Extrovertiertheit

Es liegt in der Natur des *Phosphorus*-Kindes, extrovertiert zu sein. Eines Tages war in unserem Wartezimmer eine neue Patientin namens Rose. Sie ging zur Sprechstundenhilfe und begann ihr spontan zu erzählen: »Mein Vater arbeitet nicht mehr im Blumenladen. Er hat Heuschnupfen und kann nicht mit Blumen arbeiten, und jetzt haben wir nicht mehr genug Geld, um in den Freizeitpark zu gehen, so wie wir es früher getan haben.«

Für einen Moment überrascht von der Direktheit des Kindes, erwiderte die Sprechstundenhilfe entsprechend dem Charme des Kindes und fragte, was es denn nun täte, anstatt in den Freizeitpark zu gehen. Nachdem das Kind zur weiteren Erzählung ermutigt wurde, fuhr es einfach mit dem fort, was ihm gerade in den Sinn kam, obwohl es ohne Zusammenhang zur vorausgegangenen Aussage war: daß sie viele Freunde hätte. Als die Sekretärin scherzhaft fragte: »Viele?«, unterstützte Rose' Mutter sie mit: »Ja, sie hat *wirklich* viele Freunde!«

Das Kind ist sehr beeindruckbar und äußerst herzlich, offen und liebevoll – Eigenschaften, die **andere anziehen** wie ein Magnet die Eisenspäne. Die Mutter berichtet, daß das Kind niemals irgend jemandem weh tut und seine Liebe offen und freigebig an alle verteilt. Es ist sowohl körperlich als auch mit Worten ausdrucksstark und liebevoll. Es fällt diesen Kindern nicht schwer, andere bereitwillig zu umarmen, und es wird daraufhin wiederum auch gern umarmt. Es scheint, als wäre der natürliche Charme dieses Kindes so mächtig, daß sogar *Natrium muriaticum*-Erwachsene ihre zwischenmenschlichen Schranken nicht gegen seine durchdringende Kraft verteidigen können.

Das *Phosphorus*-Kind erscheint klug, es beantwortet Fragen schnell und fragt selbst viel. Es **denkt sich alles mögliche spontan aus**, es dichtet und improvisiert über alles, dabei oft vom gegenwärtigen Thema abschweifend. Es ist durchaus normal für das Kind, eine Frage zu beantworten und gleichzeitig einen neuen Satz mit einem anderen, vielleicht jedoch verwandten Thema, zu beginnen.

Die Mutter eines achtjährigen *Phosphorus*-Mädchens wurde einmal gefragt, ob das Kind eher zu Durchfall oder Verstopfung neige. »Weder noch«, war die Antwort der Mutter. Das Kind jedoch warf ein: »Aber

Mama, erinnerst du dich nicht daran, als wir in Mexiko waren und ich im Schwimmbad war und mir schlecht war und ins Wasser gekackt habe, da war es ganz flüssig und breiig und nicht hart...«. Dieses Selbstgespräch ging noch ungefähr zwei Minuten so weiter, bis ich das Kind unterbrach. Die Antwort war so voller Energie und die Schilderung so lebendig, daß man sich gut vorstellen konnte, dort mit dem Kind im Schwimmbad zu sein (gleichgültig, ob dies eine angenehme Vorstellung war oder nicht).

Eine andere Mutter wurde gefragt, ob sie irgendwelche Schwierigkeiten damit hätte, ihr *Phosphorus*-Kind dazu zu bewegen, ein Bad zu nehmen. Bevor die Mutter antworten konnte, tönte das Kind: »Es macht Spaß sich zu waschen, ich bade für mein Leben gern!«

Offenheit

Als Homöopath kann man die Offenheit des Kindes erfahren und die Leichtigkeit beobachten, mit der es durch die Welt schwebt. Es zeigt sich dabei in der Lage, mit fast jedem Menschen **eine Beziehung aufzubauen**. Das Kind ist sehr aufgeschlossen und trägt nichts nach; falls es versehentlich verletzt wird, ist es in der Lage, die erfahrene Kränkung loszulassen und schnell zu vergessen. Obwohl das Kind kurze Augenblicke des Ärgers, der Traurigkeit oder Schüchternheit erlebt, bleibt Extrovertiertheit der hauptsächliche Charakterzug. **Wenn es krank ist** – allerdings, sofern nicht ernstlich krank – neigt das Kind dazu, **aufgeschlossen und lebhaft zu bleiben,** sowohl körperlich als auch verbal. Die meisten *Phosphorus*-Kinder sagen ihren Eltern oder dem Homöopathen, wann und wo sie sich nicht wohlfühlen. Sie können mitten in der Nacht rufen: »Mami, mein Magen tut weh!« Mit ihren großen, feuchten Rehaugen blicken sie zu den Eltern auf und sagen: »Meine Beine tun weh. Das einzige, was hilft, ist, wenn du sie reibst und streichelst und mir so hilfst, wieder einzuschlafen.«

Ausdrucksstärke

Es ist bemerkenswert, wie genau ein Kind seinen Wunsch, gestreichelt und zugedeckt zu werden oder vorgesungen zu bekommen, ausdrücken kann. Auf seine Stirn zeigend, kommt der kleine Sam auf mich zu und sagt: »Paul, es tut hier weh!«, in einem mitleiderregenden Tonfall, der an Schauspielkunst erinnert. Ein solch ansprechender Gefühlsüberschwang läßt den Homöopathen oft den Stift aus der Hand legen, das Kind hochnehmen und es von Herzen umarmen.

Um diese Eigenschaft besser vor Augen zu führen, sollte das Verhalten eines *Phosphorus*-Kindes bei Krankheit mit dem eines kranken *Natrium muriaticum*-Kindes verglichen werden.

Die Eltern des *Natrium muriaticum*-Kindes müssen die Symptome aus dem Kind herauslocken. Ob es ernste Kopfschmerzen, Asthma oder Magen-Darm-Beschwerden sind – das Kind wird nicht freiwillig Auskunft geben. Manchmal sind die Eltern schockiert, wenn sie herausfinden, daß das Kind eine Woche zuvor einen Asthmaanfall hatte, ohne ihnen davon zu erzählen. *Natrium muriaticum*-Kinder können vor starken Schmerzen schreien oder weinen, aber genau herauszufinden, was mit ihnen los ist, wird nahezu unmöglich sein. Folglich fühlen sich die Eltern des *Natrium muriaticum*-Kindes gereizt, nervös und verärgert wegen seines Widerstandes ihres Kindes, sich mitzuteilen.

Auf der anderen Seite werden bei *Phosphorus* **gesundheitliche Probleme klar zum Ausdruck gebracht**, und die Eltern können daher besonders mit ihrem Kind mitfühlen.

Schwere Krankheit, besonders während hohen Fiebers, ist die einzige Gelegenheit, in der sich diese Offenheit nicht zeigt. Das *Phosphorus*-Kind kann gefühlsmäßig recht wirkungsvoll in so einer Situation „abschalten" und nur die ihm lieben und ihm nahestehenden Personen im Zimmer behalten wollen. Dies ist trotzdem immer noch ein *Phosphorus*-Zustand. Die Krankheit ist so stark, daß der Patient sehr ängstlich wird. Es ist dem Kind dann unmöglich, für andere offen zu bleiben.

Anführerschaft

Diese aufgeweckten, intelligenten Kinder sind bei Spielen oft **Anführer ihrer Gruppe**. Während diese Führungskraft bei *Sulfur* in deren reiner geistigen Stärke begründet ist, kommt es bei *Phosphorus* von einer Nächstenliebe ebenso wie von der Freude am Spielen. Die Zuneigung, die das

Kind unbewußt anderen gegenüber ausstrahlt, zieht diese an. Das Kind liebt Gesellschaft und schart auf diese Weise ganz natürlich viele andere Menschen um sich.

Wenn ein Kind, das zuvor *Calcarea carbonica* oder ein anderes Mittel brauchte, sich in einen *Phosphorus*-Zustand hineinentwickelt, sind die Persönlichkeitsveränderungen oft dramatisch. Die Eltern erzählen möglicherweise, daß ein Kind, das vorher immer schüchtern, zaghaft oder dickköpfig war, sehr aus sich heraus kommt und plötzlich mehr Freunde findet, zu Fremden spricht und ungewöhnlich liebevoll ist. Diese Veränderung der Persönlichkeit bis zur Offenheit ist so charakteristisch für *Phosphorus*, daß es eine Bestätigung des Mittels im Sinne eines Leitsymptoms ist.

Mittelpunkt

Das Kind steht oft im Mittelpunkt der Aufmerksamkeit, ob es in der Schule, bei Freunden oder zu Hause ist. Zu ausgedehntes oder zu lautes Reden in der Praxis (was aber nicht unangenehm ist) oder im Wartezimmer Rad zu schlagen, stellen es ins Rampenlicht. Die Eltern sagen, daß das Kind immer mitten im Geschehen steht und niemals ausgeschlossen wird. Wenn jemand versucht, es vom Spiel auszuschließen, weint das Kind laut, bis es mitmachen darf. Sogar, wenn ein *Phosphorus*-Kind noch zu klein für eine Aufgabe ist, fährt es unbeirrt damit fort, bis es sie bewältigen kann.

Beispielsweise fuhren alle anderen Kinder Fahrrad und hatten dabei viel Spaß. Leon, das *Phosphorus*-Kind, war zu klein, um radfahren zu können. Er begann zu schreien und zu weinen, es sei unfair und protestierte, daß er nicht seinen gerechten Anteil am Radfahren bekäme. Er stieg auf ein Rad und fing an zu fahren und hinzufallen, zu fahren und hinzufallen, immer wieder und wieder, bis er tatsächlich auf dem Fahrrad fahren konnte!

Dieser besondere Fall veranschaulicht zwei Aspekte der *Phosphorus*-Persönlichkeit. Erstens **genießen sie es, im Mittelpunkt der Aufmerksamkeit zu stehen**. Sie wünschen sich, daß alle älteren Kinder sie beobachten und ihnen dann zujubeln, wenn sie sich durchgesetzt haben oder ihre Aufgabe geschafft haben. Und zweitens ist es ihnen **weit lieber,** nicht „nur als durchschnittlich" betrachtet zu werden. Im Beispiel von Leon war es seine Abneigung dagegen, daß die anderen Kinder ihn beiseite schoben und bei ihm keine Ausnahme machten, was ihn dazu führte, etwas zu erreichen, das er auf Grund seiner Entwicklungsstufe eigentlich noch gar nicht hätte vollbringen können.

Wenn in Situationen wie dieser Lob geerntet wird, **genießt** der Empfänger **die erreichte Leistung** und den Ruhm. Während das *Natrium muriaticum*-Kind bei einer derartigen Auszeichnung vor Scham im Boden versinkt, das Lob abstreitet oder abschwächt, wird *Phosphorus* es um so mehr genießen.

Es gibt genauso auch negative Seiten dieser **Ichbezogenheit**. Zum Beispiel kann das Kind ab und zu Anzeichen dafür zeigen, zu stolz auf sich zu sein, egoistisch zu sein und einen Mangel des Wunsches, angemessen zu teilen, wie bei *Pulsatilla*. Oder das Kind wird sehr anspruchsvoll und fordernd und setzt alles daran, seinen Willen durchzusetzen. Es weint, wenn es nicht bekommt, was es will – wie bei *Calcarea carbonica*. Bezeichnend für *Phosphorus* jedoch ist, daß es leicht vom Weinen abzubringen ist, indem man seine Aufmerksamkeit auf etwas anderes lenkt und es umarmt und küßt und es wissen läßt, daß man es liebhat.

Erregbarkeit

Phosphorus-Kinder **begeistern sich leicht für eine neue Umgebung**, neue Menschen oder Aktivitäten. Wenn die Mutter ihm sagt, daß es Zeit sei zum Einkaufen, in den Park oder an irgendeinen anderen Ort zu gehen, werden sie außerordentlich aufgeregt. Der Anreiz einer neuen Umgebung erfüllt ihr ästhetisches Empfindungsvermögen, und sie verlieren sich in der Erregung des Erlebnisses. Sie gehen gerne in Einkaufszentren, Spielcenter und auf Spielplätze. Manchmal läßt die Erregung sie beinahe die Kontrolle verlieren. Sie spielen gerne mit all dem Spielzeug und den Videospielen, die sie an diesen Plätzen vorfinden.

Phosphorus-Kinder können aus purer Aufregung sehr **unruhig** sein. Sie zappeln die ganze Zeit herum und rutschen während der Konsultation ständig auf ihrem Stuhl umher. Eltern erzählen dem Homöopathen, daß ihr Kind »nicht eine Minute stillsitzen« und sich nicht lange genug auf eine Aufgabe konzentrieren kann, um sie zu beenden. Diese Kinder werden leicht aufgeregt und sind unfähig, die für Kinder ihres Alters normale Gelassenheit aufrechtzuerhalten – besonders, wenn sie von einer neuen Sache, Person oder Aufgabe in Anspruch genommen sind. Lehrer mögen den Eltern sagen, daß, obwohl das Kind reizend und entzückend ist, es doch besser einmal Ritalin nehmen sollte. Dieses Verhalten steht in scharfem Gegensatz zu der Unruhe, die man bei *Tuberculinum* oder *Lycopodium* findet, in welchen Fällen das Kind nämlich ungezogen und widerspenstig wird.

Die hartnäckigeren Kinder versuchen, **mit ihren Eltern zu feilschen**, um Geld für Spiele, Unterhaltung oder Spielzeug zu bekommen. Sie übernehmen Sonderaufgaben im Haushalt für ein Taschengeld und versuchen, die Eltern zu bestechen. Aussagen wie:»Ich habe alles aufgegessen, nun gib mir ein Spielzeug« oder »Ich war gut in der Schule, also laß uns in die Spielhalle gehen« sind, falls in angenehmer Weise vorgebracht, typische Bitten des *Phosphorus*-Kindes. Das *Lycopodium*-Kind wird auch um diese Dingen bitten, aber nicht annähernd so liebreizend; eher mit einem Anflug von Reizbarkeit und herrischem Tonfall.

Das Kind **steht möglicherweise viele Male in der Nacht auf**, um um Wasser zu bitten oder um auf die Toilette zu gehen, oder es stellt alles mögliche an, um die Aufmerksamkeit der Eltern als Publikum zu gewinnen. Dies ist die gleiche Verhaltensweise, die man bei *Pulsatilla* findet. Bei *Phosphorus* kommt es jedoch durch die Aufregung, während es bei *Pulsatilla* von einer Besorgnis oder Angst, alleine gelassen zu werden, sogar während des Schlafs, herrührt.

Das Kind **gibt normalerweise sein ganzes Taschengeld aus**, sobald es dieses bekommen hat. Die Eltern erzählen dem Homöopathen, daß das Kind aufs Kaufen aussei, als ob ihm das Geld in den Hosentaschen brennen würde, es muß einfach alles bis auf den letzten Pfennig ausgeben! Wenn es von dem Geld ein Spielzeug gekauft und noch eine Mark übrig hat, so wird es mit dem Rest Süßigkeiten kaufen. Wenn der Behandler das Kind anschaut, während die Eltern diese Beschreibung liefern, mag er das Kind selbstbewußt grinsen sehen. Falls der Homöopath fragen sollte, wieviele Spielzeuge das Kind hat, mögen die Eltern antworten, daß es schon eine große Anzahl besitzt, aber dennoch ständig seine Sammlung vermehrt.

Die Eltern eines *Phosphorus*-Kindes können lustige Anekdoten über die aufregenden Neigungen ihres Kindes erzählen. Bevor sie zu einem besonderen Anlaß ausging, brachte Sabrina all ihre Kleider aus ihrem Zimmer im ersten Stock herunter und ließ ihre Mutter zusehen und beurteilen, wie sie in den Kleidungsstücken, die sie eines nach dem anderen anzog, aussah. Bei dieser Kleiderprobe ging sie ihre gesamte Garderobe durch.

Sabrinas Beispiel zeigt den Unterschied zwischen *Phosphorus* und *Pulsatilla*. Während keines der Kinder sicher sein wird, was es anziehen soll, zeigt sich *Phosphorus* äußerst aktiv und wesentlich tatkräftiger und energischer als *Pulsatilla*, in seiner Aufregung wird es tatsächlich den gesamten Kleiderschrank ausräumen auf der Suche nach den vollkommenen und passendsten Kleidungsstücken. Im Gegensatz dazu wird *Pulsatilla* jammern oder weinen und die Mutter anbetteln, nach oben zu kommen, um ihm bei der Entscheidung zu helfen. Ebenso wird das *Pulsatilla*-Kind nur ein einziges Kleidungsstück anprobieren und am Boden zerstört sein, wenn die Mutter nicht die erwartete Begeisterung zeigt. Die Mutter wird dann Zeit damit zubringen müssen, das Kind wieder aufzubauen. *Phosphorus* wird dagagen sehr viel weniger eingeschüchtert und verzagt sein, und obgleich vielleicht momentan verstimmt, wird es schnell zu beruhigen sein, bevor es davoneilt, um das Nächste anzuprobieren.

Die Erregbarkeit ist **während des Anamnesegesprächs leicht bemerkbar. Das Kind spricht offen und anschaulich** mit Händen, Augen und Körperbewegungen. Das Kind mag vom Thema abschweifen und, falls sehr erregbar (so wie die Kinder, denen der Stempel „Konzentrationsschwäche" aufgedrückt wird), wird es anfangen, oft zu blinzeln, die Nasenflügel zu blähen und die richtige Reihenfolge der Worte in seinen Sätzen durcheinanderzubringen – zum Beispiel mit der Satzmitte beginnen und mit dem Satzanfang enden. Wenn dies geschieht, kann der Patient dadurch ganz verwirrt werden.

Wenn sie schon erregt in die Praxis kommen, werden sich *Phosphorus*-Kinder während des Anamnesegesprächs **nicht zügeln können**. Eines Tages, als ich ein Paar farbenfroher Strümpfe trug, demonstrierte ein Patient diese Eigenschaft. Während ich den Vater über die Essensgelüste des Kindes befragte, platzte das Kind heraus: »Oh, ich mag deine Socken, Paul!« Der Zeitpunkt dieser Aussage war völlig überraschend und veranschaulicht gut, wie die Erregbarkeit des Kindes es überkommen hatte.

Ich erinnere mich an ein anderes Beispiel, das diese extrovertierte, erregbare Eigenschaft vielleicht noch besser beschreibt. Ein Kind saß im Wartezimmer, als ich hereinkam, um das Telefon zu benutzen. Bevor ich den Hörer noch abheben konnte, fing das Kind schnell eine Unterhaltung an: »Hallo, Paul! Bist du mit meinem Vater bald fertig? Wann werde ich 'dran sein? James will heute mit mir spielen und ich mag ihn nicht, aber meine Mutter sagt, daß ich nett zu ihm sein soll, weil er nett zu mir ist, und er hat noch ein Fahrrad, mit dem ich fahren kann und ...« Der Monolog des Mädchens war verblüffend. Er war sowohl endlos als auch fesselnd und einnehmend, und die Aufregung in ihren Augen und das Sprudelnde ihrer Stimme wirkten äußerst hypnotisierend.

Erwartung

Die Erregbarkeit wird durch bevorstehende Ereignisse noch gesteigert. Die Erwartung, die *Phosphorus*-Kinder erleben, kann außerordentlich sein. Vor einem Mannschaftsspiel, einer öffentlichen Gesangsaufführung, einer Ballettvorführung oder einem anderen Ereignis wirkt das *Phosphorus*-Kind angespannt. Es kann sogar **körperlich krank werden vor Erwartung.** Es können sich infolgedessen Kopfschmerzen, Übelkeit und Erbrechen oder Durchfall entwickeln.

Die zwölf Jahre alte Kim hatte seit Wochen ständigen Schluckauf. Der Schluckauf war stärker, wenn sie angespannt war, verschlimmerte sich durch Gefühle oder Aufregung wie die Vorfreude und die Erwartung, die sie vor einer Klaviervorführung spürte. Das Mittel *Phosphorus* konnte nicht nur die Erregungsattacken sondern auch den Schluckauf beenden.

Viele dieser Kinder können sich auf Grund ihrer Gedanken an die bevorstehenden Ereignisse nicht entspannen – manchmal sogar so sehr, daß sie nachts nicht schlafen können. Die Schwierigkeit einzuschlafen kann, nach einem plötzlichen, heftigen, aufregenden Zwischenfall, chronisch werden. Wenn man umsiedelt, reicht vielfach das Wissen darum, daß die Familie umziehen wird, um das Kind Wochen vor dem Abfahrtstermin wachzuhalten. Lange nach dem Umzug kann es sein, daß das Kind noch immer zu aufgeregt ist, um abends einzuschlafen.

Diese typische *Phosphorus*-Erregung ist weiter veranschaulicht, wenn Eltern am Abend Gäste haben. Das Kind spürt die Spannung im Haus und weigert sich, ins Bett zu gehen. Stattdessen schläft es auf dem Sofa im Wohnzimmer zwischen den Gästen ein.

Das Kind kann auch Krankheiten oder Ängste entwickeln, nachdem es gefühlsgeladene Situationen erlebt hat. Insbesondere starke Ängste oder heftige Gefühle in der Umgebung, wie ein Streit der Eltern, kann eine akute Krankheit hervorbringen.

Freigiebigkeit und Großzügigkeit

Aus Aufregung oder aus Mitgefühl können die Kinder ihr Lieblingsspielzeug oder anderen Besitz verschenken. Oft verlieren sie die Kontrolle über ihren guten Willen in diesen Momenten und bedauern später solche Handlungen. Sie können dann aus Reue weinen und das Gefühl haben, daß der Vorteil und Nutzen, den sie aus dieser Geste erhielten, viel zu gering war. Obwohl sie ein Bedauern erfahren, wird es sie nicht daran hindern, dies während ihres ganzen Lebens immer wieder zu tun.

Dieses **großzügige Verschenken von persönlichem Besitz** ist eine Widerspiegelung der sensiblen und gebenden Natur von *Phosphorus* und ein Vorbote der berühmten Rubrik in Kents Repertorium *GEMÜT: mitfühlend*(KK I 71). Das Kind ist äußerst fürsorglich, es übernimmt Verantwortung für Geschwister oder Tiere, die Hilfe brauchen, genauso wie ein *Phosphorus*-Erwachsener. Dem Homöopathen wird erzählt, daß das Kind schon von frühestem Alter an sehr sensibel war und an andere dachte. Als Beispiel brachte die Mutter eines Patienten, daß ihr vier Jahre alter Sohn Alex zu ihr ins Bett klettert, um sie zu trösten, wenn sie unter Wetterfühligkeit leidet. Dieses Verhalten zeigt das Ergebnis einer mitleidigen Natur, verbunden mit der Sorge um das Wohlergehen der Familienmitglieder, die diese Kinder heftig fühlen.

Neugierde

Neugierde ist ein anderer **Ausdruck der Verbindung von natürlicher Erregbarkeit und Extrovertiertheit** bei *Phosphorus*-Kindern. In der Praxis spielen sie überall auf dem Boden mit ihren Geschwistern oder Freunden, fassen alles an und probieren ein Spiel nach dem anderen aus. Dies geschieht auf wesentlich ordentlichere Weise, als sie *Sulfur*-Kinder zeigen. Es fehlen auch die zerstörerischen Eigenschaften, die man bei *Tuberculinum* findet, obwohl sie vielleicht Spielzeug und Maschinen auseinandernehmen, um mit offener Neugierde herauszufinden, wie sie funktionieren. Sie werden den Homöopathen ohne Umschweife fragen, wenn sie etwas wissen wollen, da Schüchternheit den Drang, ihre Wißbegierde zu befriedigen, nicht lange verhindern kann. Die Fragerei erscheint angemessen und wirkt nicht verärgernd wie eventuell bei *Medorrhinum*.

Ablenkbarkeit

Bei einigen *Phosphorus*-Kindern entwickelt sich der **Mangel an geistiger Schärfe**, für den dieser Mitteltyp so bekannt ist. Dies kann in der kurzen Aufmerksamkeitsspanne und der leichten Ablenkbarkeit des Kindes beobachtet werden. Im Unterrichtszimmer beschwert sich der Lehrer darüber, daß der *Phosphorus*-Schüler automatisch abgelenkt ist, sobald ein Stift herunterfällt oder jemand auf ein Pult klopft.

Gelegentlich ist die Verwirrung tiefer, annähernd derer, die man mit **Petit Mal-Epilepsieanfällen** verbindet. Ein Kind stand über das Waschbecken des Badezimmers gebeugt, mit einer feuchten Zahnbürste in der Hand. Ohne sich daran zu erinnern, was es tun sollte, blieb es dort in dieser Haltung einige Minuten lang, bis der Vater es unbeweglich in diesem tranceartigen Zustand fand.

Wenn dieser Zustand der Verwirrung schlimmer oder häufiger wird, kann es bei Heranwachsenden mit einem Gefühl verbunden werden, als wenn sie nicht wirklich da wären, daß alles ohne ihre tatsächliche Teilnahme passiert, so als wäre alles ein Film und sie wären lediglich die Zuschauer. Wenn sich dieser **außerordentlich losgelöste Zustand** bei einem Teenager einstellt, zeigt dies eine tief verwurzelte Pathologie an, für die die Heilung noch weit entfernt liegt.

Im allgemeinen begegnet einem das weniger schwerwiegende Problem eines Kindes, das sich nie auf die Umgebung konzentrieren kann. Dieses Kind erschrickt immer wieder durch dieselben Reize, besonders Geräusche.

Extrovertiertheit/Introvertiertheit

Schüchternheit ist ein weiterer Hauptaspekt des *Phosphorus*-Kindes. Dies kann man besonders während der Erstanamnese bemerken. Wenn der Homöopath dem Kind zum ersten Mal begegnet und einen Blick aus dem Augenwinkel auf den *Phosphorus*-Patienten wirft, so ist es gut möglich, daß der Kleine wißbegierig jede Bewegung beobachtet, die der Homöopath macht, während er im Sprechzimmer herumläuft, um Papiere zu orden oder ähnliche Aufgaben erledigt.

Wenn Homöopath und Patient schließlich miteinander bekannt geworden sind und mit der Anamnese beginnen, wird dem Homöopathen auffallen, daß das Kind sehr schüchtern ist und leicht errötet. Gesittete Jungen blicken zu Boden ohne etwas zu sagen, in einer *Natrium muriaticum* ähnelnden Weise. Die schüchternsten Kinder schauen die ganze Zeit und bei jeder Frage Mutter oder Vater an, als ob sie den Beistand eines Erwachsenen bräuchten, um antworten zu können. Sie antworten mit einem Flüstern mit lieblicher, zaghaft-schüchterner Stimme, gerade so, wie man es von *Pulsatilla* erwarten würde. Der Mitteltyp *Lycopodium* antwortet auch schüchtern, aber in einer Weise, die den Behandelnden etwas irritiert. Während man bei *Lycopodium* das unterschwellige Gefühl hat, es sei kindisch und einfach nur „nervend", so spürt man bei *Phosphorus*-Kindern nur ihre Feinheit, die man sehr schätzt. Die Antworten, die *Phosphorus* gibt, kommen leichter, da eine Zweierbeziehung schnell aufgebaut ist und das Kind beim ganzen Ablauf mitarbeitet. Im Verlauf des Gesprächs merkt man, daß die **Schüchternheit schnell abnimmt** und sich im Kind eine Erregung aufbaut. Während es zuerst in der Lage war, mit ordentlich gefalteten Händen im Schoß still zu sitzen und seine Neugierde zurückzuhalten, so wird es nun unruhig und zappelig. Nach der

Hälfte des Gesprächs, wenn nicht schon eher, wird das Kind aufstehen und näher an den Homöopathen heranrücken. Noch etwas später wird das Kind vielleicht sogar auf dem Schoß des Behandlers sitzen und sich über seine Haare streichen oder seinen Rücken kraulen lassen. Die Mutter schmunzelt, während sie dem Homöopathen erzählt, daß das Kind sich immer so verhält, sogar bei Fremden. Es ist erstaunlich, wie der einzigartige *Phosphorus*-Magnetismus andere, unbeachtet ihrer Vorbehalte, anzieht.

Ein anderes Beispiel verdeutlicht diesen Zug noch unterhaltsamer. Einmal erhob ich die Fallanamnesen einer Familie während des Mittagessens. Eines der drei Kinder in der Gruppe war die neunjährige Liz. Zu Beginn des Gesprächs war sie sehr scheu, sie flüsterte und blickte ihren Vater antwortheischend an, ohne jedoch jemals ihren Fragesteller anzusehen. Während der zweiten Hälfte der Anamnese beantwortete sie indessen selbst Fragen und fing an, von meinem Teller zu naschen. Ich beobachtete, wie sich das Mädchen entfaltete und schließlich sowohl meine Zuneigung als auch meine Pommes frites gewonnen hatte. Und ich – wie alle anderen Anwesenden – hatte eigentlich nur noch den einen Wunsch, nämlich das Kind in den Arm zu nehmen und liebevoll zu drücken. Dieses **sofortige Gefühl der Zuneigung** hilft mir recht oft, *Phosphorus* zu erkennen und zu verschreiben.

Weinerlichkeit

Phosphorus-Kinder sind **schnell wechselnden Stimmungen unterworfen und weinen leicht.** Häufige Gründe zum Weinen tauchen auf, wenn sie müde sind, geschlagen werden, Angst haben oder von einem Spaß ausgeschlossen werden. Außerdem auch, wenn sich der Ärger anderer gegen sie richtet. Sie brauchen Zuneigung und Trost und können leicht und offen in Gegenwart anderer weinen. Sie müssen ihre Freude, genau wie ihre Traurigkeit, mit anderen teilen. Die Eltern ihrerseits müssen das Kind umarmen und ihren *Phosphorus*-Nachwuchs bestätigen und aufbauen; dies ist dem ähnlich, was *Pulsatilla*-Kinder brauchen.

Das *Phosphorus*-Kind **erholt sich schneller** als *Pulsatilla* und spielt frei und offen auch in Zeiten der Traurigkeit. Das King neigt auch nicht dazu, den Kummer nach innen zu kehren und sich selbst Vorwürfe zu machen, wie es jedoch *Pulsatilla* tut. Anders als *Natrium muriaticum*, das Groll insgeheim versteckt, drückt das *Phosphorus*-Kind seinen Schmerz offen aus, wie ein achtjähriges Mädchen es tat, indem es zu der kränkenden Person trat und frei heraus sagte: »Du verletzt meine Gefühle! Du tust mir weh.«

Ästhetik

Es wird offensichtlich, daß diese Kinder einen stark entwickelten Sinn für Ästhetik haben, sowohl von ihrer Erscheinung als auch von den Interessen her, die sie verfolgen. Allein schon der Körperbau erweckt diesen Eindruck. Das Kind ist für gewöhnlich groß und schlank, mit fein beschaffener Haut und Haaren und ebenmäßige Zügen, schon im Säuglingsalter sichtbar. Es macht den Eindruck, als wäre es von Natur aus Schauspieler oder Tänzer. Sie kleiden sich von Anfang an hübsch, wählen passende Farben und Muster wie *Pulsatilla* und pflegen sich ordentlich wie *Natrium muriaticum*, wobei sie sich gewöhnlich auffälliger und farbiger aufmachen als *Natrium muriaticum* es zu tragen wagen würde. Sie fühlen sich hingezogen zu künstlerischem Bemühen wie Malerei, Musik und (manchmal zum Schaden des Kehlkopfes) zum Gesang.

Ängste

Das *Phosphorus*-Kind wird **schrecklich ängstlich beim geringsten Anlaß**. Die Eltern und sogar das Kind berichten, daß es sich ständig Sorgen macht. Während das Kind seine Ängste beschreibt, blickt es oft zu den Eltern, um sich der Angemessenheit seiner Antwort zu vergewissern. So ein Kind erscheint dann angespannt und ängstlich – genauso angespannt und verkrampft wie ein *Natrium muriaticum*-Kind werden kann. Wenn man ein Kind befragt, das aufgrund von unbegründeten Ängsten das Mittel *Natrium muriaticum* zu benötigen scheint, welches aber nach Trost verlangt, so sollte man bedenken, daß es statt dessen ein ängstliches *Phosphorus*-Kind sein könnte. Ich befragte einst einen ängstlichen *Phosphorus*-Jungen, der mitten in der Erzählung seiner Ängste sagt: »Ich sorge mich ständig. Ach übrigens, die Parkuhr wird gleich abgelaufen sein, Mutter.«

Wenn ein Elternteil einen Bericht über die Ängste des Kindes liefert, sieht man häufig, wie das Kind von tatsächlicher Furcht verzehrt wird. Während die Mutter die Reaktionen des Kindes auf ein Gewitter beschreibt, öffnen sich seine Augen weit, so als ob das unglückliche Kind die Erfahrung wieder durchlebt. Einige Kinder werden hysterisch, wenn sie ihre Ängste beschreiben – wie zum Beispiel die dreizehn Jahre alte Alison, die zu wimmern anfing: »Aber wwwenn ich nnnun entffführt wwwerde?" Das Kind war so verängstigt, daß es beim Durchleben des von ihm selbst in lebhaften Farben ausgemalten Szenarios völlig zusammenbrach.

Die stärksten und üblichsten Ängste sind Angst vor der **Dunkelheit, vor dem Alleinsein, vor Geistern und vor Gewittern**. Ein Elternteil erzählt beispielsweise: »Bei einem Gewitter schreit Donald laut genug, um die Toten mit seinem Schrei, der einem das Blut in den Adern gefrieren läßt, zu erwecken.« Das Kind kann ins Bett der Eltern springen oder seinen Kopf mit der Bettdecke bedecken, wenn es den Donner hört. Sogar *Phosphorus*-Säuglinge fürchten sich vor dem lauten Geräusch eines Donnerschlags.

Die Angst vor **Geistern** kann genauso stark sein wie bei *Calcarea carbonica* und noch durch das Anschauen von Gruselfilmen oder das Hören von Gespenstergeschichten betont werden. Genauso wie *Calcarea carbonica*-Zuschauer können sie von solchen Filmen Alpträume bekommen. Das Kind wird zu den Eltern gehen und weinend sagen: »Nimm mich und halt mich fest und sag mir, daß du mich lieb hast.«

Die Furcht im **Dunkeln** und vor dem **Alleinsein** kann als natürliche Folge dieser Furcht vor Gespenstern verstanden werden. Wenn Kinder allein im Dunkeln sind, regt jeder Schatten und jedes Geräusch ihre Einbildungskraft an und sie fangen an, das Gespenst, den Kobold, die Hexe oder das Monster, das im Schatten lauert, tatsächlich zu sehen. Nachts schlafen sie bei Licht und kriechen oft bei den Eltern oder Geschwistern ins Bett. Die Geschwister müssen nicht älter als das *Phosphorus*-Kind sein, um ihm Sicherheit zu geben, wie es bei einem Mittelbild wie *Lycopodium* der Fall wäre – jede Art von Gesellschaft reicht aus, um ihm zu helfen.

Das Kind kann **vor dem Homöopathen Angst haben, wenn es das erste Mal zu einem Termin kommt** – was aus der anfänglichen Schüchternheit, die schon beschrieben wurde, hervorgeht.

Das Kind hat im allgemeinen auch Furcht vor **Insekten, besonders vor Bienen und Spinnen**.

Wenn das Kind **stürzt**, bekommt es einen solchen Schreck, daß es zu weinen anfängt und zu seinen Eltern läuft. Diese Angst ist noch viel stärker, wenn das Kind einem Unternehmen entgegensieht, bei dem die Eltern nicht im Zimmer bleiben dürfen, wie z. B. einer Operation. Weinen und der Wunsch, festgehalten, geküßt und beruhigt zu werden, wird sogar bei älteren Kindern beobachtet, die diesem Verhalten eigentlich entwachsen sein sollten.

Sie haben Angst, **alleine zu Hause zu sein** und kontrollieren zwanghaft die Türen, um sicher zu gehen, daß das Haus abgeschlossen ist und keine Einbrecher da sind. In dieser Beziehung verhalten sie sich ähnlich wie *Natrium muriaticum*. Der hauptsächliche Unterschied zwischen diesen zwei Mitteltypen bezüglich dieser beiden Arzneien gemeinsamen Ängste (Einbrecher, Insekten, Gewitter) ist der, daß *Phosphorus* es nicht lassen kann, über seine Ängste zu sprechen, mit dramatischen Ausdrücken, die den Zuhörer direkt in das Geschehen ziehen. Das *Natrium muriaticum*-Kind hingegen wird seine Ängste weitgehend für sich behalten, es ist in dieser Hinsicht genauso verschlossen wie auch sonst. *Natrium muriaticum* wird höchstens den Eltern gegenüber erwähnen: »Vielleicht solltet ihr die Tür abschließen.« So ein Kommentar enthüllt nicht die tiefe intensive Furcht, die diese Kinder innerlich fühlen.

Viele der *Phosphorus*-Ängste können zusammengefaßt werden in der einzigen Furcht, daß **„etwas Schlimmes" geschehen wird**. Dies wird als allgemeine Vorahnung erfahren, die viele Seiten des täglichen Lebens des Kindes umfaßt. Das arme *Phosphorus*-Kind sieht sich oft seiner überaus aktiven Vorstellungskraft ausgeliefert, mit der es sich dann ausmalt, was diese Bedrohung sein könnte.

Im äußersten Fall läßt diese **wilde Vorstellungskraft** das Kind Angst vor der **Zukunft** haben, besonders vor möglichen Krankheiten. Als er gefragt wurde, wovor er Angst hätte, antwortete der zwölfjährige Paul, daß er sich vor AIDS fürchte. Da er gehört hatte, daß Menschen davon sterben und nicht wußte, wie sich diese Krankheit entwickelt, bekam er Angst bei der Aussicht, daran zu sterben. Abgesehen von der Irrationalität dieser Annahme, daß er sich solch eine Krankheit zuziehen würde, ist die Angst vor dem Tod bei so einem jungen Menschen recht ungewöhnlich und ein besonderes Merkmal dieses Mitteltyps.

Während einer Krankheit kann das Kind besonders von Ängsten heimgesucht werden, es fürchtet die Krankheit selbst und ihren Schweregrad. Es mag versuchen, mutig zu sein, aber wenn es zu sehr leidet, wird die Angst vor der Krankheit offensichtlich und es fängt an, diese Angst durch Weinen offen zum Ausdruck zu bringen.

Als Folge davon können die Eltern dem Homöopathen erzählen, daß das Kind **ausgesprochen gerne zum Arzt geht** und sehr gerne Pillen einnimmt, sogar wenn das Kind erst sechs Jahre oder jünger ist. Wenn ein Geschwisterkind krank wird, bettelt das *Phosphorus*-Kind manchmal darum, mit der Schwester oder dem Bruder zum Homöopathen gehen zu dürfen. Während die Eltern dies beschreiben, kann man wieder einmal feststellen, daß das Kind diesen ihm eigenen Charakterzug mit einem Grinsen eingestehen wird.

Phosphorus-Kinder sehnen sich nach Besuch und körperlichem Kontakt, wenn sie an einer Krankheit leiden. Man kann sie in der Praxis sehen, wie sie, um das Leben bangend, an einem Elternteil hängen, gewöhnlich dem Vater. Dies ist nicht die Angst, verlassen zu werden, die man bei *Pulsatilla* findet, sondern der Wunsch nach Liebe und Versicherung, die sie wissen läßt, daß alles in Ordnung ist. Während dieser Angstzustände wird das Kind Blickkontakt mit dem Behandler oder den Eltern aufnehmen, als wenn dieser visuelle und vertraute Kontakt für das Kind erforderlich ist, um sicherzugehen, daß es gut aufgehoben ist.

Genauso mag das Kind, aufgrund seiner stark mitfühlenden Natur, eine große Angst und Furcht entwickeln, wenn ein Familienmitglied krank wird. Und wenn ein Geschwisterkind oder Elternteil zu spät kommt oder abwesend ist, kann das Kind anfangen, in Panik zu geraten. So eine Angst wurde vorausgehend beschrieben im Falle des vierjährigen Alex, der zu seiner kranken Mutter ins Bett kam, um sie zu trösten. Diese Art des Verhaltens, Angst und **Sorge um einen Elternteil** zu zeigen, führte mich oft zu der korrekten Verordnung von *Phosphorus*. Während so ein Verhalten angenehm und vielleicht sogar wünschenswert ist, kann es pathologisch – und damit auch behandelbar werden, wenn es extreme Ausmaße annimmt, wie es bei *Phosphorus*-Kindern manchmal vorkommt. Das heißt, daß sie dann tatsächlich selbst erkranken.

Beim Kind kann sich eine **Angst vor einem Ereignis entwickeln, das ihm schon in der Vergangenheit ein Trauma auslöste**. Ein Kind mag die Angst vor Hunden, oder noch häufiger vor Insekten behalten, nachdem es gebissen oder gestochen wurde. Ein Junge aus meiner Bekanntschaft fürchtete sich vor eingefädelten Nadeln, weil sie ihn an einen Sturz als Vierjährigen erinnerten, bei dem er sich verletzt hatte und daher genäht werden mußte. Ein Kind kann vor „diesem fürchterlichen Herd" Angst haben, an dem es seine Hand verbrannte, als es jünger war.

Eine sehr verbreitete Angst unter *Phosphorus*-Mädchen ist die, **vergewaltigt zu werden**, nachdem sie von einer Vergewaltigung in der Gegend gehört haben. Dies kann man sogar schon bei Siebenjährigen entdecken. Nach einem Schulprojekt über Entführung kann das Kind noch Monate danach an den Eltern hängen oder nicht in der Lage sein, alleine zu schlafen. Ein Kind fürchtete sich vor männlichen Fremden, da es glaubte, alle Männer würden es entführen.

Der niedliche Stuart, ein neunjähriger Junge, fürchtete sich vor rivalisierenden Drogenbanden. Er war von Entsetzen heimgesucht, weil er glaubte, daß er gezwungen werden würde, Drogen zu nehmen und andere Schüler in seiner Klasse umzubringen. Nachdem es von einem entlaufenen Verbrecher gehört hatte, war ein anderes Kind sicher, daß der Flüchtling hinter dem Nachbarhaus laure. Diese Ängste können zusammengefaßt werden durch das Gefühl, daß ihnen etwas Schreckliches passieren wird, und daß ein Grauen von ihnen Besitz ergreifen wird.

Die Ängste können sich auf den Magen auswirken, wie es bei den Mitteltypen *Pulsatilla, Lycopodium, Kalium carbonicum* und *Mezereum* der Fall ist. Übelkeit, Magenschmerzen, Erbrechen, Magengeschwüre oder Durchfall können sich gemeinsam mit diesen Ängsten **somatisieren**.

Bei anderen entwickelt sich eine eigenständige Antwort des Nervensystems (Kampf- oder Fluchtreaktion), einschließlich Herzklopfen und starker Schweißabsonderung an Händen und Füßen. Andere wiederum fangen an, wie besessen ihre Nasenflügel zu blähen und wiederholt zwanghaft zu blinzeln. Viele knabbern an ihren Nägeln und werden unruhig, oder sie erscheinen in der Praxis ängstlich besorgt, wenn die Angst einsetzt.

Schlaf

Schlaf und Gewohnheiten, die damit verbunden sind, bieten viele deutliche Symptome, die auf das Mittel *Phosphorus* hinweisen. Die Kinder **schlafen nicht gerne alleine ein**. Sogar Säuglinge und Kleinkinder können quengeln und einen „Aufstand machen", bis ein Elternteil sich mit ihnen hinlegt und dabei vortäuscht, auch schlafenzugehen. Im Dunkeln fürchten sie, daß das Zimmer, das Bett oder der Schrank voller Ungeheuer oder Gespenster sind, und durch jede Lichtveränderung und jedes Schattenmuster schrecken sie hoch. Dies belegt wieder einmal die starke Vorstellungskraft, die man bei diesen Kindern beobachtet. Aus diesem Grund berichten sie oft, daß sie **nur bei Licht schlafen**.

Phosphorus ist eines der häufigsten Mittel, das man einem Kind gibt, welches, obwohl es schon acht oder zehn Jahre alt ist, immer noch auf Grund seiner nächtlichen Ängste ins Bett der Eltern schlüpft. Solch ein Kind kann auch Schwierigkeiten beim Einschlafen haben, wenn es gefühlsmäßig verunsichert oder erregt wegen eines bevorstehenden Ereignisses ist. Das Kind muß dann vielleicht noch mit Mutter oder Vater reden oder in den Schlaf gestreichelt werden, wenn es am nächsten Tag ein wichtiges Ereignis erwartet. Es ist nicht ungewöhnlich, daß ein dreizehnjähriges *Phosphorus*-Mädchen abends noch gern ins Bett gebracht wird.

Die **Schlafhaltung** ist normalerweise charakteristisch bei *Phosphorus*-Menschen. Während man bei *Phosphorus*-Erwachsenen gewöhnlich feststellt, daß sie nur auf ihrer rechten Seite einschlafen, ist die Einschlafhaltung bei der jungen Bevölkerung gleichmäßig verteilt zwischen der rechten Seite und der Bauchlage. In ungefähr neunzig Prozent der Fälle wird die eine oder andere Position von dem jeweiligen Kind bevorzugt. Nur manchmal kann man sie auf ihren Rücken liegend finden und noch seltener auf ihrer linken Seite.

Sie neigen dazu, im Schlaf zu sprechen, und viele **schlafwandeln**. Man wird feststellen, daß *Phosphorus* und *Natrium muriaticum* die beiden häufigsten Mittel bei Somnambulismus (Schlafwandeln) sind, und beide Mitteltypen laufen während ihrer nächtlichen Wanderungen gegen die Zimmerwände, in das Schlafzimmer der Eltern oder nach unten ins Wohnzimmer. Beide Mittel findet man in Kents Repertorium fettgedruckt in der Rubrik *GEMÜT: Schlafwandeln* (KK I 86).

Da sie viele **Alpträume** haben, die sich um Ungeheuer, Gespenster und Tiere drehen, kann der Schlaf sehr **unruhig** sein. Die Träume können auch unheilvolle Verfolgungsszenen, Morde oder andere beängstigende, makabre Geschehen enthalten. Viele der Träume haben ihre Wurzeln in einem Film oder Ereignis, das das Kind gerade erlebt hat. Selbst wenn es schon fünfzehn Jahre alt ist, wird das Kind noch ins Bett der Eltern kommen, wenn es von diesen Träumen aufwacht. Es kann häufig aufwachen und die Eltern zehn bis zwanzig Mal pro Nacht um etwas bitten: »Ich brauche etwas zu trinken, ich brauche dies ... und das ...«. Kurz gesagt, irgend etwas, um einen Erwachsenen in der Nähe zu haben, bis es endlich eingeschlafen ist. Während dies ähnlich dem Verhalten von *Pulsatilla*-Kindern ist, hat es seine Ursache bei diesem Mitteltyp im kindischen Verhalten und der Angst, verlassen zu werden. Bei *Phosphorus* hingegen ist es verwurzelt in dem Verlangen, angesichts des Bösen, das ihre eigene aktive Vorstellungskraft produziert, getröstet zu werden.

Wenn *Phosphorus*-Kinder akute Atem- oder Verdauungsbeschwerden haben, stöhnen sie im Schlaf; vielleicht ist es das *Phosphorus*-Element in *Calcarea phosphorica*, das diesem Mitteltyp ebenfalls *Stöhnen im Schlaf* als Schlüsselsymptom gibt.

Phosphorus-Säuglinge und -Kinder **wachen morgens gewöhnlich erholt auf**, sie sind jedoch vielleicht **hungrig**.

Schwindel

Große, schlanke Kinder beklagen sich häufig über **orthostatische Hypotonie** – niedriger Blutdruck beim Aufstehen –, was Schwindel erregt. Wenn sie sich schnell aus einer liegenden Position erheben, besonders

wenn ihnen heiß ist, fühlen sie sich leicht benommen und schwindelig, so als würden ihre Füße den Boden nicht berühren.
Mädchen im Teenager-Alter können sich auch während einer heftigen Menstruation so fühlen.

Körperliche Symptomatik

Kopf

Die **Köpfe** der *Phosphorus*-Kinder **weisen in drei Punkten Ähnlichkeiten mit** denen von ***Calcarea carbonica*** auf: der Kopf von *Phosphorus* ist häufig mit feinen, seidigen, glänzenden Haaren bedeckt, manchmal erscheinen kahle Stellen in gewissen Bereichen, wenn das Kind eine kräftezehrende Krankheit, wie Lungenentzündung oder Bronchitis, durchlebt hat; und schließlich noch das überreichliche Schwitzen der Kopfhaut.

Kopfschmerzen

Diese Kinder neigen dazu, daß sich Kopfschmerzen bis zum Stadium der **Migräne** entwickeln. Es gibt eine ganze Reihe von Schlüsselsymptomen von *Phosphorus*, die in Zusammenhang mit diesen Kopfschmerzen hervorgerufen werden. Sie können von vielen **visuellen Veränderungen** angekündigt oder begleitet sein, wie Photophobie (Lichtscheu), Flackern, Lichtblitzen oder schwarz-weiß schwimmenden Flecken, wie man sie auch bei *Natrium muriaticum*, *Sulfur* und *Tuberculinum* vorfindet.
Hunger geht diesen Kopfschmerzen gewöhnlich voran oder begleitet sie. Das Kind beschreibt ein Gefühl von Leere in der Brust- oder Magengegend. Wenn das Kind, besonders ein Jugendlicher, eine Mahlzeit ausläßt, wird es wahrscheinlich Kopfschmerzen bekommen – genauso wie bei *Lycopodium*- und *Tuberculinum*-Jugendlichen. Die Eltern erzählen dem Homöopathen, daß das Kind, wenn es zu irgendeiner Zeit zuviel Zucker ißt, ein oder zwei Stunden später Kopfschmerzen bekommt. Die rapide Zunahme des Insulins im Blut verursacht einen schnell absinken-

den Blutzuckerspiegel (Hypoglykämie) und nachfolgende Kopfschmerzen. Auf Grund dieses niedrigen Blutzuckerspiegels ist, ironischerweise, ein Verlangen nach Süßigkeiten eine häufige Begleiterscheinung dieser Kopfschmerzen.

Die andere häufige Art der *Phosphorus*-Kopfschmerzen erscheint auf Grund einer **Sensibilität für die Umwelt**. Diese Kopfschmerzen können durch starke Gerüche wie Parfüm, Autoabgase und Tabakrauch ausgelöst werden.

Sehr dünne anämische Kinder klagen auch über Kopfschmerzen nach Erschöpfung, sogar nachdem sie einfach zu lange gelesen haben.

Bei all diesen Arten von Kopfschmerz sehnt sich *Phosphorus* nach eiskalten Umschlägen für den Kopf – genau wie diejenigen Kinder, die die Mittel *Bryonia alba, Natrium muriaticum* oder *Pulsatilla* brauchen. Dies ist sogar der Fall, wenn eine schwere Sinusitis oder eine Enzephalitis (Gehirnentzündung) der Grund für die Kopfschmerzen ist. **Besserung** der Kopfschmerzen **durch Kälte** ist ein wichtiger Hinweis auf dieses Mittel, da die meisten Leute mit Sinusitis nach Wärme am Kopf verlangen.

Bei allen Arten von schweren Kopfschmerzen kann es charakteristischerweise zu **Übelkeit und Erbrechen** kommen.

Kongestive Kopfschmerzen infolge von Gefäß- oder Stirnhöhlenerkrankungen werden durch Bewegung und den Aufenthalt in warmen Räumen verschlimmert und durch Druck und Schlaf gelindert. Während die Gesichter der meisten *Phosphorus*-Kinder bei Kopfschmerzen rot werden, werden andere eher weiß wie ein Laken mit dunkelblauen Ringen um die Augen.

Augen

Die Augen von Säuglingen und Kindern sind **strahlend und weit geöffnet**, sie leuchten mit einem Glanz und einer Helligkeit, die ganz aus ihnen selbst herauskommen.

Wie bei allen Mitteln, die gebraucht werden, um ein tuberkuläres Miasma zu behandeln, haben *Phosphorus*-Typen **lange Wimpern**, und zwar schon von Geburt an.

Ein anderes Merkmal, das beobachtet werden kann, sind **bläulich getönte Verfärbungen rings um die Augen** eines blassen Kindes. Diese Ringe können leicht angeschwollen sein, sie schwellen noch mehr an, wenn das Kind krank ist und schwellen wieder ab bei Besserung.

Während *Arnica* das erste Mittel ist, das man bei **Einblutungen der Bindehaut** bei Säuglingen und Kindern in Betracht zieht, so sollte *Phosphorus* besonders dann erwogen werden, wenn die Blutungen oft auftreten, sobald die Kinder sich beim Husten und Naseputzen oder bei einer leichten Verletzung anstrengen.

Auch eine **Lähmung des Sehnervs,** die zu allmählicher Erblindung führt, ist eine Beschwerde, die einen an *Phosphorus* denken lassen sollte. Die Lähmung kann von einem unerklärlichen Abbau des Nervs herrühren oder auftreten, nachdem ein Gehirntumor Ödeme im Papillenbereich und einen Verlust des Gesichtsfeldes verursacht. Wie schon im Zusammenhang mit Kopfschmerzen erwähnt wurde, kann das Kind in diesem Fall viele **optische Verzerrungen**, wie „Schwimmen" und fließende Objekte jeder Form, Farbe oder Größe haben.

Schließlich kann das Kind über Ekzeme oder seborrhoische Dermatitis an den **Augenbrauen** klagen, wobei beide Hauterkrankungen schuppig und abblätternd sind.

Ohren

Die Ohren dieser Kinder erkranken nicht oft. Ab und zu kommen Kinder wegen Flüssigkeit in den Ohren in die Sprechstunde. Diese Flüssigkeit kann ein Echo bei Geräuschen oder sogar Taubheit verursachen. Eltern beobachten oft, daß dieses Abdämpfen der Hörfähigkeit immer auftritt, wenn das Kind eine Erkältung hat. Die Antwort auf Fragen, die man an ein solches Kind richtet, ist häufig: »Was?« Dies ist normalerweise das einzige Syndrom, das man bei Kindern feststellt, die ein berühmtes, altes *Phosphorus*-Leitsymptom aufweisen – nämlich, daß sie die menschliche Stimme nicht hören können.

Wenn man die Krankengeschichte aufnimmt, werden die Eltern eines *Phosphorus*-Kindes vielleicht sagen, daß das Kind einst eine Ohrentzündung hatte, bei der das Trommelfell geplatzt ist und ein **blutiges Sekret** abgesondert hat. Daher sollte man *Phosphorus* berücksichtigen bei Säuglingen und Kindern, die früher eine sehr blutige Ohrenentzündung hatten oder zum gegenwärtigenZeitpunkt haben.

Nase

Im Gegensatz zu den Ohren ist die Nase bei *Phosphorus*-Kindern und -Erwachsenen **häufig erkrankt**. Viele dieser Kinder hatten schon in der Vergangenheit oft **Nasenbluten**. Das Blut ist hellrot und fließt reichlich bishin zur aktiven Blutung, die wie ein Sturzbach aus der Nase schießt. Das linke Nasenloch ist anfälliger für Blutungen als das rechte. Die meisten Kinder neigen dazu, Nasenbluten während des Schlafes und im Winter, im Sommer und am Abend häufiger zu erleben.

Heranwachsende Mädchen können während ihrer Menstruation Nasenbluten haben. Nasenbluten kann auch von der leichtesten Verletzung der Nase herrühren und von jeder Art von Anstrengung, die zum Beispiel Husten und Niesen begleitet. Wenngleich der Ausfluß üblicherweise hellrot ist, so können des Morgens, wenn das Blut geronnen ist, auf dem Kissenbezug dunkelrote Flecke sein.

Für gewöhnlich findet man in der Anamnese heraus, daß das Kind jeden Winter **viele Erkältungen** hat, die alle in der Nase anfangen. Die Erkrankung kann sich zu einer ausgewachsenen Sinusitis entwickeln, die akut auftritt oder auch chronisch wird. Der Nasenschleim kann blutgefärbt, dick und grünlich-gelb sein und so brennend, daß er die Nasenschleimhäute wund macht.

Bei einigen Kindern steigt die Erkältung schnell herab in den Kehlkopf und Brustkorb und entwickelt sich nicht selten zu einer richtigen Bronchitis.

Heuschnupfen

Phosphorus-Kinder können von verschiedenen Pollen und Gräsern Heuschnupfen bekommen, besonders von Mai bis Juli. Die Nase wird sehr trocken und verstopft, was zu kongestionierten Nasennebenhöhlen führt, bis der Körper Histamine freisetzt und, begleitet von Niesanfällen, reichlich Schleim zu fließen beginnt. Dies ist genau das Gegenteil dessen, was man bei *Sticta pulmonaria* beobachtet, wo die Schleimhäute so schnell wie möglich schmerzhaft trocken werden.

Der *Phosphorus*-Heuschnupfen geht dann mit noch stärker juckenden Augen weiter; sowohl Augen als auch Nase röten sich, und der Hals wird kratzig. Der Auswurf ist genau wie bei Erkältungen: ein blutiger, grünlicher Schleim, der allerdings etwas wäßriger ist als normalerweise bei Erkältungen. *Phosphorus*-Kinder haben gewöhnlich Nasenbluten, das zusammen mit den Niesanfällen einsetzt. Wenn sie älter sind, können auch Nasenpolypen mit den Zeiten des Heuschnupfens in Zusammenhang gebracht werden.

Geruchssensibilität

In Zeiten, in denen die Nasengegend nicht verstopft ist, kann das Kind einen sehr scharfen Geruchssinn haben und bekommt von starken Gerüchen Kopfschmerzen.

Ein zur Nase gehörendes Schlüsselsymptom bei akuten Infektionen, Fieber und Schwächezuständen – wie auch bei einem gesunden Kind, das aber beim Sprechen nervös ist – ist das Flattern der Nasenflügel, genau wie bei *Lycopodium*-Kindern. Dies sollte jedoch nicht als *übliches* bestätigendes Symptom betrachtet werden, da nur ein kleiner Prozentsatz der *Phosphorus*-Kinder dieses Merkmal zeigt.

Gesicht

Sowohl bei Säuglingen als auch bei älteren Kindern ist das *Phosphorus*-Gesicht oft besonders **schön, mit feinen Zügen und zarter Haut**. Die Haut kann fast durchsichtig und bleich im ruhigen Zustand sein, aber vor Scham, Schüchternheit oder Erregung wird sie tief rot. Dieses Erröten der Wangen erscheint auch bei Fieber und akuten Infektionen jeglicher Art.

Bei Kinder mit Allergien auf Nahrungsmittel und in der Luft schwebenden Partikel entwickeln sich allergische „**Veilchen**": dunkle, oft aufgedunsene Ringe unter den Augen.

Das Gesicht schwitzt, genau wie bei *Ignatia amara* und *Tuberculinum*, besonders wenn das Kind nervös ist oder an sportlichen Aktivitäten teilnimmt.

Die **Lippen tendieren dazu, rot, trocken und aufgesprungen zu sein** (insbesondere der Mittelteil der Unterlippe), genau wie bei *Natrium muriaticum*. Dies gilt besonders im Winter. Auf Grund dieser Trockenheit von Lippen und Mund kann das Kind sehr durstig werden.

Mund

Im Mund bildet sich häufig überall **Soor mit Aphthen**, hervorgerufen dadurch, daß sich das Kind auf die Lippen beißt, aber auch durch saure Nahrung.

Die **Zunge** ist **lang und dünn** und kann bei akuter Krankheit dick belegt sein. So ein Belag verfärbt die Zunge weißlich mit einem schmutzigen Gelb oder Braun an der Zungenwurzel.

Die Form der **Zähne** ist der Form des typischen *Phosphorus*-Körpers ähnlich: **lang und dünn**.

Das **Zahnfleisch** hat die Tendenz, **leicht zu bluten**, besonders wenn ein Heranwachsender keine Zahnseide benutzt.

Das Kind kann während des Schlafes sabbern und morgens mit schlechtem Atem erwachen, genau wie *Pulsatilla*.

Innerer und äußerer Hals

Wenn *Phosphorus*-Kinder **Halsschmerzen** bekommen (was oft der Fall ist), sind diese unweigerlich von **Heiserkeit** begleitet. Die Halsschmerzen werden durch zu langes Sprechen und durch Husten verschlimmert. Bei diesen Infektionen neigen Kinder dazu, daß sich eine **Laryngitis** (Kehlkopfentzündung) entwickelt, sie berichten von häufigem Stimmverlust. Die Nebenhöhleninfektion verursacht einen Retronasalkatarrh, der den Kehlkopf reizt. Diese Reizung bewirkt, daß das Kind sich während des Gesprächs oft räuspert. Im Hals erlebt der Patient eine wunde, trockene und brennende Empfindung. Zur Erleichterung dieses ausgedörrten Gefühls muß das Kind oft trinken und bevorzugt besonders kalte Getränke.

Untere Atemwege

Der Brustkorb ist einer der am meisten von Krankheit betroffenen Körperteile dieses Mitteltyps. Man hat bemerkt, daß von frühestem Alter an **jede Erkältung schnell in den Brustkorb herabsteigt** und Husten, Bronchitis oder Lungenentzündung hervorruft, sogar bei Säuglingen. Der Husten verschlimmert sich durch kalte Luft, durch Liegen auf der linken Seite und durch jegliche Erregung – wie z. B., wenn der Homöopath das Zimmer betritt, um die Lungen abzuhorchen. Der Husten verschlimmert sich außerdem durch Essen, Trinken und Sprechen. Die Hustenanfälle sind morgens sehr schlimm und werden im Laufe des Tages schwächer, nur um nachts von Sonnenuntergang bis etwa Mitternacht wieder schlimmer zu werden.

Da der **Husten ziemlich schmerzhaft sein kann**, beobachtet man oft, daß das Kind versucht, seinen Atem anzuhalten. Denn jedesmal, wenn es einatmet, hustet es. In Kents Repertorium gibt es eine interessante Rubrik, die diesen Sachverhalt veranschaulicht: *HUSTEN: Schmerzhaft; vermeidet, Kind v. zu husten und scheint Husten zu fürchten bei Bronchialkatarrh* (KK III 396). Erkrankte halten sich oft den Brustkorb, wenn sie husten, genauso wie es *Bryonia alba*-Kinder beim Husten tun – nämlich, weil der Husten bei Bewegung Schmerzen im Brustkorb verursacht. Wenn die Bewegung durch das Halten des Brustkorbs begrenzt wird, wird der Schmerz auf ein erträgliches Maß reduziert.

Lungenentzündung

Phosphorus ist eines der Hauptmittel, das bei Lungenentzündung von **Säuglingen** in Betracht gezogen werden sollte, besonders bei unterernährten, abgemagerten Babys, die an Gewicht verlieren und sehr dünn werden. Bei Lungenentzündung zittern die Nasenflügel während angestrengten Atmens. Bei älteren Kindern ruft eine Lungenentzündung den rauhen Husten hervor, der vorangehend erwähnt wurde. Zusätzlich entwickelt sich bei ihnen ein Gefühl der „Schwere" in der Brust, so als würde dort ein Gewicht liegen, das leichtes Atmen verhindert. Manche haben außerdem die Empfindung eines engen Bandes um die Brust.

Während des kritischen Stadiums einer Lungenentzündung haben Säuglinge und Kinder oft knallrote Gesichter, verhalten sich sehr ängstlich erregt und sind nicht in der Lage, sich hinzulegen oder bequem zu schlafen. Bei näherer Beobachtung kann man sehen, daß sie alle zur Verfügung stehenden Atemmuskeln in Hals und Brust benutzen, die Brustkorbwand ist angespannt und die Nasenflügel flattern, während sie um Atem ringen.

Häufig bestätigt eine Röntgenaufnahme, daß eine Lungenentzündung hauptsächlich in den **unteren Lungenflügeln** sitzt. Die rechte Lunge ist anfälliger, doch das Mittel *Phosphorus* kann die Infektion unabhängig von ihrer Lokalisation heilen. Die alten Arzneimittellehren bestanden so unerbittlich darauf, daß der Sitz der *Phosphorus*-Infektion im unteren rechten Lungenflügel zu sein habe, daß viele Homöopathen falsch verordneten (und es heute noch tun), in die Irre geführt durch diese unbeugsame Haltung.

Während dieser Anfälle kommt es zu einem **brennenden Gefühl**, das sich überall im Brustkorb befinden kann. Es wird besonders beim Einatmen gefühlt. Eine deutliche Begleiterscheinung, die dabei hilft, das richtige Mittel auszuwählen, ist das starke **Verlangen nach eisgekühlten Getränken** bei *Phosphorus*-Menschen, jungen wie alten. Die Mitteltypen *Sulfur*, *Bryonia alba* und *Tuberculinum* teilen alle dieses Symptom.

Asthma

Das Mittel *Phosphorus* ist auch bei Asthma erfolgreich eingesetzt worden, obwohl es dafür weniger bekannt ist als für andere Beschwerden. *Phosphorus* ist häufig das Mittel für den typisch mageren, vornüber gebeugten, flachbrüstigen asthmatischen Jugendlichen. Bei *Phosphorus* ist das Asthma oft verbunden mit **Allergien** (wie Allergien auf Pollen und Schimmel), die dazu neigen, im Frühling und Herbst schlimmer zu sein. Andere Asthmaanfälle werden ausgelöst durch **Infektionen der oberen Atemwege**, die in den Brustkorb herabsteigen und zu Krämpfen führen.

An feuchten Tagen ist das Asthma oft schlimmer, besonders bei Anstrengung und beim Einatmen. Die Brust wird enger, als ob ein Gewicht auf dem Brustbein läge. Eigenartigerweise kann das Brustbein bei allergischem Asthma sowohl jucken als auch mit einem Empfinden von Enge verbunden sein.

Wenn sich das Kind abends hinlegt, fängt es an zu keuchen und zu giemen, und es entwickelt sich ein feuchter, hinsichtlich Auswurf unergiebiger Husten, ausgelöst durch ein Kitzeln im Hals, welches das Gefühl hervorruft, sich oft räuspern zu müssen. Es kann manchmal bei so einem Anfall Herzklopfen bekommen, so daß es nervös, zappelig und weinerlich wird.

Verdauungssystem

Nahrungsverlangen und -abneigungen

Phosphorus-Kinder haben ein **Verlangen nach eiskalten Speisen** wie Speiseeis, gefrorenem Joghurt, kalter Milch und häufig einfach normalen Eiswürfeln. Sie wollen **Schokolade** und erfrischenden **Imbiß** wie Gurken, Süßigkeiten, salzige Dinge und verschiedenste Delikatessen. Sie mögen außerdem gerne **würziges Essen** wie gemischtes, scharfes Essiggemüse und den dazugehörigen Saft sowie saure Speisen wie Zitronen.

Viele dieser Kinder lieben außerdem **Kaugummi**. Sie machen sich nicht schmutzig, räumen ihr Zimmer auf, gehen auf den Topf oder erfüllen alle möglichen anderen elterlichen Bitten nur für die Belohnung eines Stückchens Kaugummi. Einige der schelmischeren Jungen stehlen es sogar aus Verstecken, beispielsweise aus der Handtasche der Mutter.

Sie haben eine **Abneigung gegen Eier** und Brot.

Ungefähr die Hälfte der Kinder haben eine übermäßige Vorliebe für Fett, während die andere Hälfte eine Abneigung dagegen hat. Kent zeigt in seiner Materia Medica auf, daß *Phosphorus* Süßigkeiten und Fleisch gegenüber abgeneigt ist; in der Praxis erfahren wir jedoch meistens das Gegenteil. Und einige verschmähen **Fisch** ebenso, wie ihn andere köstlich finden.

Dies ist eines der am meisten **zu Durst neigenden** Mittel in der gesamten Materia Medica. Sie trinken täglich viele Gläser Flüssigkeit und wachen sogar nachts auf, um zu trinken. Die meisten der Getränke sind kalt bis eisgekühlt. Viele der Kinder trinken mehr als dreieinhalb Liter am Tag. Auch wenn man versuchen könnte, diesen großen Durst dadurch zu rechtfertigen, daß man annimmt, daß Kinder durstiger sind als Erwachsene, da sie sich viel mehr bewegen, stellt man doch einen großen Unterschied in der getrunkenen Menge fest, wenn man ein *Phosphorus*-Kind mit anderen Kindern vergleicht.

Magen

Im allgemeinen hat das Kind einen **guten Appetit**. Da sie im Bereich des Blutzuckerspiegels äußerst sensibel reagieren, entwickeln sich beim Kind **hypoglykämische Symptome**, sobald es sich des Essens enthält. Wenn eine Mahlzeit ausgelassen wird, kann Schwindel die Folge sein, auch Kopfschmerzen können sich entwickeln, oder man kann eine schwache Reizbarkeit bemerken. Das *Phosphorus*-Kind wird unter den ersten sein, die zum Frühstück kommen und etwas unruhig sein, bis es etwas zu essen bekommt. Sie wollen vielleicht auch etwas essen, bevor sie schlafen gehen, oder sie wachen mitten in der Nacht auf und verlangen nach einem Imbiß oder etwas zu trinken.

Der Magen ist **einer der schwächsten Bereiche** in der Konstitution von *Phosphorus*. Bei jeder akuten Infektion, wie z. B. einer Grippe, führt es beim Kind zu **Übelkeit und/oder Erbrechen** und Würgen beim geringsten Anlaß.

Ich hatte einmal einen zehnjährigen Patienten, der an einer akuten Atemwegsinfektion litt, die auf die Symptome mehrerer Mittelbilder zu passen schien. Zusammen mit der Infektion hatte er auch Herzklopfen und bekam leicht blaue Flecken. Diese Symptome zeigten den Weg zum Mittel *Phosphorus*. Das Symptom, das schließlich den Fall entschied, waren Bauchkrämpfe, gefolgt von Übergeben und Durchfall, die sich bei ihm entwickelt hatten, als er schließlich in meiner Praxis ankam. Er sprach in jeder Hinsicht gut auf das Mittel *Phosphorus* an.

Zum einen können derartige Probleme des Verdauungstraktes während einer Virus- oder Bakterieninfektion auftreten, sie können aber auch von ängstlicher Erregung oder Streß herrühren. Das *Phosphorus*-Schlüsselsymptom des **Erbrechens** wird weiter bestätigt, falls sich durch Wärme alles verschlimmert und es sich durch **alles Kalte bessert**; je kälter, desto besser. Zur Erleichterung trinkt der geplagte Kleine eisgekühlte Getränke oder ißt Speiseeis, aber sobald sich das Getränk im Magen erwärmt (nach ca. fünfzehn Minuten), kehrt die Übelkeit zurück. Dieses Schlüsselsymptom kann man in Kents Repertorium finden in der Rubrik: *MAGEN: Erbrechen; nach Trinken, sobald das Wasser im Magen warm wird* (KK III 459).

Hypoglykämie

Kinder, die eine Mahlzeit auslassen oder an Feiertagen oder aus anderen Gründen fasten, können nicht nur schwindelig, sondern auch schwach, zittrig und für Kopfschmerzen empfänglich werden. Auf Grund eines **schnellen Stoffwechsels** erscheint das *Phosphorus*-Kind hypoglykämisch (unterzuckert) und muß häufig essen. Wenn sich ihre Mahlzeiten durch äußere Umstände verzögern, so kann zusätzlich zur körperlichen Symptomatik eine Konzentrationsschwäche bemerkbar werden. Es scheint, als wäre der Stoffwechsel beschleunigt, genau wie bei *Tuberculinum* und *Iodum*, und würde besonders schnell den aufgenommenen Zucker verbrennen. In Anbetracht des schnellen Wachstums dieser Kinder – sie werden sehr groß und sind recht mager für ihr Alter – kann man verstehen, warum das Essen so notwendig ist.

Viele dieser Kinder können vor Hunger nicht einschlafen, andere wachen mitten in der Nacht auf, weil sie etwas essen wollen. Sie verlangen dann nach süßer und kalter Nahrung. Andere Symptome für Hypoglykämie, die oft auftauchen, zeigen sich darin, den ganzen Tag über zu essen oder sogar nach einer reichhaltigen Mahlzeit noch hungrig zu sein.

Ähnlich dem Mitteltyp *Sulfur* wird Teenagern gegen elf Uhr vormittags schwindelig vor Hunger, und sie fühlen sich sterbenshungrig. Am Frühstückstisch wird der Unterschied sichtbar; die meisten *Sulfur*-Kinder und -Jugendlichen finden keinen Gefallen am Frühstück und lassen es ausfallen, weil sie einfach keinen Grund dafür sehen. Dies steht in scharfem Kontrast zu *Phosphorus*, die die ersten am Frühstückstisch sind und die morgendliche Mahlzeit, nach einer „durchhungerten" Nacht, sehr genießen. *Phosphorus* kann vor Gier und lauter **Gefräßigkeit** unruhig und sogar ängstlich werden und sich begierig fast alles Essbare vom Tisch einverleiben.

Auch andere Mitteltypen können Blutzuckerprobleme haben, es ist jedoch einzigartig bei einigen wenigen Mitteln, wie z. B. bei *Phosphorus*, daß dieses Symptom auch bei kleinen Kindern schon unter fünf Jahren auftritt.

Abdomen

Viele Schmerzen treten **im unteren abdominalen Bereich** auf, überall zwischen Nabel und Hypogastrium (Unterbauch). Allgemeine Gefühlserregung verschlimmert diese Beschwerden, und daher treten die Schmerzen oft zusammen mit Streß, Angst, Unruhe oder einfach nur Erregung auf. Genauso wie bei Übelkeit werden solche Probleme **durch jegliche Art von eisgekühlten Getränken verbessert**. Bei Jugendlichen können diese Schmerzen Vorläufer eines beginnenden Magengeschwürs sein, welches der körperliche Ausdruck tiefer, schmerzhafter Gefühle ist, wie der Kummer eines gebrochenen Herzens.

Zusammen mit diesen wiederholten Anfällen von Schmerzen und Übelkeit können schwarze, teerige Stühle auftreten, die ein blutendes **Geschwür** anzeigen. Es ist bemerkenswert, daß in der Geschichte die Homöopathen des letzten Jahrhunderts glaubten, daß *Phosphorus*-Menschen nicht nur nach eisgekühlten Getränken verlagen, weil Eis ihren Magen betäube, sondern auch, weil es die Blutgefäße des Magens zusammenzieht und so dort die Neigung zu Blutungen verringert.

Die Schmerzen können das Kind nachts wach werden lassen und es weinend vor Magenschmerzen ins Bett der Eltern treiben. Ausnahmsweise kann auch ein *Phosphorus*-Kind, das überhaupt keine Schmerzen hat, die gleiche Geschichte erzählen. Da das Kind nach Zuneigung und

Aufmerksamkeit verlangt und Angst hat, allein im Dunkeln zu sein, kann es ohne Anstrengung erfundene Magenschmerzen erzeugen und so die so sehr ersehnte Aufmerksamkeit gewinnen.

Abdominale Schmerzen können bei kleinen Kindern mit Hepatitis in Verbindung gebracht werden.

Die Kinder können **Magenschmerzen vom Trinken heißer Milch** bekommen. Abschließend noch ein Punkt, der den Verordner verwirren kann. *Phosphorus* kann, genau wie *Pulsatilla*, Magenschmerzen vom Verzehr von Schweinefleisch bekommen. Der Durst des ersteren und die Durstlosigkeit des zweiten sollte die beiden Mitteltypen in bezug auf den Magen jedoch unterscheiden.

Rektum

Das Rektum enthält auch einige Schlüsselsymptome für dies Mittel. Das *Phosphorus*-Kind neigt dazu, sehr leicht **Durchfall** zu bekommen. Der Durchfall ist eher schmerzlos, wäßrig und etwas abstoßend im Geruch. Er schießt spritzend aus dem Rektum, wie bei *Podophyllum*. Genau wie bei *Sulfur* verschlimmert sich dieser Zustand häufig morgens. Der Durchfall kann ein Symptom einer akuten bakteriellen Erkrankung oder anderer organischer Ursache sein; er kann aber auch ausschließlich durch starke Gefühle verursacht werden.

Bei *Phosphorus*-**Säuglingen** sollte man auf **sich wiederholenden Durchfall** achten. Er kann jede Krankheit begleiten und noch lange nach Beendigung der Krankheit anhalten. Manchmal kann ein Kleinkind, das immer robust gewesen ist, nach einer Krankheit wie chronischen Durchfall dramatisch an Gewicht verlieren und abmagern.

Weniger bekannt ist die *Phosphorus*-**Verstopfung**. In diesem Fall besteht der Stuhl entweder aus kleinen Kügelchen, oder es ist ein langer, dünner Stuhl, bei dem das Kind sich anstrengen muß, um ihn herauszubringen. Diese Verstopfung erscheint am häufigsten im Fieberstadium, wenn das Kind ausgetrocknet ist oder bei Kindern, die mit einem redundanten Mastdarm geboren sind.

In bezug auf den Stuhlgang kann es zu **anomalen Verhaltensformen** kommen, indem das Kind das Absetzen des Stuhls dazu benutzt, um Belohnungen zu bekommen oder um stundenlang auf der Toilette zu bleiben, obwohl es eigentlich zur Zeit gar nicht an Verstopfung leidet.

Harnwege

Enuresis

Beim Bettnässen gibt es zwei Problemarten: Die seltenere Form trifft man bei Kindern an, die für Nieren- oder Blasenerkrankungen anfällig sind. In diesem Fall ist das Bettnässen nur ein Symptom der Krankheit. Die häufigere Form findet man bei Kindern, die die Kontrolle über ihre Blase verlieren, **wenn sie aufgeregt sind** – sowohl tagsüber im wachen Zustand, als auch nachts während des Schlafs. Bei dieser Sorte Kinder kann es sogar während des aufregenden Spiels zu unfreiwilligem Stuhlgang kommen.

Jungen

Während es bei den männlichen Genitalien keine herausragenden Symptome gibt, bieten die weiblichen Genitalien einige.

Mädchen

Bei jungen Mädchen ist recht häufig der **Menstruationsfluß** beeinträchtigt. Der Fluß neigt dazu, während der gesamten Periode sehr stark und hellrot zu sein. Er kann so **stark** sein, daß die Jugendliche während ihrer Menstruation anämisch und blaß wird und ihr häufig schwindlig ist. Dies fällt besonders bei großen, schlanken Mädchen auf.

Der Zyklus kann auch um einige Tage kürzer sein. Es ist ganz normal zu hören, daß das Mädchen von der ersten Menses an einen Zyklus von zwanzig bis dreiundzwanzig Tagen hat. Oder aber die Periodizität kann ungewöhnlich kurz sein: ein Mädchen kann einen einwöchigen Menstruationsfluß haben, gefolgt von einer Woche ohne Fluß und dann wieder einen Fluß, monatelang auf diese Weise **fluktuierend**. Der Teenager kann auch zwischen den Mensen Blutungen haben, ganz typisch zum Zeitpunkt des Eisprungs. Bei jedem dieser Zustände wird eine herkömmliche Hormonbehandlung entweder völlig erfolglos sein, oder aber den Zyklus nur vorübergehend regulieren. Sobald die Hormongabe eingestellt wird, wird der Monatsfluß wieder übermäßig stark und unregelmäßig.

Vor der Menses kann es bei *Phosphorus*-Teenagern auch zu Nasenbluten, erhöhtem Appetit, Durchfall oder heißen, fiebrigen Gefühlen kommen. Das Mittel sollte auch bei einer schweren rechtsseitigen Eierstockentzündung mit stechenden dolchartigen Schmerzen, die das Mädchen sich verkrampfen lassen und es dazu zwingen, sich zusammenzukrümmen, wenn diese Erscheinung gemeinsam mit den anderen hier erwähnten Symptomen auftritt, in Betracht gezogen werden.

Bewegungsapparat

Extremitäten

Es kann sein, daß die **Füße während der Anamnese sanft hin und her schwingen**. Dies geschieht teils aus Nervosität, teils um die Aufmerksamkeit des Homöopathen zu erregen und teils auf Grund der Tatsache, daß die Kniegelenke sich anfühlen, als würden sie „spannen", wenn das Kind zu lange sitzt.

Das Mittel *Phosphorus* hat Formen der **Arthritis** geheilt, die ähnliche Modalitäten mit den Mittel *Rhus toxicodendron* und *Tuberculinum* teilen. Arthritissymptome verschlimmern sich durch erste Bewegung und durch Kälte, sie bessern sich bei kontinuierlicher Bewegung. Während man dies bei jüngeren Menschen noch beobachten kann, ist es doch viel weniger üblich, als die alten Arzneimittellehren zu verstehen geben. Diese Unstimmigkeit mag der Tatsache zugeschrieben werden, daß es heutzutage in unserer Gesellschaft weit weniger Fälle von Tuberkulose gibt. Viele Kinder mit Gelenkschmerzen haben eine tuberkulöse Familiengeschichte. Man hat erkannt, daß *Phosphorus* eins der Hauptmittel ist, das in der Lage ist, diesen ererbten miasmatischen Zustand für die Nachkommen zu beseitigen. Seitdem die Häufigkeit von Tuberkulose in der westlichen Welt am Absinken ist, gibt es eine proportionale Abnahme beim Einsatz von *Phosphorus* für diese Gelenkbeschwerden, obwohl es auf alle Fälle noch benutzt wird. Es ist interessant, daß Homöopathen in den Ländern, die noch von Tuberkulose heimgesucht werden, wie z. B. Indien, viel häufiger das Mittel *Phosphorus* für Gelenkbeschwerden benutzen als ihre Kollegen in Europa und Amerika.

Bei Kindern, die **zu schnell wachsen**, können **Schmerzen in den Schienbeinen** auftreten, genau wie man sie bei dem Mitteltyp *Phosphoricum acidum* findet. Säuglinge können von Anfang an dünn sein, oder aber sie bleiben gewichtsmäßig hinter ihrer Größe zurück, obwohl sie gesund erscheinen, und erhalten dadurch einen großen, dünnen, bohnenstangenförmigen Körper.

Das Kind neigt zu **Warzen an den Fußsohlen** beider Füße. Jedesmal wenn das Kind ängstlich oder aufgeregt ist, **schwitzen seine Hände und Füße überreichlich.**

Haut

Die Haut ist zwar nicht oft von Krankheit betroffen, es gibt jedoch ein Leitsymptom, für dessen Auslösen und Heilung dieses Mittel gleichermaßen bekannt ist: *Phosphorus*-Typen haben die **trockenste Haut und die schuppigsten Ausschläge aller Polychreste.** Dies kann von einfachen Kopfschuppen bis hin zu ausgedehnter Ichthyose reichen, bei der die gesamte Haut ständig abblättert und dabei Fischschuppen ähnelt. In den alten Arzneimittellehren und Repertorien wurde diese Art des Hautzustandes als „schorfig" bezeichnet, was „mit Schuppen überzogen" bedeutet.

Das Kind neigt dazu, Warzen an Händen, Gesicht und Fußsohlen zu bekommen.

Wie schon erwähnt, **schwitzt das Kind reichlich**, besonders am Kopf und der Brust und bei Nervosität an den Handflächen und Fußsohlen.

Körperliche Allgemeinsymptome

Im allgemeinen sind *Phosphorus*-Kinder groß, schlank und hübsch. Man hat oft das Gefühl, als wären sie ätherisch und sogar durchsichtig. Man kann fast durch sie hindurchsehen, als ob sie nicht völlig im Hier und Jetzt anwesend seien. Sie haben gewöhnlich eine zarte Haut und feine Züge und sehen ein wenig elfenhaft aus, wenn auch vielleicht eher wie eine anämische Elfe.

Der *Phosphorus*-Mitteltyp ist anfällig für **Blutungsprobleme** und **Hämorrhagien jeder Art**.

Man muß *Phosphorus* neben *Tuberculinum* und *Natrium muriaticum* bei Kindern in Betracht ziehen, die stark an Gewicht verlieren, wenn sie akut erkrankt sind.

Ebenso sollte *Phosphorus* erwogen werden für Kinder, die als Säuglinge recht robust erscheinen, nur um dann plötzlich in die Höhe zu schießen. Bei der Größe liegen sie für ihr Alter in den oberen fünfundneunzig Prozent, während sie beim Gewicht in den unteren zehn bis zwanzig Prozent liegen.

Eine andere typische Krankengeschichte wäre die eines dicken Kindes, das unterernährt ist oder abmagert. Sobald es dünn ist, fängt das Kind an, viele *Phosphorus*-Symptome zu manifestieren. Eine weitere Krankengeschichte kann die eines dicken Kindes sein, bei dem sich infolge jahrelangen Parasitenbefalls Durchfall entwickelt und durch die notwendige orale Rehydratation in diesem Zeitraum in der Folge dünn und *Phosphorus*-artig wurde.

Phosphorus-Kindern ist leicht kalt, und sie verlangen nach frischer Luft und Sonnenschein.

Die Erkrankungen von *Phosphorus*-Kindern werden verschlimmert durch Liegen auf der **linken Seite, Abenddämmerung** und **Zwielicht**. Dies trifft sowohl auf Gemütssymptome als auch auf körperliche Syndrome zu. *Phosphorus*-Erkrankungen verbessern sich im allgemeinen durch Liegen auf der rechten Seite und durch **Trinken kalten Wassers** oder den Verzehr kalter Speisen, die lindernd wirken, während sie im Mund und Magen sind. *Phosphorus*-Kindern kann man gemütsmäßig und körperlich durch **Trost**, Streicheln und Schlaf helfen.

Phosphorus-Säuglinge und -Kleinkinder

Phosphorus-Säuglinge sind von Geburt an lieb und glücklich. Zuneigung fließt in beide Richtungen: sie geben und bekommen Liebe gleichfalls gern. Sie sind ausdrucksvoll und lassen sich gerne hochnehmen und umarmen.

Sie haben Angst vor lauten Geräuschen, wie Donner. Oft haben Säuglinge und Kleinkinder eine tiefe Abneigung dagegen, alleine einzuschlafen, und sie quengeln und machen viel Aufhebens, bis sich Vater oder Mutter mit ihnen hinlegt. Sie wachen erholt und vielleicht hungrig auf. Kleinkinder können nachts vor Durst aufwachen.

Die Babys werden mit langen Wimpern und strahlenden Augen geboren. Sie können leicht Bindehautblutungen bekommen.

Kleinkinder ziehen sich Ohrentzündungen zu, die von einem sehr blutigen Ausfluß begleitet sind.

Husten, Bronchitis und Lungenentzündung sind übliche Krankheiten. Die Häufigkeit ernsterer Erkrankungen kommen bei mangelernährten oder sehr dünnen *Phosphorus*-Kindern häufiger vor. Eine Lungenentzündung bewirkt, daß die Nasenflügel durch die schwere Atmung flattern und das Gesicht sich rötet.

Akute Infektionen jeder Art führen häufig zu Durchfall und Erbrechen. Der Durchfall wiederholt sich häufig. Er kann jede Krankheit begleiten und noch lange anhalten, nachdem die Krankheit überstanden ist.

Säuglinge sind typischerweise dünn, haben eine charakteristisch zarte Haut und feine Züge. Bei robusten Kleinkindern kann sich ein plötzlicher Durchfall oder ein anderes Problem entwickeln, das dazu führt, daß die Kinder dramatisch an Gewicht verlieren und abmagern. Säuglinge mögen gesund erscheinen und dennoch nicht das für ihre Größe angemessene Gewicht erreichen. Sie erscheinen daher oft zu dünn.

Phosphorus im Überblick

I. Charakteristika des Gemüts
  A. Angenehme Kinder während des Anamnesegesprächs
    1. Wohlerzogen
    2. Lieb
    3. Ausdrucksvoll
  B. Extrovertiert
    1. In der Praxis
       a) Können mit jedem ohne weiteres sprechen
       b) Antworten fröhlich auf Fragen
       c) Können während des Gesprächs eine Menge reden
    2. Im allgemeinen
       a) Führen Gruppen an und stellen sich dar
          (1) Aus Aufregung und Erwartung
          (2) Lob erheischend
       b) Im Mittelpunkt stehen
       c) Viele Freunde
       d) Bei Krankheit
          (1) Bleiben offen
          (2) Kommunikativ
  C. Erregbar
    1. Begeistert
       (1) Über jedermann
       (2) Über jede Aufgabe
    2. Starke Erwartungshaltung; Erkrankungen entstehen aus Aufregung
    3. Können vor lauter Erregung großzügig ihr Lieblingsspielzeug verschenken
    4. Geben ihr gesamtes Taschengeld aus
    5. In der Praxis
       a) Erregt, extrovertierte Neugier
       b) Springen von einem Thema zum nächsten
  D. Schüchtern während der Erstanamnese
    1. In den ersten Minuten

2. Beobachtetes Benehmen
   a) Geflüsterte Antworten
   b) Erröten
   c) Blicken um Beistand bittend zu den Eltern
  3. Vergeht schnell
E. „Abwesend"
  1. Kurze Aufmerksamkeitsspanne
  2. Leicht abgelenkt
F. Gefühlsmäßig unverwüstlich
  1. Erholen sich schnell nach Gefühlsverletzung
  2. Hegen keinen Haß
  3. Weinen leicht
G. Ängste
  1. Viele
  2. Plötzliche Geräusche, erschrecken leicht
  3. Gewitter
  4. Gespenster
  5. Ungeheuer
  6. Alleinsein im Dunkeln
  7. Erzeugnisse einer überaktiven Vorstellungskraft, wie z. B. entführt zu werden
  8. Insekten
  9. Räuber und Einbrecher
  10. Sorgen sich um das Wohlergehen ihrer Familie
  11. Bei Krankheit können sie sich um ihre eigene Gesundheit sorgen
  12. Alle Ängste sind einfach durch elterliche Aufmerksamkeit zerstreubar
     a) Durch Umarmungen
     b) Durch Versicherung ihrer Liebe zum Kind
  13. Ängste schlagen häufig auf den Magen
     a) Übelkeit
     b) Bauchschmerzen
H. Schlaf
  1. Angst im Dunkeln
     a) Wollen, daß das Licht anbleibt

b) Schlüpfen ins Bett der Eltern
　2. Schlaflagen
　　　a) Auf der rechten Seite
　　　b) Auf dem Abdomen
　3. Umhergehen und Sprechen im Schlaf
　4. Alpträume von Ungeheuern
　　　a) Infolge von Lesen
　　　b) Vom Fernsehen
　　　c) Infolge einer überaktiven Vorstellungskraft
　5. Stöhnen im Schlaf
　6. Wachen erholt auf
I. Schwindel: Orthostatische Hypotonie
　1. Bei großen, dünnen Kindern
　2. Beim Aufstehen
　3. Während der Menstruation
II. Körperliche Symptomatik
　A. Kopfbereich
　　1. Kopf
　　　a) Kopfschmerzen
　　　　(1) Begleitet von visuellen Veränderungen
　　　　(2) Auf Grund von Hypoglykämie
　　　　(3) Auf Grund von Reizen
　　　　　(a) Gerüche
　　　　　(b) Geräusche
　　　　(4) Besserung
　　　　　(a) Durch kalte Umschläge am Kopf
　　　　　(b) Durch Essen
　　　b) Ähnlich wie *Calcarea carbonica*
　　　　(1) Feines Haar
　　　　(2) Kahlköpfigkeit
　　　　(3) Schwitzen
　　2. Augen
　　　a) Tuberkulär
　　　　(1) Leuchtender Ausdruck
　　　　(2) lange Wimpern

b) Verfärbung
      (1) Blau
      (2) Um die Augen herum
   c) Hämorrhagien
      (1) Überall im Auge möglich
      (2) Durch eine leichte Verletzung
   d) Lähmung des Sehnervs
   e) Schuppiger Ausschlag an den Augenbrauen
3. Ohren
   a) Selten erkrankt
   b) Ohrinfektionen
      (1) Mit blutigem Ausfluß
      (2) Gelegentlich
4. Nase
   a) Häufig wiederkehrendes Nasenbluten
   b) Erkältungen, die sich weiterentwickeln
      (1) Zu Sinusinfektionen
      (2) Zu Brustinfektionen
      (3) Blutgefärbter Auswurf
   c) Heuschnupfen
      (1) Beginnt mit sehr trockener Nase
      (2) Sich weiterentwickelnd
         (a) Zu reichlicher Schleimbildung und Niesen
         (b) Absonderungen
            i) Blutgefärbt
            ii) Grünlich
         (c) Nasenbluten
   d) Scharfer Geruchssinn
   e) Flattern der Nasenflügel
      (1) Bei Atemwegsinfektionen
      (2) Aus Nervosität
5. Gesicht
   a) Feine Züge
   b) Durchscheinende Haut
   c) Schnelles Erröten bei Erregung

d) Lippen sind trocken und aufgesprungen
6. Mund
   a) Trockener Mund
   b) Durst
      (1) Stark
      (2) Auf sehr kalte Getränke
   c) Soor
   d) Zungenbelag
      (1) Dunkelgelb
      (2) Braun
      (3) Bei infektiösen Krankheiten
   e) Zahnfleischbluten
7. Innerer und äußerer Hals
   a) Halsschmerzen
      (1) Begleitet von Heiserkeit
      (2) Schmerzhaft beim Sprechen
   b) Laryngitis
      (1) Häufig
      (2) Bei Atemwegsinfektionen
   c) Retronasaler Katarrh
      (1) Reizt die Kehle
      (2) Veranlaßt das Kind zu häufigem Räuspern
B. Rumpf
   1. Untere Atemwege
      a) Erkältungen schlagen auf die Brust, verursachen Infektionen der Brust
      b) Husten
         (1) Verschlimmerung
            (a) Kalte Luft
            (b) Liegen auf der linken Seite
            (c) Essen und Trinken
         (2) Schmerzhaft; veranlaßt die Kinder, ihren Brustkorb zu halten
      c) Lungenentzündung
         (1) Mit den oben erwähnten Symptomen

(2) Zusätzliche Symptome
   (a) Drückendes Gefühl in der Brust
   (b) Rote Wangen
   (c) Starker Durst auf eiskaltes Wasser
d) Asthma
   (1) Allergischer oder infektiöser Art
   (2) Fühlt sich an, als läge ein Gewicht auf der Brust
   (3) Brustbein kann jucken
   (4) Mögliches Herzklopfen während des Anfalls
   (5) Unruhe
   (6) Verschlimmert an feuchten Tagen
2. Verdauungssystem
   a) Nahrungsmittelverlangen und -abneigungen
      (1) Verlangen
         (a) Kalte Speisen
            (i) Speiseeis
            (ii) Kalte Milch
         (b) Gurken
         (c) Salz
         (d) Süßigkeiten
         (e) Würzige Speisen
         (f) Delikatessen
         (g) Fisch
         (h) Kaugummi
      (2) Abneigungen
         (a) Eier
         (b) Fisch
         (c) Brot
      (3) Durstig auf viel kaltes Wasser
   b) Magen
      (1) Guter Appetit, essen jede Mahlzeit
      (2) Hypoglykämische Symptome, falls eine Mahlzeit ausgelassen wird.
         (a) Kopfschmerzen
         (b) Übelkeit

(c) Schwäche
(3) Schnelles Erbrechen
　(a) Bei jeder Art von Krankheit
　(b) Bei Unruhe
(4) Verschlimmerung durch warme Getränke
(5) Besserung durch kalte Getränke
c) Abdomen: Schmerzen in der Nabelgegend
　(1) Bei emotionalem Streß
　(2) Bei Aufregung
d) Rektum
　(1) Durchfall
　　(a) Entsteht leicht
　　(b) Begleitet jede Art von Krankheit
　(2) Verstopfung
　　(a) Selten
　　(b) Kann aus langem, dünnen Stuhl bestehen, auf Grund eines redundanten Darmes
　(3) Probleme bei Stuhlgewohnheiten: wünscht sich Belohnungen für gute Angewohnheiten

3. Harnwege
　a) Bettnässen
　　(1) Aufregung veranlaßt das Kind, Urin zu verlieren, sogar wenn es wach ist
　　(2) Nierenerkrankung kann dieses Symptom zeigen
　b) Mädchen
　　(1) starke Menses
　　　(a) Häufiger Monatsfluß, der alle drei Wochen oder öfter auftritt
　　　(b) hellrotes Blut
　　　(c) Anämie auf Grund heftiger Menstruation
　　(2) Eierstockentzündung
　　　(a) Rechtsseitig
　　　(b) Starke stechende Schmerzen

C. Bewegungsapparat: Extremitäten
　1. Sanfte Bewegung der Beine während des Anmnesegesprächs

2. Arthritis
   a) Verschlimmert durch Erstbewegung
   b) Gebessert durch fortgesetzte Bewegung
3. Fußsohlenwarzen
4. Schwitzen aller Extremitäten
   a) Wenn unruhig
   b) Wenn aufgeregt
D. Haut
1. Allertrockenste Haut und schuppigster Hautausschlag am ganzen Körper
2. Schwitzen der Extremitäten
3. Warzen
   a) An den Extremitäten
   b) Im Gesicht
III. Körperliche Allgemeinsymptome
1. Große, dünne Kinder, die besonders während Krankheiten abmagern können
2. Bereitschaft zu Blutungen überall am Körper
3. Leicht kühl
4. Verschlimmerung durch Liegen auf der linken Seite
5. Besserung durch Trösten

Zusammenfassung des *Phosphorus*-Bildes

Es sind freundliche, liebe, extrovertierte, erregbare Kinder. Sie leiden an vielen Ängsten, besonders im Dunkeln, bei Gewitter, vor Insekten; um das Wohlergehen ihrer Familie und vor einem merkwürdigen, unbekannten Etwas, das sie „holen" will. Alle Beschwerden werden durch Trost gebessert.

Checkliste zur Bestätigung des Mittels

- Schlafen auf der rechten Seite
- Angst im Dunkeln, schlüpfen ins Bett der Eltern, Schlafwandeln und haben Alpträume
- Erkältungen, die Bronchitis und Lungenentzündung auslösen
- Halsschmerzen und Laryngitis
- Verlangen nach Speiseeis, kalten Speisen, süßen und salzigen Speisen, Delikatessen, Gurken, Fisch
- Meiden Eier und manchmal Fisch
- Sehr durstig auf eiskalte Getränke, die Verdauungsbeschwerden bessern
- Beschwerden durch ausgelassene Mahlzeiten
- Veranlagung zu Erbrechen und Durchfall
- Starker Menstruationsfluß
- Groß und dünn
- Allgemeine Probleme bei Blutungen und Atemwegsinfektionen
- Verschlimmerung durch Liegen auf der linken Seite
- Besserung durch Trost

Pulsatilla

Charakteristika des Gemüts

Unsicherheit

Auf einen Blick kann man ohne weiteres die **sanfte, anhängliche und ängstliche** Natur des *Pulsatilla*-Kindes erkennen. Das erste Charakteristikum, das bei diesen Kindern in der Praxis auffällt, ist, wie ausgeprägt sie die Nähe der Eltern suchen. In einem Wartezimmer, das eine Menge Spielzeug und andere Ablenkungen bietet, setzt sich das *Pulsatilla*-Kind so nahe wie nur möglich neben Vater oder Mutter, um sich anschmiegen zu können. Je schwerer die Krankheit, desto größer ist das Anlehnungsbedürfnis – bis es schließlich auf dem Schoß des begleitenden Elternteils sitzt oder gar quer über dessen Beinen liegt.

Sobald der Homöopath auf die Familie zutritt, stürzt sich das Kind ängstlich auf die Mutter und vergräbt das Gesicht in ihrem Busen. Vorstellbar wäre auch eine Szene, in der eine Gruppe von Kindern miteinander spielt; allein, das *Pulsatilla*-Kind sitzt bei der Mutter und läßt sich in ihren Armen gehalten. Auch dem oberflächlichen Betrachter wird sofort auffallen, daß das **Kind die Nähe der Eltern braucht**, da es sich allein nicht sicher fühlt. Hier liegt eine zentrale Schwäche vor, die das *Pulsatilla*-Kind **auf das geringste Anzeichen möglichen Verlassenwerdens von Vater oder Mutter reagieren läßt**. Diese Sensibilität ist ein Hauptmerkmal des psychologischen Charakterbildes des Kindes.

Das *Pulsatilla*-Kleinkind, das zu Füßen der Mutter auf dem Boden sitzt, fängt an zu weinen, sobald die Mutter aufsteht, um sich ein Glas Wasser zu holen. Es weint, wenn der Behandler aus der Tür tritt, um den neuen Patienten zu begrüßen, und die Mutter umarmt und wiegt es und versucht, es zu beruhigen. Durch Liebkosungen der Eltern lassen sich die Tränen fast immer zum Versiegen bringen, sie fließen jedoch erneut, sobald die Mutter versucht, das Kind abzusetzen. Die Mutter wird berichten, daß sie derartige Szenen den ganzen Tag über erlebt; sie kann das Kind nicht absetzen oder sich aus seiner Sichtweite entfernen, ohne daß Tränen fließen, sie kann kaum Einkäufe machen, kochen oder ihre Hausarbeiten erledigen, weil sie ständig das Kind auf dem Arm tragen muß, das andernfalls unablässig weinen würde.

Schüchternheit

Von klein auf bis in die Pubertät hinein ist dieses Kind **hypersensibel und bricht beim geringsten Anlaß in Tränen aus**. Während die Mutter oder der Vater dem Homöopathen diese Empfindsamkeit beschreiben, **errötet** das Kind leicht und starrt zu Boden oder auf seine Schuhe. Wenn es gefragt wird, ob es tatsächlich so empfindlich sei, errötet es wieder und bestätigt es, ohne den Blick zu heben, mit leiser, kaum hörbarer Stimme.

Der *Pulsatilla*-Patient wirkt **vor jeder Antwort sehr ängstlich und nervös**. Als ihm während der Fallaufnahme eine Frage gestellt wurde, wandte sich ein neunjähriger Junge an seine Mutter, bat: »Sag du's ihm, Mama« und kletterte prompt auf ihren Schoß. Die schüchterne sechsjährige Harriet reagierte auf eine an sie gerichtete Frage, indem sie ihre Mutter ansah und sich dann auf deren Schoß setzte, jedoch keinerlei Antwort gab. Während der gesamten Fallaufnahme mußte ich der Mutter die Fragen stellen, und diese fragte daraufhin ihrerseits das Kind, das die Antworten seiner Mutter zuflüstere, die wiederum mir mitteilte, was das Kind gesagt hatte. **Schüchternheit** ist sehr ausgeprägt und bildet eine der Brücken zwischen *Pulsatilla* und seinem Ergänzungsmittel *Silicea* – das Bemühen um eine Antwort kostet das Kind unverhältnismäßig viel Kraft.

Ein Hinweis auf diese Charakterschwäche ist, daß diese Kinder alle **die Mutter oder den Vater ansehen**, um zu überprüfen, ob sie korrekt geantwortet haben, oder aber, um sich Gewißheit darüber zu verschaffen, welche die „richtige" Antwort sei. Womöglich stellen sie, als Ausdruck ihrer Scheu und Nervosität, einen Fuß auf den anderen, oder sie ziehen im Sitzen krampfhaft die Zehen ein. Aus dem Bild, das sich aus derartigen

Beobachtungen zusammensetzt, ergibt sich der Eindruck einer gewissen **Unreife**, ähnlich wie bei *Lycopodium*.

Die Frage, ob das Kind immer so schüchtern sei, werden die Eltern entweder bejahen oder berichten, daß es sich nur in ungewohnter Umgebung so verhält. *Pulsatilla*-Kinder können in einer neuen Klasse oder auf einem fremden Spielplatz recht zurückhaltend wirken. Sie wollen, daß man sie gern hat, aber es **fehlt ihnen oft die Initiative**, selbst eine Unterhaltung oder ein gemeinsames Spiel zu eröffnen. Eher warten sie schüchtern, bis ein *Sulfur*- oder *Phosphorus*-Kind daherkommt und sie in der Freude am Spiel mitreißt. Ist das erst einmal geschehen, so haben sie die Barriere ihrer Schüchternheit in dem betreffenden Kreis von Spielkameraden ein für allemal überwunden, denn sie kommen im allgemeinen gut mit anderen Kindern zurecht und spielen gern in der Gruppe.

Weil das Kind während der Fallaufnahme so still wirkt, mag es den Therapeuten überraschen, wenn die Eltern sagen, daß es zu Hause, wo es entspannt ist, eine ausgesprochene „Quasselstrippe" sei und sehr wohl in der Lage, mit anderen Familienmitgliedern den ganzen Tag lang zu kommunizieren.

Pulsatilla-Kinder verlieren daheim nur dann ihre Gesprächigkeit, wenn sie gekränkt oder verstimmt sind. Dann können sie sich weigern, mit irgend jemandem zu reden und werden stattdessen eine ganze Weile mit einem Schmollmund herumlaufen. Eine solche Tendenz ist charakteristisch für einen **Mitläufer, nicht für eine Führernatur**. Wenn diese Eigenschaft stark ausgeprägt ist, wird das den Fall automatisch in Richtung *Pulsatilla* verschieben und fort von einem Arzneimitteltypus mit einer starken Persönlichkeit, wie zum Beispiel *Sulfur*. Wenn etwa der Sportlehrer sich einem *Pulsatilla*-Kind gegenüber unfair verhalten hat und es nicht mitspielen läßt, reagiert es mit **Schmollen und Weinen**. *Sulfur* und andere Arzneimitteltypen werden sich um eine kreative Lösung für das Problem bemühen oder mögen sogar den Trainer direkt zur Rede stellen. Diese natürliche Gabe, sich gegen erlittenes Unrecht zu wehren, gehört nicht zu den Eigenschaften eines *Pulsatilla*-Kindes.

Das Bemühen zu gefallen

Diese Kinder sind in vertrauter Umgebung – wie etwa in der Familie – ausgesprochen liebenswürdig, sie **zeigen und brauchen viel Zärtlichkeit und Liebe**. So sitzen sie gerne bei den Eltern und lassen sich Geschichten vorlesen oder Lieder vorsingen – sie mögen jede Tätigkeit, bei der sie gleichzeitig schmusen, im Arm gehalten und gestreichelt werden können. Während des Vorlesens wird das *Pulsatilla*-Kind die Eltern häufig mit dem Arm berühren und zärtlich an ihnen reiben – so sacht, daß diese ihrerseits ganz unbewußt die Berührung erwidern – und dies trägt entscheidend zu einem gelungenen Abend bei.

Schon früh findet das *Pulsatilla*-Kind heraus, wie es sich verhalten muß, damit es erreicht, was es will, und zwar, indem es **liebevoll, nachgiebig und unterwürfig** ist, d. h. indem es **genau das in der jeweiligen Situation erforderliche Verhalten zeigt, das geeignet ist, die so sehr ersehnte Aufmerksamkeit und Sicherheit zu bekommen**. Selbst während der Fallaufnahme ist es vorstellbar, daß der Therapeut, wenn das Kind entspannt ist, in den Genuß einer Streicheleinheit kommt!

Die Erscheinung des Kindes ist eher **adrett und ordentlich**, es trägt gern farblich aufeinander abgestimmte Kleidungsstücke. Die Schuhe sind blank geputzt, die Socken sorgfältig heraufgezogen wie bei einem Püppchen, und das gilt auch für Jungen. Das Haar ist perfekt frisiert wie auch bei *Natrium muriaticum*. Zur Differenzierung der beiden Mittel: Bei *Pulsatilla* herrscht das Niedliche vor; die **Kleidung hat etwas Kindliches**, das dem ernsten Wesen von *Natrium muriaticum* fehlt. *Pulsatilla*-Kinder können ansonsten unordentlich sein, aber die persönliche Erscheinung ist gewöhnlich gepflegt. Die adrette Aufmachung dient in erster Linie dem Zweck, Zuwendung zu bekommen, sie ist meist nicht von den Eltern aufgezwungen.

Die Mutter erklärt stolz, daß das Kind **„pflegeleicht" und von sanfter Natur sei und mühelos zu seinen Pflichten zu bewegen**. Es hilft im Haus, macht sein Bett selbst und hält sein Zimmer sauber. Solche Hilfsbereitschaft ist immer begleitet von Fragen wie: »Mache ich es gerade so, wie du es willst?« und »Mache ich es euch recht?«

Im Gegensatz dazu kann das *Natrium muriaticum*-Kind gar nicht umhin, sein Zimmer sauber zu halten, ob es will oder nicht; es gehorcht einem inneren Zwang. Bei *Pulsatilla*-Kindern steht hinter der Handlung der Wunsch, eine emotionale Belohnung zu erhalten. Sie wollen wieder und wieder von den Eltern gelobt werden, am liebsten den ganzen Tag lang. »Wie gefällt dir das Dreieck, das ich gezeichnet habe?« »Sieh mal, wie ich tanzen kann!« »Hast du schon mein neues Kleid gesehen?« Sie **brauchen unablässig Aufmerksamkeit und Anerkennung. Ohne das überkommt sie das heulende Elend, sie fühlen sich wertlos**, und das zeigen sie mit verweinten Augen und endlosen Tränenströmen. Das *Phosphorus*-Kind braucht ebenfalls ständig Aufmerksamkeit, aber eher, damit es der Star sein und glänzen kann, wie es ja *Phosphorus* so hervorragend gelingt. *Pulsatilla*-Kinder suchen ein Publikum, bei dem sie **emotionalen Applaus ernten** können in Form von Umarmungen, Küssen, Liebe und Zuwendung; damit läßt sich die unterschwellige Angst vor dem Verlassenwerden lindern.

Angst vor dem Verlassenwerden

In etwas fortgeschrittenerem Alter könnnen *Pulsatilla*-Kinder eine hochgradige Angst vor dem Verlassenwerden entwickeln. Diese Angst kann **unterschiedliche Formen** annehmen und das Kind beispielsweise dazu veranlassen, um der Aufmerksamkeit willen Kranksein vorzutäuschen. Ich finde es erstaunlich, daß sie, wenn sie das Gefühl haben, daß sich niemand um sie kümmert, tatsächlich Fieber erzeugen können. Das Kind wird die Eltern immer wieder fragen: »Liebst du mich wirklich?« »Liebst du meinen Bruder mehr als mich?« »Wen hast du lieber?« Und die Eltern müssen täglich neu die grundlegende Bestätigung geben: »Ja, ich liebe dich wirklich! Ja, du bist mein lieber Schatz.«

Wie wir noch zum Thema **Schlaf** erfahren werden, kommt diese Unsicherheit sehr häufig in der **Weigerung** zum Ausdruck, **allein zu Bett zu gehen**. Auch wenn sie schon größer sind, wollen die Kinder, daß ein Elternteil sich zu ihnen legt, bis sie eingeschlafen sind. Sie wachen vielleicht nachts auf und kriechen zu den Eltern oder einem Geschwister ins Bett.

Gelegentlich begegnet man einem *Pulsatilla*-Kind von sehr strengen Eltern, das während der Konsultation mit gefalteten Händen dasitzt, perfekt gekleidet und ohne sich im geringsten zu rühren. Dieses für Kinder unnatürliche Verhalten gibt einen Hinweis auf das **intensive Bedürfnis, von den Eltern akzeptiert zu werden** und die ebenso intensive Angst, ihre Zuneigung zu verlieren.

Schock über die Geburt jüngerer Geschwister

All die verschiedenen Schliche haben nur eines zum Ziel: Sie wollen die größte aller Ängste zum Schweigen bringen, die Angst, in der großen unbekannten Welt auf sich selbst und seine eigenen unzulänglichen Fähigkeiten zu überleben, gestellt zu sein. Ein Hauptschock, der häufig diese Angst akut auslösen kann, ist die Geburt eines Schwesterchens oder Brüderchens. **Die fünf wichtigsten Formen, wie sich dieser Schock zum Ausdruck bringt, sind: Eifersucht, Gereiztheit, Dickköpfigkeit und Eigensinn, somatisierte Symptome sowie Regression in der Entwicklung.** Das natürliche Maß an Zuwendung und Pflege, das dem neugeborenen Mitglied der Familie zukommt, gibt dem *Pulsatilla*-Kind das Gefühl, daß es seine Verbindung mit den Eltern verliert, da diese »offensichtlich« das neue Baby mehr lieben.

Eifersucht und Selbstsucht

Das Kind kann extrem eifersüchtig auf das Neugeborene werden. Jedesmal wenn die Eltern dem Baby die Windeln wechseln wollen, **versucht das *Pulsatilla*-Kind, die Aufmerksamkeit auf sich zu lenken**: »Kannst du mir eine Katze malen?« »Komm, spiel mit mir.« »Ich möchte etwas zu trinken.« Ich will dies, und ich will das. Wenn die Eltern nicht darauf eingehen, ist das *Pulsatilla*-Kind am Boden zerstört durch die klare Bestätigung, daß das andere Kind mehr geliebt wird als es selbst. Es haßt sein Geschwisterchen. Es schluchzt herzzerreißend: »Ihr liebt mich gar nicht mehr!« und läßt sich nicht vom Gegenteil überzeugen.

Mit dieser Eifersucht werden *Pulsatilla*-Kinder starrköpfig in ihrer Forderung nach der Aufmerksamkeit der Mutter. Sie werden **selbstsüchtig** und manchmal – bis hin zu Kleptomanie – so **besitzergreifend**, daß sie das Spielzeug des Geschwisterkindes fälschlicherweise zu ihrem Eigentum erklären; oder sie erzählen dem kleinen Geschwisterchen, daß die Eltern es nicht lieben oder reden ihm ein, es sei adoptiert worden; oder sie lassen Geschwister einfach nicht mit ihren Spielsachen spielen. Manchmal hört man sie sogar noch im Schlaf schreien: »Das ist meins! Faß das *ja* nicht an!«

Sie hängen sehr an materiellen Besitztümern. Sie schleppen ihr Lieblings-Kuscheltier mit sich herum oder eine Lieblingsdecke, die niemand anfassen und die die Mutter nicht einmal waschen darf. Eifersucht kommt gewöhnlich nur auf gegenüber Kindern, die nach dem *Pulsatilla*-Kind geboren sind, nicht gegenüber älteren Geschwistern, da letztere die zu den Eltern aufgebaute Liebesbeziehung nicht stören – den Bund, an dessen Festigung sie so schwer gearbeitet haben.

Die Selbstsucht des Mittels schlägt sich nieder in dem **beständigen Verlangen nach Aufmerksamkeit**. Das Kind ergreift Besitz von der Zeit und der Liebe seiner Eltern. Es lernt früh, wie es seine Wünsche durchsetzen kann, »um Papis kleines Mädchen zu sein, braucht sie bloß auf die Tränendrüse zu drücken«, wie eine Mutter es beschrieb.

Reizbarkeit

Aus der Eifersucht entstehen Reizbarkeit und Wut, welche natürliche **Aggressionen gegenüber jüngeren Geschwistern** fördern. Die fünfjährige Samantha litt unter wiederholt auftretenden Infektionen der oberen Atemwege und Ohrenschmerzen. Die Mutter berichtete, das Kind sei außerordentlich gereizt und herrisch und schlüge andere ohne ersichtlichen Grund. Die spezifischen Ohrensymptome entsprachen zwar dem *Pulsatilla*-Bild, nicht jedoch das Verhalten des Mädchens. Während eines Praxisbesuchs öffnete Samantha eine Tür, hinter der ihre Schwester saß und spielte, und zwar derart, daß die kleine Schwester dabei absichtlich umgestoßen wurde. Auf meine direkte Frage hin erwiderte die Mutter, das Mädchen verhalte sich so nur ihrer jüngeren Schwester gegenüber; zu allen anderen sei sie außerordentlich liebenswürdig und suche Zärtlichkeiten, Umarmungen und Küsse, wie das für *Pulsatilla* ja so typisch ist.

Das Mittel *Pulsatilla* hat dem Mädchen sehr geholfen. Bis ich erkannte, wie tief die Eifersucht steckte, hatte ich Mühe, dieses aggressive Verhalten mit dem ansonsten ganz reizenden und eher passiven Mädchen in Einklang zu bringen.

Eigensinn

Manche *Pulsatilla*-Kinder werden eifersüchtig, andere dagegen **eigensinnig, um sich die gewünschte Aufmerksamkeit und Zuwendung zu sichern**. Das gilt ganz besonders für **überaktive Jungen** – ein Verhalten, das das **Verärgertsein der meisten Eltern** nur noch vergrößert. Der Junge fordert Aufmerksamkeit so stark und hartnäckig, daß die Eltern schließlich ärgerlich werden, den „Quälgeist" beiseite stoßen und vielleicht sogar schlagen. So eine negative Auseinandersetzung schadet der Beziehung, und das Kind fühlt sich dadurch umso mehr verlassen und mißverstanden.

Das eigensinnige Verhalten kann auch Vorläufer eines Charakterzuges sein, den man zuweilen bei Erwachsenen antrifft: sie werden emotional **verhärtet und dogmatisch**, was sogar das Ausmaß von ausgeprägt fixen Ideen annehmen kann. In seiner Arzneimittellehre beschreibt Kent *Pulsatilla*-Erwachsene, die sich weigern zu heiraten oder eine starke Abneigung gegenüber dem anderen Geschlecht entwickeln oder auch einen grundlosen Widerwillen gegen bestimmte Nahrungsmittel.

Obgleich man bei Kindern dieses rigide Verhalten nicht so ausgeprägt findet, kann man doch dieselbe Tendenz in kleinerem Maßstab beobachten; zum Beispiel ist mir ein *Pulsatilla*-Kind begegnet, das sich weigerte, mit einem Füllfederhalter zu schreiben. Ganz gleich, welche Widerstände sie zu überwinden hatte, sie gestattete sich ausschließlich, mit einem Bleistift zu schreiben. Das war in jenem Fall eine einzigartige auffällige Eigenheit. Die Mutter berichtete, daß, seit das Kind einmal bei den Schwiegereltern geblieben sei, während die Eltern allein in den Urlaub gefahren waren, sie sich geweigert habe, einen Füller zu benutzen und außerdem anhänglich, weinerlich und unentschlossen geworden sei. Die übrigen Symptome bestätigten dann das Mittel. Es wurde klar, daß die Aversion gegen Füller eine Form der bekannten *Pulsatilla*-**Abscheu gegen be-**

stimmte Dinge war, die hier bei einem achtjährigen Kind zum Ausdruck kam.

Somatisierte Symptome

Eine weitere Eigenart, die oft innerhalb der ersten zwei Monate nach der Geburt eines Geschwisterkindes auftritt, ist die Manifestation von „wirklichen" körperlichen Erkrankungen, und normalerweise sind die **Atemwege betroffen**. Solche Erkrankungen beginnen gewöhnlich mit Ohrenschmerzen, Bronchitis oder Fieber und sind in jedem Falle begleitet von den typischen *Pulsatilla*-Modalitäten und -Charakteristika. Bei einem älteren *Pulsatilla*-Kind oder einem -Erwachsenen ergibt die Anamnese womöglich, daß das Asthma, unter dem sie so viele Jahre lang gelitten haben, kurz nach der Geburt eines jüngeren Geschwisters angefangen hat.

Regression

Rückschritte in der Entwicklung treten akut bei *Pulsatilla*-Kindern besonders dann auf, wenn sie **größerer emotionaler Belastung** ausgesetzt sind – wie es die Geburt eines Geschwisterchens sein kann. Andere alltägliche Situationen, die für alle Kinder schwierig sind, auf die *Pulsatilla*-Kinder jedoch besonders empfindlich, u. a. mit regressivem Verhalten, reagieren können, sind Wechsel des Schlafplatzes (z. B. von der Wiege zum Bett oder vom Elternschlafzimmer zum eigenen Kinderzimmer), Entwöhnung von der Brust oder Flasche, Sauberkeitserziehung, Einschulung und die Zeit der Pubertät.

Verschiedene Regressionsformen sind Manifestationen der **akuten Ängste**, die das *Pulsatilla*-Kind **an Meilensteinen der Entwicklung** heimsuchen. Es **weigert sich, zu wachsen und zu reifen**: Ein *Pulsatilla*-Kind kann wieder zum Bettnässer werden, nachdem es bereits jahrelang „trocken" gewesen ist. Ein anderes Kind fängt vielleicht wieder an, am Daumen zu lutschen und reibt dabei die Nase mit dem Zeigefinger oder mit einem kleinen weichen Lappen. Ein drittes zwirbelt sich beim Schaukeln das Haar um die Finger. Das weitaus am meisten verbreitete Syndrom zeigt sich in babyhaftem Verhalten. Die Kinder beginnen gegebenenfalls, wie Säuglinge zu lallen, wollen wieder an der Brust trinken oder im Bett der Eltern schlafen, oder sie greinen und weinen auf die altbewährte Weise, mit der sie gewohnt sind zu bekommen, was sie wollen, nämlich Aufmerksamkeit und Zuneigung. Vielleicht ist es dieser allgemeinen Tendenz zur Regression zuzuschreiben, daß *Pulsatilla* einen guten Ruf als Heilmittel für **Daumenlutscher** genießt, die eigentlich ihrem Alter nach diese Gewohnheit bereits hinter sich gelassen haben sollten.

Kummer

Auf großen Kummer können *Pulsatilla*-Jugendliche, wie auch Erwachsene, mit **Sprachlosigkeit** reagieren. Sie fühlen sich im Universum allein gelassen, verlassen von den positiven Kräften des Lebens. Sie sitzen bloß in ihrem Zimmer herum oder laufen mit hängendem Kopf durch das Haus. »Ist irgend etwas passiert?« fragen die Eltern. »Nein.« »Was ist denn geschehen?« »Nichts!« Überwältigt von Selbstmitleid, bringen sie nur einsilbige Antworten hervor. Sie werden blind gegenüber den Bemühungen der Menschen, die sich Sorgen um sie machen und ihnen helfen wollen, ganz ähnlich den *Natrium muriaticum*-Kindern. Der Unterschied ist, daß das *Natrium muriaticum*-Kind die Tröstungsversuche als Einmischung auffaßt und übelnimmt, wohingegen das *Pulsatilla*-Kind sie vielleicht nicht einmal wahrnimmt. Für *Natrium muriaticum* nimmt man Bezug auf die Rubrik *GEMÜT: Tröstent verschlechtert* (KK I 108). Für *Pulsatilla* ist es die Rubrik *GEMÜT: untröstlich* (KK I 111).

In diesem tieftraurigen Zustand können *Pulsatilla*-Teenager besonders gefährdet sein. Man muß sorgfältig auf das Kind achtgeben, da es **Selbstmordgedanken** hegen könnte; in genau diesem untröstlichen Schockzustand sind *Pulsatilla*-Erwachsene am stärksten selbstmordgefährdet.

Einige der Kinder, welche untröstlich wirken, leiden unter einem **Kummer, den sie niemandem mitgeteilt haben**. Der neunjährige John fing an, über Kopfschmerzen zu klagen, nachdem die Familie in eine neue Umgebung gezogen war. Während einer Konsultation teilte er mir mit, daß er mit dem Umzug seine besten Freunde habe zurücklassen müssen und daß er sie sehr vermisse. Er weine jeden Tag und fühle sich unfähig, die düstere Stimmung abzuschütteln. Am liebsten wolle er allein sein und trauern. Nach der Verordnung von *Natrium muriaticum*, einem Mittel, welches den übrigen Symptomen zu entsprechen schien, das jedoch nicht die geringste Wirkung hatte, wurde klar, daß dies ein *Pulsatilla*-Kind mit dem oben beschriebenen Verhaltensmuster war. Die Überprüfung einer Reihe weiterer Symptome bestätigte die Wahl des Mittels *Pulsatilla*, welches John nicht nur von seinen Kopfschmerzen, sondern auch von seinem Kummer heilte.

Schule

Die Schule stellt einen hohen Streßfaktor für *Pulsatilla*-Kinder dar. Sie werden **traurig und kommen sich verlassen vor, wenn die ältere Schwester bzw. der ältere Bruder eingeschult wird** und sie allein zu Hause zurückläßt. Die bis dahin gewohnte Harmonie wird gestört, da sie nun mehr Zeit allein verbringen müssen. Sie benehmen sich dann, als hätten sie ein Eigentum verloren – nämlich ihren älteren Geschwister-Spielkameraden. Etwas Eifersucht ist auch dabei, da sie selbst ebenfalls gerne heimkämen, um den Eltern lauter aufregende Neuigkeiten mitzuteilen.

Trotz alledem, wenn sie selbst an der Reihe sind, eingeschult zu werden, haben sie große **Angst** davor. Wenn die Eltern es morgens zur Schule bringen, weint das *Pulsatilla*-Kind an den ersten Tagen ausgiebig bei jedem Abschied. Darauf folgt eine **schüchterne Phase**, die so lange anhält, bis das Kind sich in der neuen Umgebung wohlfühlt. Jetzt beginnt eine Zeit, da seine Gesellschaft für Lehrer und Mitschüler ein ausgesprochenes Vergnügen ist. Berichte der Schule über das Kind fallen im allgemeinen positiv aus, da das *Pulsatilla*-Kind **seinem Lehrer mit nahezu vollkommener Willfährigkeit begegnet**, was die Erledigung der schulischen Aufgaben und das Verhalten angeht. Dies gilt mit Ausnahme des Umstandes, daß das Kind eventuell während des Unterrichts zuviel mit seinen Mitschülern redet.

Ein letztes Problem kann nach Schulschluß auftauchen, denn wenn die Eltern sich auch nur fünf Minuten verspäten, fürchtet das Kind, es sei vergessen worden und bricht in hysterisches Wehklagen aus.

Auch wenn sie nicht unbedingt der Klassenliebling sein muß, so wird *Pulsatilla* doch **enge Freundschaften schließen**. **Bei Favoritenwechsel**, wie sie häufig vorkommen, ist das Kind **emotional am Boden zerstört**. Wenn sie aus irgend einem Grund annimmt, eine Freundin habe sie ignoriert oder gekränkt, oder wenn sie womöglich keine Einladung zur Geburtstagsfeier einer Freundin erhalten hat, kommt sie sicher mit verweintem Gesicht und am Rande eines hysterischen Zusammenbruchs heim. Die Tränen fließen so leicht und sind begleitet von solch tiefen Gefühlen, daß die bloße Erinnerung an einen derartigen Vorfall bei seinem Bericht in der homöopathischen Praxis die Tränen erneut strömen läßt, und das *Pulsatilla*-Kind zieht schüchtern ein Papiertaschentuch nach dem andern aus der Schachtel auf dem Schreibtisch.

Ein kleiner Junge brach mehrmals während der Erstanamnese in Tränen aus, während er sein Hauptproblem zu erklären versuchte: die anderen Jungen in der Schule brachten ihn immer wieder zum Weinen! Der sechsjährige Bill fing an zu wimmern, als er gestand, daß er sich Sorgen darüber machte, was andere Leute von ihm hielten, besonders ein Mädchen in seiner Klasse, das ihn anscheinend überhaupt nicht mochte.

Pulsatilla-Kinder **träumen und reden sogar des Nachts im Schlaf oft von der Schule**, von Parties und anderen Situationen, in denen ihre manchmal problematischen sozialen Beziehungen eine Rolle spielen.

Weinerlichkeit

Seinen **Gefühlen läßt das *Pulsatilla*-Kind freien Lauf**, insbesondere wenn es um Traurigsein und Tränen geht. Während das *Natrium-muriaticum*-Kind seine Traurigkeit hervorragend unter Kontrolle halten kann, fällt es dem *Pulsatilla*-Kind leicht, seinen Kummer offen auszudrücken. Man ist überrascht, wenn man schon größere Kinder noch wie Säuglinge weinen sieht. Ebenso auffallend ist, wie problemlos diese Kinder, **Jungen und Mädchen gleichermaßen**, über ihr Weinen sprechen. »Ich weine, weil meine Gefühle verletzt sind!« sagte Alan ohne Zögern oder Hemmungen – ganz so, als sei Weinen für ihn ein natürliches Kommunikationsmittel.

Es ist interessant, **Weinen auch bei älteren Jungen** anzutreffen, zumal unsere gesellschaftlichen Normen Weinen von Jungen moralisch sehr stark abwertet. Ein sensibler Junge weinte zum Beispiel in der Praxis, während er beschrieb, daß ihm nicht erlaubt würde, an den Ringkämpfen der anderen Jungen in seiner Klasse teilzunehmen. Der Widerspruch zwischen seiner sensiblen Persönlichkeit und dem Wunsch an aggressiven Ringkampfspielen teilnehmen zu dürfen, deutete auf *Pulsatilla* hin.

Die Tränen, die so leicht fließen, erleichtern das Kind physisch und psychisch. Der **Trost**, der ihm als Reaktion **auf das Zeigen seines Kummers** entgegengebracht wird, dient der Wiederherstellung und Festigung der Liebesbande, von denen sein emotionales Überleben abhängt. Immer wenn das Kind wütend, traurig, gereizt oder frustriert ist oder vielleicht nur von Geschwistern oder Eltern geneckt worden ist, bricht es zusammen und schluchzt; dieser Akt ist für seine Psyche außerordentlich befreiend. Er schenkt ihm doppelte Erleichterung, einmal körperlich durch das Weinen und zum anderen durch den Trost, den es von anderen erhält.

Das *Pulsatilla*-Kind ist **leicht beleidigt** und reagiert mit Weinen oder Schmollen. »Was ist los?« fragen die Eltern. »Nichts«, sagt das Kind. »Bist du sicher?« »Ja.« Wenn die Eltern weiter nachbohren und fragen: »Warum benimmst du dich so merkwürdig?«, dann bricht das mißmutige Schmollen meist zusammen, und das Kind fängt unwillkürlich an zu weinen, wirft sich der Mutter an die Brust und saugt soviel Liebe auf wie nur möglich. **Liebe und Trost bringen seine Welt wieder ins Gleichgewicht und versetzen es wieder ins Zentrum des Universums**, ganz so wie bei einem Neugeborenen.

Diese Kinder **lassen sich** bei ihrer Arbeit **leicht entmutigen**, sie geben dann schnell auf, auch wenn sie ein Projekt mit Feuereifer begonnen haben. Enttäuschungen über sich selbst und das Gefühl zu versagen verstärken die Angst, kein „guter Mensch" zu sein, **der Liebe nicht wert zu sein**, und daß die Menschen, die sie lieben und von denen sie abhängig sind, sie daher unvermeidlich werden verlassen müssen. Darüber können sie völlig außer sich geraten. Sie lassen den Kopf hängen, bis sie zu weinen anfangen und bei den Eltern Trost suchen – an diesem Punkt bekennen sie ihre geringfügige „Schuld" tatsächlichen oder auch nur eingebildeten

Unvermögens. Bereits im nächsten Augenblick geht es ihnen wieder gut, sie sind glücklich, fröhlich und ausgelassen, und die Eltern haben das Gefühl, als lebten sie mit einem Schizophrenen zusammen.

Weinen ist auch eine Schmerzreaktion. In der Regel sind diese Kinder sehr **schmerzempfindlich**, ebenso wie *Lycopodium*-Kinder. Wenn sie sich wehgetan haben, weinen sie ausdauernd und hysterisch, bis ein Erwachsener kommt und sie in den Arm nimmt. Dieser Reaktion begegnet man besonders bei Ohrenschmerzen. Die achtjährige Betty kam wegen wiederholt auftretender Ohrenschmerzen und Stirn- und Nebenhöhlenentzündungen in die Sprechstunde. Schon beim geringsten Anzeichen einer Krankheit brach sie in dramatisches Weinen aus und rannte zu ihrem Vater, um auf den Arm genommen zu werden. Die Symptome der Mittelohrentzündung lieferten zwar keinerlei spezifische Hinweise auf ein bestimmtes Mittel, die intensive Schmerzempfindlichkeit jedoch, welche im **Bedürfnis nach Trost** zum Ausdruck kam, gab dem Fall eine klare Prägung und diente als Indikation für *Pulsatilla*. Nach der Verabreichung des Mittels hatte Betty nur noch ein einziges Mal Ohrenschmerzen.

Die dreijährige Donna umklammerte bei jedem Auftreten einer Ohrentzündung ihren Kopf mit beiden Händen, gleich hinter den Ohren und jammerte immer wieder: »Mammi, hilf mir! Mammi, hilf mir!« Sie ließ sich nicht zum Schlafen hinlegen und mußte überall im Haus herumgetragen werden, obgleich die Bewegungen die Schmerzen im Kopf sogar noch verstärkten.

Der sechsjährige Tommy litt an Gastroenteritis, begleitet von Erbrechen, Magenkrämpfen und Durchfall. Die körperlichen Symptome ergaben gleichwertige Indikationen für *Sulfur* und *Pulsatilla*. Das Symptom, welches den Ausschlag für *Pulsatilla* gab, war Tommys extrem hohe Schmerzempfindlichkeit. Er mußte gehalten und gewiegt werden, um den Schmerz zu lindern. Wenn seine Mutter aus dem Zimmer ging, während er an Magenschmerzen litt, brüllte er solange nach ihr, bis sie zu ihm zurückkam.

Ich möchte nebenbei bemerken, daß ich nach einiger praktischer Erfahrung als Homöopath feststellen konnte, daß Gott großes Erbarmen mit den Homöopathen hat; in akuten Fällen zeigt es sich normalerweise, daß die körperlichen Symptome und Modalitäten des Patienten so ausgeprägt sind, daß sie einen eindeutigen Hinweis auf das indizierte Mittel geben. In Fällen, wo das nicht zutrifft, insbesondere bei Kindern mit starken Schmerzen (wie in dem soeben beschriebenen Fall der kleinen Betty), deuten die geistigen und emotionalen Begleitsymptome der körperlichen Erkrankung auf das korrekte Mittel hin. Es ist wunderbar, wenn man immer wieder entdeckt, daß **die zur Mittelfindung notwendigen Informationen immer vorhanden** sind.

Unentschlossenheit

Die **Gefühle beherrschen** das *Pulsatilla*-Kind offenbar so stark, daß die geistigen Fähigkeiten anscheinend darunter leiden. **In einem Zustand emotionalen Aufgebrachtseins** wird es unentschlossen und **unfähig, auch nur die trivialsten Entscheidungen zu treffen**, geschweige denn einen wichtigen Beschluß zu fassen. In einem Restaurant kann das Kind sich nicht entscheiden, was es gerne essen würde, die Eltern müssen die Wahl an seiner Stelle treffen. Es kann sich für kein Spiel entscheiden, das müssen die Spielkameraden tun. Beim Ankleiden kann es sich nicht entschließen, welches Kleid es anziehen soll.

Pulsatilla-Kinder können sich mehrmals am Tag umziehen, oder sie bitten die Mutter, etwas für sie auszuwählen. Der häufige Kleidungswechsel kann auch bei *Natrium muriaticum*-Kindern beobachtet werden, bei ihnen jedoch geschieht es aus völlig anderen Gründen. *Natrium muriaticum*-Kinder wollen nicht ausgelacht werden oder auffallen. Sie probieren daher ein Kleidungsstück nach dem anderen an, immer auf der Suche nach dem „Passenden". Bei *Pulsatilla* hingegen ist **Entscheidungsunfähigkeit** die Ursache; sie können nicht entscheiden, welches Kleid an ihnen besser aussieht. Jemand anders muß die Wahl für sie treffen, oder sie sehen sich schließlich unter Zeitdruck gezwungen, selbst einen Entschluß zu fassen. Wenn sie dann an die Öffentlichkeit treten, braucht sie nur jemand anzusehen, und der erste Gedanke ist gleich »Oh nein! Ich habe das falsche Kleid gewählt!« *Pulsatilla* hat nicht nur Schwierigkeiten, Entscheidungen zu treffen, sondern zweifelt auch an der Richtigkeit des endlich gefaßten Entschlusses, und sei es nur, wenn sie von den Blicken eines Fremden gestreift wird.

„Weiche" Jungen

Interessant zu beobachten ist das Dilemma, in das *Pulsatilla*-Kinder wegen ihrer Unschlüssigkeit geraten. Weil sie unfähig sind, eine wahrhaft selbständige Entscheidung zu treffen, **können sie niemals für eine bestimmte Meinung eintreten**, weder verbal noch körperlich. Wenn diese Eigenschaft bei einem Jungen deutlich ausgeprägt ist, mag er **weichlicher, „weibischer"** und sanfter als Gleichaltrige wirken. Womöglich wird er in der Schule von anderen Jungen gehänselt, weil er offensichtlich Schwierigkeiten hat, seine Meinung, geschweige denn sich selbst, zu verteidigen.

Der elfjährige Tony wurde wegen Stuhlinkontinenz und Herumspielen an den Genitalien in die Sprechstunde gebracht. Beide Symptome hatten fünf Jahre zuvor nach der Geburt seiner Schwester eingesetzt. Nachdem in der Sprechstunde beide Probleme zur Sprache gekommen waren, klagte Tonys Vater überdies, das Kind sei eine „Heulsuse" und viel zu weibisch und weichlich. »Das Kind spielt viel lieber mit seiner Mutter als mit mir«, vertraute er mir an. »In der Schule wird er dauernd von den anderen Jungen gehänselt.« Es beunruhigte den Vater, daß das Kind, wenn es aufgebracht war, in hysterische Weinkrämpfe ausbrach, und zwar »mit schriller Stimme wie ein Mädchen«, daß er dann rede wie ein Baby und sich überhaupt kindisch benehme. Jedesmal, wenn er in der Schule gehänselt wurde, brach er in Tränen aus, was die anderen Kinder nur zu noch mehr Spott reizte.

Ein anderer Fall war der zehnjährige Nathan, der wegen wiederholt auftretendem Durchfall behandelt wurde. Befragt über seine Gefühle, teilte die Mutter mit, daß er sehr leicht weine. Auf die Frage, ob das wahr sei, brach Nathan in Tränen aus, er geriet völlig aus der Fassung und fing laut und qualvoll an zu schluchzen. Es war unschwer zu erkennen, daß man ihn wiederholt darauf hingewiesen hatte, daß er zu alt für ein solches Benehmen sei, denn er versuchte, seinen Mund mit den Händen zuzuhalten, um sein hysterisches Weinen vor den Blicken der Außenwelt zu verbergen. »Es ist, weil meine Schwester mir absichtlich wehtut und mich Heulsuse nennt«, brachte er schließlich mühsam hervor. In was für einem Dilemma steckt doch ein *Pulsatilla*-Junge in unserer Gesellschaft, in der

er **seine natürlichen Neigungen unterdrücken muß, um den Erwartungen einer geschlechtsspezifischen Rolle zu entsprechen.**
Manche dieser zartbesaiteten Jungen reagieren mit zunehmendem Alter auf Spott mit Zornesausbrüchen, so daß sie schließlich jeden angreifen, der sie hänselt. Regelrechte Kämpfe jedoch tragen sie allenfalls mit jüngeren Geschwistern aus, die ihnen in ihren Augen die Liebe der Eltern streitig machen. Es kommt dann zu Konkurrenzkämpfen in Form von gegenseitigem Anschreien, Raufereien und der Weigerung, dem jüngeren Bruder sein Spielzeug oder seine Kleidung leihweise zu überlassen.

In älteren Arzneimittellehren findet man vielfältige Beschreibungen der soeben aufgeführten Charakterzüge von *Pulsatilla*: leicht zu führen oder leicht überzeugbar, von mildem und sanftem Wesen, unterwürfig, schüchtern, nachgiebig und reizend sind alles gebräuchliche Adjektive. Das Kind gibt bei Konfrontationen meist nach, wenn die Meinung der anderen von der eigenen abweicht oder lauter vorgetragen wird. Im Extremfalle kann diese Nachgiebigkeit in Verbindung mit der Anhänglichkeit die Eltern zur Verzweiflung bringen. Eltern und Arzneimittellehren beschreiben alle dieselben psychologischen Grundzüge mit lediglich unterschiedlichen Worten. Das Verhalten all dieser Kinder hat seinen Ursprung in einer unsicheren Natur, in der Angst, verlassen zu werden, in Unschlüssigkeit und starken Gefühlen, die leicht überfließen.

Trost

Angesichts dieser zentralen Schwächen, von denen das Kind geprägt ist, ist es begreiflich, warum Trost in solchem Maße zur Besserung beiträgt. Alle Taten und Gedanken sind einem gemeinsamen Thema untergeordnet. Sofern ein *Pulsatilla*-Kind mit denen, die es liebt, eine innere Verbindung spürt, dann fühlt es sich sicher, und die Welt ist in Ordnung. Andererseits läßt sich beobachten, daß das Kind auf alles, was es als Bedrohung für seine Verbindung zu geliebten Personen erlebt und was somit sein **Empfinden für Sicherheit** untergraben könnte, mit Mißtrauen, Mißgunst und Eifersucht reagiert.

Hyperaktivität

Einige wenige *Pulsatilla*-Jungen können auch hyperaktiv sein. Sie rennen überall im Hause herum, sind unfähig, auf einem Stuhl sitzen zu bleiben, halten sich dabei aber immer in der Nähe der Eltern auf. »Sieh mal her, Mama!« ist ein beliebtes Gambit zur Eröffnung des Spiels. In einer Hinsicht ist Hyperaktivität im *Pulsatilla*-Bild ganz anders als bei anderen Arzneimitteltypen, und zwar insofern, als *Pulsatilla*-Kinder sogar im hyperaktiven Stadium ihre **lieblich-reizende Natur** zeigen. Manche dieser Kinder werden anscheinend von Farbstoffzusätzen in Nahrungsmitteln „aufgedreht", insbesondere durch rote Farbstoffe. Allen Kommentaren im Zusammenhang mit Nahrungsmitteln und **Nahrungsmittelallergien** sollte man bei der Befragung der Kinder oder ihren Eltern besondere Beachtung schenken.

Ängste

Die Ängste, von denen das *Pulsatilla*-Kind beherrscht wird, drehen sich hauptsächlich um das **Gefühl von Verlassensein in allen seinen Formen**, wie z. B. in einem Zimmer, im Haus oder im Dunkeln **allein gelassen zu sein**. Im Repertorium sollte man die Rubrik *GEMÜT: Angst, allein, im Dunkeln, Kinder* einführen und mit dem Mittel *Pulsatilla* versehen. In bestimmten Situationen kann diese Angst akut auftreten. Wenn die **Eltern allein in den Urlaub fahren**, begreift das Kind nicht, daß sie nach dem Urlaub zurückkommen werden, sondern nur, daß sie es verlassen haben, und das hat viele Stunden voll Kummer und Tränen zur Folge. Ein Junge weigerte sich von dem Augenblick an, da seine Eltern ohne ihn verreisten, in seinem eigenen Zimmer zu schlafen und schlief nur noch auf der Couch im Wohnzimmer, um auf mögliche Einbrecher zu achten. Ein anderes Kind erlitt einen vollständigen **Rückfall** seiner Migräne und seines Bettnässens, als die Mutter für einige Tage ins Krankenhaus mußte. Neben all den anderen *Pulsatilla*-Symptomen, die sich bei dem Kind weiterhin zeigten, auch nachdem ihre Mutter bereits wieder zu Hause war, benahm sie sich wie ein ängstliches Baby, war unglücklich, wenn es zur

Schule gebracht oder der Obhut des Kindermädchens anvertraut wurde und wollte wieder bei den Eltern schlafen.

Bei *Pulsatilla*-Kindern entwickeln sich nicht nur Krankheiten infolge solcher seelischen Traumata. Auch ein **Schock** über den zeitweiligen oder bleibenden Verlust eines Familienmitgliedes **kann die Wirkung einer zuvor mit Heilerfolg gegebenen Dosis *Pulsatilla* aufheben**, so daß das Mittel wiederholt werden muß. Der Tod eines geliebten Menschen kann tiefe Trauer auslösen, aber auch ein Aspekt von Selbstsucht kann beteiligt sein, die ihren Ausdruck in einer Haltung gegenüber der Welt findet, als wolle das Kind sagen: »Und was wird nun aus mir?«

Pulsatilla-Kinder können Angst vor Räubern oder **Entführung** haben, ja, sie können sogar davon träumen. Wie zu erwarten, haben sie **Angst, allein zu Bett zu gehen**, allein im Dunkeln zu sein, und vielleicht brauchen sie jemanden, der das Haus nach Einbrechern durchsucht. Sie wachen manchmal weinend auf, weil sie schlecht geträumt haben, dann rufen sie nach den Eltern und wollen, daß jemand zu ihnen ins Bett kommt. Andere stehen auf und kommen weinend, daumenlutschend, mit einer Haarsträhne um den Finger gewickelt und dem Lieblingskuscheltier unterm Arm, ins Bett der Eltern gekrochen. Das Problem kann so groß werden, daß sie aus lauter Angst, verlassen zu werden, nicht in der Lage sind, bei einem befreundeten Kind in der Nachbarschaft zu übernachten und rufen schließlich zur Schlafenszeit zu Hause an, um abgeholt zu werden.

Pulsatilla sollte auch in den folgenden Rubriken ergänzt werden: *GEMÜT: Furcht*, **Hunden**, *vor* (KK I 44). und *GEMÜT: Furcht*, **Insekten**, *vor*. sowie *GEMÜT: Furcht*, **Schlangen**, *vor*. Sie haben auch abends Angst vor **Ungeheuern**, **Geistern** und **großen Tieren**. Diese zuletzt genannten Ängste ähneln stark denen von *Phosphorus*, *Causticum* und *Lycopodium*.

Mehrere Arzneimittellehren erwähnen Angst beim **Aufwärtssehen**. In der Praxis erleben wir dieses Symptom bei *Pulsatilla* sehr selten und begegnen ihm häufiger im Zusammenhang mit *Calcarea carbonica* und *Silicea*.

Zwei Typen

In der Praxis begegnet man hauptsächlich zwei Kategorien von *Pulsatilla*-Kindern: **Die einen brauchen nach *Pulsatilla* *Calcarea carbonica*, die anderen *Sulfur***. Die beiden Typen unterscheiden sich insofern, als das zweite Mittel durch die im Vordergrund stehende *Pulsatilla*-Schicht gleichsam hindurchschimmert und diese mit leichten Abwandlungen mitprägt.

Die Kinder, bei denen *Sulfur* „darunter" liegt, bekommen sehr **rote Lippen** und/oder einen Ausschlag um den Mund. Sie können auch zu **besitzergreifendem und hyperaktivem Verhalten** neigen. Diejenigen, die später einmal *Calcarea carbonica* benötigen, haben eindeutig **Angst vor Schlangen und Insekten** und werden eventuell bis in ihre Träume von dieser Angst verfolgt. Bei dieser Untergruppe ist auch das natürliche Bedürfnis nach **Reinlichkeit** stärker ausgeprägt. Sie achten darauf, daß ihre Schuhe und Strümpfe sauber und adrett aussehen und räumen all ihre Spielsachen auf. Dies entspringt eher einem grundlegenden Ordnungssinn als dem zwanghaften Perfektionismus von *Natrium muriaticum*.

Schlaf

Der Schlaf bietet bei diesem Mittel **eine ganze Reihe von Leitsymptomen**. *Pulsatilla*-**Babys wollen, um einschlafen zu können, gestillt und gewiegt werden**. Jedesmal, wenn das Kind aufwacht, schreit es nach der Mutter. Diese muß es wiegen, schaukeln, liebkosen oder stillen, damit es wieder einschläft. Schließlich schläft es tatsächlich ein, aber sobald die Mutter es hinlegt, fängt das Geschrei von neuem an. In vielen Fällen muß die Mutter bei dem Baby schlafen, selbst wenn das „Baby" bereits ein sieben-, acht- oder neunjähriges Kind ist.

Ältere Kinder können aus unterschiedlichen Gründen **Schwierigkeiten beim Einschlafen** haben. Die vierzehnjährige Anna fing an zu weinen, als sie ihre Nächte beschrieb: Sie machte sich stundenlang Sorgen wegen der bevorstehenden Prüfung am folgenden Tag. Hatte sie genug gelernt? Würde sie die Prüfung bestehen? Würden die Eltern sie weniger lieben, wenn sie schlecht abschnitte? Ein anderes Kind beschrieb, wie es Nacht für Nacht wachlag und einen alten, geheim gehaltenen Kummer hin- und herwälzte, wie das auch bei *Natrium muriaticum* vorkommt. Die Gedanken, welche diese Kinder wachhalten, sind verwurzelt in der **Angst, die Liebe der Eltern zu verlieren.** Wenn sie dann schließlich einschlafen, sind ihre Träume erfüllt von denselben Themen, die sie zuvor wachgehalten haben.

Ebenso leistet das Kind oft **Widerstand**, wenn die Eltern Schlafenszeit ankündigen und es zudecken wollen, **weil Schlaf gleichbedeutend ist mit Trennung von den Eltern.** Solchen Kindern fallen immer neue Vorwände ein. Sie geben vor, ein Glas Wasser zu brauchen, zur Toilette zu müssen, bitten um noch eine Geschichte, sagen, sie fürchten sich. Nach einer Stunde derartigen Bettelns, wenn die Eltern sich endlich auf dem Wohnzimmersofa entspannen wollen, hören sie die Stimme ihrer kleinen *Pulsatilla* durch den Flur dringen: »Was macht ihr?« »Kannst du nochmals kommen?« »Darf ich zu euch kommen?« Sie probieren alles, um die Eltern in ihr Zimmer zu locken. Schließlich schlafen sie aus Erschöpfung ein.

Sobald das Kind das Laufalter erreicht hat, wird nächtliches Aufwachen und **der Weg ins Bett der Eltern zur Gewohnheit.** Wie bereits erwähnt, haben viele dieser Kinder Angst im Dunkeln und Angst vor dem Alleinsein, daher ist die Wanderung zum elterlichen Bett nur natürlich. Manche *Pulsatilla*-Kinder wollen, daß das **Licht eingeschaltet bleibt**, wenn sie schlafen, aus Angst vor Dunkelheit, Ungeheuern, oder den Schatten von Bäumen, die sich an der Wand bewegen und ähnlichem.

Im allgemeinen schlafen sie auf dem Rücken ein, möglicherweise mit den **Händen über dem Kopf**; oder auf dem **Bauch**, mit den Händen unter den Bauch gestopft. Sie lassen sich **nicht gern warm zudecken** und strampeln sich frei, besonders wegen ihrer warmen Füße. Wenn Säuglinge zu warm zugedeckt sind, weinen sie so lange, bis die Eltern den Grund ihres Schreiens begreifen und die Decke ein wenig zurückschlagen, damit das Kleine sich abkühlen kann. Vom ersten Lebensjahr an wehren sie sich womöglich gegen die derzeit so populären einteiligen Schlafanzüge mit eingearbeiteten Fußteilen und versuchen, sich daraus freizustrampeln.

Manche *Pulsatilla*-Kinder **weinen, reden oder haben übermäßig starken Speichelfluß im Schlaf**; letzteres haben sie mit *Sulfur* gemeinsam. Normalerweise sind sie **beim Aufwachen frisch und fröhlich**; wenn sie krank sind, geht es ihnen in der Regel morgens besser.

Bei Streßbelastung der Familie, wie in der Atmosphäre einer bevorstehenden Scheidung oder sonstigen Situation, die ihre Sicherheit bedrohen, können sie unter **Alpträumen** leiden. Die Angst vor Trennung dringt oft bis in den Schlaf durch, sie träumen beispielsweise davon, daß die Mutter einen Unfall hat und stirbt. Voller Entsetzen über einen solchen Traum wachen sie auf und rennen ins Zimmer der Eltern, um sich trösten zu lassen.

Der Schlaf von *Pulsatilla*-Kindern ist auch bei **Fieber** beeinträchtigt. Es kann sich ein leichtes **Delirium** entwickeln. Sie träumen und reden dann von **schwarzen Katzen oder anderen Tieren** oder auch nur von Unheil verheißenden mißgestalteten dunklen Formen.

Schwindel

Wenn *Pulsatilla*-Kinder Schwindelanfälle haben, so leiden sie am ehesten unter dem **Orthostase-Syndrom in Verbindung mit niedrigem Blutdruck**, welches gewöhnlich in geschlossenen Räumen bei statischen Luftverhältnissen auftritt. So kann ihnen z. B. schwindelig werden, wenn sie sich in der Bibliothek nach einem Buch auf einem der unteren Regale bücken.

Körpersymptomatik

Kopf

Der Kopf bleibt bei *Pulsatilla*-Kindern, bis auf wenige Ausnahmen, **relativ beschwerdefrei**. Mädchen können **Schulkopfschmerzen** bekommen, die in Verbindung mit Verdauungsstörungen auftreten, mit Verschlimmerung durch zuviel Speiseeis, Fleisch oder fettreiche Nahrungsmittel, wie in den alten Arzneimittellehren beschrieben. Diese Kopfschmerzen werden, wie auch bei *Natrium muriaticum*, ebenfalls durch Fernsehen, Lesen oder Überhitzung ausgelöst, insbesondere aber durch zu langen Aufenthalt in der Sonne. Ein Kind mag darüber klagen, daß es die Kopfschmerzen nur in einem bestimmten Klassenraum bekommt. Wenn der Behandler etwas spezifischer nachfragt, stellt sich gewöhnlich heraus, daß das Kind das betreffende **Klassenzimmer als zu warm empfindet**.

Mädchen in der Pubertät können über **Kopfschmerzen im Zusammenhang mit dem Monatszyklus** klagen, wo die Beschwerden entweder unmittelbar vor, während oder direkt nach dem Menstruationsfluß auftreten. Es sind kongestive Schmerzen, die einseitig oder in einer Schläfe auftreten und die das junge Mädchen als konstantes Pulsieren empfindet. Dem heißen Kopf wird durch kalte Packungen, Druck und Aufsitzen Linderung verschafft. Die Besserung durch Kälte ist ein Punkt, der bei der Differenzierung zwischen *Pulsatilla* und seinem Ergänzungsmittel *Silicea* hilfreich ist, welches nach Wärme für den schmerzenden Kopf verlangt. Der kongestive Kopfschmerz wird oft mit dem von *Belladonna* verwechselt, zumal beide Mittel die Verschlimmerung durch rasche Bewegung und durch Bücken haben. Auch läuft das Gesicht während der kongestiven Kopfschmerzen rot an, wie bei *Belladonna*, und es wird eine Stauung in den Augen empfunden – ein Druck, als würden sie nach außen gepreßt.

Zum Schluß seien noch Kopfschmerzen im Zusammenhang mit **Infektionen der oberen Atemwege** erwähnt, an denen *Pulsatilla*-Kinder leiden können, wie z. B. mit einer Sinusitis, ähnlich wie bei *Calcarea carbonica*.

Die Kopfschmerzen können **durch Niederlegen verschlimmert und durch Aktivitäten im Freien gebessert** werden. Ablenkung der Gedanken vom Schmerz und Bewegung an frischer Luft sind außerordentlich hilfreich. Wenn man weiß, daß das Kind im Winter gern ins Freie geht, sollte man immer fragen oder darauf achten, ob es die Mütze aufbehält. Eltern von *Pulsatilla*-Kindern berichten, daß das Kind **sogar bei kältestem Wetter die Mütze vom Kopf nimmt**. Dies kann ein wichtiger Hinweis sein, welcher in einer akuten Krise bei der Behandlung von

Atemwegserkrankungen den Ausschlag zur Differenzierung geben kann, da andere in solchen Fällen häufig indizierte Mittel wie *Lycopodium* und *Silicea* die entgegengesetzte Modalität aufweisen – diese Kinder achten nämlich darauf, daß sie ihre Mützen auf dem Kopf behalten.

Augen

Die Augen sind bei *Pulsatilla*-Kindern recht **häufig durch verschiedene Erkrankungen in Mitleidenschaft gezogen**. **Bei jeder beliebigen Erkrankung**, insbesondere aber, wenn die oberen Atemwege betroffen sind, bekommt das Kind eine **Bindehautentzündung, Tränensackentzündung** oder **Lidrandentzündung**. Die Symptome dieser Krankheitsbilder stimmen genau mit den Symptomen von *Pulsatilla* überein. Die Augen **entzünden sich, das kann sogar bereits bei Neugeborenen vorkommen**. Die Kinder reiben sich ständig die Augen und klagen über **Brennen und Jucken, besonders nachts**. Manchmal beschreiben sie ein Gefühl, als hätten sie Sand in den Augen. Ähnliche Klagen hört man auch von Kindern mit Augenerkrankungen, die *Sulfur* brauchen.

Erkältungen können sich auf die Augen niederschlagen, die dann dicke, eitrige, gelbgrüne, milde **Absonderungen** hervorrufen. Nächtliche Verklebungen der Augenlider kommt häufig vor. Wenn das Kind morgens aufwacht, müssen die Lider mit warmem Wasser angefeuchtet werden, um die trockenen Schleimkrusten aufzuweichen. Reichlicher Tränenfluß tritt bei allen Augenerkrankungen auf, besonders ausgeprägt im Freien und bei kalter Luft. *Pulsatilla*-Kinder können bei Augenerkrankungen auch lichtempfindlich werden.

Manche Kinder bekommen **Gerstenkörner, die immer wieder auftreten**. Obgleich die Arzneimittellehren nur Gerstenkörner am oberen Lidrand beschreiben, findet man sie ebenso häufig am unteren Augenlid. Wenn das Gerstenkorn reif wird, sondert es dicken, gelben Eiter ab. Abgesehen von Tränenfluß werden alle Augensymptome von *Pulsatilla* im **warmen** Zimmer oder durch ein **warmes** Bad **verschlimmert** und durch **kalte** Luft, **kalte** Augenbäder oder **kalte** Kompressen erheblich

gelindert. Selbst kleine Babys wehren sich gegen einen warmen Lappen, der sich dem erkrankten Auge nähert.

Es gibt zwar eine ganze Reihe von Mitteln, die bei Augenerkrankungen in Frage kommen, doch man wird feststellen, daß *Pulsatilla* in den meisten Fällen hilft, wo die Symptome durch kalte Anwendungen gebessert werden. Die Temperaturmodalität ist hier der wichtigste Faktor. Man sollte unbedingt danach fragen, weil die Antwort einen Hinweis zur Differenzierung zwischen *Pulsatilla* und anderen homöopathischen Mitteln geben kann, welche bei Augenbeschwerden üblicherweise Erleichterung verschaffen.

Ohren

Pulsatilla **heilt auch zahlreiche Ohrensymptome.** Es gilt neben *Belladonna* und *Chamomilla* als Hauptmittel bei **Mittelohrentzündung**. Der Entzündung kann eine Erkältung oder ein Exanthem wie z. B. bei Masern vorausgehen. Andere Kinder bekommen Ohrenschmerzen, nachdem sie bei kalter Witterung im Freien gespielt haben und trockenem Wind oder Regen ausgesetzt waren. Das äußere Ohr kann rot, heiß und geschwollen sein; am Tragus, der knorpeligen Erhebung vorn vor dem Gehörgang, können sich rote, wunde Stellen bilden. Die Ohrenschmerzen sind intensiv und pulsierend, sie verschlimmern sich nachts und durch Bettwärme und werden im Freien und durch kalte Anwendungen bedeutend gebessert. Manche Kinder weinen wegen der Schmerzen und können beruhigt werden, indem man sie im Arm hält, wiegt oder herumträgt.

Ältere Kinder, welche ihre Empfindungen in Worte fassen können, beschreiben ein Gefühl, als ob etwas aus dem Ohr herauskrabble oder ein Druckgefühl von innen nach außen. Bei fortgeschrittener Entzündung entsteht im Ohr eine Menge dicken, milden, gelb-grünen Sekrets, das einen stinkenden Geruch absondern kann. Dies erinnert an *Kalium sulfuricum*, abgesehen davon, daß die Absonderungen von *Kalium sulfuricum* eher eine orange-gelbe Färbung annehmen und für gewöhnlich wässriger sind.

Eiter und Schleimansammlungen in den Ohren können Taubheit, verbunden mit einem Verstopfungsgefühl, verursachen, wobei das Kind nur ein entferntes Brummen synchron mit dem eigenen Pulsschlag wahrnimmt. Bei sehr kleinen Kindern ist es selbstverständlich schwierig, eine solch detaillierte Symptomatik zu erarbeiten, daher wird sich die Verordnung des Mittels auf die Beobachtungen in der Praxis gründen, und sich zudem auf den Bericht der Eltern über Ätiologie, Verhalten des Kindes, Schlafgewohnheiten, Durst und Temperatur stützen.

Zum Schluß bleibt noch zu erwähnen, daß *Pulsatilla*, *Silicea* und *Hepar sulfuris* die gebräuchlichsten Mittel für das äußere Ohr sind und bei **Entzündung des äußeren Ohres** und **Aero-Otitis**, dem **Barotrauma**, erfolgreich angewandt werden.

Nase

Die Nase ist **bei fast jeder Infektion der oberen Atemwege mitbeteiligt**. *Pulsatilla*-Kinder sind **anfällig für Schnupfen**, der mit häufigem Niesen einhergeht. Die sechsjährige Sally hatte die typische Erkältung, die mit wiederholtem Niesen anfing, dem Absonderungen von klarem Schleim aus der Nase folgten. Die Konjunktiven wurden rot, und die Augen begannen zu jucken. Im Verlauf der folgenden Tage trockneten ihre Lippen rasch aus, waren bald aufgesprungen und bluteten leicht. Dann begann sie über stechende, drückende Schmerzen in den Ohren zu klagen und bekam hohes Fieber. Von der Entzündung war auch die Vagina mitbetroffen. Das Kind wurde lethargisch und wollte die meiste Zeit über von der Mutter im Arm gehalten werden. *Pulsatilla* bewahrte dieses Mädchen vor weiteren Infektionen und durchbrach ihren Zyklus immer wieder auftretender Atemwegserkrankungen.

Die Erkältungssymptome erfahren eine **nächtliche Verschlimmerung**. Sobald sich das Kind zum Schlafen hinlegt, verstopft sich die Nase, wodurch es gezwungen ist, durch den ständig offenen und ausgetrockneten Mund zu atmen. Dies ist sowohl bei Kindern als auch bei Erwachsenen bei akuten oder chronischen *Pulsatilla*-Erkrankungen ein sehr typisches Symptom. Morgens sind die Nasengänge völlig verstopft, auch wenn die Nase häufig geputzt wird.

Während akuter Erkrankungen läßt sich der Schleim leicht lösen; er ist dick, gelb-grün, mild und bildet grünliche, gegebenenfalls blutige Krusten. Bei chronischen Krankheiten jedoch bleiben die endlosen Säuberungsversuche der Nase ohne Erfolg. Die Symptome der Nase und der Nebenhöhlen werden hauptsächlich an frischer Luft gebessert. Einzige **Ausnahme ist die Heuschnupfensaison**, in welcher **im Freien eine Verschlimmerung** erfahren wird.

Wegen der ständig **verstopften Nase** ist der Geruchssinn häufig herabgesetzt. Interessanterweise berichten ältere Kinder und Erwachsene, daß sie, obwohl sie nicht riechen können, einen unangenehmen säuerlich fauligen Geruch wahrnehmen, dessen Ursprung in der eigenen Nase sitzt. Es kann nächtliches Nasenbluten auftreten oder Blutungen aus den harten Krusten in der Nase. Das Blut ist in diesem Falle meist dunkel und geronnen.

Heuschnupfen

Pulsatilla ist eines der hilfreichsten Mittel für die Heilung von Heuschnupfen. Der Heuschnupfen von *Pulsatilla* verschlimmert sich nachts und im Freien. Er beginnt mit einem **Juckreiz am oberen Gaumen**, was insbesondere nachts auftritt. Wegen des Juckreizes machen die Gepeinigten schnalzende Geräusche, indem sie versuchen, den oberen Gaumen mit der Zunge zu reiben und zu kratzen. Dann beginnen die Augen heftig zu jucken und zu tränen. Zu Beginn ist der Tränenfluß ätzend und wundmachend, aber im Verlauf weniger Tage entwickelt sich eine Dakryozystitis, eine Tränensackentzündung, mit dickerem und milderem Sekret. Hinzu tritt ein Retronasalkatarrh, wobei der Schleim aus den hinteren Nasenlöchern in den Rachen tropft, was nachts einen trockenen Kitzelhusten auslöst.

Wie die Augen und der Gaumen, so juckt auch die Nase. Das Nasensekret besteht in klarem, mildem Schleim, der besonders morgens auftritt und wenn das Kind sich im Freien aufhält. Nachts sind die Nasenlöcher verstopft und können nur durchgängig werden, wenn das Kind mitten in der Nacht niesend aufwacht, mit der Zunge schnalzt und den inzwischen wässrigen Schleim aus der Nase schnaubt. Am Morgen ist die Trockenheit verschwunden, und das Kind kann den Schleim ohne Schwierigkeiten hochräuspern.

Alle Heuschnupfensymptome verschlimmern sich im Freien, in der Nähe von Wiesen, durch Witterungsumschwung, an heißen Tagen und durch direkte Sonneneinstrahlung auf die Augen. Die Anfälle verlaufen milder an kühlen Tagen und durch Bespritzen des Gesichts mit kaltem Wasser.

Gesicht

Das Gesicht kann entweder blaß und anämisch oder rot und plethorisch sein. Bei anämischen Kindern wird man dunkle Ringe unter den Augen feststellen können. Mit jeder Erkältung werden diese Ringe dunkler und größer. **Plethorische Mädchen** leiden unter periodisch auftretenden ödematösen Schwellungen des Gesichts und der Lippen. Ihr **Gesicht kann sich auch unmittelbar vor der Menstruation röten** und die Lippen schwellen an, was wieder verschwindet, sobald der Fluß einsetzt.

Eine Untergruppe von *Pulsatilla*-Kindern hat sehr **rote trockene, aufgesprungene Lippen** mit oder auch ohne einen roten Ausschlag um den Mund herum. Diese Trockenheit (insbesondere beobachtet man dies bei **Jungen**) veranlaßt das Kind dazu, sich häufig die Lippen zu lecken, was das Syndrom der trockenen Lippen nur verschlimmert. Nach der Verordnung von *Pulsatilla* als Simillimum verschwindet die Trockenheit, tritt aber später wieder auf im Zusammenhang mit einer Symptomenkonstellation, die nun nach *Sulfur* als neuem Simillimum verlangt. Dieser Ausschlag bildet **eine der Verbindungen** zwischen den beiden Mitteln.

Im **Fieber rötet sich** das Gesicht. Gelegentlich wird **nur eine Wange** rot, und die andere bleibt blaß. Dieses eigentümliche Phänomen hat *Pulsatilla* mit *Aconitum*, *Chamomilla* und *Ipecacuanha* gemeinsam.

Wenn auch heutzutage selten im Zeitalter der Antibiotika, so begegnet man doch gelegentlich einem **Mumps**patienten mit **stark gerötetem Gesicht**, wo die **Entzündung auf Brust oder Hoden übergegriffen** hat und die von hochgradiger Schwellung und starken Schmerzen begleitet ist. *Pulsatilla* wird in solchen Fällen, zusammen mit *Rhododendron* und *Abrotanum*, als eines der Hauptmittel in Betracht kommen.

Mund

Der Mund hält einige Schlüsselsymptome von *Pulsatilla* bereit. Typisch ist **Durstlosigkeit trotz trockenem Mund**. Kinder mit verstopfter Nase, die gezwungenermaßen durch den Mund atmen, wachen mit völlig ausgetrocknetem Gaumen auf, es sei denn, sie befeuchten im Laufe der Nacht die Schleimhäute hin und wieder mit einigen Schlückchen Wasser. Doch selbst in einer solchen Situation werden sie nicht viel trinken. Zum Vergleich wird ein *Natrium muriaticum*-Kind das ganze Glas austrinken und sogar nach mehr verlangen.

Der **Atem** kann beim Aufwachen am Morgen recht **faulig** stinken, und zwar sogar bei ganz kleinen Kindern. Wenn man *Pulsatilla*-Kinder untersucht, kann man häufig unmittelbar nach dem Öffnen des Mundes einen hauchdünnen weißlichen Belag auf der Zunge entdecken. Es kann sich auch ein dicker Strang zähen Speichels von einer Lippe zur anderen spannen.

Bei *Pulsatilla*-Kindern entwickeln sich gelegentlich **Bläschen auf der Zungenspitze**.

Die unteren Atemwege

Die **Brust ist eine der Schwachstellen** von *Pulsatilla*-Kindern und ist anfällig für vielerlei akute und chronische Erkrankungen. In der Anamnese können frühere Erkrankungen an **Bronchitis** oder **Lungenentzündung** auftauchen. Das Mittel *Pulsatilla* kann eine bestimmte Art von **Krupp-Husten** heilen, auch wenn dies in der älteren Literatur gewöhnlich nicht erwähnt ist und häufig *Aconitum* oder *Spongia tosta* zugeordnet wird.

Der Krupp beginnt typischerweise mit einem trockenen Husten, der sich nachts verschlimmert und von einem Gefühl begleitet wird, als würde sich der Hals im Bereich des Kehlkopfs verschließen. Während des Schlafs und im Liegen tritt eine Verschlimmerung ein, und in einem Hustenanfall kann das Kind gezwungen sein, sich im Bett aufzurichen. Der Husten kann auch Würgen und Erbrechen auslösen.

Eine **Bronchitis** kann sich, ähnlich wie der Krupp-Husten, mit einem trockenen rohen Hals und einem Reizgefühl in der Luftröhre anbahnen. Diese Symptome können Folge- oder Begleiterscheinungen einer exanthematischen Kinderkrankheit sein oder auftreten, wenn ein Ausschlag mit Salben unterdrückt wurde und sich nicht vollständig entwickelt. Der Husten wird verursacht durch ein trockenes Kitzeln in der Luftröhre mit Verschlimmerung des nachts beim Hinlegen, durch Wärme und wenn das Kind infolge körperlicher Anstrengung überhitzt ist. Der Husten legt sich normalerweise, wenn das Kind in kühler, frischer Luft umhergeht, oder aber durch Aufrichten und durch körperliche Aktivität (allerdings nicht bis zu dem Grad, an dem eine Überhitzung einsetzt). Nach einer Weile wird durch den Husten ein dickes, eitriges, gelbes, mildes Sputum herausgebracht, das sich mit jedem Hustenanfall leicht abhusten läßt.

Ein **Leitsymptom** von *Pulsatilla*, wie auch von *Calcarea carbonica*, ist die häufige Beschwerde eines **trockenen Hustens**, der Tag und Nacht anhält, und **nur beim Aufwachen ist der Husten locker und feucht**, begleitet von reichlichem Auswurf. Während dieser morgendlichen Bronchitisanfälle haben die Kinder auch einen schlechten Geschmack im Mund.

Pulsatilla-Kinder reagieren oft sehr deutlich allergisch auf **umweltbedingte Allergene**. Jeder Rindenstaub oder jede Blütenpolle in der Luft kann **Asthma** auslösen. Zuerst bekommt das Kind einen **Heuschnupfen**, wie er oben beschrieben wurde. Nach einer Weile hört der Heuschnupfen auf, und die Pathologie geht in Asthma über. Das Asthma kann auch als Folgeerscheinung einer Grippe, einer Rachenentzündung oder Bronchitis auftreten. Viele der Asthmasymptome entsprechen dann der Beschreibung der Bronchitissymptome – besonders der feuchte Husten mit den dazugehörigen Modalitäten.

Das Asthma verschlimmert sich nachts, ebenso durch Liegen auf der linken Seite, aber auch durch kaltes, nasses oder feuchtes Wetter und durch Überhitzen. Über eine spezifische Verschlimmerungszeit gegen ein Uhr nachts berichten die Eltern eines solchen Kindes auch gelegentlich.

Verdauungssystem

Nahrungsmittelverlangen und -abneigungen

Es ist interessant zu beobachten, daß **viele der Nahrungsmittel, nach denen das *Pulsatilla*-Kind verlangt, seine Verdauungsbeschwerden verschlimmern**. Die Kinder **verlangen nach Käse, Speiseeis, Eiern, Butter** (sogar häufiger als *Mercurius vivus*), **Gebäck und Kuchen, Erdnußbutter und Süßigkeiten**. Sie erfahren eine **Verschlimmerung durch Gebäck, Speiseeis, Zitronen und sehr saure Speisen, Fette und Fleisch (besonders Schweinefleisch)**. Viele dieser Nahrungsmittel lösen Erbrechen, Durchfall und Kopfschmerzen aus. Die Kinder haben eine **Abneigung gegen Obst, Milch, Brot, Fette, warme Speisen und Fleisch (besonders fettes Fleisch wie das vom Schwein)**.

Ein häufig bestätigtes Leitsymptom ist ein beeindruckender **Mangel des Kindes an Durstgefühl**, sogar während eines Fiebers oder bei sehr trockenem Mund.

Magen

Der Magen ist beim *Pulsatilla*-Kind ebenso häufig von Beschwerden betroffen wie die Atemwege. Eine **Gastroenteritis** ist begleitet von starken Bauchkrämpfen, die durch Wiegen, Trost und in manchen Fällen durch kalte Getränke gelindert werden können. Während des Anfalls wollen die meisten Kinder weder essen noch trinken, sie werden schlapp und anhänglich. Manche können mit der Enteritis auch einen Schnupfen bekommen.

Der *Pulsatilla*-Magen **verdaut sowohl Nahrungsmittel als auch emotionale Auseinandersetzungen nur langsam**. Bei jeder größeren emotionalen Belastung bekommt das Kind Magenschmerzen, Übelkeit und/oder Erbrechen und ähnelt in dieser Hinsicht *Phosphorus*. Wenn schwerwiegende emotionale Probleme ungelöst bleiben, kann sich bei dem Kind sogar ein Magengeschwür entwickeln.

Der zehnjährige Roy bekam **Magengeschwüre**, nachdem sein älterer Bruder das Elternhaus verlassen hatte, um ans College zu gehen. Dieser geheime Kummer ließ ihn oft weinen, aber er teilte niemandem den Grund für seinen Kummer mit. Der Schmerz, der von den Geschwüren herrührte, quälte ihn besonders nachts, und er fühlte sich besser, wenn er das Fenster öffnete und frische Luft einatmete. Obwohl der Junge zwei Jahre lang mit seinem Kummer und den Geschwüren gekämpft hatte, war er innerhalb eines einzigen Monats nach der Behandlung mit *Pulsatilla* symptomfrei. Roy blieb auch weiterhin ein sensibler Junge, aber er wurde von seinem Kummer und dem daraus folgenden Weinen befreit.

Der Magen ist **anfällig für Störungen, die durch schwerverdauliche reichhaltige Nahrungsmittel** wie Fleisch, Fett, Öl, Butter **verursacht werden** – und unglücklicherweise durch Nahrungsmittel, die *Pulsatilla*-Kinder besonders gern mögen, wie Speiseeis, Backwaren und Käse. Der Genuß solcher Speisen kann stundenlanges Aufstoßen, Erbrechen oder Durchfall zur Folge haben. Es handelt sich um Nahrungsmittel, die lange Zeit im Magen liegen bleiben und dem Kind das Gefühl vermitteln, als säße dort ein Klumpen.

Homöopathen werden häufig Kinder zu behandeln haben, welche über morgendliche Übelkeit, Erbrechen und Durchfall klagen. Die während der Anamnese erhellte Vorgeschichte zeigt oft, daß das Kind am Abend zuvor auf einer Party war und Eiscreme, Gebäck und andere schwerverdauliche Nahrungsmittel gegessen hat. Eine Mutter beschrieb den empfindlichen Magen ihrer Tochter als »Folge-von-Fasching-Geburtstag-Ostern-Weihnachten-Neujahr-Syndrom« Wenn das Kind nach einer solchen Feierlichkeit heimkommt, wird ihm furchtbar übel von den Speisen, die es zu sich genommen hat. Das Kind weint, klagt über Schmerzen und kommt wimmernd im Laufe der Nacht ins Bett der Eltern. Zunächst denken die Eltern vielleicht, das Kind hätte eine Appendizitis, aber mit der Zeit erkennen sie das Muster der Beschwerden, die auf jedes üppige Festmahl folgen.

Zuletzt sei noch ein Unterscheidungsmerkmal im Bereich des Verdauungstraktes erwähnt, das bei *Pulsatilla*-**Säuglingen** häufig beobachtet wird: die meisten bekommen **nach jeder Mahlzeit einen Schluckauf**. Ich selbst habe eine neue Rubrik für dieses Symptom geschaffen: *MAGEN,*

Schluckauf, Essen, nach dem, bei Säuglingen. Diese Rubrik enthält *Pulsatilla* fettgedruckt, *Calcarea carbonica* und *Lycopodium*, beide kursiv gedruckt, und *Nux vomica* einwertig.

Pulsatilla sollte auch bei **Reisekrankheit** (Kinetose) berücksichtigt werden.

Bauch

Säuglinge mit Koliken reagieren oft gut auf *Pulsatilla*, wenn die übrigen Symptome ins Mittelbild passen. Das Abdomen ist gespannt und aufgetrieben, und rumorende, gurgelnde Geräusche sind hörbar. Gasblasen können wie kleine Wellen unterhalb der Bauchdecke entlang laufen. Ältere Kinder klagen häufig über einen vollen, gespannten Bauch nach üpigen, fetthaltigen Mahlzeiten.

Junge Mädchen im Teenageralter leiden manchmal unter Blähungen und Auftreibung des Bauches mit Anschwellung des Gesichts, welche typischerweise vor der Menstruation auftreten.

Rektum

Säuglinge können sehr anfällig für **Durchfälle** sein oder haben als Hauptbeschwerde abdominale Koliken. Vor dem Durchfall ist das Abdomen schmerzhaft gespannt. Die Stühle sind wässrig und voller Schleim. Sie variieren farblich von grün bis gelb, aber ihre schleimige Konsistenz bleibt grundsätzlich bestehen. Die Koliken können nachts schlimmer sein. Säuglingsdurchfälle können **mit Verstopfung abwechseln**, im Sinne des für *Pulsatilla* sprichwörtlichen **„kein Stuhl gleicht dem andern"**. Das ist allerdings etwas übertrieben. Tatsächlich wird man eher beobachten, daß sich die Beschaffenheit des nächsten Stuhls **nie vorhersagen** läßt. **Junge Mädchen** können auch **Durchfall während der Menstruation** haben.

Verstopfung mit großen, harten Stühlen kann auftreten. Homöopathen werden sehr häufig diese Verstopfungssymptome beobachten und daraufhin *Pulsatilla* verschreiben, allerdings ohne Wirkung, und dann ist *Calcarea carbonica* das Heilmittel. Ebenso häufig kommt der umgekehrte Fall vor, daß zunächst *Calcarea carbonica* erfolglos verordnet wird, und dann ist *Pulsatilla* das indizierte Mittel. Wie immer leiten uns die Allgemeinsymptome und müssen den Ausschlag für die Wahl des Mittels geben, da sich in den Lokalsymptomen häufig mehrere Mittel überlagern.

Harnwege

Pulsatilla heilt **nächtliches Bettnässen** der *Pulsatilla*-Kinder, wenn eine Verschlimmerung durch Rückenlage einsetzt. Wenn das Thema mit dem Behandler besprochen wird, erwähnen die Eltern in dem Zusammenhang, daß das Kind vor Scham weint. Emotionale Belastung kann Bettnässen verursachen. Zwei häufige Auslöser in dieser Kategorie sind Schulbeginn nach den Ferien und eine Übernachtung bei einem befreundeten Kind.

Pulsatilla kommt als eines der Hauptmittel für Kinder in Betracht, die **wiederholt an Blasenentzündung (Zystitis) leiden** sowie für solche, bei denen die Vorgeschichte mehrere **Nierenentzündungen** aufweist. Die Trilogie, bestehend aus schwacher Blasenmuskulatur, kleiner Blase und geringem Durst, führt zu erhöhter Anfälligkeit für solche Probleme. Ein Begleitsymptom der Zystitis ist häufiges Urinieren mit nächtlicher Verschlimmerung durch Hinlegen. Nebenbei sei darauf aufmerksam gemacht, daß das Brennen beim Wasserlassen durch die geringe Urinmenge bedingt ist und durch eine erhöhte Flüssigkeitszufuhr gemildert werden könnte.

Die kleine Mary bekam zwei Wochen nach der Geburt ihrer Schwester Susan eine Blasenentzündung. Am Anfang der Erkrankung wurde sie sehr schlapp und schwach und war weinerlicher als gewöhnlich. Dann entwickelte sich bei ihr ein Fieber, begleitet von einer Tendenz zu regressivem Verhalten. Am darauffolgenden Tag hatte sie häufigen Harndrang mit Blut im Urin. Es war ein klarer *Pulsatilla*-Fall, illustriert durch die Regression, die Geschwisterrivalität und die Anhänglichkeit. Die Mutter berichtet, daß das Kind trotz der häufigen Blasenentleerungen, die ja eigentlich zu Dehydration (Austrocknung) führen, eher weniger als vermehrten Durst habe. Diese Modalität, die im Widerspruch steht zu dem, was physiologisch ja eigentlich zu erwarten wäre, ergab eine deutliche Indikation für *Pulsatilla*, was sich im Heilerfolg auch bestätigte.

Jungen

Jungen können mit **Hydrozele (Wasserbruch)** geboren werden, oder bei **Mumps kann die Erkrankung auf die Hoden übergreifen**, was allerdings heutzutage selten vorkommt.

Mädchen

Sogar recht kleine Mädchen können eine milde oder wundmachende **Leukorrhoe** bekommen, die von dicker, sahneartiger Beschaffenheit und mit stinkendem Geruch ist. Dieses Problem geht oft mit einer Infektion der oberen Atemwege einher. Jedesmal wenn sie eine Erkältung oder eine Bronchitis haben, kämpfen sie auch mit diesem Ausfluß.

Viele Mädchen haben ein oder zwei Jahre vor der Menarche eine **chronische Scheidenentzündung**. In anderen Fällen klagen Eltern vielleicht über den aufdringlichen Vaginalgeruch des Mädchens, auch wenn kein nennenswerter Ausfluß vorhanden ist. Die Leukorrhoe und der sie begleitende Geruch veranlaßt oft zur Verschreibung von *Calcarea carbonica*, einem Mittel, welches ebenfalls diese Symptome hat.

Das *Pulsatilla*-Bild neigt dazu, sich während der Pubertät oder mit der Menarche voller zu entfalten. Die emotionalen und geistigen Veränderungen, die in dieser Zeit einsetzen, sind begleitet von einigen spezifischen Menstruationsproblemen, denen man häufig begegnet.

Die Menstruation kann **verspätet eintreten**, manche Mädchen bekommen ihre Menarche erst mit sechzehn oder siebzehn Jahren. Im ersten Jahr kann der Zyklus bei Mädchen aller Arzneimitteltypen unregelmäßig sein, während das Hormonsystem allmählich „in Gang kommt"; die Spanne reicht von einem eher zufälligen zwanzig-Tage-Zyklus bis zu einer Periode, die alle sechs Monate einsetzt. Bei *Pulsatilla*-Mädchen jedoch ist diese **Unregelmäßigkeit** besonders ausgeprägt und kann mehrere Jahre anhalten.

Vor der Menses werden die Mädchen ohne ersichtlichen Grund **weinerlich und mißgestimmt**. Gerade schien noch alles in Ordnung zu sein, da steigt in ihnen plötzlich ein Gefühl auf, das Leben sei sinnlos. Sie ziehen sich zurück und schmollen. In dieser Zeit brauchen sie ganz besonders das Gespräch mit Mutter oder Vater, um Halt zu finden in ihrem Bedürfnis nach Liebe und Sinn, was in ihrem Leben eine so zentrale Rolle spielt.

Bei Jugendlichen können auch Schwellungen von Gesicht, Bauch und Brust auftreten, aber auch Kältegefühl, übermäßiges Gähnen und Durchfall unmittelbar vor der Menstruation. Ältere Mädchen berichten manchmal, daß dieses **prämenstruelle Gefühl** den ganzen Monat lang anhält, einschließlich der Schwellung von Bauch und Brust und der melancholischen Stimmung.

Der **Menstruationsfluß** besteht womöglich nur aus wenig dunklem wässrigem Blut mit Klumpen, oder er verhält sich unberechenbar, hört plötzlich auf und setzt ebenso plötzlich wieder ein. Der eigentliche Menstruationsfluß kann auch übermäßig stark werden und lange andauern.

Die Menstruation ist begleitet von starken **Leibschmerzen**, so daß sich die Mädchen vor Schmerz zusammenkrümmen, im Bett hin- und herwälzen oder unruhig auf und ab gehen. Ein Leitsymptom ist, daß die Schmerzen durch warme Umschläge verschlimmert und durch kalte gebessert werden. Dies ist ungewöhnlich, da die meisten Mädchen von Besserung der Menstruationsschmerzen durch Wärme berichten.

Die Schmerzen lassen während des Flusses nicht nach, was ebenfalls eigenartig ist, da die meisten Menstruationsschmerzen mit dem Einsetzen der Regel nachlassen oder ganz aufhören. Die Mädchen können vor Schmerz weinen, auf und ab gehen und sehr niedergeschlagen sein. Eine „Ich Ärmste"-Haltung schlägt sich sowohl in der Stimme als auch im Gesichtsausdruck nieder. Ruhelosigkeit kann während der Schmerzen recht ausgeprägt sein.

Die älteren Arzneimittellehren beschreiben gelegentliche Milchabsonderungen bei nichtschwangeren Mädchen. Diese Form von **Laktation** ist wegen der routinemäßigen Hormonbehandlung bei Funktionsstörungen oder Hypophyse selten geworden. Ein siebenjähriges Mädchen, das bei mir in Behandlung war, bekam plötzlich diese Art von Brustsekretion. Die

Brustdrüsen sonderten eine klare Flüssigkeit ab, die zu einer weißlichen Kruste eintrocknete. Gleichzeitig entstand Juckreiz und große Berührungsempfindlichkeit der Brustwarzen, die sich aufrichteten. Die übrige Symptomatik entsprach *Pulsatilla*, dem Mittel, das den Zustand der Brüste in kurzer Zeit wieder normalisierte.

Bewegungsapparat

Extremitäten

Das häufigste *Pulsatilla*-Symptom im Bereich der Extremitäten ist die Wärme. Die Kinder wollen sogar im Winter barfuß herumlaufen. Nachts strecken sie oft die Füße unter der Bettdecke hervor. Im Sommer suchen die Füße die Kühle der Klimaanlage oder die Berührung mit einer kalten Wand.

Pulsatilla-Kleinkinder haben oft bläuliche Füße, die sich kalt anfühlen – dennoch haben die Kinder ein Wärmegefühl in den Füßen, und es widerstrebt ihnen, sie unter die Decke zu stecken.

An den Händen kann man sehen, daß das Kind an den Nägeln kaut.

Pulsatilla-Kinder weisen häufig alle Fußsymptome von *Silicea* auf, einschließlich des **stinkenden Fußschweißes**, welcher die Haut angreift. Dieses Symptom schlägt somit eine Brücke zu *Silicea*, dem Ergänzungsmittel von *Pulsatilla*. Zur Differenzierung betrachte man die Zehennägel der Schweißfüße: Bei *Pulsatilla* wird der Schweiß die Nägel nicht angreifen; bei *Silicea* hingegen sind die Nägel bei starkem Fußschweiß oft mitbetroffen, und es kommt zu Brüchigkeit oder Deformierungen der Zehennägel.

Pulsatilla kann in der Behandlung juveniler **rheumatioider Arthritis** Anwendung finden, wo wandernde Gelenkschmerzen auftreten, wobei eine Verschlimmerung morgens, durch Wärme und nachts im Bett beobachtet wird. Die Schmerzen werden durch Bewegung und kühle Luft gelindert. Die Gelenke sind geschwollen, rot und heiß. Im Frühstadium der Erkrankung entwickeln sich Knötchen. Selbstverständlich muß auch das

Gemütsbild mit dem von *Pulsatilla* übereinstimmen, damit es als passendes Mittel in Betracht kommt.

Haut

Pulsatilla-**Säuglinge** haben ein charakteristisches Hautzeichen: die Haut nimmt meist ein bläulich-**geflecktes Aussehen** an. Auch wenn dies vielleicht nicht so stark ausgeprägt ist, wenn sie warm sind, läßt sich in einer kühlen Praxis die fleckige Färbung sehr leicht erkennen. Dieser Arzneimitteltypus ist auch anfällig für großflächige Nesselausschläge, die besonders unter emotionaler Belastung auftreten, aber auch von verschlimmernden Nahrungsmitteln ausgelöst werden können, wie das bei *Lycopodium* und *Urtica urens* der Fall ist.

Pulsatilla ist ein recht wertvolles Mittel bei vielen **exanthematösen Kinderkrankheiten** wie Masern, Windpocken, Vierter Krankheit und Röteln. Der Ausschlag ist gewöhnlich begleitet von Mittelohrentzündung, Bindehautentzündung oder Bronchitis. Alle Hautprobleme sind schlimmer durch Wärme (besonders nachts im Bett) und durch Kontakt mit Wolle. Sie werden gelindert an frischer Luft.

Die Eltern berichten, daß der Juckreiz nachts im Bett, wo es jedem Kind warm wird, unerträglich wird, so daß sich das Kind blutig kratzt, wie das ebenfalls bei *Sulfur* vorkommt. Diese Ausschläge, wie Nesselsucht und andere *Pulsatilla*-Beschwerden, können kommen und gehen, sie können ganz unverhofft wieder auftauchen, wenn man meint, nun sei man sie endgültig los.

Von dem kranken Kind kann auch ein entsetzlich stinkender Körpergeruch ausgehen, der von jedem beliebigen Körperteil ausströmen kann. Die Eltern werden sich sicher wundern, wie schlecht ihr Kind riecht, auch wenn es regelmäßig gebadet wird.

Fieber

Jede akute Erkrankung kann mit hohem Fieber einhergehen. Ein **Delirium** kann auftreten, während dessen sich das Kind einbildet, daß zum Beispiel große Gegenstände auf es herabfallen oder daß sich große Tiere in seiner Nähe aufhalten. Das Kind versucht vielleicht fortzurennen, im Schlaf aus dem Bett zu fliehen. Mit einem geröteten Gesicht haben sie in Zusammenhang mit dieser Symptomatik große Ähnlichkeit mit *Belladonna*.

Manche **Mädchen** können **spontan und willentlich ein Fieber auslösen.** Die Eltern werden zu Recht argwöhnisch und stellen mit der Zeit fest, daß das Kind immer dann Fieber bekommt, wenn es nach Aufmerksamkeit verlangt oder sich unsicher fühlt oder jedesmal, wenn im Haus Aufregung herrscht.

Körperliche Allgemeinsymptome

Die Schwächen von *Pulsatilla* werden durch die folgenden Faktoren verschlimmert: **Überhitzung**, Aufenthalt in geschlossenen Räumen mit stickiger Luft, ein heißes Bad, große körperliche Anstrengung wie etwa schnelles Laufen, Durchnässen und Verkühlung und **unterdrückte Hautausschläge**. Weiterhin Wetterwechsel von Hitze in Kälte übergehend, abends und nachts, im Sommer, **Pubertät**, und das prämenstruelle Syndrom (hauptsächlich aufgrund chronischer Anämie).

Pulsatilla-Kinder verfügen über einen **guten Wärmehaushalt** und tragen wenig Kleider – ja, sie laufen sogar im Winter gern nackt umher. Sie verabscheuen es, Mützen zu tragen. Während einer akuten Erkrankung kann es sein, daß ihnen kalt ist, auch wenn es ihnen dann oft durch kühle Luft besser geht.

Im allgemeinen besteht die Tendenz, daß Symptome nur auf einer Körperseite auftreten, oder sie können den Ort oder die Modalität wechseln. Gelegentlich sieht man die Fallaufzeichnungen über einen Patienten durch, dem man mit einer Reihe verschiedener Mittel bislang nicht hat helfen können. Es fällt einem auf, daß das Symptombild einer gewissen Stimmigkeit entbehrt. Ja, es taucht sogar eine Reihe von Widersprüchen auf in den Informationen, die der Patient im Laufe der Zeit gegeben hat. Diese Inkonsistenz ist ein sehr wichtiger Schlüssel zum *Pulsatilla*-Erwachsenen. Bei Kindern findet man diese Unstimmigkeit sehr viel seltener. Ich erwähne das hier lediglich als Punkt, der wert ist, im Gedächtnis behalten zu werden.

Pulsatilla zeigt das Bild eines Kindes, das eine grundsätzliche Besserung durch Schlaf, langsames Gehen, **kühle Anwendungen, Getragenwerden** oder **sanftes Wiegen** erfährt; ferner stellt sich eine Besserung morgens und **an frischer Luft** ein. **Weinen lindert** viele *Pulsatilla*-Schmerzen und -Leiden oder ist zumindest eine für gewöhnlich beobachtete Begleiterscheinung.

Pulsatilla-Säuglinge und -Kleinkinder

Pulsatilla-Säuglinge sind zwar angenehm im Umgang, aber sie weinen sehr viel. Sie müssen unablässig auf dem Arm getragen und gehalten werden, sie weinen, sobald man sie auch nur für kurze Zeit absetzt und sind erst zufrieden, wenn sie wieder hochgenommen werden. Obwohl das Weinen nach einer Weile nervenaufreibend werden kann, ist es kein Weinen, das ärgerlich macht. Es veranlaßt Eltern, ihren Babys mehr Aufmerksamkeit zu schenken und sie mit Liebe zu überschütten, und das ist genau das, wonach diese Babys unablässig verlangen.

Kleinkinder, welche dauernd bei ihren Eltern sein wollen, mögen es überhaupt nicht, in ihr eigenes Schlafzimmer gebracht zu werden und weinen so lange, bis ein Elternteil hereinkommt und sich zu ihnen legt. Auch die Abstillphase kann mit viel Weinen einhergehen. Kleinkinder von diesem Typus fürchten die mit solch einer Veränderung verbundene vermeintliche Trennung von der Mutter. Sie haben auch Angst beim Alleinsein im Dunkeln und weinen, bis die Eltern kommen und sie mit Umarmungen beruhigen.

Neugeborene und Kleinkinder können sehr schmerzempfindlich sein und bei jeder geringfügigen Verletzung oder bei den ersten Anzeichen von Ohrenschmerzen herzzerreißend schreien. Auch in solchen Fällen geht es ihnen besser, sobald sie von Mutter oder Vater hochgenommen, gewiegt oder herumgetragen werden.

Die Säuglinge können nicht einschlafen, ohne gewiegt und gestillt zu werden. Jedesmal, wenn sie aufwachen, weinen sie nach der Mutter, die sie erneut wiegen, liebkosen oder stillen muß, bis sie wieder einschlafen; und dennoch wachen sie gleich wieder auf, sobald sie niedergelegt werden. Die Mutter mag sich genötigt fühlen, bei ihrem *Pulsatilla*-Baby zu schlafen. *Pulsatilla*-Kinder schlafen gern auf dem Rücken, mit den Händen über dem Kopf, oder auf dem Bauch, die Hände entweder über dem Kopf oder unter dem Bauch. Beim Aufwachen sind sie frisch und guter Laune. Im Fieber können sie Angst vor Hunden haben; ein dreizehn Monate alter Patient wimmerte im Fieberschlaf mehrfach ängstlich das Wort »Hund«.

Augeninfektionen treten wiederholt auf. Der Augenbereich ist anfällig für Entzündungen, verbunden mit reichlichen, dicken, gelben bis grünen Absonderungen, welche die Augenlider verkleben. Kleinkinder weinen, wenn das Sekret mit einem warmen Lappen entfernt wird; Hitze verschlimmert jeden Schmerz im Augenbereich. Das Sekret sollte in diesem Falle mit kühlem, linderndem Wasser entfernt werden.

Wiederkehrende Mittelohrentzündungen können als Folge einer Erkältung auftreten. Die nächtliche Verschlimmerung der Schmerzen im warmen Bett ist so stark, daß das Kind weinen muß. Trost seitens der Eltern, sanftes Wiegen und kühle Umschläge tragen zur Besserung bei. Aus einem geborstenen Trommelfell wird ein massives, dickes, mildes, gelbes bis grünes Sekret abgesondert.

Kleinkinder sind anfällig für häufige Erkältungen, verbunden mit dikkem grünem Schleim. Die Nasenlöcher der Säuglinge müssen häufig abgesaugt werden, um normales Atmen zu ermöglichen. Schleimansammlungen können Husten auslösen. Die Nasenlöcher sind nachts im Bett verstopft.

Krupp mit trockenem Husten, verschlimmert beim Hinlegen zum Schlafen, ist eine häufige Beschwerde. Der Husten tritt auf, wenn das Kind gerade im Begriff ist, in Tiefschlaf zu fallen. Das Kind wacht halb auf, hustet einige Male tief und legt sich wieder zum Einschlafen hin, da fängt der

Husten erneut an. Ein solcher Zyklus mag jeweils drei oder vier Minuten dauern, und das Kind fängt schließlich aus lauter Frustration an zu weinen.

Bronchitis ist eine weitere Beschwerde, der Husten ist feucht, mit Auswurf von dickem Schleim und Verschlimmerung nachts beim Hinlegen.

Heftiger Schluckauf wird durch Stillen ausgelöst. Säuglinge sind anfällig für Koliken, bei denen das Abdomen stark aufgetrieben ist und Rumoren in den Eingeweiden hörbar wird. Die Kolik wird gebessert durch Hochnehmen und Wiegen des Kindes. Sie geht einher mit Durchfall von wässrigen, sehr schleimigen Stühlen. Durchfälle können sich mit Verstopfung abwechseln.

Jungen können mit einem Wasserbruch bereits zur Welt kommen, oder bei Mumps werden die Hoden in Mitleidenschaft gezogen.

Mädchen haben einen starken Vaginalgeruch oder dicken, sahneartigen Scheidenausfluß, der besonders als Begleiterscheinung von schweren Atemwegsinfektionen auftritt.

Die Extremitäten fühlen sich kalt an und haben ein bläulich-fleckiges Aussehen. Das gilt auch für die gesamte Hautoberfläche. Jedes Exanthem kann auf dieses Mittel reagieren, besonders wenn es von den dem *Pulsatilla*-Bild entsprechenden Atemwegssymptomen begleitet ist und durch kühle Luft gelindert wird.

In jedem Falle geht es dem Kind besser, wenn es gehalten und herumgetragen wird, wenn ihm liebevolle Aufmerksamkeit geschenkt wird, sowie nach Schlaf, morgens und durch kühle Anwendungen.

Pulsatilla im Überblick

I. Charakteristika des Gemüts
 A. Sensibel und schüchtern
  1. Anhänglich; immer in der Nähe der Mutter
  2. Errötet leicht
  3. Beobachtungen des Verhaltens während der Anamnese
   a) Gibt keine Antwort
   b) Antwortet flüsternd
   c) Sieht die Eltern fragend an
 B. Gefühlsbetont
  1. Das Kind wird von Gefühlen beherrscht
  2. Gefühle fließen leicht
  3. Alle Beschwerden werden durch Trost gelindert
   a) Gemütssymptome
   b) Körperliche Symptome
  4. Weint leicht
   a) Gefühle sind schnell verletzt
   b) Wenn das Kind an der Liebe der Eltern zweifelt
   c) Aus Wut
   d) Vor Schmerzen
   e) Wenn es müde ist
   f) Weinen bessert alle Beschwerden
    (1) Gemütssymptome
    (2) Körperliche Symptome
 C. Einfach im Umgang
  1. Sanft
  2. Weichherzig
 D. Eifersucht gegenüber jüngeren Geschwistern
  1. Wut richtet sich gegen das jüngere Geschwister
  2. Eigensinn gegenüber den Eltern
  3. Körperliche Krankheiten können mit der Geburt jüngerer Geschwister einsetzen
  4. Regression aller bereits erlernten Fähigkeiten (infantiles Verhalten)
 E. Unschlüssigkeit; kann sich nie entscheiden

F. Ängste
 1. Verlassen zu werden
    a) Will ständig Beweise, daß die Eltern mit dem Kind verbunden sind
    b) Angst und Widerstand bei allen Meilensteinen der Entwicklung
 2. Alleinsein im Dunkeln
 3. Entführt zu werden
 4. Vor großen Tieren
G. Schlaf
 1. Wunsch nach elterlicher Nähe
    a) Läßt sich gern in den Schlaf wiegen
    b) Liegt gern bei den Eltern
    c) Hat Schwierigkeiten mit dem Einschlafen; klettert ins Bett der Eltern
 2. Schlafposition
    a) Auf dem Rücken mit den Händen über dem Kopf
    b) Auf dem Bauch
 3. Strampelt sich im Schlaf frei, besonders die Füße
 4. Alpträume
    a) Von den Eltern verlassen zu werden
    b) Vom Erwachsenwerden
    c) Fieberträume von schwarzen Katzen
H. Schwindel: Orthostase-Syndrom mit niedrigem Blutdruck in warmen Räumen wie z. B. Bibliotheken

II. Körperliche Symptomatik
 A. Kopfbereich
  1. Kopf: Kopfschmerzen
     a) In der Schule
     b) Durch Verdauungsstörungen bedingt, ausgelöst durch unbekömmliche Nahrungsmittel wie
        (1) Speiseeis
        (2) Süßigkeiten
        (3) Fett
        (4) Schwerverdauliche reichhaltige Speisen
     c) Durch Überhitzung

    (1) In geschlossenen Räumen
    (2) Im Sonnenschein
  d) Menstruell bedingt; vor, während oder nach der Menses
  e) Mit Sinusitis
    (1) Verschlimmerung durch Hinlegen
    (2) Besserung durch kühle Luft
  f) Alle Kopfschmerzen sind pulsierend und kongestiv
  g) Besserung durch kühle Anwendungen
2. Augen
  a) Infektionen der oberen Atemwege greifen auf die Augen über
    (1) Besserung durch Anwendung kalten Wassers
    (2) Verschlimmerung durch Wärme
  b) Absonderungen ähnlich denen von *Calcarea carbonica*
    (1) Dick
    (2) Gelb-grün
    (3) Mild
  c) Gerstenkörner mit den obengenannten Symptomen
3. Ohren
  a) Akute Mittelohrentzündung
    (1) Begleitsymptom jeder beliebigen Erkrankung
    (2) Nachts
      (a) Verschlimmerung
      (b) Verlangen, gewiegt zu werden
    (3) Weinen vor Schmerzen
    (4) Absonderungen
      (a) Dick
      (b) Gelb-grün
      (c) Mild
  b) Aero-Otitis
4. Nase
  a) Häufiger Schnupfen
  b) Verstopft nachts beim Hinlegen
  c) Besserung durch kühle, frische Luft

d) Absonderungen
  (1) Dick
  (2) Gelb-grün
  (3) Mild
e) Nasenbluten nachts; dunkles Blut auf dem Kopfkissen
f) Heuschnupfen
  (1) Verschlimmerung im Freien
  (2) Nachts
    (a) Juckreiz am Gaumen
    (b) Verstopfte Nase
  (3) Besserung durch Bespritzen des Gesichts mit kühlem Wasser
5. Gesicht
  a) Mumps
    (1) Sehr rotes Gesicht
    (2) Hoden können mitbetroffen sein
  b) Gerötet bei Fieber
    (1) Wird leicht rot
    (2) Gelegentlich einseitig gerötet
6. Mund
  a) Trockener Mund ohne Durst
  b) Hauchdünner weißlicher Belag auf der Zunge
  c) Schlechter Mundgeruch, insbesondere morgens
B. Rumpf
  1. Untere Atemwege
    a) Bronchitis
    b) Lungenentzündung
    c) Krupp
      (1) Verschlimmerung nachts
      (2) Mit Verschlußgefühl im Hals
    d) Infektionen nach Exanthemen
    e) Asthma
    f) Alle Brustbeschwerden sind begleitet von Husten
      (1) Verschlimmerung
        (a) Nachts beim Hinlegen
        (b) In warmen Räumen

(2) Besserung
  (a) Am Tage
  (b) An kühler Luft
2. Verdauungssystem
  a) Nahrungsmittelverlangen und -abneigungen
    (1) Verlangen
      (a) Gebäck, Kuchen
      (b) Butter
      (c) Käse
      (d) Speiseeis
      (e) Eier
      (f) Erdnußbutter
    (2) Abneigungen
      (a) Fleisch, insbesondere Schweinefleisch
      (b) Milch
      (c) Obst (gelegentlich)
      (d) Brot
    (3) Durstlosigkeit
  b) Magen
    (1) Häufige Magenbeschwerden
      (a) Gefühle wie Kummer verursachen Magenschmerzen
      (b) Verschlimmernde Nahrungsmittel
        i) Speiseeis
        ii) Fette Speisen
        iii) Fleisch, insbesondere vom Schwein
        iv) Bonbons
    (2) Schluckauf bei Säuglingen
      c) Rektum
        (1) Säuglingskoliken
        (2) Wechselnde Stuhlbeschaffenheit
3. Harnwegssystem
  a) Blasenbeschwerden
    (1) Bettnässen
    (2) Wiederholt auftretende Zystitis bei jungen Mädchen
  b) Jungen mit angeborener Hydrozele

c) Mädchen
   (1) Vaginitis mit Fluor
     (a) Dick
     (b) Sahneartig
     (c) Mit Juckreiz
   (2) Viele Beschwerden beginnen während der Pubertät
   (3) Menstruation
     (a) Prämenstruelle Belastungen
       i) Weinerlichkeit
       ii) Starke Stimmungsschwankungen
     (b) Linderung von Menstruationsschmerzen durch kühle Anwendungen
   (4) Absonderungen aus den Brustdrüsen
     (a) Milchig
     (b) Bei nicht-schwangeren Mädchen

C. Bewegungsapparat: Extremitäten
  1. Arthritis
    a) Wandernde Gelenkschmerzen
    b) Besserung durch kalte Umschläge
  2. Warme Füße
    a) Läuft gern barfuß
    b) Streckt die Füße aus der Bettdecke

D. Haut
  1. Geflecktes Aussehen
    a) Hände
    b) Füße
  2. Übelriechender Fußschweiß, wie *Silicea*
  3. Nesselausschlag durch emotionale Aufregung
  4. Exanthem mit Atemwegsinfektionen
    a) Verschlimmerung durch Hitze
    b) Linderung durch Kühle
  5. Verschlimmerungen
    a) Durch Wärme, besonders Bettwärme
    d) Durch Kontakt mit Wolle
  6. Besserung durch kühle Luft

III. Körperliche Allgemeinsymptome
  A. Warmblütig
  B. Beschwerden in der Pubertät
  C. Häufig wechselnde Symptome
  D. Verschlimmerung durch Wärme
  E. Besserung durch Kälte
  F. Besserung der Krankheit durch Weinen und Trost

Zusammenfassung des *Pulsatilla*-Bildes

Es sind sanfte, schüchterne, angenehme, anhängliche Kinder, die von ihren Gefühlen beherrscht werden. Sie sind extremen Gemütsschwankungen unterworfen und neigen vor allem zur Weinerlichkeit. Sie haben Angst, verlassen zu werden und sind eifersüchtig auf jüngere Geschwister. Diese Zustände werden durch Trost gebessert.

Checkliste zur Bestätigung des Mittels

- Schlaf auf dem Rücken oder Bauch
- Viele Infekte der oberen Atemwege sind begleitet von Husten mit Verschlimmerung nachts beim Hinlegen
- Vermeiden von Fett und Fleisch
- Durstlosigkeit
- Vaginitis bei kleinen Mädchen
- Beginn der Beschwerden in der Pubertät
- Warmblütig, warme Füße
- Exanthematöse Kinderkrankheiten, einhergehend mit Atemwegsinfekten
- Infektionen rufen dicke, milde, gelbe oder grüne Sekretionen hervor
- Wechselnde Symptomatik
- Verschlimmerung durch Wärme
- Besserung durch kühle Luft, Weinen und Trost

Sulfur

Charakteristika des Gemüts

Die erste Begegnung

Je nachdem, welchem Arzneimitteltyp der Homöopath selbst zuzuordnen wäre, kann die Behandlung des *Sulfur*-Kindes entweder nervenaufreibend oder angenehm interessant sein. In jedem Fall jedoch wird sich *Sulfur* als eine Kraft erweisen, auf die man sich einstellen muß. Das *Sulfur*-Kind kann sich sehr verschiedenartig darstellen, wenn der Homöopath das Wartezimmer betritt, aber typischerweise wird es **alles in der Praxis erkunden**, was dort nur vorhanden ist, dabei die Bilder anfassen, alle Spielsachen aus den Regalen ziehen und überhaupt den ganzen Bereich des Rezeptionstresens auf den Kopf stellen. Und immer wieder kann man, wenn man dieses Spektakel beobachtet, die Mutter vernehmen, die ein ums andere Mal ihr Kind zu sich ruft. Bereits von Anfang an kann also leicht auf die Neugier des Kindes geschlossen werden.

Häufig sieht man kleine *Sulfur*-Kinder mit zwei Dingen gleichzeitig spielen: beziehungsweise, sie halten eines in der Hand, während sie mit einem anderen spielen. Wenn das Kind sich vor irgend etwas fürchtet, wird es von dieser lebhaft **starken Neugierde** leicht überwältigt. Dies steht in krassem Gegensatz zu den Beobachtungen in Zusammenhang mit *Natrium muriaticum*, *Pulsatilla* oder *Lycopodium*, wo die Kinder furchtsam, scheu und verängstigt und daher in der Praxis auch dicht bei ihren Müttern bleiben. Was sich abspielt, kommt den Verhaltensweisen bei *Tuberculinum* oder *Medorrhinum* am nächsten.

Beim Betreten des Rezeptionsbereiches findet der Homöopath das Kind möglicherweise im Gespräch mit der Sekretärin, wobei es Fragen zum Telefon oder zum Computer stellt, und wissen will, wie sie funktionieren und wofür all diese Drähte sind. Die Mutter, die vielleicht selbst ein unterwürfigeres Mittel wie *Lycopodium* oder *Sepia* bräuchte, mag das Kind durch einen Klaps oder andere Disziplinarmaßnahmen zu zügeln versuchen, da dieses wißbegierige Verhalten in fremder Umgebung sie in Verlegenheit bringt. Noch während die Mutter Ermahnungen ausspricht, beschäftigt sich das dadurch keinesfalls eingeschüchterte *Sulfur*-Kind jedoch bereits mit einem neuen Gegenstand seines Interesses. Welch ein Kontrast zu *Natrium muriaticum* oder *Pulsatilla*, wo das Kind sofort Aufmerksamkeit zollt und entweder still oder offen vor Verlegenheit weint, wenn es so in aller Öffentlichkeit gestraft wurde!

Eine weitere Szene, die der Homöopath im Wartezimmer vorfinden kann, zeigt das *Sulfur*-Kind, wie es mit anderen Kindern, entweder Geschwistern oder fremden, auf dem Boden spielt. Wenn man die Interaktion beobachtet, ist nicht zu übersehen, dass *Sulfur* **die Leitung des Spiels** mit den fremden Kindern **furchtlos** und **wie selbstverständlich an sich genommen hat**. Dabei wird schnell deutlich, daß das *Sulfur*-Kind nicht nur keine Angst hat, sondern recht geschickt eine klare, leichte Kommunikation unterhält, wie dies viele Erwachsene selbst nur selten vermögen.

Schauen wir uns das Kind an, können wir sehen, daß es nicht gewohnt ist, sich selbst in Ordnung zu halten; so sind seine Kleider **unsauber**, die Hemdzipfel hängen heraus, und seine Haare stehen in alle Richtungen.

Schon zieht der Homöopath bestimmte Schlüsse über dieses Kind und, indem er extrapoliert, über *Sulfur*-Kinder im allgemeinen. Sie verhalten sich neugierig und angstfrei gegenüber Fremden. Schnell nehmen sie mit anderen Koantakt auf und gewinnen deren Vertrauen. Sie sind nicht nur unordentlich, sondern scheren sich darüber hinaus keinen Deut um ihre äußere Erscheinung. Weder ihr eigener Besitz noch das Eigentum des Behandlers kümmern sie nennenswert. Wird ein Kind von einem Elternteil gezwungen, alle Spielsachen rechtzeitig, bevor man sich in das Untersuchungszimmer begibt, wegzuräumen, und es gibt schließlich sogar nach, so hebt es einfach einen ganzen Stoß Spielzeug zusammen auf und läßt alles kunterbunt durcheinander in den nächsten Behälter fallen.

Sulfur-Kinder können häufig einem der folgenden **vier Temperamentstypen** zugeordnet werden: dem lässig-leichtfertigen, dem reizbaren, dem hyperaktiven oder dem eher kopfbetonten Typ.

Der lässig-leichtfertige und draufgängerische Typ

Am häufigsten begegnet man dem lässigen, **immer lächelnden** Typ. Ich erinnere mich an die acht Jahre alte Melinda, wie sie in ihrem Stuhl hing, Kaugummi kaute und heftig mit ihren Beinen schlenkerte, da sie noch nicht bis zum Boden reichten. Sie machte einen sehr entspannten Eindruck, obwohl dies ihr erster Besuch in meiner Praxis war. Als ich nach dem nächsten Patienten fragte, meldete sie sich gleich unaufgefordert: »Iiich! Ich bin die Patientin!«, noch bevor ihre Mutter antworten konnte. Melindas Mutter berichtete, daß das Kind glücklich und unbeschwert sei. Tatsache war, daß selbst, wenn sie ärgerlich zu sein schien, die ganze Familie wußte, daß sie lediglich „mimte": sie zog nur eine Show ab oder machte sich einen Spaß daraus. »Die Art, wie sie vor jedem die Hände in die Seiten stemmt und schmollend eine Schnute zieht, ist einfach zu köstlich!«

Wenn auch in seltenen Fällen Kinder, die *Sulfur* brauchen, während ihres ersten Besuchs scheu auftreten können, so wird diese Schüchternheit gewöhnlich doch nur ein paar Sekunden oder allenfalls Minuten lang dauern – so lange nämlich, bis ihre **natürliche Neugierde** die Übermacht gewinnt und sie beginnen, sowohl die Praxis als auch das Wesen des Homöopathen zu erkunden. Der Homöopath und die Sprechstundenhilfe an der Rezeption gleichermaßen mögen dieses Kind gewöhnlich vom ersten Moment an. Die Art, wie das Kind aufgeweckt auf der Stuhlkante sitzt und dem Homöopathen bei jeder Antwort lächelnd direkt in die Augen schaut, ist wirklich hinreißend – gerade so wie auch *Phosphorus* sein kann. Mit seinem Lächeln, seiner gewinnenden Persönlichkeit und Fragen, die selbst für den Behandler gedankenanregend sind, hinterläßt das Kind bei jedermann einen **starken, positiven Eindruck**. Immer strahlt, fast überschwenglich, die *Sulfur*-Energie hervor.

Es ist diese **Überschwenglichkeit, gepaart mit einem starken Gefühl von Selbstzentriertheit**, die dem Kind nicht nur zu wünschen erlauben, sondern es auch tatsächlich in die Lage versetzen, andere zu beeindrucken. Dies kann vielfach wahrgenommen werden, angefangen von der Situation, wenn die Empfangssekretärin genauestens über ein neues Spielzeug oder der Behandler über einen gewonnenen Schulpreis informiert werden, bis dahin, daß die Aufmerksamkeit anderer wartender Patienten auf die gerade aufeinander gestapelten Bauklötze gelenkt wird. Ein kleines Kind gab wartenden Patienten die Bücher, die es sich gerade aus meinem Regal „ausgeliehen" hatte. Als es auch mir eines übergab, und ich es dankend auf den Schreibtisch legte, brachte es mir einfach ein anderes und dann noch eines – so lange, bis ich letztlich den Eltern zu verstehen geben mußte, daß die Situation außer Kontrolle zu geraten drohte.

Ein anderes Kind übte das Radschlagen in der Praxis. Auf Nachfrage, ob es dies öfter täte, sagten die Eltern, daß es jeden Abend, bevor es zu Bett gehe, Gymnastik mache, wobei die ganze Familie bei dieser allabendlich rituellen Darbietung anwesend sei.

Es wird deutlich: das *Sulfur*-Kind **genießt es, im Mittelpunkt des Interesses zu stehen**. Insbesondere die Mädchen plaudern gerne mit anderen. Diese Kinder unterbrechen, ohne weiter darüber nachzudenken, hemmungslos das Fragenkonzept des Homöopathen. Ja, wenn das *Sulfur*-Kind nicht selbst der eigentliche Patient, sondern nur das Geschwisterkind des Patienten ist, wird *Sulfur*, wann immer der Behandler dem Patienten eine Frage stellt, das Wort ergreifen und mit in die Antwort einstimmen.

Wieder ein anderes Kind kommt vielleicht auf den Homöopathen zu, zupft ihn am Ärmel und sagt: »Weißt du was?«, woraufjener ganz richtig feststellen wird, daß das Kind eigentlich gar nichts Wichtiges zu sagen hat; es will nur einfach nicht von den Vorgängen in der Praxis ausgeschlossen sein. Wenn dies in den meisten Fällen auch gewiß nicht als pathologisch einzuschätzen ist, hilft ein solches Verhalten doch immerhin, *Sulfur* gegenüber zurückhaltenderen „verschlossenen" Mitteln abzugrenzen und die Arznei zu wählen, die dem Kind am besten helfen wird, die Probleme, die seinen Möglichkeiten Grenzen setzen, zu lösen. *Phosphorus*, *Medorrhinum* und *Tuberculinum* werden sich ebenfalls in ganz ähnlicher

Weise benehmen, wenn auch jedes für sich aus ganz unterschiedlichen Gründen.

Eine gute Hilfe bei der Beurteilung, ob diese Verhaltensweisen bei *Sulfur* bereits im Bereich des Krankhaften anzusiedeln sind, ist zu beobachten, was geschieht, wenn das Kind **unterbrochen** wird. *Sulfur*-Personen handeln mit Vorliebe zu dem Zweck, andere zu beeindrucken und um etwas über die Welt zu erfahren. Wenn man sie bremst oder sonst verändernd in ihr Spiel eingreift, indem man ihnen beispielsweise das Publikum nimmt, reagieren emotional gesunde *Sulfur*-Kinder, indem sie einfach einen anderen „Gang einlegen", was gesagt oder getan wurde, mit in ihr Spiel aufnehmen und zu neuen Taten schreiten. Weniger ausgeglichene Kinder können jedoch in Tränen ausbrechen. Ihre Bereitschaft zu weinen rührt weniger daher, daß ihre Gefühle verletzt wurden, als vielmehr in dem Empfinden, ausgeschlossen worden, in eine untergeordnete Rolle verwiesen, beziehungsweise unberechtigermaßen einem Übergriff der Eltern ausgesetzt worden zu sein. *Calcarea carbonica*-Kinder weinen auch, aber aufgrund des Schocks, den eine Veränderung auslöste, eines Schocks, den sie nicht verkraften können, und gegen den sie daher protestieren. Natürlich handelt es sich hierbei nicht um übliche Gesundheitsprobleme, deretwegen Eltern eine Behandlung wünschen, dennoch helfen uns gerade sie, eine Mittelwahl zu bestätigen oder zu verwerfen.

Das *Sulfur*-Kind **nimmt es** während des Gesprächs **mit der Wahrheit manchmal nicht allzu genau**, oder es wird sogar tatsächlich lügen. Dabei handelt es sich aber nicht um die bewußt beabsichtigte Täuschung, wie man sie bei *Medorrhinum* finden kann, sondern vielmehr darum, daß praktisch die zwanghafte Wichtigtuerei und Selbstüberhebung und Rolle als Alleinunterhalter hier überhand nimmt. Seine Geschichten klingen nicht gerade glaubwürdig und sind oft nur erfunden, um den Eindruck der persönlichen Herrlichkeit zu steigern. Wenn sie bezüglich dieser großartigen Geschichten angezweifelt werden, stecken sie das leicht weg und schreiten einfach, ohne zu zögern, zu ihrem nächsten Abenteuer fort, denn von nichts und niemandem lassen sie sich ihre gute Laune verderben.

Im Verlauf der Eingangsanamnese oder während der darauffolgenden Begegnungen tritt dann die im Grunde halsstarrig-eigensinnige Wesensart des Kindes deutlicher hervor. Sie besitzen so viel Energie, daß man ihnen während ihres Aufenthalts in der Praxis oft Grenzen setzen muß. Wegen der Gefahr nervös geworden, daß empfindliche Instrumente und Glaswaren Schaden nehmen oder die Praxis völlig auf den Kopf gestellt werden könnte, mag der Behandler das Kind bitten, dies oder jenes nicht anzufassen, aber das Kind stellt ihn weiter unablässig auf die Geduldsprobe. Wieder und wieder wird das Kind **gegen solche Verhaltensmaßregeln ankämpfen** und versuchen, ihre Einschränkungen zu umgehen. Dies gilt insbesondere für hyperaktive *Sulfur*-Kinder. Sie bohren ständig mit Fragen weiter, warum sie denn nicht tun könnten, was sie wollten. Diese Art von Eigensinn entspringt dem Wunsch nach Freiheit und dem Gefühl, daß es für sie absolut unabdingbar ist, ihrem Wissensdurst freien Lauf lassen zu können. Starrsinn bei *Calcarea carbonica* dagegen ist eine unmittelbare Reaktion auf jegliche Äußerung, um in erster Linie Zeit zu gewinnen und so neue Information kategorisieren und integrieren zu können.

Der reizbare Typ

Dieser Eigensinn wird beim zweiten Typ von *Sulfur*-Kindern noch lebhafter deutlich: den garstig reizbaren. Diese Kinder haben praktisch gegenüber allem eine **negative Einstellung**. Sie beklagen, daß sie nur zu dem Zweck geboren seien, zu viel Hausarbeit zu leisten, daß niemand sie wirklich schätzt, und daß man sie mißbraucht und ungerechtfertigterweise beschimpft. All dies Gejammer rührt vielleicht allein daher, daß man sie gebeten hat, ihr Zimmer aufzuräumen. Das allgemein vermittelte Gefühl ist: »Ich bin mir für die Regeln des Haushalts zu schade und zu gut.« Sie scheinen mit allem, was die Eltern tun, unzufrieden und können sie bei jeder Gelegenheit offen kritisieren.

Joey, zwölf Jahre, dessen Asthma mit *Sulfur* hervorragend behandelt wurde, ging mit seiner Mutter einkaufen. Als sie zum Mittagessen eine Pause einlegten, entdeckte der Junge auf der Speisekarte ein Garnelengericht und entschied, daß er es unbedingt haben müsse. Seine Mutter erklärte ihm, daß es möglicherweise sein Asthma auslösen könnte und zudem zu kostspielig sei; sie könnte sich das nicht leisten. Das Kind protestierte unter Tränen und blieb dabei, daß es nichts anderes wolle. Als ihm ein anderes köstliches Lieblingsgericht, allerdings ohne Garnelen, vorgesetzt wurde, sagte er, er sei nicht hungrig und rührte das Essen nicht an. Diese Episode am Rande verdeutlicht die *Sulfur*-Intoleranz gegenüber Übergriffen und Einmischung durch Aufsichtspersonen (Mutter) und die typische Besserwisserei (überheblich).

Wie *Medorrhinum, Tuberculinum, Stramonium* und *Tarantula hispanica* mißhandelt dieser empfindlich reizbare *Sulfur*-Typ, wenn er ärgerlich ist, Tiere. Es besteht, besonders bei Kleinkindern, die Neigung, in eine sehr **mürrisch-verdrießliche** und gereizte Stimmungslage zu verfallen und so anhaltend und laut zu kreischen, daß man sie kaum mehr beruhigt bekommt – genau wie *Chamomilla*. Ich habe dies mehrere Male bei *Sulfur*-Kleinkindern mit hohem Fieber und Diarrhoe bestätigt gefunden. Die Eltern schildern jedes Mal denselben Verlauf, der damit beginnt, daß das Kind etwas haben will. Wenn die Eltern zu verstehen geben, daß das nicht möglich ist, sollte sich das Kind doch logischerweise mit einem akzeptablen Ersatz zufrieden geben, doch stattdessen schreit und weint es weiter.

Sie werden ziemlich **aggressiv** und können mehr oder weniger heftig **um sich schlagen**, beißen oder die Mutter an den Haaren ziehen, genau wie *Tuberculinum, Stramonium* und *Tarantula hispanica*.

Außerdem kann man bei diesen Kindern eine besondere **Allergie** feststellen, die sie extrem reizbar werden läßt, **wenn sie Milch trinken**. Manche Kinder reagieren sogar, ähnlich wie *Tuberculinum*, auf die Muttermilch, wenn die Mutter Milch getrunken hat. Man sollte betonen, daß dieser reizbare Typ **am seltensten von allen bei Sulfur-Typen** auftritt. Viel häufiger begegnet man dem überschwenglichen, dem hyperaktiven und dem kopfbetonten Typ. Es ist jedoch wichtig zu wissen, daß dieser Typ überhaupt existiert; der verschreibende Homöopath könnte ansonsten leicht an seiner Arzneidiagnose zweifeln, wenn sie oder er mit einem solchen Fall konfrontiert wird.

Der hyperaktive Typ

Gewöhnlich wird das übermäßig aktive Kind durch eine Gabe *Sulfur* kuriert. Es verfügt über ein großes **Energiepotential** und ist weder von Eltern noch von Lehrern aufzuhalten, wobei selbst das Kleinkind bereits diesen Zug zeigt. Der zwei Jahre alte Bobby besaß so viel Energie, daß er nicht einmal so lange stillhalten konnte, bis seine Mutter seine Windeln gewechselt hatte. Dieser Wesenszug mag uns an *Tuberculinum* erinnern, wo die Kinder in der Tat versuchen, das Windelwechseln zu verhindern. Bei *Sulfur* jedoch liegt dem Verhalten ein Übermaß an Kraft, verbunden mit jener weitgreifenden Neugierde, zugrunde, während bei *Tuberculinum* das Kind die Gelegenheit nutzt, den Erwachsenen zu kontrollieren und zu frustrieren. In der Sprechstunde strampelt, schreit, beißt und preßt das *Tuberculinum*-Kind eben typisch tuberculinisch seine Beine zusammen, bis die Mutter dem Behandler verlegen mitteilt, daß sie die Windeln später zu Hause wechseln wird.

Das hyperaktive *Sulfur*-Kind **bricht alle Regeln** zu Hause und in der Schule, als wolle es in erster Linie Anweisungen von Eltern oder Lehrern weder hören noch befolgen. Ältere Kinder kommen lange nach der von den Eltern gesetzten Zeit nach Hause und behaupten, jene äußerste Frist ganz vergessen zu haben. Noch **unlenksamer und ungehorsamer werden sie vor dem Mittagessen, wenn der Blutzuckerspiegel fällt**, und noch einmal kurze Zeit nach dem Essen, wenn der Blutzucker, nachdem er erst angestiegen war, nun wieder sinkt. Sie nörgeln, daß sie hinaus zum Spielen wollten. Sie lassen sich auf den Boden fallen und fangen an, in zunehmender Lautstärke zu weinen, wobei ihr Gesicht sich schnell puterrot verfärbt, bis die Eltern gezwungenermaßen nachgeben. Sie stören die Mutter bei der Hausarbeit und lassen nicht ab, bis sie entweder Prügel ernten oder aber den Kampf gewonnen haben. Es ist erstaunlich, wie schnell das Weinen ein Ende und das Kind zu sich zurückfindet, sobald es erreicht hat, was es wollte und nun wieder glücklich ist. Die Tatsache, daß jetzt Vater oder Mutter außer sich vor Wut sind, ist bedeutungslos; was zählt, ist, daß es seine Schleckerei oder sein Spielzeug in Händen hält. Das einzig Gute an der ganzen Sache ist, daß das weinende Kind sehr schnell wieder froh ist und **keinen Groll gegen Eltern oder**

Geschwister zurückbehält – haben sie nur erst einmal nachgegeben. Im Bruchteil einer Sekunde ist es wieder so liebenswert wie zuvor. Ein ähnliches Verhalten kann auch bei anderen *Sulfur*-Kindern beobachtet werden, aber bei den hyperaktiven tritt es ungleich viel stärker hervor.

Der kopfbetonte Typ

Als nächstes soll nun das kopfbetonte *Sulfur*-Kind betrachtet werden. Diese Kinder können sich von anderen *Sulfur*-Kindern stark unterscheiden und von allen anderen Arzneimitteltypen **Natrium muriaticum am ähnlichsten kommen**. Oft sind sie hoch aufgeschossen, mager und treten als einzige *Sulfur*-Individuen während der Sprechstunde eher schüchtern auf. Abgesehen von dieser gewissen Scheu sind diese Kinder in der Lage, sich **sehr klar auszudrücken**, indem sie beispielsweise auf Fragen bündige, wohlbedachte und direkte Antworten geben. Sie sind adrett gekleidet, obwohl eine kleine Nachlässigkeit oder ein Versehen, wie ein heraushängender Hemdenzipfel oder eine falsch geknöpfte Bluse, sie oft verraten können; Irrtümer dieser Art würden einem *Natrium muriaticum*-Kind nie unterlaufen.

Die denkerisch veranlagte Gruppe neigt dazu, nur wenige enge Freunde zu haben. Die große Show im Rahmen ihres geselligen Lebens, die andere Sulfuriker an den Tag legen, liegt **diesen mehr intellektuell orientierten Jugendlichen** nicht. Sie können Einzelgänger sein, die gerne über ferne Länder lesen, in endlos langen Zukunftsromanen und Filmen schwelgen oder sogar über technischen Handbüchern zum Thema Computer, landwirtschaftlichem Arbeitsgerät oder Flugzeugtechnik brüten. Jungen verbringen häufig viel Zeit damit, Flugzeugmodelle zusammenzubauen und peinlich genau Fußballkartensammlungen zusammenzustellen oder sonstige Dinge zu sammeln und zu kategorisieren.

Wenn man sie verärgert hat, wollen sie **alleine sein und nicht getröstet werden**. Alle diese Charakterzüge verleiten einen oft dazu, an *Natrium muriaticum* zu denken. Doch während der Patient spricht, bemerkt der Behandler vielleicht eine etwas **schlaffe nachlässige Körperhaltung**; das Kind lehnt sich auf den Schreibtisch des Homöopathen und stützt seinen Kopf mit der Hand ab. Und sofort ist die Gefahr gebannt: der Behandler erkennt, daß es sich nicht um ein *Natrium muriaticum*-Verhalten handeln kann. Er fördert nun die Information zutage, daß das Kind unsauber und schlampig und nicht ordentlich ist, was wiederum gegen *Natrium muriaticum* spricht. Aber noch immer verfällt man als Therapeut diesem Fehler, *Natrium muriaticum* zu verordnen, leicht, da die meisten körperlichen Allgemeinsymptome bei beiden Mitteln gleich sind. Bei einer weiteren Vertiefung des Falles sollte man dann zur Differenzierung einen weiteren Punkt im Auge haben, nämlich, daß diese Kinder nicht übermäßig empfindlich auf persönlichen Kummer reagieren, und daß sie überhaupt nicht nachtragend sind, sondern vielmehr leicht vergeben und vergessen.

Außerdem ist der „kopfige" Sulfuriker **hochmütiger**, als dies bei *Natrium muriaticum* der Fall ist. Eine Patientin las gerne zu den Themen Sport, Boote und Raumfahrt. Gerade als ich mich für *Natrium muriaticum* entscheiden wollte, erzählte sie ungefragt, wie sehr sie Sommerlager hasse, da sie keines der Kinder dort ausstehen könnte. Sie machte diese Äußerung mit einer so überheblichen Miene, daß ich daraufhin den Fall noch einmal überprüfte und mich für *Sulfur* entschied, was ihre ständigen Ohrinfektionen ausgesprochen gut beherrschte.

Zudem läßt sich wahrnehmen, daß das Kind dem Homöopathen länger als ein *Natrium muriaticum*-Kind **direkt in die Augen sehen** kann. Alice beispielsweise, ein Mädchen von sieben Jahren, wurde wegen einer Vaginitis vorgestellt. Mitten im Gespräch starrte sie mich über ihre etwas abgerutschten Brillengläser unvermittelt an. Bis zu diesem Punkt schien *Natrium muriaticum* ebenso gut wie *Sulfur* auf die Symptome zu passen. Aufgrund dieser Beobachtung jedoch, und nachdem das Kind wiederholt vernehmbar mit seiner Mutter unterschiedlicher Meinung war, und sich dann auch noch herausstellte, daß das Kind im Recht war, entschied ich mich für *Sulfur*, und so wurde der Fall geheilt.

Der tuberkuline Typ

In den alten Materiae Medicae findet man jedoch noch einen weiteren *Sulfur*-Typ beschrieben, dem man heutzutage allerdings nur noch selten begegnet. Es handelte sich um Kinder mit offenen Fontanellen, Kopfschweißen, Ausschlägen am ganzen Körper, erschwerter und verlangsamter Zahnung, mit vielen Knochenerkrankungen und chronischer Diarrhoe. Der Beschreibung nach litten sie oft unter starkem Gewichtsverlust, bis hin zu **Marasmus**, selbst wenn sie erstaunliche Mengen an Nahrung zu sich nahmen. All dies zusammen zeigte sich bei einem hyperaktiven Kind ohne jede Selbstbeherrschung. Obwohl ansatzweise Spuren obiger Beschreibung bei *Sulfur*-Kindern nichts Ungewöhnliches darstellen, war diese Symptomkonstellation häufiger anzutreffen, solange die Tuberkulose als Krankheit weiter verbreitet war. Bei diesen Kindern entwickelte sich eine miasmatische Belastung der Krankheit, was die alten Bücher Scrophulose nannten. Wenn auch selten, kann man doch mitunter einen solchen Patienten in der Sprechstunde zu behandeln haben und sein Mittel mit *Tuberculinum, Calcarea carbonica* oder *Sanicula* verwechseln.

Intelligenz

Sulfur-Kinder kommen gewöhnlich mit einer angeborenen, stark ausgeprägten natürlichen Intelligenz zur Welt: mit der Fähigkeit, **neue Informationen schnell aufzunehmen und zu integrieren**. Mit dieser angeborenen Intelligenz einher geht ihre **Offenheit und der Wunsch, neue Situationen zu erforschen**. Infolgedessen erscheinen sie im Vergleich zu anderen Kindern, die aufgrund ihrer Schüchternheit, Zurückhaltung und Angst vor neuen Situationen gegenüber Experimenten weniger aufgeschlossen sind und langsamer neues Wissen erwerben, sehr aufgeweckt. Als Folge ihres offenen Wesens und der Leichtigkeit, mit der sie mit anderen in Verbindung treten, schließen sie, sofern sie das wollen, leicht Freundschaften. Mit großem Selbstvertrauen kann das Kind auf einen völlig fremden Menschen zugehen und ein Gespräch mit ihm beginnen.

Dieser intelligente Jugendliche nimmt in einer Gruppe oft die **Führungsposition** ein. Andere Kinder mögen vielleicht auch den Wunsch hegen, Anführer zu sein, gerade *Sulfur*-Kinder jedoch schlüpfen mühelos in solche Rollen. Sie lieben diese Stellung und fühlen sich darin sicher. Andere Kinder bestaunen vielleicht die **Schnelligkeit** ihres *Sulfur*-

führers, wie schnell er oder sie ein Spiel erfaßt oder die Regeln ändert. Er besitzt die Fähigkeit, ununterbrochen die ganze Truppe zu unterhalten. Die Sulfuriker spielen außerdem gerne komplizierte Spiele wie Schach oder Backgammon. Schon früh verstehen sie die Strategien und können mehrere Schritte vorausdenken – ein notwendiges Talent, will man es bei diesem Unterfangen zu guten Ergebnissen bringen. Sie können auch Gefallen finden an langatmigen Science Fiction-Spielen mit vielen Regeln oder an anderen Spielen mit ausgefeilten, viel Vorstellungsvermögen erfordernden Details. Es ist ergreifend und tut fast weh zu erleben, wie ein so leidenschaftlich konzentrierter Jugendlicher seine Mutter, die möglicherweise eine *Pulsatilla*-Frau ist, bereits in der vierten Klasse an Scharfsinn übertrumpft.

Das Kind kann die **Fähigkeit besitzen, neue Objekte und Ideen schnell und geschickt zu handhaben** sowie alt vertraute Gegenstände auf immer neue Weise zu benützen und erreicht so bei Testergebnissen den höchsten Intelligenzquotienten. In der Schule erzielen diese Kinder möglicherweise, ohne viel dafür arbeiten zu müssen, gute Zensuren, und sie verbringen mehr Zeit damit, Science Fiction-Romane und andere phantastische Literatur zu lesen, was ihre geistigen Fähigkeiten zu einem angenehmeren Zweck in Anspruch nimmt.

Ihre natürliche Neugierde läßt sie neue Dinge erkunden, wobei sie herauszufinden versuchen, wie und warum sie funktionieren, und wie man sie benützen kann. Aus dieser Neugierde heraus können sie alles im Zimmer auseinandernehmen, was zwar wie *Calcarea carbonica*-Verhalten aussehen kann, doch besteht ein entscheidender Unterschied. Bei *Calcarea carbonica* besteht der Wunsch zu erfahren, warum all diese Dinge vorkommen, warum es sie gibt – als bestände das Bedürfnis, sie unbedingt einzuordnen und zu kategorisieren, um zu wissen, wo sie in der Welt ihren Platz haben. Dies ist ein kleines Symptom, das die *Calcarea carbonica*-Ängste vor dem Unbekannten und der Zukunft aufzeigt. Bei *Sulfur* jedoch besteht das Verlangen zu wissen, ***wie* die Dinge funktionieren**, wie sie zum eigenen Vorteil verwendet werden können, und zwar nicht aus einer Angst, sondern aus einem natürlichen Wissensdurst heraus, der, wenn er nicht durch Furcht gehemmt wird, eine ausgesprochen menschliche Eigenschaft ist.

Bei *Sulfur* kann dies an **Monomanie**, fixen Ideen, grenzen, wenngleich der Gegenstand von Zeit zu Zeit ein anderer ist. Ich erinnere mich, einen Jungen behandelt zu haben, der gewohnheitsmäßig ständig Fragen stellte. Wie auch immer die Antwort ausfiel, die Folgefrage lautete: Warum? Der Beantwortung dieser Frage folgten Dutzende von Warums. Viele Kinder gehen, was ja ganz normal ist, durch eine „Warum-Phase", bei einem *Sulfur*-Kind jedoch zieht sie sich oft über Jahre hin, ohne jemals ganz beendet zu werden; vielmehr entwickelt sie sich weiter zu einer Form internalisierter Wißbegierde, die das Kind dann dazu führt, Antworten auf dem Wege unabhängigen Bemühens und eigener Studien zu suchen.

Selbstbestimmung

Diese Kinder besitzen einen ausgeprägten Willen zur Selbstbestimmung. Ein Siebenjähriger unterbrach im Gespräch seine Mutter, um ihr zu sagen, daß er zur Toilette müsse. Als er nicht wiederkam, wurde seine Schwester nach ihm geschickt, die jedoch alleine mit der Botschaft zurückkehrte, daß er nicht wiederkommen wolle, daß er sich langweile und daher dort im vorderen Teil der Praxis bliebe, wo er schließlich zu spielen begonnen hatte. Wenn wir uns auch alle amüsiert fühlten, führte uns dieses Verhalten doch auch die **eigensinnig-überhebliche Wesensart** des Kindes vor Augen, das die Kühnheit oder sogar schon Unverfrorenheit besaß, uns, wenn auch indirekt, mitzuteilen, wonach ihn verlangte – etwas, was andere Mitteltypen zumindest nicht in so eindringlicher und doch einwandfreier Weise fertigbrächten.

Ein anderes Kind kam mit einer etwas herrisch veranlagten Mutter, die ihre Tochter nicht selbständig antworten ließ. *Natrium muriaticum* wäre innerlich aufgebracht, *Pulsatilla* und *Lycopodium* wäre dies gerade recht gewesen, doch dem *Sulfur*-Mädchen gefiel dies gar nicht, und es handelte entsprechend auf diesen Verdruß. Wieder und wieder versuchte sie eigenständig zu antworten, doch vergeblich, da die Mutter sie jedesmal unterbrach. Schließlich aber hatte das inzwischen bis zur Erbitterung gereizte Kind einen Plan gefaßt: Wann immer die Mutter kurz innehielt, vollendete es schnell und ohne abzusetzen den Satz für sie. Dies geschah auf recht nette Weise, um nicht den Eindruck zu erwecken, unverschämt zu sein oder sich ungehörig zu benehmen. Ihr übersprudelndes Wesen, ihr Selbstbestimmungs- und Durchsetzungswille und ihr unbändiger Enthusiasmus konnten nicht in Schach gehalten werden, wenn sie etwas hinzuzufügen hatte, sich unterdrückt fühlte oder sich selbst hervortun wollte.

Des weiteren sind *Sulfur*-Kinder **leidenschaftlich unabhängig**. Man findet Vierjährige, die darauf bestehen, sich alleine waschen und anziehen zu dürfen. *Sulfur*-Kinder machen gerne alles nach ihrem eigenen Plan und zu ihren eigenen Bedingungen. Dieses Unabhängigkeitsstreben kann selbst bei Säuglingen und Kleinkindern beobachtet werden. Ein zwanzig Monate alter Patient weigerte sich, sich von seiner Mutter die Nase putzen zu lassen, indem er wegrannte und schrie. Ein dreijähriges Mädchen war unter den vier Kindern der Familie das einzige, das seinen Eltern Paroli bot. Auf direkt ausgesprochene Bitten antwortete sie mit einem klaren Nein und weigerte sich zu gehorchen. Wenn diese Kinder nicht bekommen, was sie wollen, beginnen sie laut zu weinen oder werden zornig. Dieses Verhaltensmuster kann man auch bei *Calcarea carbonica* finden, aber wieder liegen völlig andere Ursachen vor: *Calcarea carbonica*-Kinder brauchen Zeit, ihren Bezugsrahmen zu ändern. Bei *Sulfur* dagegen wird infolge des Verlusts der Unabhängigkeit und wegen der Tyrannei elterlicher Kontrolle, die nicht toleriert wird, geweint.

Diese innere Unabhängigkeit zeigte auch ein acht Jahre alter Junge, der sich sehr über seine Mutter aufregte. »Immer nörgelt sie an mir herum und schreit mich an«, sagte er. Seine Mutter erläuterte flüsternd: »Ich erinnere ihn nur, und ich schreie nicht.« »Immerzu piesackt sie mich damit, daß ich mein Zimmer aufräume. Warum kann sie mich nicht in Frieden lassen?« »Er ist sehr unordentlich. Sein Zimmer ist ein Saustall, und wenn es ihm selbst überlassen bliebe, wäre es nie sauber!« Der Kampf in dieser Familie beruhte im Wesentlichen auf dem elterlichen Verlangen nach Gehorsam und der **Unfähigkeit des Kindes, sich unterwürfig, knechtisch oder klein und unbedeutend zu gebaren.**

Unsauberkeit und Schlamperei

Das Kind faßt alles an, da dies seine Art ist, seine Umwelt zu erfahren. Für die chaotische Veranlagung des Kindes zumindest teilweise verantwortlich ist seine **sinnliche Wißbegierde**; schnell bekommt es heraus, wie ein Spielzeug, ein Spiel oder ein sonstiger Gegenstand funktioniert und widmet sich dann schnell dem nächsten, ohne vielleicht eine Beschäftigung oder ein Puzzlespiel je wirklich zu Ende zu führen. Was gerade noch interessant war, läßt es einfach fallen und wendet sich einer neuen faszinierenden Angelegenheit zu. Hemmungslos werden innerhalb weniger Minuten sämtliche Besitztümer des Homöopathen auf dem Praxisboden, ohne ersichtliches System, verteilt und herumgeworfen, und so das Zimmer einem Katastrophengebiet ähnlich gemacht.

Calcarea carbonica-Kinder tun das auch, aber sie brauchen doch einige Zeit, bis sie sich so recht trauen, und sie zeigen bei weitem nicht jenes Maß an **Freude am Abbrechen eines Spiels**, wie dies *Sulfur* tut. Auch *Phosphorus* kann in ähnlicher Weise agieren, allerdings aus einer gewissen Aufregung heraus. *Arsenicum jodatum*, ein seltener verschriebenes Mittel, benimmt sich ebenfalls so, aber mit solchem Feuereifer und überzogenem Aktionismus, daß es schon an Zerstörungswut grenzt. Das Unterscheidungsmerkmal zu *Sulfur* ist, daß man sich zu diesem im Grunde **liebenswerten** Kind hingezogen fühlt und beinahe Schuldgefühle entwickelt, wenn man seinem im Sprechzimmer entfalteten Forscherdrang ein Ende setzt. Dieser kleine Vernichtungsexperte stempelt den Behandler zum langweiligen »Trauerkloß« dafür, daß er den unschuldigen Spaß des Kindes maßregelt.

Nachdem die Eltern wiederholt versuchten, das Kind zu disziplinieren, keimt im Behandler plötzlich eine leise Hoffnung auf, daß die Praxis den Besuch doch noch überdauern könnte: Gerade dann hat nämlich das im Augenblick reumütige *Sulfur*-Kind das Regal voller homöopathischer Bücher entdeckt. Es ist ungeheuerlich, wie viele dieser Kinder, genau wie *Calcarea carbonica*-Kinder, versuchen, wirklich jedes Buch von seinem Platz zu ziehen. Sowohl interessant als auch äußerst sonderbar ist, daß viele dieser Kinder direkt auf die alten homöopathischen Bücher aus dem letzten Jahrhundert zusteuern. Man kann sich nur wundern, wie sie in bereits so jungen Jahren von diesen unbezahlbaren Antiquitäten angezogen werden. Es ist, als hätten sie eine so feine Nase, daß sie auf mehrere Meter Entfernung den gewissermaßen köstlichen Duft alten Moders auf den Seiten dieser Bücher ausmachen könnten.

Diese Kinder neigen nicht nur dazu, **schmutzig** und unordentlich zu sein, sondern **es macht ihnen zudem nicht das Geringste aus**. Die Mutter kann berichten, daß eine Lieblingsbeschäftigung des Kindes darin besteht, im Abfall zu wühlen. Es ist, als fehle diesen Kindern der natürlich angelegte Reinhaltungstrieb oder das für die persönliche Hygiene verantwortliche Gen. Vielleicht ist es ihnen im Innersten gleichgültig, was andere von ihnen denken, und sie **fühlen insofern keine Veranlassung, sich an soziale Normen zu halten**.

Interessanterweise vermerkt Kent in seiner Materia Medica, daß *Sulfur* empfindlich auf den Körpergeruch anderer Menschen und den Geruch des eigenen Stuhl reagiere und daher sehr reinlich bezüglich der Analhygiene sei. Dies hat sich in der klinischen Praxis bei Kindern nicht bestätigt; in der Tat ist häufiger eher das Gegenteil der Fall. Das *Sulfur*-Kind kann schrecklich schmutzig sein, sich nach dem Stuhlgang nicht ordentlich abwischen und deshalb grauenvoll riechen.

Sie sind unordentlich, was ihre Kleider angeht, machen sich schnell schmutzig, haben schneller Löcher an Knien und Ellbogen in ihrer Kleidung, als ihre Mütter sie flicken können. Zerzaustes Haar um ein dreckiges Gesicht mit Speiseresten um den Mund herum machen das perfekt **schmuddelig aussehende** *Sulfur*-Kind aus.

Kinder und Kleinkinder **wollen oft nicht gerne baden**. Sie in die Wanne zu bekommen, ist eine regelrechte Zerreißprobe, denn sie kreischen und strampeln den ganzen Weg dorthin. Sie rebellieren nicht nur aufgrund einer möglichen allgemeinen Verschlechterung durch Wasser, sondern auch, weil man sie nötigt und sie gewaschen werden *müssen*. Viele sind dann nach den ersten paar Minuten gerne im Wasser und spielen eine Stunde oder länger mit einem Spielzeug oder Geschwister. Doch dann steht den Eltern der nächste Kampf bevor: das Kind wieder aus der Wanne, in die es zuerst nicht hinein wollte, herauszubekommen.

Selbst nach dem Bad kann die Haut immer noch einen schmutzigen Eindruck machen, und die Trauerränder unter den Fingernägeln mögen auch noch nicht verschwunden sein. Die Kleineren werden sich bereits unmittelbar, nachdem sie die Worte »Geh spielen!« gehört haben, wieder verdrecken.

Weibliche Teenager sind, was ihr Zimmer und ihre Aktivitäten anbelangt, ebenfalls meist recht schlampig, aber sie **geben sich bezüglich ihrer äußeren Erscheinung große Mühe**. Sie wollen „dazugehören" und müssen daher ihren Beitrag leisten. Sie kaufen sich sehr schöne Kleider, frisieren ihr Haar besonders sorgfältig und verbringen viel Zeit vor dem Spiegel. In ihrem Innersten jedoch bleiben sie ihrem Wesen nach schmuddelig, was ihnen solange nichts ausmacht, wie keiner aus ihrer Clique Gleichaltriger es bemerkt. Dieser Typ von Teenager ist zu Hause vielleicht unordentlich und geht oft respektlos mit den Eltern um, schreit sie an und streitet mit ihnen bei jeder Gelegenheit, schlägt Bitten ab, und Lügen kommen ihnen leicht über die Lippen.

Ichbezogenheit

Wenn man einmal von seiner Schläue und Wißbegierde absieht, hat man ein Kind vor sich, dem die **Gefühle oder das Eigentum anderer ziemlich gleichgültig** sind. Die Unordentlichkeit und die Neigung zum Chaos dieser Kinder stellt nur eine Facette ihrer Persönlichkeit dar, die widerspiegelt, daß andere Menschen für sie nicht wirklich zählen. In Kents Repertorium findet man dies unter der Rubrik *GEMÜT: Abscheu*. Sie würden das niemals aussprechen, noch diesen Gedanken auf Nachfrage hin artikulieren können, doch wird diese innere Haltung aus ihren Handlungen leicht ersichtlich. Aus eben diesem Grunde können sie die Praxis als Trümmerhaufen verlassen, ziehen sie alle Bücher aus den Regalen, spülen sie nicht, nachdem sie auf der Toilette waren oder legen sie sich, wann immer es ihnen gefällt, mitten im Zimmer auf den Boden. Deshalb auch können sie schlampig und unsauber sein, ohne daß sie sich darum scheren. Sie machen den Anschein, als stünden sie **über allen allgemeinen Hygieneregeln und Reinlichkeitskonventionen**, als gälten diese Regeln zwar für das Gros der Menschheit, nicht aber für sie, und als zählte die Meinung anderer über ihre Gewohnheiten nicht weiter.

Das Kind trägt Schmutz ins Haus – oder ins Sprechzimmer des Homöopathen –, oder es ärgert die Kinderfrau dadurch, daß es seine dreckverkrusteten Schuhe auf das Stuhlpolster legt. Die Mutter schreit: »Wie oft habe ich dir schon gesagt, du sollst die Füße von den Möbeln nehmen!« Doch muß der Homöopath zur Kenntnis nehmen, daß das Kind Schelte nicht nur erstaunlich leicht nimmt, sondern auch weiterhin wiederholt die Hausregeln bricht, insbesondere, wenn sie in Zusammenhang mit Sauberkeit stehen. Dem Kind sind Möbel und dergleichen eben völlig einerlei. *Natrium muriaticum*, *Pulsatilla* oder *Calcarea carbonica* würden niemals so respektlos mit anderer Leute Eigentum umgehen, und sei es auch nur aus Furcht vor möglicher Mißbilligung oder anderen negativen Auswirkungen.

Genau diese Kinder müssen Eltern immer wieder **daran erinnern, mit anderen zu teilen**. Sie essen zum Beispiel, was sie gerade wollen, aus dem Kühlschrank, ohne einen Gedanken an andere zu verlieren. Sie verschlingen das letzte Kuchenstück, leeren den Krug mit Orangensaft bis zum letzten Tropfen oder schnappen sich den letzten Schokoladenriegel aus dem Schrank. Sie tun dies nicht aus Gemeinheit, sondern weil sie eben ausschließlich an ihre eigenen Bedürfnisse denken, was wieder ihre **rücksichtslose Haltung anderen gegenüber** zeigt, die nicht zählen.

Einige Angewohnheiten, die sich speziell *Sulfur*-Kinder aneignen, können für andere Menschen recht abstoßend sein. Kleinere *Sulfur*-Kinder spielen mit ihrem Stuhlgang, selbst nachdem Eltern dies untersagten. Diese Kinder, kleine und größere gleichermaßen, bohren oft vor dem Therapeuten in der Nase und essen alsdann den Popel. Der erste Gedanke, der einem wahrscheinlich kommt, ist: wie ekelhaft! Geniert sich dieses Kind denn überhaupt nicht? Der zweite, schon einsichtigere Gedanke ist dann wahrscheinlich: Nein, natürlich macht es ihn nicht verlegen, es handelt sich ja um einen Sulfuriker!

Fakultativer Zusammenbruch

Bislang beschrieb ich lediglich die Klugheit und Auffassungsfähigkeit im Hinblick auf mentale Prozesse. Dies ist jedoch nur die eine Seite der Medaille. Einige Kinder, die *Sulfur* brauchen, können genauso gut in den gerade entgegengesetzten Zustand von **Dumpfheit, Lethargie und Konzentrationsmangel** verfallen. Am Anfang steht bei vielen ein Blutzuckerproblem. Um die Mittagessenszeit können sich die Kinder einfach nicht mehr ihren Arbeiten widmen. Sie tagträumen, werden überaktiv oder lethargisch und können kaum mehr aufrecht sitzen. Der Lehrer schildert den Eltern, daß das Kind um elf Uhr morgens die Ellbogen auf dem Tisch, den Kopf in die Hand gestützt mit aufgrund von Schwäche und Konzentrationsmangel beinahe überkreuz stehenden Augen ins Leere starrt. Diese Art von Erschlaffung leitet oft den Beginn der dumpfen Seite von *Sulfur* ein.

Sie beginnen dann, immer häufiger zu tagträumen, verrichten ihre Aufgaben gar nicht mehr oder nur widerwillig, gehen direkt nach der Schule auf ihre Zimmer, liegen herum, lesen oder hören Musik beziehungsweise sitzen, was noch eher der Fall ist, vor dem Fernseher. Dieser Zustand ist sehr ähnlich dem, der von *Lycopodium* erreicht wird.

In diesem Stadium fallen die Leistungen des Sulfurikers in der Schule ab, und er beginnt, sich zurückzuziehen und die **Erledigung von Aufgaben vor sich herzuschieben**. Nun sagt er seinen Eltern, daß er die Schule hasse, daß er nur zu Hause bleiben und spielen wolle. Schon ein Siebenjähriger kann so reagieren. Hatte er zuvor in der Schule auch Höchstnoten erreicht, so ist ihm nun alles völlig gleichgültig. Solche Schüler erzählen dem Homöopathen, daß sie in Klassenarbeiten 75 bis 85 Prozent der höchstmöglichen Punktzahl erzielten, aber wenn sie nur wollten, leicht auch in den Bereich von 90 Prozent kommen könnten. Sie können diese Zensuren im mittleren Bereich ohne große Anstrengung erreichen – ja, sie brauchen dafür überhaupt nicht zu arbeiten. Da sie geistig noch immer rege sind, bestehen sie die Tests, ohne dafür gelernt zu haben, mühelos und erzielen zudem noch angemessene Ergebnisse. Wenn sie dann in die höheren Klassen kommen, wird die zu verarbeitende Information für sie oft zu komplex, so daß sie Tests nicht mehr ohne Vorbereitung bestehen können. Doch noch immer arbeiten sie, ungleich *Calcarea carbonica*, *Natrium muriaticum* oder *Pulsatilla*, nicht methodisch, sondern versuchen stattdessen, in der Nacht vor der Arbeit **wild zu büffeln** und alles in ihr Hirn hineinzustopfen. Sie machen ihre Hausaufgaben nicht mehr, oder sie raffen sich allenfalls am Morgen, an dem sie fällig sind, vielleicht sogar noch im Bus zur Schule, dazu auf. Sie fangen an, die **Hausaufgaben von ihren Freunden abzuschreiben**. Alles ist diesen einstmals so früh entwickelten Kindern recht, solange sie nur ihren Kopf nicht anzustrengen brauchen.

Dieses Verhalten kann leicht als schultypisch mißverstanden werden, in Wahrheit jedoch ist es der erste Schritt in Richtung eines möglichen Zusammenbruchs. Diese Information ist fast nie Teil der sich offen zeigenden Symptomatik, sie muß daher vom Homöopathen selbst ans Licht gebracht werden. Dies herauszufinden kann helfen, unter den häufiger verschriebenen Mitteln zu differenzieren. Die 15jährige Peggy kam wegen einer akuten Sinusitis in die Praxis. Auf die Frage, was dem Kind sonst noch fehle, sagte die Mutter, daß ihre Tochter sich schlecht konzentrieren könne, keinen Ehrgeiz habe und nie eine Aufgabe zu Ende führe. Sie bummle in der Schule und zu Hause. Nach den möglichen Ursachen gefragt, sagte sie, daß sie das nicht wisse. In der Praxis gab sich Peggy sehr geistreich und riß, gleich einem professionellen Steh-Greif-Kommödianten, einen Witz nach dem anderen. Diese zwei Merkmale zeigten den Beginn ihres mentalen Zusammenbruchs; das Kind versuchte mittels eines ungemein scharfen Humors seinen Weg durchs Leben zu bluffen. Das Mittel heilte ihre Sinusitis, ließ ihr die Hausarbeiten leichter von der Hand gehen und verfeinerte sogar noch ihren bereits weitentwickelten Sinn für Humor.

Vom Zeitpunkt ihrer verstärkten Konzentrationsschwäche an kümmern sich *Sulfur*-Kinder nicht mehr im Hinblick auf von außen an sie herangetragene Anforderungen. Stattdessen verbringen sie mehr Zeit mit **sozialen Aktivitäten**. Wichtig ist, diese Faulheit nicht als bewußte Entscheidung dafür, jetzt einmal ein etwas gemächlicheres Tempo vorzulegen und sich anderen Beschäftigungen zuzuwenden, zu mißinterpretieren, sondern darin tatsächlich eine geistige Abstumpfung zu erkennen. In dieser Phase werden sie noch passiver, sitzen oft nur herum, konsumieren Fernsehprogramme und „heben ab". Das nächste Zeichen dieser Degeneration ist ein schlechtes Gedächtnis. Sie können vergessen, wann sie eigentlich nach Hause kommen sollten, welche Aufgaben man ihnen übertragen hatte, was ihre Hausaufgaben waren.

In einem späteren Stadium können sie selbst Namen und vertraute Worte vergessen. Dieses Symptom findet man zwar häufiger bei *Sulfur*-Erwachsenen, man kann ihm aber auch bei fortgeschrittenen Fällen in der Kinderpathologie begegnen, die *Sulfur* als Heilmittel benötigen.

Besonders häufig tritt der Zustand geistigen Zusammenbruchs bei älteren, zuvor **überaktiven** Kindern auf. Gewöhnlich verläuft die Krankheitsgeschichte so, daß das überaktive Kind irgendwann einmal Ritalin oder ein ähnliches Medikament verschrieben bekam und dann später, als Teenager, zu anregenden und entspannenden Drogen wie beispielsweise Marihuana griff. Im weiteren Verlauf treten da teilnahmslose Dumpfheit, Vergeßlichkeit, Kraftlosigkeit und die Neigung, bei längerem Sitzen einzuschlafen, auf. Diese trägen, lethargischen Kinder können zwischendurch, wenn eine Sache oder Arbeit sie unmittelbar fasziniert, plötzlich in gesündere Phasen eintreten, können für kurze Zeit zum Beispiel wieder Gruppen anführen, komplizierte Spiele organisieren und wieder eine schnellere und lebhaftere Gangart einlegen, bevor sie in eine „seßhaftere", unbeweglichere Lebensweise zurückfallen.

Ängste

Die am häufigsten auftretende Angst ist die an **hochgelegenen Orten**, obwohl sie bei Kindern weniger üblich als bei den Erwachsenen anzutreffen ist. Außerdem sollte *Sulfur* in den Rubriken *Angst, im Dunkeln* (KK I 5) und: *Furcht vor Insekten* nachgetragen werden. Bei allergischen Kindern, die wie *Tuberculinum*-Kinder aussehen und leicht mit diesen verwechselt werden können, kann zudem **Furcht vor Hunden und Katzen** bestehen. Wie bei *Tuberculinum* liegt die Ursache dieser Angst vielleicht darin, daß sie wissen, daß die Tiere ihre allergischen Reaktionen hervorrufen oder verschlimmern. Insgesamt gesehen sprechen diese Ängste, wenn sie auch jenen bei *Calcarea carbonica* ähnlich sind, gut auf *Sulfur* an und verschwinden, wobei sie allerdings zu einem späteren Zeitpunkt und in einem veränderten Bild, das dann auf *Calcarea carbonica* hindeutet, vielleicht wieder auftauchen können.

Gelegentlich stößt man bei der Fallaufnahme darauf, daß das Kind gerne badet, sich aber **vor dem Duschen** fürchtet, was bei kleineren

Kindern allgemein nichts Ungewöhnliches und auch bei Arzneimitteltypen wie *Stramonium* und *Hydrophobium*, aber eben auch bei *Sulfur* zu finden ist.

Diese Kinder können auch unter der wohlbekannten *Sulfur*-Sorge um **Familienmitglieder** leiden. Wenn ein Elternteil nicht zur angekündigten Zeit nach Hause kommt, entstehen in ihnen gleich schlimmste Befürchtungen, sie werden ärgerlich, gereizt und machen sich große Sorgen um sein Wohlergehen.

Schlaf

Im Bereich des Schlafes gibt es mehrere Symptome, die auf *Sulfur* hinweisen. Wie die Erwachsenen können auch Kinder **nachts über große Energievorräte verfügen** und wollen infolgedessen alles andere als schlafen. Jerry brachte das, indem er wahrscheinlich zitierte, was seine Eltern immer über ihn sagten, auf den Punkt: »Ich hasse schlafen. Ich brauche nicht viel Schlaf. Wir müssen der Tatsache ins Auge blicken: ich habe einfach zu viel Energie, um zu schlafen!« Also bleiben sie auf, rennen umher, springen herum und vollführen akrobatische Übungen, um die letzten Kraftreserven des Tages zu verpulvern. Andere schaukeln und wiegen sich in den Schlaf, bis sie endlich ermüden.

Ein paar Kinder fürchten sich im Dunkeln und schlafen bei Licht. Viele Sulfuriker bewegen sich unruhig und zucken heftig beim Einschlafen. Kinder mit chronischer Sinusitis haben die Neigung, im Schlummer durch den Mund zu atmen, wie dies auch bei *Pulsatilla* und *Lycopodium* der Fall ist, und erwachen mit fauligem Mundgeruch. Jene, die zunächst schwer einschlafen, können direkt danach einnässen, da sie in unmittelbaren Tiefschlaf fallen.

Geschlafen wird bevorzugt auf der **linken Seite oder auf dem Bauch**, wenngleich ein geringer Prozentsatz auch rechtsseitig schläft. Einige Kinder, am deutlichsten Teenager, haben, sobald sie auf dem Rücken schlafen, Alpträume. Sulfuriker, die *Calcarea carbonica* ähneln, entwickeln im Schlaf starke Kopfschweiße, während andere wieder schnarchen oder sabbern. Nicht wenige sprechen im Schlaf, sind ruhelos, treten, stoßen und wälzen sich wie Erwachsene oft herum und können etwa jede Stunde erwachen. In der Sprechstunde erfährt man immer wieder, daß sie bis ein oder zwei Uhr morgens ruhig schlafen, dann aber ständig aus oberflächlichem Schlaf erwachen und für immer nur kurze Phasen wieder einnicken. Wenn dieses Bild bei Säuglingen und Kleinkindern auch praktisch nicht beobachtbar ist, finden wir diese Problematik doch bei Teenagern.

Während des Schlafens wird ihnen **warm**, und sie strecken ihre Füße unter der Decke hervor oder werfen sie sogar ganz ab. Diese Hitzeentwicklung im Schlaf zeigt sich außerdem darin, daß sie immerzu ihren Kopf auf dem Kissen hin- und herbewegen, um ständig ein neues, kühles Fleckchen einzunehmen. In ähnlicher Manier können sie sich an eine kühle Wand schmiegen. In den ersten Morgenstunden jedoch frösteln sie, und wenn man sie dann zudeckt, verbleiben sie auch so.

Sie können von vielen **Alpträumen** heimgesucht werden und auch in dieser Hinsicht *Calcarea carbonica* ähnlich sein. Ein besonderer Alptraum tritt, wie auch immer wieder häufig bei *Natrium muriaticum*, auf: von einem Ungeheuer oder jemandem mit einem Messer verfolgt zu werden.

Die meisten dieser Kinder werden die **Frühaufsteher** der Familie sein, die schon im Morgengrauen erwachen und dann lesen oder fernsehen. **Nach dem Mittagessen werden sie dann schläfrig.** Wie bei *Lycopodium* können sie von der Schule nach Hause kommen und einfach passiv herumsitzen, fernsehen oder sich hinlegen, weil sie vor dem Abendbrot sehr müde sind.

Schwindel

Jungen in der Pubertät, die schnell wachsen, können Symptome einer orthostatischen Hypotonie in Verbindung mit Schwindel, Sehverlust und Tinnitus entwickeln. Dies wird sich vor allem dann feststellen lassen, wenn sie sich an einem warmen Ort befinden. Dieses Schwindelgefühl kann sie belästigen, wenn sie aufstehen, sich schnell hinsetzen oder längere Zeit stehen.

Körpersymptome

Kopf

Hautausschläge

Oft finden sich am Kopf Hautausschläge, für die *Sulfur* ja so berühmt ist. So beklagen Eltern bei ihren Kindern häufig Milchschorf oder Ekzeme, die sehr schlimm aussehen und die gesamte Kopfhaut überziehen können. Der Ausschlag wird immer, wenn das Kind gewaschen wird, aggressiv entzündlich **rot**, und das Kind schreit aufgrund der Reizung durch das Wasser.

Solche **Hautausschläge unterliegen ganz bestimmten Entwicklungsphasen**. Kurz nach dem ersten Auftreten wird gelber, wäßriger Eiter abgesondert, der später verkrustet. Wenn diese Beschreibung auch gut auf *Graphites* paßt, wird man überrascht sein, wie oft *Graphites* nichts bewirken wird, wohingegen *Sulfur* hilft. Die Kopfhaut infiziert sich leicht, wodurch das Kind eine Eiterflechte (Impetigo) mit der oben erwähnen Symptomatik bekommt. Allgemein waschen oder kämmen *Sulfur*-Kinder das Haar nicht gerne, was zur Folge hat, daß es dick, widerborstig und trocken wird und sich an den Enden spaltet. Haare und Kopfhaut können aber so schlecht riechen, daß sie eigentlich täglich gewaschen werden müßten, ähnlich wie bei *Medorrhinum*-Kindern. Es kommt zu starker Schuppenbildung, was mit heftigem Juckreiz verbunden ist. Die Kinder kratzen die Schuppen und kleine Pickelchen, die sich darunter gebildet haben, auf, bis sie bluten.

Der Kopf ist recht **warm**, und oft weigert sich das Kind, eine Kopfbedeckung zu tragen, genau wie *Natrium muriaticum*, *Pulsatilla* und, bei Anstrengung, wie *Calcarea carbonica*.

Hydrocephalus

Gelegentlich stößt man auf ein *Sulfur*-Kind mit tuberkulinischem Miasma, das Symptome des Nicht-Gedeihens und des Marasmus zeigt. Weit seltener begegnet man in der Praxis einem *Sulfur*-Kind mit Hydrocephalus, das genau dasselbe Bild zeigt, wie jenes mit **Gedeihschwäche**. Es ist mager, hat einen großen Kopf und einen dicken Bauch, offene Fontanellen und starken Kopfschweiß. Diese Kinder machen den Anschein, als seien sie identisch mit *Calcarea carbonica*-Kindern und können nicht selten mit diesen verwechselt werden. Wenn das für den Homöopathen auch verwirrend sein mag, so sind die körperlichen Allgemeinsymptome beider Mittel doch grundlegend voneinander verschieden, was ein gutes Beispiel dafür abgibt, wie wichtig es ist, die Gesamtheit der Symptome zur Grundlage der Verschreibung zu machen.

Oftmals bilden Symptome, die zwei Komplementärmittel stark gemeinsam haben, eine **Brücke** zwischen beiden. Symptome, die nach der Gabe des ersten Mittels zurückbleiben, werden oft im weiteren Verlauf des Falles durch Gabe des zweiten Mittels endültig beseitigt werden. In unserem Fall hieße das, daß viele *Sulfur*-Symptome zunächst verschwinden werden, später aber vermehrtes Schwitzen wieder auftaucht, nun zusammen mit einer Vielzahl von Symptomen, die auf *Calcarea carbonica* verweisen, wenn das Kind dieses Mittel benötigt, was dann den Fall letztlich abschließen wird.

Viele *Sulfur*-Kinder **schwitzen reichlich am Kopf**. Der Schweiß hat einen sauren, aufdringlichen Geruch, besonders, wenn das Kind inmitten einer akuten Krankheit steckt. Ein kleines Mädchen beispielsweise hatte eine akute Diarrhoe, die derjenigen von *Chamomilla* ähnelte, und schwitzte übermäßig am ganzen Oberkörper, besonders am Kopf. Wenngleich *Chamomilla* diese Lokalsymptome mit *Sulfur* gemeinsam hatte, halfen die Wärme des Kindes, die Röte des Anus, der üble Geruch und starker Durst bei der differentialdiagnostischen Betrachtung beider Mittel. Bei derartigen Attacken auf die Gesundheit werden Schweiße vor allem während des Schlafes auftreten und wiederum eine Differenzierung gegenüber *Calcarea carbonica*, einem Mittel, das als Symptom starken Schweiß während des Schlafens hat, notwendig machen.

Kopfschmerzen

Häufige Kopfschmerzen, die das Ausmaß einer Migräne annehmen, stellen oft ein Hauptleiden dar. Wie bei *Natrium muriaticum*, *Phosphorus* und *Tuberculinum* gehen diesen **Kopfschmerzen Sehstörungen**, wie blitzartige Zickzacklinien oder, wie Kent es beschreibt, eine rhomboid fließende Form oder Figur, **voraus**. Üblicher jedoch sind Flimmern vor den Augen und Lichthöfe rund um Gegenstände.

Gelegentlich können Kopfschmerzen **durch den Genuß von Milch** ausgelöst werden. Eine andere häufige Ursache ist **geistige Überanstrengung**. Einige Kinder berichten, daß sie durch die Arbeit im Schulunterricht Kopfschmerzen bekämen, daß sie Schule überhaupt haßten, weil alles zu schwierig sei und daß sie lieber zu Hause bleiben und spielen wollten.

Gewöhnlich handelt es sich um einen hämmernden, klopfenden Kopfschmerz, der von Übelkeit und Erbrechen begleitet sein kann. Während man in den meisten Materiae Medicae beschrieben findet, daß Hitze Kopfschmerz bessert, erlebt man in der Praxis eigentlich eher, daß der Leidende kalte Anwendungen vorzieht. Erleicherung verschafft außerdem, wenn man mit leicht erhöht gebettetem Kopf im abgedunkelten Zimmer liegt. Zusammen mit dem Kopfschmerz tritt eine Rötung des Gesichts ein, ähnlich wie bei einem *Belladonna*-Kopfschmerz.

Augen

Sulfur beeinflußt die Augen und ruft **Dakryocystitis und Konjunktivitis** hervor. Angetrockneter, dicker, gelber Eiter verklebt die Augen, so daß sie am Morgen nicht geöffnet werden können, ähnlich wie man dies auch bei *Calcarea carbonica* findet. Es gibt jedoch ein paar Unterschiede. Der Entzündungsprozeß bei *Sulfur* wirkt äußerst zerstörerisch auf die Augenschleimhäute, während er bei *Calcarea carbonica* gewöhnlich milder verläuft. Bei *Sulfur* **röten sich besonders am Rand die Augenlider**, ähnlich einer marginalen Blepharitis.

Es kann sich auch eine tatsächliche **Blepharitis** entwickeln, begleitet von einem fettigen Ekzem auf den Lidern, das später dick gelb überkrustet. Die Tränenflüssigkeit ist scharf beißend und reizt die Lider, wodurch der ganze Bereich unter- und oberhalb des Auges stärker als das übrige Gesicht gerötet ist.

In den Augen tritt ein subjektiv empfundenes oder tatsächlich objektiv wahrnehmbares **Hitzegefühl** auf, und während einer Infektion sind sie fast immer **trocken und jucken**. Ist das Kind alt genug, sagt es vielleicht, es hätte das Gefühl, als habe man ihm Sand in die Augen gestreut. Bei so viel klebrig-zähem Schleim und gereizten, trockenen, heißen Augen, würde man doch natürlicherweise annehmen, daß das Kind die Augen gerne mit einem feuchten Tuch bedecken würde. Aber weit gefehlt! Das *Sulfur*-Kind schreit und schlägt um sich, sobald ein warmer oder kalter Waschlappen sich seinen Augen auch nur nähert. Anstatt das Jucken zu lindern, reizt das Wasser jeden kleinen Riß in der Haut; anstatt dem Brennen und Stechen abzuhelfen, verschafft Wasser gerade so viel Erleichterung, wie dies winzig kleine Dolche vermögen: es verursacht noch zusätzliche Schmerzen.

Am häufigsten kann dieser Symptomkomplex **im Sommer während der Heuschnupfenzeit** beobachtet werden. In diesem Fall verbessern sich die Augensymptome in einem kühlen Raum und werden schlimmer durch Hitze und in der Sonne, sowie, um es nochmals zu nennen, durch die Anwendung von Wasser. Menschen vom *Pulsatilla*-Typ können ebenfalls an ähnlichen Augenkrankheiten leiden, doch werden die Augen nicht so stark gereizt sein, wie dies bei *Sulfur* der Fall ist, und die Augenbeschwerden bei *Pulsatilla* bessern sich unbedingt durch Kaltwasseranwendungen.

Ohren

Gewöhnlich bemerkt man innerhalb der ersten Beobachtungsminuten die **Röte** der Ohren, und man fragt sich, warum sie wohl so rot sind. Dies ist natürlich nur eines der Dinge, die einem sofort auffallen können, wenn man sich das Gesicht betrachtet.

Wenn die Ohren bei *Sulfur* auch nicht so oft in Mitleidenschaft gezogen sind wie bei *Calcarea carbonica* oder *Pulsatilla*, können sie doch bei einigen dieser Kinder eine Schwachstelle darstellen. Die Eltern berichten, daß das Kind nur sehr wenige und nicht besonders dramatisch verlaufende Ohrinfektionen hatte. Das einzige Problem ist, daß der Schleim nie richtig abfloß, sondern sich im Mittelohr verdickte und so das normale Hörvermögen beeinträchtigte. Die Ursache dieser Schleimbildung ist zuweilen die wahllos „blinde" und unkritische Anwendung von Antibiotika, die zwar die beteiligten Bakterien abtöten, wodurch aber, wie aus einer Studie zu Tympanometrie und der Notwendigkeit einer Myringektomie hervorging, **im Ohr des Kindes eine Flüssigkeit** zurückbleibt.

Gelegentlich verordnet man *Sulfur* auch bei einer akuten **Otitis**. Der folgende Fall beschreibt die typische *Sulfur*-Otitis. Ricky, ein *Lycopodium*-Kind, das sich in konstitutioneller Behandlung befand, erkrankte plötzlich an Otitis mit dicker, gelber, übelriechender Absonderung, welche von Blut durchzogen war. Nach einer Gabe *Lycopodium*, die ohne Wirkung blieb, fiel die intensive Rötung des Ohrs auf. Es wurde daraufhin *Sulfur* verordnet, was Ricky erfolgreich von seinem Leiden erlöste. Diese akute Otitis kündigte den Wechsel des Kindes zu *Sulfur* als Konstitutionsmittel an, worauf in der Tat die körperlichen Allgemeinsymptome auch hinwiesen.

Der *Sulfur*-Säugling kann, wie auch bei *Calcarea carbonica*, *Calcarea phosphorica* und *Pulsatilla*, **während des Zahnens** eine Otitis entwickeln. Die leichteste Art, den *Sulfur*-Fall von den anderen zu unterscheiden, die alle ähnliche Begleitsymptome wie Husten, Rhinitis, Diarrhoe und Reizbarkeit zeigen, ist, die Absonderung und ihre Wirkung zu beachten. Das Nasensekret ist wundmachend und hinterläßt trocken-rote Hautstellen. Die auftretende Diarrhoe ist äußerst übelriechend und wirkt auch wieder zerstörerisch auf das Gewebe, was sich darin zeigt, daß sie einen schlimm brennenden Windelausschlag auslöst.

Schließlich leiden diese Kinder häufig an einem **Ekzem**, das entweder auf oder hinter den Ohren auftritt, ähnlich wie bei *Calcarea carbonica*, *Lycopodium* und, allerdings seltener, bei *Psorinum*.

Nase

Die Nase kann – ähnlich wie die Augen – durch **wundmachende Absonderungen** in Mitleidenschaft gezogen sein, **welche die Nasenspitze röten**. Sie wird rauh und rot, wenn das Kind vorsichtig an ihr kratzt, um, ohne die Haut weiter zu reizen, das Juckgefühl zu verringern.

Es kann zu einer **Staphylokokkeninfektion** mit oder ohne Rhinitis kommen, die die Haut so wund und eitrig-geschwürig werden läßt, daß das Zusammendrücken der Nasenflügel sehr schmerzhaft ist. Das Schnupfensekret ist zunächst scharf, brennend und wäßrig – besonders, wenn sich das Kind im Freien aufhält; später jedoch wird das Sekret dick und bildet sowohl an der Innenseite als auch außen um die Nasenflügel gelb-grüne Krusten. Das Kind zupft oft an diesen Krusten herum, wodurch sie aufbrechen und bluten. Am eigentümlichsten bei diesem Mittel ist, daß das Kind die Krusten, wenn es für sich alleine ist oder aber auch in aller Öffentlichkeit ungeniert ißt. Manchmal beschreibt ein Teenager einen säuerlichen, schlechten Geruch in der Nase, »als ob etwas darin abstürbe«, obwohl man eine solche Aussage öfter von *Sulfur*-Erwachsenen hören kann.

Erkältungen können häufiger im Frühjahr und Herbst, **wenn das Wetter wechselt**, oder aber im Verbund mit **Heuschnupfen**, wie im Abschnitt *Augen* geschildert wurde, auftreten. Bei diesen Erkrankungen kann das Kind solange anfallsartig niesen, bis die Nase zu fließen beginnt. Im Haus neigt die Nase zu Verstopfung, wobei nun der Schleim den Rachen hinunterrinnt und das Gefühl auftritt, als entstehe eine Stauung im Kopf. Dieser Zustand kann abwechseln mit reichlich wäßriger Schleimabsonderung, wann immer das Kind niest.

Diese Symptome können auch in geringerem Maße chronisch bestehen. Es ist durchaus möglich, einem zweijährigen Kind mit chronischer Sinusitis zu begegnen. Solche Kinder haben, was Eltern als chronische Erkältung mit dickem, gelb-grünem Schnupfen bezeichnen. **Allergien** auf Schimmel, Pollen und Hausstaub lösen bei denen, „die mehr Glück haben", einen solchen Schnupfen aus, während die, die Pech haben, Asthma bekommen. Die Symptome ähneln, wie oben beschrieben, jenen bei Heuschnupfen und akuter Rhinitis.

Sulfur liefert außerdem noch ein höchst ungewöhnliches Symptom, das hier erwähnt werden sollte. Gelegentlich begegnet mir ein **Kind, das seine Nase nicht schneuzen kann** – selbst dann nicht, wenn es schon acht oder neun Jahre alt ist. Das Kind macht viel Aufhebens, schreit, sträubt sich gegen Hilfe und ist, wenn man es schließlich zu einem Versuch zwingt, schlichtweg unfähig dazu. Dies ist nicht etwa so, weil die

Nase verstopft ist, sondern weil eine für das Naseschnauben erforderliche Koordinationsfähigkeit nicht vorhanden ist; das unglückliche Kind pustet und keucht und verengt die Brust infolge kräftigen Ausatmens, schafft es aber nur, ein klägliches Lüftchen durch die Nase zu schicken. Dies ist ein sehr eigentümlicher Fingerzeig auf *Sulfur*-Kinder, den Sie sich jedoch irgendwo im Hinterkopf merken sollten.

Schließlich können diese Kinder **Nasenbluten** haben, das einmal im Monat, aus beiden Nasenlöchern, auftreten kann, gleich, ob die Kinder aktiv sind oder schlafen.

Gesicht

Es gibt so **viele Hinweise** auf das Simillimum, die dem Sulfuriker ins Gesicht geschrieben stehen, daß es oft sehr verlockend ist, gar nicht erst eine ausführliche Anamnese aufzunehmen, sondern gleich das offenkundige Mittel zu verabreichen.

Die erste und auffallendste Besonderheit des Gesichts ist die **Röte der Augen, Ohren und Lippen**. Sie müssen nicht gerade knallrot sein, um die Verordnung von *Sulfur* zu rechtfertigen, aber diese Partien werden oft überdurchschnittlich stark gerötet sein. Manchmal ist das Gesicht vielleicht blaß, aber, sobald das Kind zu lachen oder zu weinen beginnt, rötet es sich augenblicklich. Es ist interessant zu beobachten, wie, sobald das Kind sich aufregt, sich ein rotes Glühen über dem Gesicht ausbreitet. Diese Rötung hat auf diejenigen, die um das Kind herum sind, eine erstaunliche Wirkung. Es besänftigt die Herzen der Menschen, macht es leichter, sie zu interessieren, mit ihnen zu kommunizieren und sie zu unterhalten. Ein Blick in das angenehm kolorierte Gesicht genügt, um den Wunsch, mit dieser Person zu sprechen, zu lachen oder zu spielen, zu wecken.

Wie zuvor erwähnt, kann die **optimistische und glückliche Wesensart** des Kindes oft schon **von seinem Gesicht abgelesen werden**. Selbst wenn das Kind erschreckt oder verängstigt ist, verschwindet das ewige Lächeln nur für kurze Zeit aus seinem Gesicht, um, wenn es zurückkehrt, sogar Fremden im Zimmer wieder entgegenzustrahlen.

Das nächste Merkmal, das man bemerkt, sind die **Hautausschläge**, die bei *Sulfur*-Patienten schnell und leicht auftreten, insbesondere während der **Pubertät**. Akne und Mitesser können entweder das ganze Gesicht bedecken oder hauptsächlich um die Nase und auf der Stirn, oder aber nur der vertikalen Mittellinie des Gesichts entlang auftreten, wie man das von *Tuberculinum* kennt. Der Akneausschlag wird leuchtendrot bis purpurrot, sobald der Teenager sich körperlich anstrengt oder nachdem er heiß geduscht hat. Dabei handelt es sich nicht um die kleinen Pickelchen, wie man sie bei *Natrium muriaticum* oder *Silicea* findet, vielmehr ähneln sie entzündlich roten Furunkeln. Die Wangen können durch Winterwinde trocken und rauh, im Sommer aber wieder weicher werden.

Was man in erster Linie im Gesicht von kleineren Kindern beobachten kann, ist **Schmutz**. Es kann sich wirklich als äußerst schwierig erweisen, *Sulfur*-Kinder sauber zu halten, da sie alles in Reichweite anfassen und alles unterschiedslos zum Munde und zum Gesicht führen.

Mund

Der Mund bietet zur Mittelfindung einige Symptome. Die Säuglinge können anfällig sein für **Aphthen**, die bei einigen so häufig auftreten, wie man das etwa bei *Calcarea carbonica* oder *Natrium muriaticum* erwarten würde. Die Aphthen werden hellrot, wobei die Rötung sich viel weiter ausbreitet als das eigentliche Geschwür und sich vielleicht sogar über einen Großteil der Lippe erstreckt. Die Haut wird brüchig und blutet oder infiziert sich leicht. Als Reaktion darauf, was sich im Mund abspielt, werden die Lippen rot, rissig und spröde und fühlen sich feurig heiß an. Der Mund ist extrem empfindlich, was das Kind vor Schmerzen laut aufschreien läßt.

Vergleichbar mit *Pulsatilla*, geben *Sulfur*-Kinder, besonders während eines Heuschnupfenanfalls, wenn sie versuchen, das juckende Gaumendach mit der Zunge zu kratzen, **schnalzende Laute** von sich.

Auch die **Zunge** kann uns zu dem Mittel führen: Haben einige eine leuchtendrote Zungenspitze, kommt bei anderen noch die Rötung der Seiten dazu, sehr ähnlich der *Rhus toxicodendron*-Zunge. Während man die Zunge überprüft, bemerkt man möglicherweise zudem den **schlech-**

ten **Mundgeruch**, der auf mögliche Entzündungen im Mundbereich zurückgeführt werden kann, obwohl noch wahrscheinlicher ist, daß diese Kinder einfach nur ihre Zähne nicht geputzt haben. Der Geruch kann ebenfalls von Nahrungsresten in Zahnlöchern herrühren oder einer Erkrankung des Zahnfleisches zuzuschreiben sein, denn viele dieser Kinder haben eine nicht unbeträchtliche Zahl kariöser Zähne, wie auch jene Kinder, die *Calcarea carbonica*, *Lycopodium*, *Silicea* oder *Tuberculinum* bräuchten.

Innerer und äußerer Hals

Keinesfalls selten kommt man in die Situation, im Hinblick auf den inneren Hals **zwischen *Sulfur* und *Calcarea carbonica* entscheiden** zu müssen. Das Kind kann an **chronischer Tonsillitis** mit riesigen Tonsillen, angeschwollenen Lymphknoten, reichlich retronasalem Katarrh und verstopften Nebenhöhlen leiden. Da beide Mittel sämtliche diese Symptome gemeinsam haben, können hier leicht Fehler unterlaufen. *Sulfur* ist am einfachsten daran zu erkennen, **wie übel der Atem riecht**. Er stinkt, als sei das Gewebe im Hals des Sulfurikers am Absterben, Verfallen und Verfaulen. Untersucht man die Tonsillen, stellt man fest, daß immer Hals und Tonsillen die Farbe haben, die man *Phytolacca* zuordnet: eine **dunkle, blutig rote Rachenhöhle**. Gelegentlich kann *Sulfur* bei akuten Erkrankungen mit der Symptomatik eines Rachenkatarrhs und den Modalitäten: *besser durch kalte Getränke, schlechter durch leeres Schlukken*, verabreicht werden.

Untere Atemwege

Asthma

Oft sind die Bronchien und Lungen **in Mitleidenschaft gezogen**, weshalb die Eltern vieler *Sulfur*-Sprößlinge ihre Kinder zur Behandlung von Asthma bringen. Das Asthma kann wechselweise mit einem Hautausschlag oder als dessen Folge, beziehungsweise noch häufiger als Folge einer Erkältung, die sich auf die Brust geschlagen hat, auftreten. Asthma und Kurzatmigkeit werden oft bei jeder Art von Anstrengung, selbst beim Treppensteigen, schlimmer. Sobald Atmungsprobleme auftreten, schwitzen diese Kinder stark im Gesicht und fühlen sich extrem erschöpft, weshalb sie ihre momentane Tätigkeit unmittelbar abbrechen müssen. Diese Symptome ähnen in starkem Maße jenen bei *Arsenicum album*, einem Mittel, das oft bei Patienten mit *Sulfur* als Konstitutionsmittel bei akuten Krankheiten erforderlich ist. Viele Male wird *Arsenicum album* einen heftigen Anfall schon im Beginn schnell beenden, doch sollte, um eine Wiederholung zu vermeiden, *Sulfur* als Konstitutionsmittel gegeben werden. Außerdem kann das Asthma durch Hausallergien, insbesondere durch den Einfluß von Schimmel oder Katzenhaaren, ausgelöst werden. Pfeifendes Atmen und juckende, rote, geschwollene Augen folgen zusammen mit einem Bronchospasmus auf den Kontakt mit jenen Dingen, auf die sie so empfindlich reagieren. Tief in den Lungen hört man rasselnden Schleim.

Pneumonie

Sulfur, wie auch *Bryonia alba*, *Phosphorus*, *Lycopodium* und *Tuberculinum* sind die am häufigsten verschriebenen Mittel bei entweder akuter oder remanenter Pneumonie. *Sulfur* kann in jedem Stadium der Krankheit angezeigt sein, wenngleich es öfter erst gegen Ende des Krankheitsverlaufs vonnöten ist. Das *Sulfur*-Stadium erkennt man daran, daß dem Kind heiß wird, die Beine oder den ganzen Körper aufdeckt, daß es keucht und ein geöffnetes Fenster braucht, um unbeschwert atmen zu können. Das die Infektion begleitende Fieber steigt im Verlauf des Tages. Das Kind scheint unablässig unerschöpfliche Massen grünen Schleims abzuhusten. Kleinere Kinder wachen im Fieber gellend schreiend und weinend auf und wirken während des Fiebers sehr reizbar, bis sie an frischer Luft etwas abkühlen, was es ihnen ermöglicht, wieder einschlafen zu können. Immer wieder kommt es vor, daß das *Sulfur*-Kind eine linksseitige Pneumonie hatte, sich dann wohl langsam davon erholte, aber den Husten nie ganz verlor. Selbst Jahre später stellt sich heraus, daß seit jener Pneumonie chronische Bronchitis, chronischer Husten oder Asthma besteht. Dies gilt auch für *Lycopodium*, und in der Tat finden sich beide Mittel fett gedruckt in der Rubrik *BRUST: Entzündung; verschleppte Lungenentzündung* (KK II 214), und beide werden, sofern sie gut gewählt wurden, die Neigung zu Lungenerkrankungen, die auf eine Pneumonie zurückzuführen sind, heilen.

Bronchitis

Hatte das Kind eine schwere Infektion der oberen Atemwege, die mittels einer Reihe rezeptfreier Medikamente, aber auch mit Antibiotika behandelt wurde, kann dadurch eine chronische Bronchitis hervorgerufen werden. Eltern und jugendliche Patienten können rückblickend feststellen, daß der Körper seit der Infektion über geringere Abwehrkräfte verfügt und nun gehäuft Bronchitis auftritt.

Diese Art von Bronchitis wird begleitet von einem harten, trockenen und quälenden Husten mit schließlich weißem oder gelblichem Auswurf. Der Husten wird schlimmer, wenn der Patient auf dem Rücken liegt, sich **in einem warmen Zimmer** aufhält oder es ihm nachts im Bett zu warm wird. Besser ist der Husten im Freien.

Jimmys Fall ist typisch. Seine Eltern glaubten, daß ihr Kind nach einer schweren Angina öfter und verstärkt an Bronchitis litt. Als sie diese Vermutung mit ihrem Hausarzt diskutierten, wurden sie an einen Kinderarzt verwiesen. Da diesem wiederum nichts dazu einfiel, überwies er sie an einen Allergologen, der letztlich seine Hilflosigkeit offen eingestand und aufgab. Das Verlaufsmuster einer Krankheit mag ja schließlich noch verstanden werden, doch haben nur wenige das Werkzeug zur Verfügung, eine solche Anfälligkeit zu verändern. Mit ein bißchen Glück werden diese Fälle an einen Homöopathen überwiesen, der mit seiner Arbeit die Sache gut zum Besseren wenden kann.

Eine letzte Bemerkung zum Brustbereich: der Achselschweiß kann recht streng riechen. Diese **übelriechende Schweißentwicklung** findet man bei Kleinkindern wie auch bei Jugendlichen und Erwachsenen.

Verdauungssystem

Nahrungsmittelverlangen und -abneigungen

Sulfur- und *Lycopodium*-Kinder haben ein gleich starkes **Verlangen nach Süßigkeiten**, wie zum Beispiel nach Schokolade und süßen Früchten wie Bananen, Äpfeln und Orangen. *Sulfur*-Kinder mögen außerdem **gewürzte Speisen** wie Pizza und verschiedene **Fleischsorten** wie Truthahn, Hühnchen und Rindfleisch. Wenngleich die meisten Kinder das Fett am Fleisch mögen, hat doch ein geringer Prozentsatz eine Abneigung dagegen. Wie *Pulsatilla*-Kinder essen gewöhnlich diejenigen, die Fett am Fleisch verabscheuen, doch gerne Butter.

Oft **können sie Milch nicht ausstehen** und zeigen schon nach dem Genuß geringster Mengen dieselben Reaktionen wie *Natrium muriaticum*, nämlich verstärkte Gasentwicklung, Blähungen und alles von Aufstoßen bis hin zu Erbrechen oder Durchfall.

Sie **mögen keine sauren Nahrungsmittel** wie Zitronen, und sie haben eine starke **Abneigung gegen Eier**. Dies hilft uns, *Sulfur*- von *Calcarea carbonica*-Kindern zu differenzieren, die ja Eier ausgesprochen lieben. *Kalium sulfuricum*, ein Mittel, das *Sulfur* ähnelt, hat ebenfalls Abneigung gegen Eier. Wenn also bei einem augenscheinlichen *Sulfur*-Patienten eine starke Aversion gegen Eier besteht, sollte durch differenzierendes Fragen sichergestellt werden, ob er oder sie nicht doch besser *Kalium sulfuricum* bräuchte. Außerdem werden etwa **50 Prozent** aller *Sulfur*-Menschen angeben, daß sie **kein Gemüse**, vor allem aber keinen Kürbis, mögen.

Sulfur-Kinder sind gewöhnlich sehr **durstig** und trinken große Mengen **kalten** beziehungsweise eiskalten Wassers oder Sprudel.

Tatsache ist, daß jedes gesundheitlich angeschlagene *Sulfur*-Kind immerzu Durst auf vornehmlich eiskalte Getränke anmelden wird. (Eine Rubrik, die Durst im Verein mit Appetitlosigkeit bei *Sulfur* auflistet, findet man in Kents Repertorium. *Sulfur* ist das einzig fett gedruckte Mittel in der Rubrik *MAGEN: Appetit fehlt, mit Durst* (KK III 421). Dieses Symptom wird in vielen akuten Krankheitsstadien des Kindes beobachtet werden können und sollte als ein Schlüsselsymptom für *Sulfur* in Erinnerung behalten werden.

Magen

Die in der Praxis beobachtbaren Magensymptome bei Kindern können **allgemein in zwei Gruppen eingeteilt** werden. Die erste Gruppe umfaßt die **Mageren, die die ganze Zeit hungrig** sind. Da sie oft ihr Frühstück überschlagen, sind sie für den Rest des Tages unersättlich, vor allem von elf Uhr vormittags bis zur Mittagszeit, wo sie mit einer Leidenschaft essen, die *Lycopodium* in nichts nachsteht. Der Stoffwechsel scheint schnell vonstatten zu gehen, da sie zwar viel essen, aber nicht an Gewicht zunehmen, genau wie bei *Natrium muriaticum* und *Tuberculinum*.

Wenn ältere Kinder dieser Gruppe nicht regelmäßig essen, gerät ihr Blutzuckerspiegel aus dem Gleichgewicht, wodurch sie **hypoglykämisch und überaktiv** werden. Ein typisches Szenario liefert das Kind, das nicht frühstückt, am Morgen zur Schule geht und dann im Unterricht um zehn oder elf Uhr (vor dem Mittagessen) ziemlich hungrig wird und sich kaum mehr konzentrieren kann. Es fühlt sich schwach, sackt in seinem Stuhl zusammen und stützt, die Ellbogen auf dem Tisch, den Kopf in die Hände. Es wird zappelig nervös und ist nicht leicht zu kontrollieren. Dann ißt es zu Mittag. Wenngleich dieses Mittagessen nach derartiger Aushungerung vom ernährungswissenschaftlichen Standpunkt aus betrachtet nur wohltuend sein kann, kann es doch sehr verschiedene Folgen haben. Auf einige wirkt die Mahlzeit beruhigend; auf andere jedoch trifft genau das Gegenteil zu: Nachdem sie gegessen haben, werden sie für etwa eine Stunde wieder überdreht, bis sie dann wieder ermatten. Wenn man sie läßt, legen sie sich lieber hin, um auszuruhen, vor dem Fernseher zu sitzen oder, wie *Sulfur*-Erwachsene es tun, um ein Nickerchen zu halten. Diese *Sulfur*-Kinder können sich wie *Lycopodium*-Kinder benehmen und müssen sich, eben aufgrund dieser Blutzuckerschwankungen, nachdem sie von der Schule zurück sind, erst einmal hinlegen.

Die **zweite Gruppe will überhaupt nichts oder den Tag über nur immer wieder kleinere Mahlzeiten zu sich nehmen**; im Abendessen stochern sie dann nur mehr oder weniger herum.

Abdomen

Manche Kleinkinder ähneln *Calcarea carbonica*-Kindern mit den typisch vorstehenden Bäuchen. Bei näherer Betrachtung jedoch wird man gewöhnlich feststellen, daß das *Sulfur*-Kind, abgesehen von seinem aufgetriebenen überstehenden Bauch, etwas größer und dünner als das gleichaltrige *Calcarea carbonica*-Kind ist. Diesen Bauch findet man nur bei Kindern, die früher *Calcarea carbonica* gebraucht hätten und inzwischen in das *Sulfur*-Stadium eingetreten sind.

Von ihrer Konstitution her schlanke Sulfuriker, die bereits als solche ins Leben traten, bleiben gewöhnlich am ganzen Körper, einschließlich der Bauchregion, schlank. Bei *Sulfur*-Kindern mit Verdauungsbeschwerden und Schwellbauch wird man bei einer Palpierung des Bauches feststellen, daß im gesamten Bauch ein Gefühl großer Empfindlichkeit herrscht; wo man auch drückt, empfindet der Patient Schmerz. Diese besonderen Kinder haben laut vernehmbare Blähungen mit Rumpelgeräuschen und einen aufgetriebenen Bauch. Die Gasbildung löst gelegentlich Koliken aus. Eine solche Kolik geht dem Abgang von Winden und dem Durchfall voraus, was den Schmerz stark mindert oder ganz nimmt.

Auch die Bauchhaut kann ein besonderes Symptom aufweisen, das ins Repertorium aufgenommen werden sollte. Erfolgreich habe ich bei mehreren Kindern *Sulfur* eingesetzt, die **im und um den Nabel herum ein Ekzem** hatten. Da man dieses Symptom im Repertorium nicht finden kann, sollte eine neue Rubrik eingeführt werden, in der sowohl *Sulfur* als auch *Phosphorus* als Mittel angegeben sind.

Rektum

Das Rektum ist sowohl bei Kindern wie auch bei Erwachsenen der **am stärksten von Erkrankungen beeinträchtigte** Teilbereich des Verdauungstraktes. Das gesunde *Sulfur*-Kind hat sehr regelmäßig Darmentleerungen, zuweilen zwei, drei oder vier Mal pro Tag. Eltern berichten, daß wenn das Kind erkrankt, selbst bei Atemwegserkrankungen, darauf eine Diarrhoe folgt. Diese tritt auch immer dann sehr leicht auf, wenn der Patient Antibiotika einnimmt. Wenngleich dies ein üblicher **Nebeneffekt bei Antibiotikaeinsatz** ist, kann doch die Leichtigkeit, mit der diese

Kinder dann Durchfall bekommen, auf das Mittel hinweisen. Die Diarrhoe kann jede Farbe oder Konsistenz annehmen, geht häufig jedoch in Richtung wäßrig und gelb, braun oder grün, mit oder ohne Schleimanteile. Der Geruch ist intensiv und läßt die meisten Menschen gewahr werden, daß ein Sulfuriker das Zimmer betreten hat, oder daß ihr Vorgänger auf der Toilette ein Sulfuriker war.

Während ein Schlüsselsymptom bei *Sulfur*-Erwachsenen Diarrhoe morgens beim Erwachen ist, ist diese Zeitmodalität bei Kindern weniger üblich. Stattdessen tritt die Diarrhoe am häufigsten in der Zeit zwischen früh morgens und während des Vormittags auf, wobei die schlimmste Zeit zwischen fünf und acht Uhr morgens ist, es im weiteren Verlauf des Tages aber besser wird. Ursachen können Milchgenuß oder eine infektiöse Gastroenteritis sein, oder aber es handelt sich lediglich um eine Erkrankung als Begleitsymptom einer anderen akuten Krankheit, an der das Kind gerade leidet. Geläufige Beispiele sind unter anderem Diarrhoe während des Zahnens, bei Windpocken oder Infektionen der Atemwege. Eltern können u. U. bemerken, daß es bei einigen Kindern nach der Diarrhoe zu einem Prolaps des Anus kommt.

Die Diarrhoe selbst ist, abgesehen von dem Wundschmerz, den sie infolge der Schärfe des Stuhls hervorruft, schmerzlos. Der Stuhl ist aber so **scharf und wundmachend**, daß der Anus gerötet und die Haut roh wird. Eltern berichten, daß die Hinterbacken des Kindes so wund entzündet und gerötet sind, daß sowohl Schlafen wie auch Gehen und Sitzen extrem unangenehm sind; Erleichterung verschafft einzig ein kühles Sitzbad. Dieser rohe Wundschmerz kann das Kind in einen so gereizten Zustand versetzen, daß irrtümlicherweise *Chamomilla* als Mittel in Betracht gezogen werden kann. Das Kind ist äußerst ungehalten und weint und will nicht, daß man zu ihm spricht, es berührt oder in den Arm nimmt. Zu diesem verdrießlich gereizten Verhalten hinzu kommt, daß das Kind vor jedem Stuhlabgang schreit. Nehmen Sie entzündliche Reizung des Anus, den Durst auf kalte Getränke und die roten Lippen als leitende Merkmale für *Sulfur* in diesem Fall.

Während man den **Analbereich** untersucht, stellt man fest, daß sowohl Anus wie Perineum und der Bereich zwischen den Gesäßbacken **sehr rot** sind. Der gesamte Bereich kann, auch bei schon größeren Kindern, sehr **ungepflegt und unsauber** sein, denn persönliche Hygiene steht bei Sulfurikern nicht an oberster Stelle. Das Gesäß kann zudem Ort einer Staphylokokkeninfektion sein, die immer wieder schwere Windelausschläge auftreten lassen. Die Kinder können die Pickelchen dieser Ausschläge so lange aufkratzen, bis sie bluten.

Bei robusten *Sulfur*-Kindern, die ihrer Erscheinung nach *Calcarea carbonica* ähnlich sind, stellt man eher eine Neigung zu **Verstopfung** als zu Diarrhoe fest. Harte, nur schwierig abgehende Stühle sind die Ursache für anschließendes Brennen, Stechen und Jucken des Anus. Der entscheidende Punkt bei der Differentialdiagnose ist der, daß bei *Calcarea carbonica* die Verstopfung schmerzlos, bei *Sulfur* hingegen mit solchen Schmerzen verbunden ist, daß das Kind eine Darmentleerung aus Furcht davor vermeidet.

Gelegentlich stellt eine Mutter ihr Kind mit wie oben geschildeter Krankheitsgeschichte vor, das infolgedessen **Hämorrhoiden** bekam. Meistens treten mehrere gleichzeitig auf, und zwar kleine äußere, die zwar nicht entzündet zu sein scheinen, aber großes Unbehagen verursachen. Sie bluten, jucken oder entzünden sich, sobald wundmachender, wäßriger Stuhl den Anus passiert. Die Mutter klagt darüber, daß sie das Kind nach jeder Darmentleerung baden muß, wenn sich nicht im ganzen Bereich sofort ein schmerzhaft wunder Ausschlag ausbreiten soll, der die Haut roh macht.

Harnwege

Jungen

Die Krankheitsgeschichte kann häufige **Entzündungen des Penis** zutage fördern, der sich im Krankheitsfall rot bis purpurrot verfärben kann. In der Vorgeschichte können die Symptome einer Phimose oder auch Paraphimose auftauchen, wobei eine akute Schwellung der Vorhaut deren Vor- oder Zurückziehen vorübergehend unmöglich macht. Diese Infektionen sind verbunden mit eitrigen Entzündungen. Genital- und Analbereich riechen bei der Untersuchung unangenehm, und der behandelnde Homöopath wird überrascht feststellen, **wie wenig das Kind sich um seine Intimpflege kümmert**. Die Mutter erklärt, daß das Kind in diesem gesamten Bereich leicht Ausschläge bekommt; *Sulfur*, *Medorrhinum* und *Calcarea carbonica* sind die drei Hauptmittel bei Kindern mit von der Geburt an bestehenden schlimmen „Windelausschlägen".

Kleine Jungen scheinen an einer **Blasenschwäche** zu leiden, wodurch sie nachts entweder einnässen, bis sie älter geworden sind, oder zum Wasserlassen nachts aufstehen müssen.

Mädchen

Mädchen neigen gleichermaßen zu **Hautausschlägen und leicht verlaufenden Infektionen im Vaginalbereich**. Die Vaginitis ist jedoch nicht so voll entfaltet wie bei *Calcarea carbonica* oder *Pulsatilla*. Das schlimmere Übel ist meistens der Ausschlag, der von Rötung und Wundsein der Vulva begleitet wird. Außerdem kann eine übelriechende, wäßrige, die Haut angreifende und insgesamt wundmachende und mit umso größerem Jucken verbundene Absonderung auftreten. Die häufigste Ursache dafür ist das unsachgemäße Abwischen nach dem Stuhlgang. Immer wieder müssen sie daran erinnert werden, sich von vorn nach hinten zu wischen und nicht in umgekehrter Richtung, wodurch sich ja die Darmbakterien so leicht im Vaginalbereich ausbreiten.

Als Kleinkinder **masturbieren** einige dieser Mädchen. Man sollte daraufhin nicht sofort nach Mitteln wie *Origanum* oder *Platina* greifen. Nehmen wir als Beispiel die sechzehn Monate alte Sheila, die wegen rezidivierender Bronchitis behandelt wurde. Neben anderen *Sulfur*-Symptomen, die sie zeigte, rieb sie, sobald sie ohne Windeln war, ihre Spielsachen kräftig am Genitalbereich. Als sich zudem herausstellte, daß sie erblich durch das sykotische Miasma belastet war, verschwand nach der Gabe von *Sulfur* nicht nur das Masturbieren, sondern auch die Infektionsanfälligkeit ihrer Atmungsorgane.

Vor Regelbeginn bekommen einige Mädchen **Akneausschläge** im Gesicht und auf dem Rücken und zeigen Verlangen nach Süßigkeiten oder Alkohol. Die **Menses** wird leicht **unregelmäßig**, fließt ein paar Tage, hört dann ein bis zwei Tage wieder auf, um dann erneut als

Schmierblutung für ein paar weitere Tage wieder einzusetzen. Die Blutung kann dunkel oder hell sein und das Gefühl vermitteln, als greife sie die Haut oder die Schleimhaut der Vagina an, wenn Binden oder Tampons nicht oft genug gewechselt werden.

Bewegungsapparat

Rücken

Rückenprobleme bei *Sulfur* können einer von Kindheit an feststellbaren schlechten Nährstoffassimilation zugeschrieben werden. Nicht wenige Homöopathen der alten Garde glaubten, daß die Ursache vieler *Sulfur*-Symptome in einer **Malabsorption** zu finden sei, wie dies auch diese Rückenschwäche widerspiegelt. So kann mit Bestimmtheit vorausgesagt werden, daß sich bei mageren Babys, die trotz intensiven Hungers anscheinend keine Nährstoffe in den Organismus einbauen können und Diarrhoe bekommen, in der Pubertät oder später Rückenprobleme entwickeln. Aufgrund derselben Schwäche, die später einmal Ursache einer **Skoliose** sein kann, können sie als Säuglinge u. U. erst verspätet in der Lage sein, den Kopf zu heben.

Wenngleich eine Wirbelsäulenverkrümmung bei *Sulfur* nicht so häufig zu verzeichnen ist wie bei *Lycopodium*, *Calcarea carbonica* oder *Silicea*, ruft sie im *Sulfur*-Fall eine Großzahl von Symptomen hervor. Die Betroffenen beginnen zunächst, wenn auch nicht so auffallend wie Erwachsene, gebeugt zu gehen, und zwar vor allem, wenn sie müde sind oder lange hatten stehen müssen. Eine Möglichkeit, dies herauszufinden, ist, sie zum Thema Einkaufen zu befragen. Ganz typisch für diese Kinder ist, daß sie es verabscheuen, mit ihren Müttern Kleidungsstücke kaufen zu gehen, weil sie dann in den Läden lange stehend auf sie warten müssen. Als Folge davon bekommen sie einen schmerzenden Rücken und brauchen eine Wand, gegen die sie sich lehnen oder einen Ort, an dem sie sich hinsetzen können.

Diese **nachlässig schlappe Haltung** kann zudem vor dem Mittagessen, wenn sie in einen Zustand der Unterzuckerung geraten, wahrgenommen werden. Sie müssen sich in der Schule auf dem Tisch aufstützen, hängen förmlich in ihren Stühlen oder legen sich noch lieber nieder. Sie haben eine Schwäche im unteren Lendenwirbelbereich, den sie nicht gerade halten können, und so scheinen sie in ihren Sitzen regelrecht zusammenzusacken, was noch mehr den Anschein erweckt, als litten sie an einer Kyphose.

Extremitäten

Die Extremitäten sind sehr **warm**, gerade wie man das bei *Pulslatilla* oder *Medorrhinum* vorzufinden erwarten würde. Die Kinder gehen selbst im Winter barfuß umher, strecken nachts ihre Füße unter der Decke hervor, wie dies auch *Pulsatilla*, *Medorrhinum* und *Calcarea carbonica* tun. Sie tragen vielleicht nicht gerne Socken, vor allem aber keine aus Wolle, da sie die Hitze und die juckende Empfindung von Wolle auf der Haut nicht ausstehen können. Andere *Sulfur*-Kinder wiederum ziehen ein Paar Socken an und tragen sie unentwegt tagelang, ohne sie zu wechseln, scheinbar ungeachtet des Geruchs, den sie verbreiten.

Ein Hauptleiden bei *Sulfur* ist ein **Ekzem an den Händen, in den Handflächen, an den Fußsohlen, am Ellbogen und an den Knien**. Wenngleich das Ekzem detaillierter im Abschnitt **Haut** beschrieben werden wird, kann man hier schon festhalten, daß jenes an den Extremitäten mit stark juckenden Pickelchen beginnt, welche zunehmend röter werden, schließlich aufbrechen, verkrusten und dann von neuem sprießen.

Bei der Inspektion der Hände kann man oft feststellen, daß die **Nägel abgekaut** sind. Bei näherer Betrachtung der Nägel kann man leicht auf das gesamte (oder eben auch nicht vorhandene) Hygieneverhalten des Kindes schließen, indem man nämlich konstatiert, wie schmutzig sie und der Bereich um die Nagelhaut sind.

Obwohl viele *Sulfur*-Kleinkinder im Alter von zehn Monaten laufen lernen, kann man an *Sulfur* dennoch auch als eines der vier Hauptmittel bei **Schwäche der Fußknöchel** denken. Diese Schwäche ist die Ursache verdrehter Knöchel oder „krallfüßigen" Gehens, wie man dies auch bei Mitteltypen wie *Calcarea carbonica*, *Natrium muriaticum* und *Sili-*

cea finden kann. Eine weitere Parallele zu *Silicea* ist der **übelriechende Fußschweiß** schon bei kleinen *Sulfur*-Kindern, über den sich deren Eltern in der Sprechstunde beklagen.

Haut

Die Haut ist, wie schon zuvor vermerkt wurde, bei *Sulfur* der vielleicht **am stärksten in Mitleidenschaft gezogene Körperteil**. Die meisten *Sulfur*-Kinder, die wegen gesundheitlicher Probleme vorstellig werden, haben oder hatten einen Hautausschlag. (Dies kann vielleicht der Tatsache zugeschrieben werden, daß die Haut so reich an Disulfid-Bindungen ist.)

Die **Ausschläge können in jeder Form auftreten, als Schuppung, furunkelartig und als Pusteln, wie auch als Bläschen oder Schorf**. Der Ausschlag ist fast immer nässend und nur in wenigen Fällen trocken. Wenn sich das Kind einen Kratzer oder eine Schnittwunde zuzieht oder von einem Insekt gestochen wird, verfärbt sich die Haut an dieser Stelle purpurrot und infiziert sich oft. Die Haut verfügt über eine nur schwache Aufbau- und Regenerationsfähigkeit, was Ursache dafür ist, daß sowohl Ausschläge als auch oberflächliche Hautverletzungen nur schlecht heilen und das Kind so eine **Hautinfektion** nach der anderen erleidet.

Ein geläufiges Problem dieser Kinder ist **Impetigo**, eine Eiterflechte. Wenngleich es sich auch um deren Primärform handeln kann, ist *Sulfur* ganz besonders angezeigt, wenn der Eiterflechte bereits ein Ausschlag vorausging. Das Kind kratzt unentwegt in diesem Fall so lange an seinem Ausschlag, bis die Haut verletzt ist und so „freies Terrain" für bakterielle Übergriffe bietet, was bedeutet, daß nun die Impetigo beginnt. Sowohl ein auf Streptokokken- als auch auf Staphylokokkeninfektion zurückzuführender Impetigo kann mittels *Sulfur* geheilt werden, sofern die Begleitmodalitäten gegeben sind.

Alle diese Hautausschläge haben einige gemeinsame Merkmale. Sie sind alle **stark juckend**, besonders wenn es dem Kind, wie nachts im Bett, zu heiß wurde, sowie bei Berührung mit Wolle. Jucken und Kratzen kann aber auch ohne sichtbaren Ausschlag auftreten. Ebenso häufig wird über eine **brennende** Empfindung geklagt, und zwar entweder im Zusammenhang mit Ausschlägen, nach Kratzen oder nach dem Baden.

Den meisten Ausschlägen tut Baden allgemein nicht gut; dies sollte als körperliches Allgemeinsymptom betrachtet werden. Im Wasser selbst, vor allem, wenn es so heiß ist, daß man sich fast daran verbrüht, mag es der Haut ja ganz wohlergehen, zehn bis fünfzehn Minuten nach dem Bad jedoch juckt sie oft noch schlimmer als zuvor. Ausschläge und Furunkel werden nach einem Bad oder einer Dusche gerne purpurrot und sehen gestaut aus, vor allem jede Form von Akne im Gesicht oder auf dem Rücken. *Sulfur*-Kinder kratzen sich ausgesprochen gerne, als erreichten sie ihre Nerven direkt über die Haut und könnten sich so beruhigen.

Zudem ist *Sulfur* eines der wichtigsten in Betracht kommenden Mittel bei **Exanthema** in der Kindheit. Die Haut ist purpurrot und rot gefleckt, und auch die Lippen werden sehr rot. Der Ausschlag entwickelt sich entweder nur ganz langsam oder aber schnell und scheint gerade im Verschwinden begriffen zu sein, wenn sich überraschend plötzlich ein neuer Schub zeigt. Oft scheint der Ausschlag Eltern und dem Behandler gleichermaßen zu lange zu dauern, oder aber er kommt nicht stark genug heraus, um die bestehende Krankheit beenden zu können. Das Kind kann außerdem zur gleichen Zeit einen Durchfall bekommen und noch größeren Durst auf kalte Getränke anmelden, als das sonst schon der Fall ist. Wie auch die zuvor besprochenen Ausschläge sind diese Exantheme juckend und brennend und werden durch Wärme und Baden verschlechtert.

Auch bei **unterdrückten Hautausschlägen** ist *Sulfur* das wichtigste in Erwägung zu ziehende Mittel. Wenn ein Kind beispielsweise an einem akuten oder chronischen Ausschlag litt, auf den eine Heilsalbe oder eine sonstige Arznei aufgetragen wurde, und er verschwand daraufhin, kurz bevor Asthma, Bronchitis oder Diarrhoe einsetzten beziehungsweise sich die allgemeine Gemütslage veränderte, ist die Krankheit mit großer Wahrscheinlichkeit unterdrückt worden. Sollte der Homöopath bei der Fallaufnahme nicht in der Lage sein, ein eindeutig angezeigtes Mittel zu finden, aber ein paar Schlüsselsymptome sowie in der Vergangenheit unterdrückte Hautausschläge, die für *Sulfur* sprechen, sollte dies für dessen Verschreibung genügen. Obwohl *Sulfur* nicht das einzige Mittel mit einer solchen Krankengeschichte ist, sollte es in solchen Fällen immer mit erwogen werden. Diese Unterdrückungsgeschichten sind so üblich, daß Eltern sich ohne direktes und beharrliches Nachfragen gar nicht daran erinnern werden. Daß Windelausschläge, Ekzeme, Impetigo und Psoriasis mit starken, lokal anzuwendenden Medikamenten behandelt werden, ist heutzutage die Norm, weshalb solche Vorkommnisse in der Vorgeschichte bewußt und sehr sorgfältig erhellt werden müssen.

Sulfur heilt **Furunkel und Akne**, die entzündet aussieht, und die einen roten bis purpurnen Hof haben. Wenn der erste Schub zu verschwinden scheint, beginnt unmittelbar der zweite. Die Eiterpickel heilen nie ganz ab oder brechen mit reifem „Kopf" auf – es sei denn, das Kind nimmt ein heißes Bad. Häufig findet man die Furunkel am Gesäß.

Ein weiteres Symptom ist **Urtikaria**, die schnell auftritt und aus großen, nach Anstrengung stark juckenden Hauterhebungen besteht. Wie auch *Lycopodium* kann *Sulfur* Nesselausschlag aufgrund von Nahrungsmittelallergien entwickeln.

Ein letztes Leitsymptom bezüglich der Haut ist, daß alle **Körperöffnungen sich leicht röten**. So oft man dies bei einem Kind feststellen kann, so oft entgeht das auch jenen Homöopathen, die vergessen, den Patienten direkt in Augenschein zu nehmen. Man sollte sich grundsätzlich die Ohren, Lippen und Augen genau besehen, da den Betrachter eine Überraschung bezüglich der erstaunlichen Rötung dieser Öffnungen erwarten kann.

Schließlich sollte *Sulfur* – neben *Lycopodium*, *Chelidonium majus* und *Natrium sulfuricum* – als Mittel gegen **Gelbsucht bei Neugeborenen** in Betracht gezogen werden. Das *Sulfur*-Neugeborene wird die typische, wie oben beschriebene Diarrhoe sowie eine stark juckende Haut haben. Da sie sich jedoch nicht selbst kratzen können, lieben sie es, wenn die Eltern über ihr Körperchen streichen.

Um diesen etwas umfangreichen Abschnitt zur Haut zusammenzufassen, kann man sagen, daß *Sulfur* für dasjenige Kind in Frage kommt, das eine trockene, rote, ungesunde und von vielen Ausschlägen geplagte Haut hat, die stark jucken und brennen – besonders, wenn dem Kind heiß ist oder es aus dem Bad kommt. Reichlicher übelriechender Schweiß an Kopf und Füßen ist ein weiteres Zeichen für *Sulfur*.

Körperliche Allgemeinsymptome

Die Allgemeinsymptome dieses Mittels sind sehr mannigfaltig und eindringlich. Das Kind ist außerordentlich **warmblütig** und kann das ganze Jahr hindurch in kurzen Hosen und barfuß umhergehen. Einige besitzen sogar eine so große Körperwärme, daß es ihnen nichts ausmacht, ohne Schuhe durch den Schnee zu laufen! Sie spielen gerne im Freien und bleiben nicht gerne den ganzen Tag im warmen Haus.

Das nächste eindrückliche Zeichen für *Sulfur* ist der Habitus. Wenngleich manche dem *Calcarea carbonica*-Typ ähnlich sind und eher rund und pummelig aussehen, sind sie insgesamt doch robuster und kräftiger als das typische *Calcarea carbonica*-Kind. Die meisten sind im Vergleich zu Gleichaltrigen größer und schlanker aus ihrem pausbäckigen Kleinkindstadium herausgewachsen. In diesem Streckungsprozeß kann das Muskelwachstum möglicherweise nicht mit dem Knochenwachstum mithalten, was zu verschiedenen Haltungsproblemen führen kann. Einige dieser großen, dünnen Kinder behalten einen kleinen Schmerbauch zurück, während andere gänzlich schlank werden. Hautausschläge, die von stark juckenden und brennenden Schmerzen begleitet werden, wie auch übelriechende Absonderungen und Ausdünstungen des gesamten Körpers sind typisch. Diese Kinder verabscheuen es zu baden und schreien und strampeln auf dem ganzen Weg ins Badezimmer. Wie man sich unschwer vorstellen kann, sind sie oft schmutzig. Eine **Verschlechterung durch Baden** kann sich auch in anhaltendem Frösteln nach dem Schwimmen ausdrücken.

Eine andere Situation, in der *Sulfur* von unschätzbarem Wert sein kann, ist **nach Impfungen**. Es gibt einige Patienten, die während der Einnahme eines Mittels recht gute Fortschritte machen, aber nur so lange, bis sie geimpft werden. Dann beginnt der Fall, aus den Fugen zu geraten. Es scheint unmöglich geworden zu sein, das Simillimum zu finden. *Thuja*, *Silicea* und *Tuberculinum* können vergeblich bereits verordnet worden sein. Sollte man in solchen Fällen auch auf Leitsymptome von *Sulfur* stoßen, sollte auch dieses Mittel probiert werden; sehr oft kommen die Dinge dann wieder ins Lot.

Sulfur kann folgen auf *Aconitum, Arsenicum album, Belladonna, Lycopodium* und *Pulsatilla*. Wenn die Symptome passen, kann *Sulfur* außerdem erforderlich sein, eine akute, aber stockende und sich hinschleppende Krankheit zu Ende zu bringen. Man braucht in diesen Fällen für eine Verordnung nicht das gesamte Mittelbild. Sehr häufig wechselt das chronische Stadium gerade in ein *Sulfur*-Bild über.

Dies sollte nicht als sogenannte „Anhiebsdiagnose"-Verordnung, sondern als reine Homöopathie betrachtet werden. Es liegt in der Natur, im innersten Wesenskern des *Sulfur* begründet, subakute Erkrankungen mit dürftiger oder unklarer Symptomatik zu schaffen. Als ich beispielsweise Mitchell, ein schüchternes *Natrium muriaticum*-Kind, wegen Asthma behandelte, konnten wir feststellen, daß der Junge nach Einnahme des Mittels unsauber und unordentlich geworden war, was seiner früheren Ordnungsliebe völlig entgegenstand. Weitere neue Symptome waren breiige Stühle, Trockenheit der Haut und stärker riechende Schweiße. Anstatt wie gewohnt für sich zu bleiben, folgte Mitchell nun immer dem Ruf seiner Freunde, mit ihnen zu spielen und hatte so keine Zeit mehr zum Lernen. Diese Veränderungen, wenn sie auch bei weitem nicht dramatisch zu nennen sind, weisen einzig und allein auf *Sulfur* hin. Es ist in einem solchen Fall nicht notwendig, darauf zu warten, daß sich das gesamte Krankheitsbild von *Sulfur* entfaltet. Es genügen eine beliebige Beschwerde oder ein Energieverlust, wodurch die Gabe des Mittels mit wahrscheinlicher Aussicht auf Erfolg gerechtfertigt ist.

Sulfur-Säuglinge und -Kleinkinder

Sulfur-Säuglinge und -Kleinkinder zeigen ihre gutmütige Neugierde, indem sie sie beobachtende Personen lächelnd anstarren und alles, was in ihre Hände gerät, erforschen. Kleinkinder können im Verlauf einer Krankheit sehr gereizt werden und bei hohem Fieber, Ausschlägen und Diarrhoe schreien.

Sulfur-Kleinkindern kann es einerlei sein, wenn sie die Windeln voll haben, und sie werden sogar strampeln und dagegen ankämpfen, wenn ein Elternteil ihnen die Windeln wechseln will. Gleichermaßen können sie eine Abscheu davor haben zu baden und vollführen einen Aufstand, bis man sie endlich in die Wanne gezerrt hat; dann jedoch kommen sie oft auf den Geschmack. Diese Verhaltensweisen zeigen zum einen die ihnen eigene angeborene Unabhängigkeit, und zum anderen ihre Gleichgültigkeit gegenüber Schmutz. Die einen laufen davon, wenn ihnen ihre Mütter die Kleider wechseln möchten, die anderen, wenn die Mutter ihnen die Nase putzen oder sie ausziehen will, um mir den Ausschlag zu zeigen.

Häufige Probleme wie Ekzeme und Milchschorf werden durch Wasser und in winterlicher Witterung schlechter, wodurch diese Art von Dermatitis leuchtend rot aufflammt. Impetigo-Erreger können sich auf einem bestehenden Ausschlag ansiedeln. Während ein *Calcarea carbonica*-Kind mit einem Ausschlag auf Stirn und Kopfhaut zur Welt kommen kann, erstreckt sich dieser bei einem *Sulfur*-Kind über das gesamte Gesicht.

Im Schlaf und während der Zahnung kann die Kopfhaut schwitzen. Breiige Stühle, Gewichtsverlust und Abmagerung können mit Nachtschweißen einhergehen.

Extrem rote Augen bei Augenentzündungen sondern ein Sekret ab, das die Haut angreift. Wasser jeglicher Temperatur reizt die Augen.

Es besteht eine bemerkenswerte Rötung der Ohren, Nasenflügel und -löcher sowie der Lippen, insbesondere dann, wenn das Kind an Durchfall oder einem Gesichtsausschlag leidet.

Leicht entstehen Aphthen, die die Zunge sowie das unmittelbare Umfeld leuchtend rot werden lassen.

Sie können Erkältungen, Bronchitis oder eine, gewöhnlich linksseitig auftretende, Pneumonie bekommen. Asthma wechselt mit Hautausschlägen ab oder folgt auf sie.

Säuglinge zeigen eine Bereitschaft zum Erbrechen von Milch, obwohl Yoghurt gut vertragen wird. *Sulfur*-Koliken sind gekennzeichnet durch starke Blähungen aufgrund von Darmwinden mit Bauchgurgeln, -grollen und -rumpeln. Dabei ist das Abdomen aufgetrieben. Durchfall, der Anus,

Perineum, und bei Jungen auch das Skrotum entzündlich reizt, erleichtert die Kolikbeschwerden.

Ätzender, stark riechender Durchfall tritt verstärkt am Morgen auf und begleitet viele Krankheiten. Diarrhoe kann zudem durch Lebensmittel wie Milch verursacht werden. Der Anus kann während oder nach durchfälligem Stuhlabgang, wie auch bei *Podophyllum*, prolabieren. Im Verlauf jeder Diarrhoe kann der Säugling stark an Gewicht verlieren. Oft entstehen Windelausschläge, die sehr rot sind und durch Stuhlkontakt verschlimmert werden.

Phimose und Paraphimose der Jungen sind mit diesem Mittel behandelbar.

Diese Kleinkinder können sowohl rundlich als auch schlank sein.

Einige Babies können erst verspätet den Kopf heben oder Gehen lernen.

Sulfur-Säuglinge und -Kleinkinder haben viele unterschiedliche Hautprobleme. Die Ausschläge können zwar mit unterschiedlichen Etiketten wie Milchschorf, Ekzem oder Kindheitsexanthem versehen werden, aber sie zeigen alle ähnliche Merkmale: sie sind rot und jucken und werden schlimmer durch Hitze, Baden und Berührung mit Wolle. Werden sie aufgekratzt, entsteht leicht Impetigo.

Alle Körperöffnungen, auch die durch die Krankheit nicht in Mitleidenschaft gezogenen, erscheinen oft gerötet.

Im Falle einer Gelbsucht, die von Hautjucken begleitet sein kann, mögen es die Säuglinge gerne, wenn Eltern ihre Haut leicht reiben und so ihr Leiden etwas erleichtern. Zusammen mit der Gelbsucht tritt, vor allem morgens verstärkt, reichlicher wundmachender Durchfall auf.

Die Babys haben einen sehr guten Wärmehaushalt und mögen es gar nicht, warm eingepackt zu werden.

Sulfur im Überblick

I. Charakteristika des Gemüts
   A. Vier Typen
      1. Sorglos und unbekümmert
         a) Gewinnende Persönlichkeit
         b) Übersprudelnde Angebereien
         c) Anführer von Gruppen; verabscheuen untergeordnete Rollen
         d) Furchtlos
         e) Neugierig
         f) Humorvoll-lustig
         g) Beantworten sich ihre eigenen Fragen
      2. Reizbar
         a) Garstig und negativ eingestellt
            (1) Ähnlich wie *Chamomilla*
            (2) Strampeln, treten und schreien
            (3) Übellaunig und verdrossen
            (4) Bei schlimmem Durchfall
            (5) Bei Fieber
         b) Allergisch gegen Milch
         c) Der seltenste *Sulfur*-Typ
      3. Hyperaktiv
         a) Durchbrechen die Regeln
         b) Unordentlich
            (1) Gehen gleichgültig mit Gegenständen um
            (2) Gleichgültig gegenüber der Meinung anderer
         c) Verschlechterung
            (1) Vor dem Mittagessen
            (2) Bei Schwankungen des Blutzuckerspiegels
         d) Schreien, bis ihre Wünsche erfüllt werden
      4. Kopfbetont
         a) Große Ähnlichkeit zu *Natrium muriaticum*
            (1) Schüchterne Einzelgänger; wenig Freunde
            (2) Kleiden sich gut und sorgfältig
            (3) Drücken sich sehr klar aus; redegewandt

(4) Leseratten
    b) Etwas unordentlich
    c) Hochnäsig, arrogant
B. Sehr intelligent
  1. Scheinen sehr gescheit zu sein
  2. Können leicht die Anführer einer Gruppe werden
     a) Weil sie keine Angst haben
     b) Aufgrund ihrer geistigen Fähigkeiten
  3. Schließen leicht Freundschaften
  4. Lernen schnell, mit neuen Dingen umzugehen.
  5. Erforschen
     a) Neue Gegenstände
     b) Neue Örtlichkeiten
     c) Furchtlos
C. Unabhängig
  1. »Regeln haben für mich keine Geltung«
  2. Wollen alles alleine machen
D. Unordentlich und schmutzig
  1. Kein Interesse an Pflege und persönlicher Hygiene
  2. Unaufgeräumte Zimmer
  3. Schlampiges Arbeiten
E. Egozentrisch
  1. Nehmen keine Rücksicht auf andere
  2. Achtloser Umgang mit Eigentum
     a) Ihrem eigenen
     b) Dem von anderen
  3. Müssen daran erinnert werden, mit anderen zu teilen
F. Geistige Trägheit
  1. Tagträumen
  2. Pflegen ihre sozialen Kontakte, anstatt zu studieren
  3. Zögern die Erledigung von Aufgaben hinaus
  4. Mogeln bei oder „büffeln" erst kurz vor Klassenarbeiten
  5. Schwache Konzentrationsfähigkeit führt zu Faulheit
G. Ängste
  1. An hochgelegenen Orten

2. Um das Wohlergehen der Familie
3. Vor dem Duschen (gelegentlich)
H. Schlaf
   1. Brauchen wenig Schlaf
   2. Überschüssige Energie, kurz bevor sie zu Bett gehen
   3. Wachen nachts auf
      a) Oft
      b) Nach den ersten vier Stunden Schlaf
   4. Schlafen auf der linken Seite
   5. Alpträume, verfolgt zu werden
   6. Kopfschweiße
   7. Sind nachts warm; decken sich ab
   8. Wachen früh auf
I. Schwindel: orthostatische Hypotonie
   1. Bei großen, schlanken Teenagern
   2. In warmen Zimmern
II. Körperliche Symptomatik
   A. Kopfbereich
      1. Kopf
         a) Kopfschmerzen
            (1) Sehveränderungen vor ihrem Einsetzen
            (2) In der Schule
            (3) Besser durch Liegen, Kopf dabei erhöht
         b) Hautausschläge
            (1) Rote Ausschläge
            (2) Absonderung gelblichen Eiters
            (3) Große Ähnlichkeit mit *Graphites*
            (4) Haut infiziert sich leicht; Impetigo entsteht
            (5) Schlechter durch Kopfwäsche
         c) Haare
            (1) Struppig
            (2) Dick
            (3) Riechen schlecht

d) Warme Köpfe
    (1) Tragen keine Kopfbedeckung
    (2) Können stark schwitzen
2. Augen
  a) Entzündliche Veränderungen
    (1) Dakryocystitis
    (2) Konjunktivitis
    (3) Rötung
      (a) Bei allen Infektionen
      (b) Wegen der Zerstörung der Schleimhäute
  b) Heuschnupfensymptome, besser in kühler Luft
  c) Verschlechterung
    (1) Durch Hitze
    (2) Durch Wasser
3. Ohren
  a) Mittelohrentzündung
    (1) Chronisch, serös
    (2) Akut
      (a) Rote Ohren
      (b) Übelriechende Absonderung
  b) Hautausschläge
    (1) Hinter den Ohren
    (2) Auf der Ohrmuschel
4. Nase
  a) Absonderungen, die Nase und Oberlippe wundmachen
  b) Die Nase rötende Staphylokokkenentzündungen
  c) Widerwärtiger Geruch in der Nase
  d) Erkältungen und Heuschnupfen
    (1) im Frühling und Herbst
    (2) Häufiges Niesen
  e) Koordinationsschwäche; für viele dieser Kinder ist es schwierig, sich die Nase zu schneuzen
5. Gesicht
  a) Rot
    (1) Augen

    (2) Ohren
    (3) Lippen
  b) Ausdrucksstark
    (1) Optimistisch
    (2) Freudig erregt
  c) Hautausschläge
    (1) Akne
    (2) Ekzeme
    (3) Rot
6. Mund
  a) Leuchtend rote Aphthen, besonders bei Babys
  b) Hellrote Zungenspitze
  c) Übelriechender Atem
  d) Schlecht gepflegte Zähne
    (1) Putzen ihre Zähne nicht gerne
    (2) Zahnverfall aufgrund mangelnder Zahnpflege
7. Innerer und äußerer Hals
  a) Geschwollene Lymphknoten
  b) Schleimeiterstraße den Rachen hinunter
  c) Probleme der Tonsillen
    (1) So sehr vergrößert, daß sie einander berühren
    (2) Akute Tonsillitis
      (a) Dunkelrote Tonsillen
      (b) Schmerz besser durch kalte Getränke
B. Rumpf
  1. Untere Atemwege
    a) Asthma
      (1) Wechselt mit Hautausschlägen
      (2) Folgt auf Infektionen
    b) Pneumonie
      (1) Reichlich Schleimbildung gegen Ende eines akuten Krankheitsfalles mit Fieber
      (2) Probleme nach unzureichend behandelter akuter Pneumonie
        (a) Chronischer Husten

(b) Chronische Infektionen
(c) Bronchitis
(1) Akut und chronisch
(2) Mit trockenem Husten
(3) Schlechter in warmen Räumen
2. Verdauungssystem
   a) Verlangen nach und Abneigung gegen Nahrungsmittel
      (1) Verlangen nach
         (a) Süßigkeiten
         (b) Gewürzten Speisen
         (c) Apfelmost
         (d) Fleisch
         (e) Fett
      (2) Abneigung gegen
         (a) Eier
         (b) Milch
         (c) Saure Nahrungsmittel
         (d) Kürbis
      (3) Durst auf eiskalte Getränke
   b) Magen
      (1) Wenig Appetit am Morgen
      (2) Hypoglykämische Reaktionen um die Mittagszeit, vor dem Mittagessen
   c) Rektum
      (1) Anfällig für häufigen und breiigen Stuhl
      (2) Diarrhoe
         (a) Begleitet jede Krankheit
         (b) Macht die Haut wund
         (c) Übelriechend
         (d) Oft verschlimmert am Morgen
      (3) Mangelhafte Hygiene; die Unterwäsche ist oft beschmutzt
      (4) Äußere Hämorrhoiden
         (a) Bluten
         (b) Jucken
      (5) Afterjucken bei Teenagern

3. Harnwege
   a) Jungen
      (1) Entzündung des Penis
      (2) Mangelnde Hygiene
      (3) Bekommen leicht Windelausschläge
   b) Mädchen
      (1) Rötung des Damms aufgrund mangelnder Hygiene
         (a) Ausschläge
         (b) Vaginitis
      (2) Masturbieren
      (3) Probleme mit der Menses
         (a) Prämenstruelles Syndrom
            i) Verlangen nach Süßigkeiten
            ii) Verlangen nach Alkohol
            iii) Akne
         (b) Regelfluß kann die Haut reizen

C. Bewegungsapparat
   1. Von der Wirbelsäule ausgehende Haltungsprobleme
      a) Skoliose
      b) Spondylolisthesis (Wirbelgleiten)
      c) Hängende Schultern, gebeugte Haltung
      d) Schmerzen im unteren Teil des Rückenbereichs vom langen Stehen
   2. Extremitäten
      a) Warme Füße
         (1) Gehen barfuß
         (2) Strecken sie im Bett unter der Decke hervor
      b) Hautausschläge, überall
         (1) Rot
         (2) Sehr juckend
      c) Geringe Nagelpflege
         (1) Nägelkauen
         (2) Schmutz
      d) Knicken leicht in den Fußgelenken um

D. Haut
　1. Ausschläge
　　a) Jede Art von Ausschlag ist schon mit *Sulfur* geheilt worden
　　b) Viele Krankheiten entstehen durch unterdrückte Ausschläge
　　c) Zahlreiche Ursachen führen zu Ausschlägen
　　　(1) Hautkratzer
　　　(2) Insektenstiche
　　　(3) Reaktionen auf Medikamente
　　d) Entzündungen wie z. B. Impetigo
　　　(1) Häufig
　　　(2) Oft als Sekundärinfektion
　　e) Exantheme
　　　(1) Entwickeln sich langsam
　　　(2) Begleitsymptome
　　　(a) Rote Lippen
　　　(b) Diarrhoe
　　　(c) Durst auf kalte Getränke
　　f) Allgemeine Merkmale von Hautproblemen
　　　(1) Stark juckend
　　　(2) Schlechter durch Hitze, besonders durch Bettwärme
　　　(3) Gefühl von Brennen
　　　(4) Röte
　　　(5) Verfärbung
　　　　(a) Rot
　　　　　i) Haut allgemein
　　　　　ii) Körperöffnungen
　　　　　iii) Ausschläge
　　　　(b) Gelbsucht bei Säuglingen mit Diarrhoe
　　　(6) Schlechter
　　　　(a) Durch Baden
　　　　(b) Durch Berührung mit Wolle
　2. Widerwärtig riechender Achselschweiß
III. Körperliche Allgemeinsymptome
　A. Zwei Grundtypen
　　1. Groß und schlank

2. Gedrungen wie *Calcarea carbonica*
B. Impfschäden
C. Warmblütig
D. Krankheiten mit schleppendem Verlauf
   1. Rezidivierend
   2. Verschwinden nie völlig
E. Gerötete Körperöffnungen
F. Häufige Hautausschläge
G. Abneigung gegen Baden; schlechter durch Baden

Zusammenfassung des *Sulfur*-Bildes

Es handelt sich um extrovertierte, neugierige Kinder. Sie nehmen leicht Führungspositionen ein, sind innerlich unabhängig und möglicherweise hochmütig. Gelegentlich werden sie hyperaktiv und brechen alle heimischen Regeln. Aktivitäten gehen sie ausgelassen und mit unermüdlichem Spaß nach. Sie können faul und träge werden und unerledigte Dinge vor sich herschieben. Der kopfbetonte Typ ist schüchterner und ordentlicher, aber dennoch hochmütig. Sie haben Furcht an hochgelegenen Orten.

Checkliste zur Bestätigung des Mittels

- Schlafen auf der linken Seite, decken sich auf, erwachen oft
- Verlangen nach Süßigkeiten, gewürzten Speisen und Fett
- Meiden Eier und saure Nahrungsmittel
- Haben großen Durst auf eiskalte Getränke
- Neigen zu breiigen Stühlen und wundmachendem, übelriechendem Durchfall, insbesondere früh morgens
- Viele juckende, rote Hautausschläge, begleitet von einem Brenngefühl; schlechter durch Wärme, Berührung mit Wolle und durch Baden
- Entzündungen, die durch wundmachende, übelriechende Absonderungen den Bereich röten
- Sehr warmblütig, besonders an Kopf und Füßen
- Mangelhafte Hygiene, unordentlich, unsauber
- Krankheiten mit schleppendem Verlauf, die immer wieder auftauchen oder nie ganz verschwinden
- Abneigung gegen Baden; schlechter durch Baden
- Schlechter durch Wärme

Tuberculinum

Charakteristika des Gemüts

Retardierte Entwicklung

Die **Hauptindikationen**, welche Homöopathen an das Mittel *Tuberculinum* denken lassen, liegen oft im **geistigen und emotionalen Bereich**. Bei Kindern, die aus diesem Mittel großen Nutzen ziehen, kann die Fähigkeit zu klarem Denken und vernünftigem Handeln beeinträchtigt sein.

Das Spektrum von Störungen ist sehr breit und reicht von Kindern, die schwerwiegend krank sind bis zu solchen, bei denen nur ein leichtes Ungleichgewicht vorliegt. Seien Sie darauf vorbereitet, bei der Anamnese eines *Tuberculinum*-Kindes viele Fragen stellen zu müssen. Dort, wo *Tuberculinum*-Kinder zu Hause sind, werden Sie häufig anstrengenden Familiensituationen begegnen. Wie bei allen Arzneimitteltypen wird auch hier der Gemütszustand oft den ersten Hinweis auf dieses besondere Mittel geben, auch wenn dies vielleicht nicht der Grund ist, aus dem die Eltern das Kind zu Ihnen in die Praxis bringen.

Bei einem gewissen Prozentsatz dieser Kinder können angeborene **geistige Behinderungen** vorliegen, von leichten Lernschwierigkeiten bis zu schwerwiegender geistiger Retardierung. Die hochgradig retardierten Kinder leiden oft gleichzeitig an körperlichen Entwicklungsstörungen: Am häufigsten kommen Probleme vor wie Mikrozephalie (Vogelkopf), Pectus excavatum (Trichterbrust), Affenfurchen (Vierfingerfurche auf den Handflächen und Deformierungen der Finger). Manche dieser Kinder weisen eine ganze Reihe von chromosomalen Störungen auf, auch wenn die Ergebnisse der genetischen Tests normal sind.

Bei *Tuberculinum*-Kindern kommen auch unverhältnismäßig häufig angeborene **Anomalien der Mittellinie** vor. Während der Entwicklung des Fötus, genauer gesagt während der frühen embryonalen Entwicklung, gibt es ein Stadium, in welchem die flachen Zellen, die den Embryo strukturieren, sich aufzuwölben und abzukapseln beginnen, um ein Rohr zu bilden. An diesem Meilenstein der Entwicklung findet anscheinend ein Zusammenbruch statt, der für eine ganze Reihe von Problemen verantwortlich ist, einschließlich Hydrozele (Wasserbruch), Nabelbruch und Wolfsrachen. Bei vielen Kindern dieser Kategorie nimmt der Schädel seltsame Formen an, als hätten sich eine oder mehrere Knochenverbindungen des Schädels zu früh geschlossen. Die meisten Deformierungen gehen mit Problemen der Knorpel- und Knochenbildung einher.

Diese bemitleidenswerten Kinder werden in den älteren Arzneimittellehren mit Bezeichnungen wie „Zurückgebliebenheit", Kretinismus und Idiotie bedacht. *Tuberculinum* sollte kursiv oder sogar fett gedruckt allen Rubriken beigefügt werden, welche diese Art von **Retardierung** beschreiben.

Auch wenn sie mehr oder weniger normal sind, können solche Kinder durch Verzögerungen bei allen entscheidenden geistigen und körperlichen Entwicklungsschritten auffallen.

Die Schilderungen der Eltern können Homöopathen zur Verschreibung von *Baryta carbonica* verleiten. Ein hilfreicher Hinweis zur **Differenzierung** zwischen den beiden Mitteln ist, daß das *Baryta carbonica*-Kind selten all die körperlichen Anomalien aufweist, die man gewöhnlich bei retardierten *Tuberculinum*-Kindern findet. Bei Kindern, die *Baryta carbonica* brauchen, steht die geistig-emotionale Entwicklungsverzögerung im Vordergrund. Im Gegensatz dazu leidet das ***Tuberculinum*-Kind zusätzlich an einer ganzen Reihe anderer Störungen und Deformierungen**.

Ein weiterer Schlüssel, der zur Differenzierung zwischen *Tuberculinum* und *Baryta carbonica* dienlich sein kann, liegt im Wesen der Kinder. *Tuberculinum*-Kinder haben in ihrem Wesen und Aussehen etwas Koboldhaftes, im Gegensatz zur schwereren, eher träge erscheinenden *Baryta carbonica*-Natur.

Angst vor neuen Situationen und neuen Menschen sind zwei der stärksten Symptome, die *Baryta carbonica* indizieren. Ein *Tuberculinum*-Kind mit einem gewissen Grad mentaler Retardierung kann ähnliche

Symptome haben, insbesondere die **Angst vor neuen Situationen**, vergleichsweise weniger die Angst vor neuen Menschen. Weil diese Information nicht in den homöopathischen Lehrbüchern steht, kann es Homöopathen verwirren, wenn sie bei Patienten auf hochgradige Ängste dieser Kategorie stoßen.

Langsame *Tuberculinum*-Kinder haben auch eine **Abneigung dagegen, beobachtet zu werden** – genau wie *Baryta carbonica*. Wie manche *Medorrhinum*-Kinder können sie sich während der Konsultation verstecken, oder sie fordern die Eltern auf, die Fragen des Homöopathen nicht zu beantworten. Zumal diese Symptome früher nicht als Hauptindikatoren für *Tuberculinum* bekannt waren, ist oft der Fehler gemacht worden, daß Homöopathen einen Fall als unheilbar erklärt haben, nachdem *Baryta carbonica* oder andere Mittel, die anscheinend das Simillimum waren, mit wenig oder keinem Erfolg verschrieben worden waren. Vielen dieser Kinder könnte mit *Tuberculinum* sehr geholfen werden.

Innerhalb des **breiten Spektrums von Entwicklungsverzögerungen** finden wir auf der Seite der weniger stark betroffenen Kinder solche, bei denen ausschließlich die Auffassungsgabe verlangsamt ist. Dies läßt sich häufig beobachten, wenn sich die Kinder in einer unbekannten Situation befinden oder wenn man ihnen etwas Neues erklärt. Die mentale Schwäche ist durch eine Besonderheit gekennzeichnet: Sie sind **schnell erschöpft, wenn sie sich einer Lektion oder einem Projekt widmen**. Obgleich die geistige Fähigkeit in einem gewissen Rahmen durchaus vorhanden sein kann, leidet das Kind hauptsächlich unter Konzentrationsschwäche in bezug auf die gestellte Aufgabe. Die Konzentration, das Stillsitzen und die Durchführung der Aufgabe strengen das Kind zu sehr an.

Manche Kinder bekommen **Kopfschmerzen, wenn sie zu lange lernen** oder sich konzentrieren. In diesem Sinne hat *Tuberculinum* Ähnlichkeit mit anderen Mitteln wie *Natrium muriaticum* und *Calcarea carbonica*. Wegen der Tendenz zu geistiger Überanstrengung durch Konzentration, was schnell zu körperlicher Verschlimmerung führen kann, bekommt das Kind eine Aversion gegen geistige Betätigung.

Der dreizehnjährige Tyler wurde nach einer akuten Bronchitis „faul". Er zögerte die Erledigung seiner Aufgaben immer mehr hinaus und begann, schlechte Noten zu bekommen. Wegen Konzentrationsmangels entwickelte er eine Abneigung gegen das Lernen und schlief sogar im Unterricht ein. Diese Schilderung in Verbindung mit den körperlichen Allgemeinsymptomen verlangte nach dem Mittel *Tuberculinum*. Es war bemerkenswert mitzuerleben, wie schnell sich Tyler nach der Einnahme des Mittels „auf den Hosenboden setzte" und mit wiedererlangter Fähigkeit zu ausdauernder Konzentration ernsthaft zu lernen begann.

Hausaufgaben sind für viele *Tuberculinum*-Kinder ein qualvolles Thema, und wenn sie dazu gedrängt werden, sind dies die typischen Reaktionen: Sie lügen ihre Eltern an und sagen, sie hätten die Aufgaben bereits gemacht, wenn sie tatsächlich nicht einmal angefangen haben. Bei ihnen entwickelt sich eine körperliche Verschlimmerungen durch die Arbeit wie Müdigkeit, Kopfschmerzen oder Augenschmerzen. Sie weigern sich aus einer starken Oppositionshaltung, die Aufgaben zu erledigen: »Wenn die wollen, daß ich meine Aufgaben mache, dann mache ich sie erst recht nicht!« ist die unbewußte Reaktion auf die Anweisungen der Eltern. Schließlich weigern sie sich womöglich, irgendwelche Aufgaben zu übernehmen, weil die Arbeit angeblich zu langweilig ist oder weil eine innere Rastlosigkeit es verhindere. In diesem Falle klagen die Eltern vielleicht darüber, daß das Kind einfach nicht lang genug stillsitzen kann, um seine Hausaufgaben zu erledigen. Dies sind oft die *Tuberculinum*-Kinder, bei denen eine Diagnose auf Mangel an Aufmerksamkeit oder Konzentrationsfähigkeit gestellt worden ist.

Einer anderen Geschichte, der man häufig begegnet, ist die vom *Tuberculinum*-Kind, das recht aufgeweckt und erfolgreich in der Schule gewesen ist, bis es schwer krank wurde. Seither ist der Funke, mit dem es lernen und sich konzentrieren konnte, erloschen, und es beginnt, sich so zu verhalten wie oben beschrieben. Eltern schildern, daß »sie einfach nicht mehr lernen kann, seit sie die Lungenentzündung hatte«, oder daß »sie alles immer wieder aufs neue lesen muß, weil sie sich nicht mehr konzentrieren kann und ihre Aufnahmefähigkeit nur noch ein Schatten dessen ist, was sie früher einmal war«. Solche ausgelaugten Kinder begeben sich zwar vielleicht morgens auf den Schulweg, kommen aber nicht in der

Schule an, sondern machen sich stattdessen einen freien Tag und spielen in der Stadt.

Das **Erinnerungsvermögen ist angegriffen**, so daß das Kind gezwungen ist, ein Buchkapitel immer wieder zu lesen oder beim Lernen die Zahlen oder das Alphabet endlos zu wiederholen. Manche dieser Kinder landen allein aufgrund des schlechten Gedächtnisses in Sondererziehungsklassen oder Sonderschulen. Sie machen Lese- und Schreibfehler, lassen Buchstaben aus oder schreiben Wörter sogar von oben nach unten anstatt von links nach rechts. Nach der Einnahme des passenden Mittels wird das Kind sich viel besser konzentrieren und viel leichter lernen können.

Es kommt häufig vor, daß die Lehrer solcher Kinder in Sonderschulklassen Briefe mit etwa folgendem Inhalt an die Eltern schreiben: »Ich weiß nicht, was diese Änderung bewirkt hat, aber Ihr Kind lernt plötzlich viel mehr, braucht weit weniger Ansporn und kann das erstemal, seit ich es kenne, Aufgabenstellungen auf Anhieb begreifen und sich merken.« Dies kann als spontane Reaktion von Lehrern kommen, die von der homöopathischen Behandlung des Kindes nichts wissen.

Es ist wichtig, an dieser Stelle darauf aufmerksam zu machen, daß Eltern von geistigbehinderten Kindern häufig berichten, daß das Kind seit der Verschreibung des Mittels sehr viel besser lernt und sich stark verändert hat. Der Homöopath muß solche Angaben sorgfältig analysieren, da die Eltern zu übertriebenem Optimismus neigen und großartige Fortschritte sehen, wo sich tatsächlich wenig oder gar keine Besserung ereignet hat. Dies ist ein herbsüßer Aspekt der pädiatrischen homöopathischen Praxis. Diese Eltern, denen keinerlei Hoffnung auf Besserung für ihr Kind gemacht werden konnte, sehen plötzlich eine leichte Änderung zum Guten und haben das Gefühl, ihr Kind habe mit dieser Behandlung eine Chance, normal zu werden. Als Homöopath will man ja Zuversicht schenken, und es dürfen auch in der Tat reale Fortschritte erwartet werden; **Grad und Ausmaß der Besserung werden allerdings starken Schwankungen unterworfen sein.** Elterlicher Optimismus sollte daher durch konservativen Realismus gedämpft werden.

Man wird häufig feststellen, daß sich die Fortschritte des Kindes am besten an den Berichten der Sonderschule ablesen lassen. Die Lehrer dieser

Kinder sind im allgemeinen sensibel für die Entwicklung ihrer Schüler und beurteilen diese objektiv. Sie sind eifrig darauf bedacht, jeden positiven Schritt zu belohnen. Besondere Bemerkungen gegenüber dem Kind, goldene Sternchen für gute Leistungen und Briefe an die Eltern werden zeigen, daß die Lehrer, ohne von der homöopathischen Behandlung zu wissen, Lernfortschritte bemerkt haben.

Schließlich sei noch betont, daß man Kindern mit dieser Art von geistiger Symptomatik begegnen kann, die zwar nach der Verschreibung dieses Mittels große Fortschritte machen, aber keine der anderen Schlüsselsymptome der *Tuberculinum*-Persönlichkeit aufweisen, wie z. B. Aggressivität oder Reizbarkeit.

Rastlosigkeit / Hyperaktivität

Rastlosigkeit ist ein wichtiger Verhaltenszug des *Tuberculinum*-Kindes. Es wird innerlich beherrscht von einer eigenartigen **Unzufriedenheit mit allem, was es gerade tut**, und das löst bei dem Kind Ruhelosigkeit aus.

Übrigens sei darauf aufmerksam gemacht, daß eine vielseitige Ausstattung des Sprechzimmers mit Spielzeug, Büchern, Bausteinen, Papier, Malstiften usw. bei der Mittelfindung außerordentlich hilfreich sein kann. Wenn man Kinder beim Spielen beobachtet, findet man darin häufig den Schlüssel zum Arzneimittel, weil Taten eine viel deutlichere Sprache sprechen als die Worte der Kinder oder ihrer Eltern.

Tuberculinum-Kinder **wollen Bewegung**, Positionswechsel, sie wollen von einem Raum in den anderen laufen und ein Spielzeug nach dem anderen ausprobieren. Sie bewegen sich überall im Sprechzimmer, sitzen mal auf diesem Stuhl, mal auf jenem, gehen rasch alle Bücher und Spielsachen durch, die ihnen angeboten werden. Oder sie hopsen besonders gern auf dem Sofa herum oder schaukeln auf einem normalen vierbeinigen Stuhl vor und zurück.

Der kleine Daniel wurde wegen Enuresis (Bettnässen) zur Behandlung gebracht. In unserer Praxis haben wir einen Holzstuhl mit gerader Lehne, bei dem die Verbindungen etwas gelockert sind, daher knarrt der Stuhl jedesmal, wenn man sich darauf setzt oder das Gewicht verlagert. Es ist interessant zu sehen, wie schnell viele unserer *Tuberculinum*-Patienten im allgemeinen, und Daniel insbesondere, diesen Stuhl ausfindig machen. In Sekundenschnelle saß er auf dem Stuhl, und als er ihn knarren hörte, begann er zu schaukeln, vor und zurück, immer weiter ausholend, immer wilder. Der Stuhl hätte auseinanderbrechen können, die Lehne rammte gegen die Wand, das laute Knarren irritierte seine Eltern offensichtlich in hohem Maße, doch all das schien den Jungen nicht zu stören. Er war begeistert von der Bewegung, dem Geräusch, er genoß die gesamte Situation. Viele andere Arzneimitteltypen hätten es vermieden, auf dem Stuhl zu schaukeln, sei es aus Verlegenheit oder aus Angst zu fallen oder den Stuhl auseinanderzubrechen. Dieses Verhalten illustriert nicht nur die ruhelose Natur des Kindes, sondern auch die Unbekümmertheit und Unbeherrschtheit, die für das Spielverhalten des *Tuberculinum*-Kindes typisch sind.

Die Ruhelosigkeit kann bis zur Hyperaktivität eskalieren. Ein energetisch so hoch geladenes Kind kann nur mit Mühe zur Ruhe gebracht werden. In der Kirche kämpfen die Eltern darum, daß das Kind brav stillsitzt. Bei kleinen Kindern von etwa fünf, sechs oder sieben Jahren kommt es während der Konsultation häufig vor, daß sie anfangen herumzurennen, oder sie fangen an, sich im Kreis zu drehen und werden dann in dieser Drehbewegung immer schneller und schneller.

Solche hyperaktiven Kinder machen viel Lärm. Sie wiederholen dieselbe Handlung immer wieder und immer lauter. Sie schreien nicht nur, wenn sie unmittelbar nach Aufmerksamkeit verlangen, sondern sie neigen auch allgemein dazu, laut zu sein. Sie stellen sich den Eltern direkt vor das Gesicht, um sich ihrer Aufmerksamkeit zu vergewissern und äußern ihre Wünsche sehr fordernd und mit übertriebener Dringlichkeit. Sie können **Wutanfälle** mit ausgeprägten physischen Gewaltausbrüchen bekommen, wobei sie nach Geschwistern und Eltern schlagen und auch durchaus Leute angreifen, die viel größer sind als sie selbst. Dabei schreien sie ununterbrochen.

Tuberculinum macht die Hauptgruppe von hyperaktiven Kindern aus, welche auf Änderungen der **Eßgewohnheiten** reagieren. Wie *Lycopodium*- und *Sulfur*-Kinder **reagieren sie stark auf Zucker**. Bei *Tuberculinum*-Kindern jedoch sind es **insbesondere Milchprodukte**, welche impulsives, rastloses und bösartiges Verhalten auslösen. Nach dem Genuß von Käse oder Milch werden sie oft aggressiv, was schließlich dazu führen kann, daß sie Gegenstände zerstören und andere schlagen.

Häufig erklären Eltern stolz, daß sich das Verhalten ihres hyperaktiven Kindes sehr gebessert hat, seit sie seine Ernährung umgestellt haben. Zumal die diätetische Kontrolle von Hyperaktivität heutzutage modern ist und Eltern dies mit unterschiedlichem Erfolg ausprobieren, macht man als Homöopath leicht den Fehler, solche Informationen nicht ernst genug zu nehmen. Homöopathen sollten hier unbedingt aufmerksam werden und herausfinden, wie sich das Kind vor der Ernährungsumstellung verhalten hat. Auch sollte nach den Nahrungsmitteln gefragt werden, auf die das Kind normalerweise anfällig reagiert, aber auch nach der Intensität der Reaktionen. In vielen Fällen ist nämlich nicht ganz klar, welche Nahrungsmittel die Reaktionen auslösen. *Tuberculinum*-Kinder reagieren stark auf Milchprodukte, und wenn diese aus dem Diätplan gestrichen werden, tritt eine eindeutige Besserung ein. Früchte können bei dem Kind ebenfalls aggressive Reaktionen hervorrufen – dasselbe gilt für *Medorrhinum*-Kinder, die hyperaktiv sind.

Das hyperaktive *Tuberculinum*-Kind ist auch **für Reize von außen sehr empfänglich**. In einem attraktiven Geschäft, beispielsweise einer Spielwarenhandlung, wird das *Tuberculinum*-Kind, ähnlich wie *Phosphorus*, alles anfassen und mit allem spielen wollen. Es wird allmählich immer wilder, bis es sich schließlich nicht mehr unter Kontrolle hat. Dies geschieht allerdings nur in Läden, die dem Kind gefallen. Zur Differenzierung: Wenn diese Kinder in ein bestimmtes Geschäft, z. B. die Lebensmittelhandlung, nicht gehen wollen, jammern und zetern sie solange, bis sie wieder zu Hause sind. *Phosphorus*-Kinder dagegen sind angeregt durch alle Umweltreize und benehmen sich weiterhin in jedem beliebigen Laden gut.

Die Eltern solcher Kinder klagen darüber, daß das Kind den ganzen Tag über auf Hochtouren läuft, bis es vor Erschöpfung umfällt und einschläft. Allerdings muß es auch im Schlaf noch überschüssige Energien loswerden, denn es wälzt sich ruhelos hin und her. Diese Energie läßt sich auch daran ablesen, daß das erschöpfte Kind oft im Schlaf wild **mit den Zähnen knirscht** und den Kopf ins Kissen bohrt.

Viele Eltern wissen sofort, wann ihr *Tuberculinum*-Nachwuchs nicht „auf dem Damm" ist, und zwar dann, wenn die Menge und Intensität der Energie merklich reduziert sind. Während einer Erkrankung der Atemwege kann das Kind lethargisch und schwach werden. Es braucht viel Schlaf oder liegt den ganzen Tag matt im Bett. Das ist beinahe die genaue Umkehrung seines energiegeladenen Normalzustandes. Obwohl diese Situation den Eltern vielleicht ganz recht ist, weil sie nun viel mehr erledigen können als sonst, sind sie doch froh, wenn das Kleine wieder zu seinem normalen „Hyper"-Zustand zurückfindet, denn dann wissen sie zumindest, daß es ihm gut geht.

Diese ruhelosen Kinder, ebenso wie die *Tuberculinum*-Erwachsenen, sehnen sich oft nach einem Ortswechsel. Wie *Tuberculinum*-Erwachsene sind sie **für ihr Leben gern auf Reisen**. Die Eltern eines solchen Kindes berichten, daß es dauernd woanders hin will, ob mit oder ohne Begleitung von Erwachsenen. Dies ist ein guter Differenzierungspunkt, weil Arzneimitteltypen wie *Calcarea carbonica*, *Lycopodium* und *Pulsatilla* nicht den Wunsch haben, neue Plätze zu erforschen, und schon gar nicht allein.

Dieser Aspekt kann am ehesten durch die Frage nach längeren Autofahrten abgeklärt werden. Ein normalerweise unausstehliches, reizbares *Tuberculinum*-Kind wird während einer Reise mit dem Auto umgänglich, aufmerksam und verspielt. Das liegt daran, daß die Reise sein inneres Bedürfnis nach Abwechslung befriedigt.

Es gibt allerdings eine kleine Untergruppe von *Tuberculinum*-Kindern, die Autofahren hassen, während der ganzen Fahrt auf dem Rücksitz herumtoben, Streit anfangen und lautstark nach Aufmerksamkeit verlangen. Die Hauptursache eines derartigen Ausbruchs ist die, daß solche Kinder die Enge des Wagens nicht mögen. Sobald sie am Zielort angekommen sind, geht es ihnen im allgemeinen viel besser.

Reizbarkeit

Viele *Tuberculinum*-Babys werden anscheinend **schon gereizt und zornig geboren**. Sie weinen und sind sehr wählerisch und heikel, insbesondere unmittelbar nach dem Erwachen. Andere mögen nach der Geburt zunächst süß und umgänglich sein, doch den Eltern fällt auf, daß sie mit zunehmendem Alter immer frecher werden und zunehmend mehr Disziplinierung, ja sogar Bestrafung, brauchen.

Tuberculinum-Kinder bringen **Reizbarkeit, Widerspruchsgeist und Destruktivität schon früh und in hohem Maße zum Ausdruck**. Die Eltern klagen darüber, daß einer oder mehrere dieser Charakterzüge so ausgeprägt sind, daß sie schon zufrieden wären, wenn dies durch die homöopathische Behandlung geheilt werden könnte; das Asthma oder die Kopfschmerzen des Kindes seien demgegenüber völlig nebensächlich, und es würde schon lernen müssen, damit zu leben. Dies zeigt, wie sehr eine Familie unter einem *Tuberculinum*-Kind leiden kann.

Oft wird das Familienleben abrupt gestört, wenn dieses Kind auf der Bildfläche erscheint. Die ausgeprägten negativen Tendenzen können verborgen bleiben, bis sich beim Kind eine akute Krankheit entwickelt. Zum Beispiel zeigt das Kind während der Zahnung, oder wenn es Durchfall hat, einen Hang zum Zerstören. Ein Kind mit hohem Fieber kann während einer Konsultation in der Praxis völlig unkontrollierbar werden; es verhält sich abscheulich, es tritt, schreit, schlägt und stößt die Mutter oder den Vater von sich. »Das ist eigentlich ganz ungewöhnlich«, entschuldigt sich die Mutter für ihr normalerweise braves Kind.

Gereiztheit läßt sich bei diesen Kindern leicht beobachten. Ein sehr gutes Symptom, das ein Leitsymptom für *Tuberculinum* werden sollte, ist **Reizbarkeit am Morgen beim Aufwachen**. Wenn sich dieses Symptom feststellen läßt, kann es *Tuberculinum* ebenso häufig indizieren wie *Lycopodium*. Das Kind wacht schlecht gelaunt auf, schreit gellend oder sucht Streit mit den Eltern.

In anderen Fällen können Eltern berichten, daß das Kind normalerweise gut gelaunt aufwacht – es sei denn, es wird früher geweckt als gewöhnlich, dann tyrannisiert es die gesamte Familie. Es kommt auch häufig vor, daß das Kind gut gelaunt ist, wenn es von selbst ausgeschlafen aufwacht und aus eigenem Antrieb zu den Eltern geht. Hingegen ist es sehr reizbar, wenn es zu früh geweckt wird, wenn es müde ist oder sein Mittagsschläfchen verpaßt hat. Dann wird es schnell wütend, schreit, wirft mit Gegenständen um sich und läßt kaum mit sich reden.

Bei *Tuberculinum*-Kindern ist Reizbarkeit recht ausgeprägt, sie tritt entweder als Dauerzustand auf oder, was gewöhnlich eher der Fall ist, in Schüben. Häufig kommt es anfallsweise zu Gereiztheit, die in einen **Wutanfall** übergeht. Das Kind wird gewalttätig, es tritt, kratzt, wirft sich auf den Boden und kreischt so laut, daß man den Aufgaben des Tages nicht in Ruhe nachgehen kann, bis es seinen Willen bekommen hat. Die Eltern sagen, daß sie das Kind nur mit körperlicher Anstrengung unter Kontrolle halten können oder daß sie das Kind in einem Raum einsperren müssen, bis der Anfall vorüber ist. Es ist typisch für so ein Kind, während eines Anfalls mit Fäusten und Füßen auf den Fußboden zu trommeln und zu trampeln oder mit dem Kopf gegen die Wand oder Tür zu schlagen.

Dieses „**Kopf-Rammen**" ist sehr charakteristisch für das Mittel – ebenso wie die ausgeprägte Abneigung gegen Berührung während eines Wutanfalls. Es gehört zu den Arzneimitteltypen, die in einem solchen Zustand auch Flüche und Obszönitäten ausstoßen, und in diese Kategorie gehören außerdem *Anacardium*, *Stramonium* und *Hyoscyamus*.

Je nach Schweregrad der Problematik verfügt *Tuberculinum* über das gesamte Spektrum von Reizbarkeit bis zu ausgeprägten Wutanfällen und von häufigem Gejammer bis zu einer allgemein negativen Grundhaltung. Typisch für solche Kinder ist, daß sie ihren Eltern vorwerfen, alles falsch zu machen. Eine weniger markante Form der Gereiztheit ist Launenhaftigkeit: Das Kind kritisiert die Eltern, ist mißmutig, etwas schrullig und bricht in von Tränen begleitetes Wutgeheul aus, wenn es sich über etwas ärgert.

Diese Bandbreite von Reaktionen illustriert die **unberechenbare** Natur des *Tuberculinum*-Kindes In seiner mildesten Erscheinungsform wird das Kind vor allem jammern, als müsse es sich unbedingt über jede Kleinigkeit beklagen und jedesmal einen Streit anzetteln, wenn die Eltern es gegen seinen Willen irgendwohin mitnehmen wollen. In dieser weniger ausgeprägten Form könen Parallelen mit *Lycopodium* bestehen, und die Halsstarrigkeit erinnert an *Calcarea carbonica*. Auf der intensiveren

Ebene jedoch kommt es kaum zu Verwechslungen zwischen den drei Mitteln.

Widerspruchsgeist

Der Widerspruchsgeist gehört bei diesem Mittel beinahe zur Regel; das Kind ist ausgesprochen **negativ**! Wann immer ihm jemand einen Spielvorschlag macht oder eine andere Aktivität vorschlägt, sagt es grundsätzlich Nein. »Komm, wir heben die Kleider auf.« »Nein!« »Laß uns einkaufen gehen.« »Nein!« Dieses Verhaltensmuster kann sehr ähnlich wirken wie das des herrischen *Lycopodium*-Kindes.

Eine weitere Gemeinsamkeit mit *Lycopodium* ist die, daß das Kind **keinen Widerspruch duldet**. Es kann furchtbar wütend darauf reagieren und sogar vor Wut weinen. Wenn man ihm widerspricht, weint und schreit das Kind, und wenn die Eltern versuchen, es zu beruhigen, stößt es Warnschreie aus wie: »Faß mich bloß nicht an!« Es scheut auch nicht davor zurück, die Eltern zu schlagen, wenn diese die Warnung ignorieren und versuchen, es tröstend in den Arm zu nehmen.

Der Widerspruchsgeist gibt Hinweis auf die streitlustige Natur, für die dieser Arzneimitteltyp bekannt ist. Diese wiederum führt zu dem aggressiven, kämpferischen und streitsüchtigen Verhalten, dem man bei diesen Kindern häufig begegnet.

Wenn es zurechtgewiesen wird, kann das *Tuberculinum*-Kind die Lippen zusammenpressen, die Fäuste ballen und dann explodieren. Dieser Kindertyp widersetzt sich jeder von anderen Personen getroffenen Entscheidung. Es ist das Kind, das ohne jeden ersichtlichen Grund ungehorsam ist und absichtlich unerlaubte Dinge tut. Sowohl der Widerspruchsgeist als auch die Selbstsucht lassen sich während der Anamnese beobachten, wenn man das Kind sechs oder sieben Mal fragen muß, bis man eine Antwort bekommt. Es mag so aussehen, als widerstrebe es dem Kind, Fragen zu beantworten. In Wirklichkeit ist es reiner Widerspruchsgeist.

Opposition gegen Führung durch andere ist auch der Grund für übertriebene Gegenreaktionen und Gewalttätigkeit: Wenn das Kind geschubst wird, schubst es zurück; wenn es geschlagen wird, schlägt es zurück.

Ein weiteres Beispiel für Oppositionsverhalten, das sich in der Praxis beobachten läßt, ist die häufige **Weigerung von kleinen Kindern, das Mittel zu nehmen**, ebenso wie *Calcarea carbonica*. Man muß dem Kind mit Gewalt die Kiefer auseinanderpressen, wobei es sich mit Händen und Füßen wehrt und gellend schreit. Ich bin mittlerweile überrascht, wenn so ein Kind ohne großes Theater das Mittel nimmt. Als Beispiel soll hier Annette dienen, ein vierjähriges Mädchen, das wegen seiner schmächtigen Konstitution bei mir in Behandlung war. Während der Konsultation fing sie plötzlich unvermittelt an, auf ihren Vater und die Tür einzuschlagen und sagte, sie wolle jetzt gehen. Bestürzt wandte ich ein, ich wolle ihr ein Mittel geben. Darauf willigte sie ein. Ich holte das Fläschchen *Tuberculinum* hervor und gab ihr eine Dosis in den Mund. Sie nahm sie bereitwillig an, spuckte sie aber sogleich wieder aus, drehte sich zu ihrem Vater um und sagte: »Laß uns gehen!« *Tuberculinum*-Kinder wehren sich in der Praxis auch gegen den Versuch einer körperlichen Untersuchung.

Im Extremfall tut das Kind immer genau das Gegenteil von dem, was ihm gesagt wird. Als Beispiel sei hier der Fall von George angeführt, der drauf und dran war, die Praxiseinrichtung zu demolieren. Als seine Mutter ihn anfuhr, er solle sofort damit aufhören, stachelte ihn das nur umso mehr an.

Eltern mögen darüber klagen, daß es daheim um jedes Thema Machtkämpfe auszufechten gilt, wobei das Kind jedesmal eine halbe Stunde lang um sich tritt und dabei ununterbrochen weint. »Ihn zu bestrafen, nützt überhaupt nichts. Wenn ich ihm eine Ohrfeige gebe, schlägt er zurück.« oder »Wenn ich ihn bestrafe, scheint er das überhaupt nicht wahrzunehmen, sondern er macht einfach weiter. Er ist so unglaublich dickköpfig!«, so lauten Kommentare von Eltern. Die Kinder geben Widerworte und drohen mit Gewalt, wenn sie zurechtgewiesen werden.

Wechselhaftigkeit

Launen und Verhaltensweisen können sprunghaft wechseln. Eben war das Kind noch brav und gehorsam, im nächsten Augenblick schon ist es dickköpfig und nur schwer zufriedenzustellen. Es verlangt nach einer Sache, weist sie aber zurück, sobald es ihm angeboten wird und fordert unmittelbar anschließend etwas Neues. Diese emotionale Wechselhaftigkeit findet man im Kentschen Repertorium widergespiegelt in der Rubrik: *GEMÜT:* **Launenhaftigkeit** (KK I 69).

Eltern beschreiben ihr Kind oft als unberechenbar. In ganz ähnlichen Situationen kann es höchst unterschiedlich reagieren. Wenn es nicht gerade in gereizter Stimmung oder „überdreht" ist, kann es einer Bitte willig Folge leisten. Dieselbe Bitte jedoch, zu einem späteren Zeitpunkt geäußert, kann einen Wutanfall auslösen. Diese Unberechenbarkeit treibt so manche Eltern bis an den Rand der Verzweiflung.

Dieser Mangel an Stimmigkeit hat zweierlei Ursachen. Zum einen leidet das Kind innerlich, und es **weiß nicht genau, was es will**. Aber es weiß, daß es etwas braucht, und zwar etwas anderes als das, was es hat. Die zweite Ursache ist die, daß das Kind daran Gefallen findet, sich zu widersetzen. Es macht ihm Spaß, die Eltern ihre Unzulänglichkeiten in Sachen Kindererziehung spüren zu lassen. Das *Tuberculinum*-Kind kann nicht umhin, seine Eltern zu quälen und damit zu zwingen, stets alles noch besser und noch mehr für ihr Kind zu tun.

Hang zum Zerstören

Bei Zerstörungswut und Gewalttätigkeit sollte man bei der Differentialdiagnose *Tuberculinum* immer in Betracht ziehen. Selbstzerstörung als auch Destruktivität gegenüber anderen kommen gleichermaßen vor.

Die **selbstzerstörerischen** Tendenzen sieht man bei einem Kind, das mit dem Kopf gegen die Wand oder auf den Boden schlägt, sich die Haare ausreißt oder Krusten aufkratzt. Seine **Zerstörungswut richtet sich auch gegen andere**. »Er schlägt gerne mal zu«, wie ein Vater es ausdrückte.

Diese Kinder sind oft in kämpferische Auseinandersetzungen verwikkelt, ob mit Geschwistern oder mit Schulkameraden. Sie stoßen andere provokativ gegen die Brust oder schlagen sie. Wenn sie selbst einen Schlag versetzt bekommen, schlagen sie automatisch zurück; ja, sie schlagen sogar ihre Lehrer oder Eltern. Die Eltern schildern ein reflexartiges Ausschlagen, als gingen Wut und Gewalttätigkeit dem Denken voraus.

Zuweilen **geht solch gewalttätigem Verhalten eine akute Erkrankung voraus**, am häufigsten ein akuter Durchfall oder eine Ateminfektion. Eine Mutter berichtete: »Mein Sohne Nate jammert jetzt so viel, nichts kann man ihm mehr recht machen. Er ist eigensinnig geworden, immer muß es nach seinem Willen gehen. Wenn er seinen Willen einmal nicht durchsetzen kann, wird er schnell wütend, ballt die Fäuste und boxt andere aus ganz geringfügigem Anlaß.« Solche dramatischen Veränderungen im Umgang mit Autorität, insbesondere nach einer Erkrankung, sollten immer an *Tuberculinum* denken lassen.

Es kommt vor, daß eine Mutter abwartet, bis sie Gelegenheit findet, mit dem Homöopathen unter vier Augen zu reden. Erst dann bricht sie zusammen und ringt sich zu dem Geständnis durch, daß sie, so sehr sie sich auch um andere Gefühle bemüht, nicht umhin kann, dieses Kind zu hassen.

Eine andere Mutter klagt vielleicht über die labile Gesundheit ihres Kindes, seine Anfälligkeit für Erkrankungen in Brust, Kopf oder Nase; wenn sie aber schließlich geradeheraus gefragt wird, was sie sich am meisten bei ihrem Kind an Veränderung wünscht, welcher Umstand ihrer Ansicht nach das Kind am stärksten behindert, dann kommt sie auf das Verhalten des Kindes zu sprechen und beschreibt, wie es zu Hause die gesamte Familie terrorisiert. Wenn das Kind während der Konsultation anwesend ist, wird es dieses Verhaltensmuster oft unter Beweis stellen. Ein *Tuberculinum*-Kind kann anfangen, gellend zu schreien, Spielzeug durch die Gegend zu werfen oder sogar die Eltern zu schlagen, wenn es nicht sofort deren Aufmerksamkeit bekommt.

Die ausgeprägte Tendenz zur Gewalttätigkeit soll am Beispiel der folgenden unglaublichen Szene mit dem fünfjährigen Rory veranschaulicht werden. Nach sorgfältiger Befragung kamen für ihn *Tuberculinum* und drei weitere Mittel in Betracht.

Ich stellte nun weitere Fragen, um eines der Mittel als das Simillimum zu bestätigen. Nach jeder Frage drehte sich das Kind, das auf dem Fußboden spielte, zu seinem Vater um und warf ihm einen ätzenden, angewiderten und tödlichen Blick zu.

Aufgrund dieses Mienenspiels des Kindes wurde meine Aufmerksamkeit gleich stärker auf *Tuberculinum* gelenkt, und ich fragte den Vater, ob das Kind ihn schlüge. Er bejahte dies. Im weiteren Verlauf der Anamnese drehte sich der Junge jedesmal, wenn der Vater mit eine Antwort geben wollte, zu ihm um und hielt ihm drohend eine geballte Faust vor das Gesicht. Dann fing er an, Spielzeug nach ihm zu werfen, und einmal spuckte er ihm sogar ins Gesicht.

Nachdem er eine Dosis *Tuberculinum* bekommen hatte, wollte Rory gleich die ganze Flasche nehmen! Als sein Vater ihm sagte, das ginge nicht, bekam er einen Tobsuchtsanfall. Zunächst fing er an zu weinen, warf sich auf den Teppich, schrie, trampelte mit den Füßen, boxte mit den Fäusten und knallte mit dem Kopf mehrere Minuten lang gegen den Fußboden. Danach stand er auf, schlug auf seinen Vater ein und brüllte dabei: »Gib's mir her! Gib's mir her!« Er boxte dem Vater mit aller Kraft in die Schenkel und teilte seine Schläge mit wachsender Geschwindigkeit aus. Schließlich trat er dem wehrlosen Vater mit seinem scharfkantigen Stiefel – nicht etwa gegen die Wade oder den Oberschenkel, sondern – absichtlich gegen das Schienbein, bekanntlich die empfindlichste Stelle des Beins.

Da ich es nicht länger ertragen konnte, gab ich dem Vater ein Fläschchen Plazebo-Pillen für seinen Sohn. Er gab ihm die Flasche. Rory jedoch schlug mit unverminderter Heftigkeit weiterhin auf seinen Vater ein. Eine Minute später fing der Junge an, aus vollem Herzen zu lachen. Triumphierend hielt er die Flasche hoch und rief fröhlich: »Siehst du, ich hab's geschafft! Siehst du, ich hab's geschafft!« Dann wandte er sich zu seinem Vater um und trat ihm sicherheitshalber noch ein letztes Mal gegen das Schienbein.

Derartige Szenen spielen sich im Verlauf von Konsultationen immer wieder ab. Das Ausmaß der Gewalt gegenüber einer Person, die sich dem eigenen Willen widersetzt, war jedoch in diesem Falle extrem.

In der Psyche von *Tuberculinum*-Kindern steckt zutiefst eine „**Auge um Auge, Zahn um Zahn**"-Mentalität. Wenn sie geschlagen werden, müssen sie einfach zurückschlagen. Wenn man ihnen etwas verbietet, schlagen sie direkt oder indirekt nach der Person, die das Verbot ausspricht. Indirekte Methoden sind so gestaltet, daß die Eltern kontrolliert werden: daß sie zum Beispiel das Kind im Auge behalten müssen oder von ihm in ihren Aktivitäten gebremst und behindert werden. Das Kind vertrödelt absichtlich Zeit beim Anziehen, nur um die Eltern zu ärgern und ihnen für später am Abend geplante Vorhaben einen Strich durch die Rechnung zu machen.

Eine andere Methode, sich an Personen zu rächen, die einen geärgert haben, ist es, absichtlich Dinge zu zerstören, die jenen Menschen gehören. Das Kind ruiniert Schmuck, Geschenke, Lieblingspflanzen – kurzum alles, was dem anderen Menschen liebgeworden ist. Der **bösartige Charakter** läßt sich an diesem *Tuberculinum*-Typ leicht erkennen. Fragt man die Eltern, so gestehen sie oftmals ein, daß sie glauben, dem Kind mache es tatsächlich Spaß, sie zu tyrannisieren.

Bei intellektuellen Eltern kommt es manchmal vor, daß sie diese negativen Züge kaum zur Kenntnis nehmen. »So ein Verhalten ist für das Alter normal«, bietet die Mutter womöglich als Erklärung an. Den Eltern mag höchstens auffallen, daß »das Kind rücksichtslos und leichtsinnig wird, wenn es krank ist.« Nebenbei, um die genetische Komponente dieses Verhaltens vor Augen zu führen, sei darauf hingewiesen, daß viele Eltern, besonders Väter, insgeheim grinsen, wenn sie über das Verhalten ihres Kindes befragt werden, zumal sie von ihren Müttern wissen, daß sie selbst als Kinder ganz genauso waren.

Diese destruktiven Kinder haben keine Hemmungen, **Dinge kaputt zu machen**, und sie haben immer wieder ihren Spaß daran. Die Zerstörung von Gegenständen ist eines der Hauptventile, durch die sie „Dampf ablassen". Die Entledigung von angestauter Nervenenergie weist Parallelen zu *Zincum*-Patienten auf, welche aufgrund einer inneren Irritation den unkontrollierbaren Drang haben, den Körper zu bewegen. *Tuberculinum*-Kinder sind anscheinend beherrscht von dem Trieb, Gegenstände zu zerstören – man denke nur an das Kind, das sich so sehr auf dem Stuhl schaukelte, bis dieser fast auseinanderbrach.

Mit derselben destruktiven Energie **schlagen** die Kinder ihre Eltern, Lehrer oder ältere Geschwister – mit anderen Worten: **jeden, der für sie eine Autoritätsperson darstellt**. Diese aggressiven Tendenzen können zu Hause stärker zum Ausdruck kommen als anderswo. Die Eltern berichten etwa, daß das Kind seine Geschwister schlägt und würgt oder ihnen noch Schlimmeres antut. Die kleine Diana zum Beispiel legte ihrer Schwester sogar Heftzwecken in die Schuhe. Im häuslichen Bereich haben sie die Lage unter Kontrolle. In einer Kindergarten- oder Schulsituation dagegen kann ihr Verhalten in normalen Grenzen bleiben.

Kleineren Kindern macht es viel Spaß, Zeitschriften oder Zeitungen im Wartezimmer zu zerreißen. Sie schlagen eine Seite auf, schneiden sie mit einer Schere in unzählige Schnipsel und gehen dann zur nächsten Seite über. Eine weniger raffinierte Methode ist es, die Zeitschriften einfach mit den Händen zu zerreißen und die Fetzen über dem gesamten Fußboden der Praxis zu verteilen.

Eine andere Form von Destruktivität ist spontaner und boshafter. Wenn Geschwister etwas bauen, kommt das *Tuberculinum*-Kind und macht es kaputt. Es ist, als würde ihm durch Zerstören von Gegenständen eine Last von der Seele genommen. In der Praxis spielen *Tuberculinum*-Kinder zum Beispiel mit Autos, die sie heftig, mit viel Getöse und Geräuscheffekten zusammenkrachen lassen. Sie mögen gern Spielzeug, bei dem sie hämmern dürfen und schlagen z.B. einen Holzzapfen in ein engeres, für diesen Zapfen nicht vorgesehenes Loch, nur um zu sehen, was passiert.

Wenn sie am Strand eine Sandburg entdecken, die gerade fertig gebaut ist, nehmen sie Anlauf und werfen sich mitten hinein, um sie vollkommen dem Erdboden gleichzumachen. Das höhnische Grinsen auf dem Gesicht des Kindes läßt Eltern vielleicht befürchten, daß ihr Kind unter Anfällen von dämonischer Besessenheit leidet, die es zu diesen destruktiven „Spielen" treiben. Wenn der „Anfall von Besessenheit" vorbei ist, können sie sehr reumütig sein und sich entschuldigen, aber die Erinnerung an solche Reue währt im allgemeinen nur kurz.

Es ist interessant, in älteren Arzneimittellehren über *Tuberculinum*-Fälle aus dem Anfang dieses Jahrhunderts zu lesen. Damals gab es noch kein klar umrissenes chronisches Bild des Mittels. Gelegentlich liest man von einem Fall, wo der Patient an Tuberkulose des Nervensystems erkrankt war. Viele Ärzte beschrieben diese Patienten als grundlos gewalttätig, und zwar in so hohem Maße, daß es schien, als seien sie besessen. Ebenso wie chronisch gewalttätige Menschen nun mit dem Mittel *Tuberculinum* geheilt werden können, so war es auch das Heilmittel bei den akuten Gewaltausbrüchen, wie sie vor vielen Jahren im Zusammenhang mit der Krankheit Tuberkulose beschrieben worden sind.

Das Haustier der Familie hat gewöhnlich am meisten unter der Wut des *Tuberculinum*-Kindes zu leiden. Wie in dem Abschnitt **Furcht** in Kents Repertorium erwähnt, kann das Kind **Furcht vor Tieren haben oder sie quälen, oder beides.** Wenn das Kind wütend ist, läßt es seine Wut auf grausame Art an dem Tier aus. Man hört sehr oft von Kindern, die zu Hause den Hund oder die Katze quälen. Es macht dem Kind Spaß, dem Tier die Luft abzudrücken, es am Schwanz zu ziehen, daß Fell ein wenig zu heftig zu zupfen, wenn es eigentlich nur getätschelt werden soll, es über den Boden zu schleifen, gegen die Wand zu werfen oder das unglückselige Geschöpf sogar in die Waschmaschine zu stecken. Die zehnjährige Frances steckte ihre Katze in den Wäschetrockner und sah zu, wie sie herumgewirbelt wurde, bis die entsetzten Eltern das arme Tier retten konnten.

Ein anderer Fall war Bruce, der in einem kleinen Fischteich angelte. Jedesmal wenn er einen Fisch gefangen hatte, gab er ihm einen Tritt, mit dem er zurück in den Teich flog. Das Kind glühte vor Freude, wenn es möglichst viele Fische in kurzer Zeit gefangen und zurückbefördert hatte. All diese Aggressivität geschah anscheinend mit völliger Gedankenlosigkeit und Unkontrolliertheit. Bruce besaß offenbar keine von den Hemmungen, welche die übrige Menschheit an derartigem Verhalten hindern.

Kombinierte Charakterzüge

Das *Tuberculinum*-Kind ist eigensinnig und widerspricht gerne, genau wie *Calcarea carbonica* sein kann. Dazu aber müssen Selbstsucht, Aggressivität, Gereiztheit und die Tendenz, extrem fordernd aufzutreten, hinzukommen. Dies ist die Kombination von Symptomen, die auf *Tuberculinum* hinweist. **Selbstsucht** zeigt sich auf vielerlei Art. *Tuberculinum*-Menschen fordern dieses und jenes, aber nehmen dabei niemals auf die Gefühle oder Pläne anderer Menschen Rücksicht und können daher Freunden wie Feinden gegenüber sehr verletzend und destruktiv sein.

Sie **verlangen** auch absichtlich Dinge, die im Widerspruch zu den Wünschen anderer stehen. Wenn die Eltern bei Sonnenuntergang einen Spaziergang durch den Park machen wollen, ist es das *Tuberculinum*-Kind, welches einen Schreianfall bekommt, so daß sie das Ereignis, auf das sie sich gefreut hatten, verpassen. Seltsamerweise liegt es nicht daran, daß das Kind den Sonnenuntergang nicht sehen möchte; vielmehr ist es eine Kombination aus Widerspruchsgeist (gegen den Wunsch der anderen, etwas zu unternehmen), Selbstsucht (es will die Kontrolle über die Entscheidung ausüben, die in der Familie getroffen werden) und Zerstörungssucht (Zerstörung des Glücks der anderen). In diesem speziellen Beispiel wurden Pläne anstelle von Gegenständen zerstört. Und wieder scheint es, als schaffe sich das Kind Erleichterung durch sein perverses Verhalten, auch wenn es den Sonnenuntergang gern selbst gesehen hätte.

Die Selbstsucht kann auch in einem Mangel an Rücksichtnahme auf andere beobachtet werden. Während der Anamnese kann das Kind die Eltern anspucken, ihnen Dinge gegen den Kopf werfen oder sie sogar körperlich mißhandeln. Ich erinnere mich an ein Kind, das der Mutter die Frisur zerwühlte, sie dann am Kinn packte, es auf und ab schob und sie dabei mit der anderen Faust bedrohte. Dieses Kind war erst sieben Jahre alt! Die Eltern machen sich gewöhnlich Sorgen um die Zukunft ihres Kindes. »Wie wird es erst sein, wenn das Kind sechzehn ist?« lautet eine ängstliche Frage, die häufig gestellt wird.

Wenn diese Kinder etwas fordern, wollen sie es SOFORT! Sie verlangen, SOFORT gehört zu werden! Sie sind immer sehr laut, wenn sie etwas wollen. Sie wollen ihren Willen durchsetzen, andernfalls werden sie mißmutig, aufgebracht und wütend. Sie lassen nicht locker, bis sie sich mit ihrer Forderung durchgesetzt haben. Dieses Verhalten ähnelt *Calcarea carbonica*, aber mit einer viel stärkeren Tendenz zur Gemeinheit. Sie werfen mit Gegenständen, stampfen mit den Füßen auf den Boden und ziehen eine Show ab. Sie kreischen in den höchsten Tönen: »Ich gehe nicht! Ich mach' das nicht!«

Koboldhaftes Wesen

Tuberculinum-Kinder können recht ausgelassen, **mutwillig, verletzend** und koboldhaft sein. Sie spielen gern mit vielen verschiedenen Spielsachen. Irgendwie trifft es sich immer, daß sie ausgerechnet mit etwas spielen wollen, mit dem gerade ein anderes Kind spielt. Sie tun das bloß, um den Spielkameraden zu ärgern, um einen „Streit vom Zaun zu brechen" – wenngleich nicht aus Eifersucht, wie bei *Hyoscyamus* oder *Lachesis*.

Der **Drang, Geschwister zu ärgern**, äußert sich auf vielerlei Arten, häufig mit einer Tendenz zur Destruktivität, wie oben beschrieben. Das Kind versteckt vielleicht Spielzeug oder Bücher, die die Geschwister möchten und nun suchen müssen. Dann beobachtet es amüsiert, wie diese bei der Suche nach dem gewünschten Gegenstand ganz verzweifelt werden. Es rennt den Geschwistern voraus ins Badezimmer, wenn es weiß, daß der Bruder oder die Schwester dringend die Toilette benutzen muß. Vielleicht versucht es auch, die Geschwister den Eltern oder Lehrern gegenüber in Bedrängnis zu bringen. Auch hier läßt sich wieder die Rachsucht des Kindes erkennen, das Gefühl, von »Denen werde ich's zeigen!«, das in der Mutwilligkeit zum Ausdruck kommt.

Tuberculinum-Kinder können auch Lügner sein. Sie verhauen zum Beispiel die Geschwister oder das Haustier und behaupten anchließend, sie hätten nicht im Traum daran gedacht, so etwas zu tun.

Der boshaft-koboldartige Charakter kann auch durch das teils scheue, teils **boshaft-schelmische** Lächeln offenbar werden, mit dem sie während der Konsultation jeden Gegenstand verlangen, der sich in Sichtweite befindet. Bei einem Kind hatte ich besonders große Schwierigkeiten, das Simillimum zu finden, da mir die Entscheidung zwischen *Tuberculinum* und *Natrium muriaticum* schwerfiel: Das Kind saß während der Anamnese auf seinem Stuhl, einen knappen Meter von mir entfernt, und ließ die Beine vor- und zurückschwingen. Während ich konzentriert im Repertorium Rubriken nachschlug, stieß der Fuß des Kindes mehrmals leicht gegen meinen. Das gab den Ausschlag für *Tuberculinum*. Ohne vom Repertorium aufzusehen, beobachtete ich aus dem Augenwinkel, wieviel Spaß das Kind an den kleinen Tritten hatte, die es mir versetzte. *Natrium muriaticum* wäre niemals ein solcher „Fehler" unterlaufen, und ganz gewiß hätte so ein Kind dabei nicht vor Vergnügen gelächelt.

Tuberculinum-Kinder, die weder aggressiv noch von langsamem Begreifen sind, neigen dazu, **Führungspositionen einzunehmen**. Mit ihrer individualistischen Art setzen sie gewöhnlich ihren Willen durch. Sie können andere davon überzeugen, was sie wollen und sie dazu bringen, es auch zu tun. Einige dieser Kinder können viele Freunde haben, und es fällt ihnen leicht, mit Erwachsenen zu reden. Wie *Sulfur*-Kinder versuchen sie das Gespräch zu lenken, selbst in der Anamnese, während Eltern und Homöopath mit der Fallaufnahme beschäftigt sind.

Dieser Kindertyp ist **extrovertiert** und kommuniziert leicht. Es sieht sich überall in der Praxis um, genau wie *Sulfur*. Das Kind ist aktiv, hampelt auf dem Stuhl herum und stellt zahllose Fragen: »Was heißt Dr. med.? Was heißt H. P.? Wofür sind diese Pillen? Und was ist das?« Was sie haben, teilen sie mit anderen, und sie besitzen oft eine Fülle an Spielzeug. Sie sind nicht streitsüchtig und werden nur reizbar, wenn sie hungrig sind oder sich unwohl fühlen. Sie sind recht ehrgeizig und geben beim Spiel niemals auf.

Künstler

Tuberculinum-Kinder ohne den destruktiven Charakterzug können recht sensibel und künstlerisch veranlagt sein. In der Praxis geben sie sich etwas schüchtern, sie sitzen scheu auf dem Boden und spielen still mit ihren Sachen, aber sie beantworten Fragen mit mehr Selbstbewußtsein, als ein *Lycopodium*-Kind das täte. Die Kinder zeigen schon früh ein Interesse an künstlerischen und musischen Dingen, sie sind talentiert und gewinnen emotionale Befriedigung aus solchen Aktivitäten.

Diese Kinder leiden oft unter einem leichten Mangel an Selbstbewußtsein, was durch die Art, auf die sie Fragen beantworten, klar wird. Es kann auch sein, daß sie sich gänzlich weigern, Fragen zu beantworten. Sie sind leicht schlecht gelaunt und introvertiert. Sie schmollen, lehnen die Gesellschaft anderer ab und wollen allein gelassen werden. Sie sind sehr schmerzempfindlich und weinen vor Schmerz wie *Chamomilla, Pulsatilla, Lycopodium* und *Hepar sulfuris*. Diese Kinder schubsen manchmal ihre Mutter beiseite oder schlagen sie, wenn sie den Versuch unternimmt, sie zu trösten.

In Arzneimittellehren finden wir Beschreibungen von *Tuberculinum*-Träumern, die gern allein sind, sich in ihrer Einbildung Freunde schaffen oder Aufgaben für sich erfinden und sehr die Einsamkeit genießen. Dies sieht man allerdings eher bei Jugendlichen und Erwachsenen, weniger bei Kindern.

Als abschließende Bemerkung zu dem künstlerischen *Tuberculinum*-Typ möchte ich darauf hinweisen, daß **dieser in der Kinderpraxis sehr selten vorkommt**; die unausstehlichen und langsamen Typen trifft man sehr viel häufiger an. Wenn man mit der Verschreibung wartet, bis man diese Verhaltensweisen gefunden hat, wird man viele Gelegenheiten für eine korrekte Mittelverordnung verpassen.

Ängste

Tuberculinum hat **wenig Ängste, aber die wenigen sind sehr ausgeprägt**. Arzneimittellehren erwähnen Vorahnungen, Sorgen aus geringfügigem Anlaß, genau wie bei *Calcarea carbonica*-Kindern. Diese Sorgen kommen jedoch im allgemeinen bei Kindern nicht so häufig vor.

Die größte Angst ist die **Angst vor Tieren, insbesondere Katzen und Hunden und all ihren wildlebenden Verwandten** wie Löwen, Tigern, Wölfen und Bären. Eine geringe Anzahl dieser Kinder hat auch Angst vor Hühnern oder Insekten.

Im Gegensatz zu anderen Arzneimitteltypen mit Angst vor Tieren kann das *Tuberculinum*-Kind versuchen, seine Angst zu überspielen, indem es den Tieren negative Eigenschaften zuschreibt. Es behauptet, die Tiere seien widerwärtig, häßlich und ekelhaft. Sie behaupten, diese Tiere zu verabscheuen, weil sie Träger von Krankheitserregern und Tollwut seien.

Ich erinnere mich an den Fall von John, einem Kind, das Tiere immer gern hatte. Während einer akuten Lungenentzündung überkam ihn große Angst, daß sein eigener Hund ihn beißen könnte. Ausgeprägte Ängste wie diese können Ausbrüchen von Gewalttätigkeit gegenüber dem Tier gleichgesetzt werden. Seltsamerweise sind viele dieser Kinder auch allergisch gegen eben gerade diese Tiere, die sie verschmähen, und reagieren mit Nesselsucht oder Asthma, wenn ein solches Tier in der Nähe ist.

Angst beim Alleinsein findet man häufig bei den in ihrer Entwicklung zurückgebliebenen Kindern. Sie haben das Gefühl, etwas Schlimmes werde sich ereignen, wenn die Eltern nicht in der Nähe sind, ähnlich wie bei *Lycopodium*. Aus diesem Grund sollte man bei der Behandlung eines Kindes mit Konzentrationsschwäche und einem gemeinen Verhalten sowie einer Persönlichkeit, die nach *Lycopodium* aussieht, das aber auf das Mittel *Lycopodium* nicht anspricht, als nächstes Mittel *Tuberculinum* in Betracht ziehen.

Die Angst vor dem Alleinsein wird im Dunkeln stärker. Wie *Lycopodium*-Kinder können *Tuberculinum*-Kinder abends beim Zubettgehen anfangen zu jammern und zu betteln, nicht allein gelassen zu werden. Sie klammern sich dann an die Mutter oder den Vater, als schwebten sie in Lebensgefahr.

Sie können auch große **Angst vor neuen Situationen** haben. Sie sind verängstigt, wenn sie zum ersten Mal in eine neue Schule oder eine neue Klasse gehen und neuen Kindern begegnen oder, wie in unserem Falle, einem neuen Therapeuten. Die Angst vor dem Unbekannten bricht in jeder neuen Situation durch. Gewitter und Ungeheuer können ebenfalls oben auf der Rangliste der Ängste stehen.

Schlaf

Der *Tuberculinum*-Schlaf bietet viele Leitsymptome. Wenn das Kind Angst im Dunkeln hat, will es vielleicht bei den Eltern schlafen. Obwohl es müde ist, hat es **Schwierigkeiten mit dem Einschlafen** – sowohl aufgrund von körperlicher Rastlosigkeit, als auch wegen der Unfähigkeit, die Gedanken zu beruhigen. Es muß sich vielleicht in den Schlaf schaukeln oder mit dem Kopf rhythmisch auf das Kissen oder die Matratze schlagen, bis es endlich in den Schlaf hinübergleitet.

Wenn *Tuberculinum*-Kinder endlich eingeschlafen sind, schlafen sie gewöhnlich sehr tief – so tief, daß sie leicht die Blasenkontrolle verlieren. **Bettnässen** ist daher ein häufiges *Tuberculinum*-Symptom, es wird in dem Absatz *Harnwege* erwähnt. Manche Kinder urinieren sogar mehrmals im Verlauf der Nacht. Der Schlaf kann so tief sein, daß das Kind nicht einmal aufwacht, wenn die Eltern es ins Badezimmer tragen oder auf die Toilette setzen – ja nicht einmal während des Wasserlassens. Nach der Verschreibung des Mittels wird der Schlaf leichter, das Kind kann während der Nacht aufwachen und selbst die Toilette aufsuchen.

Fast alle diese Kinder **knirschen im Schlaf mit den Zähnen**. Manche haben auch starke **Nachtschweiße**, besonders im Gesicht und auf dem Kopf, mit oder ohne begleitendes Fieber.

Auf Nachfrage erfährt man, daß viele dieser Kinder auf dem Rücken schlafen, manchmal mit den Händen über dem Kopf, genau wie *Pulsatilla*.

Andere schlafen in Seitenlage (beide Seiten), auf dem Bauch oder in Knie-Ellbogen-Lage wie *Medorrhinum*. Die Knie-Brust-Schlaflage beobachtet man besonders bei Kindern, die später einmal *Medorrhinum*. benötigen werden. Das Symptom verschwindet nach der ersten Mittelgabe, tritt aber wieder zusammen mit einer ganzen Reihe von *Medorrhinum*-Symptomen auf, die sich allmählich immer mehr in den Vordergrund schieben.

Manchen *Tuberculinum*-Kindern wird es im Schlaf abwechselnd zu heiß und zu kalt. Sie bleiben zugedeckt, bis es ihnen zu warm wird, dann werfen sie die Decke ab, aber nach einer Weile wird ihnen zu kalt, und sie brauchen wieder Wärme.

Der Schlaf kann **ruhelos** sein, unterbrochen von Hin- und Herwälzen, Zähneknirschen, Reden oder Schreien. Bei Alpträumen, in denen es von Ungeheuern gejagt oder bedroht wird, stößt das Kind Rufe aus und redet deutlich vernehmlich.

Tuberculinum-Kinder **wachen oft langsam und unausgeschlafen auf**, kommen aber nach einer Weile ins Gleichgewicht. Wenn man sie jedoch aufweckt oder am Morgen nur im geringsten drängt, bekommt man es mit ihrer Launenhaftigkeit zu tun. Innerhalb weniger Wochen werden Eltern gelernt haben, daß sie ihr Kind nach dem Aufwachen in Ruhe lassen müssen. Ich betrachte diesen Umstand als Leitsymptom für das Mittel. Es kommt bei *Tuberculinum*-Kindern ebenso häufig vor wie bei *Lycopodium* oder *Nux vomica*. Wenn dem Kind gestattet wird, von sich aus auf die Eltern zuzugehen, ist alles in Ordnung.

Manche Kinder wollen von den Eltern in vollkommener Stille gewiegt werden, bis sie vollkommen wach sind. Kleineren Kindern tut auch oft ein Schläfchen am Spätnachmittag gut, vorzugsweise von 15.00 bis 18.00 Uhr. Wenn sie nicht ihren Schlaf regelmäßig bekommen, werden sie sehr gereizt. In dieser Hinsicht erinnern sie an das Bild von *Lycopodium* oder auch *Calcarea carbonica*.

Körpersymptomatik

Kopf

Der Kopf kann eine Reihe von Leitsymptomen bieten, welche die Verschreibung von *Tuberculinum* indizieren. Der erste Hinweis ist, daß diese Kinder **häufig mit einer starken Behaarung auf Kopf und Rücken geboren werden**. Das Haar kann so dick, dunkel und lang sein, daß es schon nach der Entbindung geschnitten werden könnte. Die meisten Eltern werden sich daran erinnern, zumal eine so starke Behaarung bei Säuglingen ungewöhnlich ist, insbesondere wenn sie entlang der Rückenmitte auftritt. Wenn man also an *Tuberculinum* denkt, sollte man unbedingt danach fragen, denn die wenigsten Eltern werden spontan davon reden.

Ein zweiter Hinweis ist, daß diese Kinder sehr anfällig für **Ringelflechte** auf der Kopfhaut sind. Als Folge des Ausschlags kommt es zu kreisrundem Haarausfall. Dieses Symptom kann entweder bereits gegenwärtig bestehen oder in der Erhebung der Vorgeschichte des Patienten auftauchen.

Der dritte Hinweis ist, daß diese Kinder oft ihren **Kopf gegen Gegenstände rammen**. Manche schlagen aus Wut den Kopf gegen die Wand oder auf den Fußboden. Andere tun dies, wenn sie Kopfschmerzen haben, oder während eines Sinusitis-Anfalls. Am häufigsten jedoch kommt es vor, daß sie während des Bemühens einzuschlafen den Kopf in das Kissen bohren oder gegen das Kissen oder die Matratze schlagen, um auf diese Weise Entspannung zu finden. Bei Kindern mit solchem Verhalten ist *Tuberculinum* das am häufigsten indizierte Mittel, weitaus häufiger als andere Mittel, zum Beispiel *Helleborus*.

Der vierte Hinweis ist, daß der Kopf **deformiert** oder fehlproportioniert im Verhältnis zum Körper sein kann. Manche *Tuberculinum*-Köpfe sind zwar von normaler Größe, aber man trifft auch auf Kinder mit echter

Mikrozephalie oder mit Schädeln, die aussehen, als hätten sich manche Schädelnähte zu früh geschlossen, so daß der Kopf seltsam unregelmäßig oder klumpig geformt aussieht. Bei anderen wiederum sieht der Kopf einem Wasserkopf ähnlich.

Tuberculinum-Kinder **schwitzen übermäßig** viel, ebenso viel oder sogar noch mehr als *Calcarea carbonica*-Kinder. Sie haben Nachtschweiße einschließlich am Kopf, insbesondere am Haaransatz und auf der Stirn. Bei soviel Nässe kann man sich leicht denken, warum sich **feuchte Ausschläge** auf dem behaarten Kopf entwickeln können, die denen von *Calcarea carbonica* ähnlich sind.

Kopfschmerzen

Der fünfte Hinweis auf *Tuberculinum* im Kopfbereich tritt in Verbindung mit Kopfschmerzen auf. Diese Kinder leiden ebenso häufig an Kopfschmerzen wie *Calcarea carbonica*- oder *Natrium muriaticum*-Kinder. Wie bei *Natrium muriaticum*, *Calcarea carbonica*, *Calcarea phosphorica* oder *Pulsatilla* können die Kopfschmerzen **durch Studieren** oder konzentrierte Aufmerksamkeit ausgelöst werden, wie zum Beispiel durch zu langes Lesen oder Fernsehen. Den Kopfschmerzen kann auch Schwachsichtigkeit zugrunde liegen, wie bei *Natrium muriaticum* oder *Calcarea carbonica*.

Den Kopfschmerzen können tatsächlich **Sehstörungen vorausgehen**, wie wir es von *Natrium muriaticum*, *Sulfur* und *Phosphorus* her kennen: und zwar mit Flackern, Zickzacklinien und Lichtfunken. Gelegentlich sieht das Kind unmittelbar vor dem Auftreten der Kopfschmerzen alles in **bläulicher Färbung**. Das ist eine sehr deutliche Bestätigung für *Tuberculinum*.

Wie bei *Phosphorus* und *Lycopodium* kann den Kopfschmerzen auch ein intensives Leeregefühl im Magen oder ein **unbändiges Hungergefühl** vorausgehen.

Tuberculinum sollte kursiv der folgenden Rubrik beigefügt werden: *MAGEN: Appetit vermehrt, vor Kopfschmerz*

Da das Kind merkt, daß es bei jeder geistigen Anstrengung Kopfschmerzen bekommt, läßt sein schulischer Ehrgeiz nach. Es mag nun lustlos, faul und wenig hilfsbereit wirken. Andere Formen von Überanstrengung können ebenfalls Kopfschmerzen auslösen. Manche Kinder bekommen Kopfschmerzen, wenn sie überarbeitet sind, andere aus Übermüdung. Mädchen können unmittelbar vor, während oder nach der Menstruation an Kopfschmerzen leiden. Bei anderen wiederum sind die Kopfschmerzen wetterbedingt. Wenn sich eine Tiefdruckfront anbahnt, die einen drastischen Wechsel an Luftfeuchtigkeit mit sich führt, erkälten sie sich und bekommen dann Kopfschmerzen – ebenso wie *Calcarea carbonica*.

Die Kopfschmerzen sind so **stark und intensiv**, daß sie den kleinen Patienten noch Tage später außer Gefecht setzen. Die häufigste Beschreibung ist die von Druck und Spannung über den Augen oder einem Engegefühl wie von einem Band, das auf die Stirn drückt. Kleinere Kinder, die den Schmerz nicht im einzelnen beschreiben können, zeigen nur auf die Stirn und beschreiben einen Schmerz, der auf Sinusitis zutrifft. Es werden auch Schmerzen geschildert, „als ob Messer in die Kopfhaut schnitten" oder „als säße der Schmerz tief im Schädel hinter den Augen". Diese Kopfschmerzen können auch periodisch auftreten.

Wenn die Kinder diese Art von Kopfschmerzen bekommen, müssen sie alles stehen und liegen lassen und sich hinlegen, um den Schmerz zu ertragen. Sie sind mindestens ebenso **gereizt** wie *Lycopodium*-Patienten mit Kopfschmerzen, vielleicht sogar noch reizbarer, und sie wollen allein gelassen werden.

Eine interessante, wenn auch seltene Beobachtung ist die, daß *Tuberculinum*-Kinder manchmal während der Kopfschmerzen **übermäßig stark schwitzen**, besonders auf Kopfhaut und Stirn. Dies ist eine Eigenart, die nur bei wenigen Arzneimitteltypen vorkommt und daher der Bestätigung des Mittels dienen kann. Weitere Modalitäten: Die Kopfschmerzen werden durch Bewegung verschlimmert. Linderung tritt ein durch Ruhe, aber auch durch Liegen und durch Aufenthalt an kühler Luft mit einer Mütze, um den Kopf warmzuhalten.

Augen

Der Augenbereich kann hilfreich sein, um die Indikation von *Tuberculinum* zu überprüfen und zu bestätigen. Ebenso wie die üppige Kopfbehaarung haben diese Kinder bei der Geburt oft **lange, volle, wunderschöne Wimpern**; dieses Symptom haben alle Mittel mit einer stark tuberkulinen Prägung gemeinsam, so z. B. auch *Phosphorus*. Die Augen des Kindes haben, als weitere Parallele zu *Phosphorus*, einen besonderen **Glanz**, etwas Schimmerndes. Dieses **Schimmern** kann leicht in aggressives Funkeln umschlagen oder in einen teuflischen Blick, als wäre das Kind plötzlich von bösen Mächten besessen.

Die **Skleren** können eine **bläuliche Färbung** haben, die Skala reicht von leicht bläulicher Tendenz bis hin zu sogar tiefblauer Verfärbung wie bei *Carcinosinum*.. Die Kinder werden oft mit **Strabismus** oder Astigmatismus geboren. Es ist interessant, daß im Kentschen Repertorium unter der Rubrik *AUGEN: Astigmatismus* nur *Tuberculinum* aufgeführt ist. Die Kinder haben von Geburt an eine **schwache Augenmuskulatur**, was zu Akkomodationsschwäche, wie z. B. Myopie, führt, welche wiederum Kopfschmerzen durch Überanstrengung der Augen von zu vielem Lesen zur Folge haben.

Abgesehen von den erwähnten Sehstörungen treten auch **visuelle Veränderungen** vor den Kopfschmerzen auf. Dabei sollte man insbesondere dann an *Tuberculinum* denken, wenn das Kind sagt, daß es alles bläulich sieht. Wenn man in die Augen blickt, wird man womöglich eine ziemliche Erweiterung der Pupillen feststellen.

Gelegentlich können auch Probleme mit Gerstenkörnern auftreten. Wie bei *Sulfur*, *Natrium muriaticum* und *Thuja* können die Patienten an **Ekzemen** auf den Augenlidern leiden. Bei Kindern mit Infektionen der oberen Atemwege entwickeln sich manchmal auch blaue allergische „**Veilchen**" um die Augen.

In vielen der älteren Arzneimittellehren wird *Tuberculinum* als spezifisches Mittel gegen Ulzerationen der Cornea (Hornhautgeschwüre) erwähnt. Dies hat sich in meiner eigenen Praxis mehrfach bestätigt, allerdings habe ich es nur bei Erwachsenen beobachtet. Besonders interessant war der Fall eines älteren Herrn mit diesem Leiden, der in seiner Jugend Tuberkulose gehabt hatte.

Ohren

Es besteht eine Tendenz zu **vergrößerten Lymphknoten**, wegen derer *Tuberculinum*-Kinder chronisch **Ohrsekrete** produzieren; das erinnert an *Calcarea carbonica, Calcarea phosphorica* und *Sulfur*. Diese Kinder sind auch **immer wieder anfällig für Ohrenentzündungen**, wobei das Ohr rot und schmerzhaft ist. Der Patient weint viel, bis es schließlich zu einer unvermeidlichen Ruptur des Trommelfells kommt. Daraufhin sondert das Ohr dikken gelben Eiter ab. Manche Kinder werden zur homöopathischen Behandlung gebracht, weil die erwähnten Absonderungen chronisch geworden sind und es aus den Ohren monatelang zu einem dünnen weißlichen Ausfluß kommt.

Tuberculinum-Kinder, die viel am Kopf schwitzen, bekommen oft Ekzeme hinter den Ohren, ganz wie *Calcarea carbonica*.

Nase

Die Nase ist auf zweierlei Arten anfällig. Einmal tritt leicht **Nasenbluten** auf, und zwar durch Überhitzen, Anstrengung, bei Fieber, im Schlaf oder schon durch einen leichten Schlag auf die Nase. Zum anderen erkälten sich *Tuberculinum*-Kinder ausgesprochen leicht. Diese häufigen Erkältungen setzen ein bei kalter feuchter Witterung oder wenn das Kind kaltem Wind ausgesetzt ist. Andere haben chronischen Schnupfen als Reaktion auf Milchprodukte.

Ein allergisches Kind wacht morgens mit verstopfter Nase auf; die Verstopfung hält solange an, bis das Kind zum Spielen ins Freie geht. Dann fängt die Nase an zu laufen, das Sekret ist klarer Schleim, ebenso wie bei *Calcarea carbonica*. Richtiger Schnupfen beginnt mit der Erzeugung von dickem gelbem Schleim, der auf Ohren, Nebenhöhlen und Lungen übergreift.

Schließlich erwähnen die älteren Arzneimittellehren noch, daß der *Tuberculinum*-Patient auf der Nase stark schwitzt. Meiner Erfahrung nach kann jedoch überall im Gesicht starker Schweiß auftreten.

Gesicht

Das Gesicht ist oft **blaß** oder hat **gerötete Flecken**, besonders auf den Wangen. Gelegentlich werden das ganze Gesicht oder nur die Wangen leuchtend rot, und zwar im Fieber, bei Anstrengung oder Aufregung. In unseren Arzneimittellehren lesen wir „gerötetes Gesicht am Nachmittag". Das steht nämlich im Zusammenhang damit, daß sich das Fieber nachmittags entwickelt (s. *Fieber*). Auf den Wangen können auch trockene, rote Flecke entstehen, die sich gelegentlich zu einem Ekzem entwickeln.

Bei Betrachtung des Gesichts kann das Kind ein „**adenoides Aussehen**" haben, manchmal bei aufgedunsener Haut und allergischen glänzenden „Veilchen", insbesondere morgens nach dem Aufwachen.

Jugendliche können an entsetzlicher **Akne** leiden, die Pickel nehmen nahezu das Ausmaß von Furunkeln an. Am stärksten betroffen ist die vertikale Gesichtsmitte (Nase, Kinn und Stirnmitte). Dies ist eine Eigenheit vor allem von *Tuberculinum* und *Sulfur*. *Tuberculinum* schwitzt leicht im Gesicht, besonders bei Anstrengung und während des Schlafs.

Mund

Der Mund ist bei *Tuberculinum* fast immer in Mitleidenschaft gezogen. Das Kind kann mit **Anomalien** wie Wolfsrachen oder zu kleinem Zahnbogen geboren werden, was große Probleme mit den Zähnen zur Folge hat.

Die **Zähne sind auf vielfältige Art betroffen**. Eine Eigenart kann dadurch auffallen, daß das Kind mit Gebißanomalien geboren wird, und zwar mit **übermäßig vielen Zahnreihen**. Hier werden frühe Zahnbehandlungen erforderlich sein, manche Zähne müssen entfernt werden, um anderen den Durchbruch zu ermöglichen. Bei den meisten Kindern **stehen** die Zähne **zu eng**, so daß Fehlstellungen auftreten und einzelne Zähne vor oder hinter der Zahnreihe wachsen. Interessant ist, daß in

Arzneimittelprüfungen und älteren Arzneimittellehren im Bild von *Tuberculinum* das Gefühl beschrieben wird, als ständen die Zähne dichtgedrängt und als gäbe es zu viele Zähne für den Kopf.

Bei manchen Kindern kommen die zweiten Zähne **verspätet**. Sie können sechs, sieben oder acht Jahre alt werden, ohne daß ein Zahn des bleibenden Gebisses zum Vorschein kommt. Die erste Zahnung **kann sehr früh eintreten**, der Prozeß ist manchmal langwierig und schmerzhaft, und sie kann auch begleitet sein von Fieber und Durchfällen, Schweißausbrüchen und Erkältungen, die an *Calcarea carbonica* erinnern. Anders als *Calcarea carbonica* jedoch knirscht dieses Kind während der Zahnung heftig mit den Zähnen. Außerdem wird es in dieser Zeit außerordentlich reizbar, was den Eindruck vermittelt, als brauche das Kind *Chamomilla*.

Wenn man in den Mund sieht, entdeckt man vielleicht viele **Aushöhlungen** an der Basis der Zähne – wie bei *Staphisagria*. Häufiger noch sieht man Zähne mit stark **gesägtem Rand**, wie bei *Syphilinum*.

Tuberculinum-Kinder knirschen nachts im Schlaf mit den Zähnen; bei älteren Kindern, die über einen längeren Zeitraum so gemahlt haben, können die Zähne völlig flach heruntergeschliffen sein!

Innerer und äußerer Hals

Die Rachenmandeln können durch wiederholte oder chronische **Mandelentzündungen** vergrößert sein. Während einer akuten Mandelentzündung klagen die Kinder über stechende Schmerzen, die beim Schlukken fester Nahrungsmittel ins Ohr hinaufschießen, ganz wie bei *Hepar sulfuris*. Mit Mandelentzündungen oder anderen Atemwegsentzündungen (auch ohne akute Symptome, aber wenn das Kind anfällig für Infekte ist) werden alle Lymphknoten am Hals vergrößert und hart tastbar sein. Die Halslymphknoten fühlen sich bei Berührung wie zu einer Kette aufgereite Marmeln an. Das ist in diesem Mittelbild sogar noch ausgeprägter als bei *Calcarea carbonica* oder *Silicea*.

Untere Atemwege

Brust

Die Brust ist bei diesen Kindern gegen Erkrankungen **sehr anfällig**, wie es nach dem Namen des Mittels zu erwarten ist. Die Symptomatik reicht von körperlichen Deformierungen bis hin zu akuten oder chronischen Infektionen.

Die Brust kann schmal oder lang sein oder die Gestalt eines Pectus carinatum (Hühnerbrust) oder Pectus excavatum (Trichterbrust) annehmen. Die **Form** des Brustkorbs und schnelles Wachstum bei Jugendlichen führen oft zu Brustschmerzen: Bei jeder Anstrengung empfinden sie Stiche in der Brust. Die Form des Brustkorbs ist ein guter Hinweis auf die Lungenschwäche.

Lungenschwäche

Lungenerkrankungen können bereits mit dem ersten Lebenstag beginnen. Manche *Tuberculinum*-Kinder werden mit **Flüssigkeit in den Lungen** geboren. Die meisten erkälten sich leicht, die Erkältung schlägt auf die Lunge und setzt sich als **hartnäckiger Husten** fest. Die Anamnese enthüllt üblicherweise **häufige und wiederholte Erkrankung an Bronchitis, Krupp, Keuchhusten, Rippenfellentzündung oder Bronchopneumonien**. Die Eltern lassen vielleicht die Bemerkung fallen, daß alle ihre Kinder diese Probleme haben, was auf eine vererbte Lungenschwäche schließen läßt.

Solche Infektionen werden ganz besonders durch **feuchte Witterung** ausgelöst oder wenn sich die Kinder längere Zeit in verrauchter Luft aufhalten oder in einer durch sonstige Einflüsse **verschmutzten Atmosphäre**. Während das Kind sich noch von einem Anfall erholt, von dem vielleicht nur ein schleppender Husten zurückgeblieben ist, erliegt es bereits einer neuen Infektion.

Es gibt ein paar **Symptome, die bei all diesen Atemwegsinfektionen auftreten**. Das Kind hat abends hohes Fieber, begleitet von gerötetem Gesicht, übermäßigem Schwitzen und stark geschwollenen, harten Halslymphknoten.

Das Kind kann nachts auch einen trockenen Husten haben, sogar während des Schlafs, und ohne jeglichen Auswurf. Am Morgen wird reichlich dicker, gelber, eiterähnlicher Schleim abgehustet. Wenn das Kind alt genug ist, kann es schon genaue Beobachtungen anstellen und sagt vielleicht, daß der Auswurf salzig oder süßlich schmeckt.

Bei *Tuberculinum*-Kindern entwickelt sich ein **chronischer Husten**, der durch ein leichtes Kitzeln hinten im Hals ausgelöst wird – ähnlich wie bei Patienten, die das Mittel *Rumex crispus* brauchen. Aufgrund der Lungenschwäche können sich die Kinder niemals vollständig erholen, und daher behalten sie diesen Husten. Die Eltern mögen hinzufügen, daß der Husten ständiger Begleiter des Kindes ist, aber unter bestimmten Umständen schlimmer wird. Eine merkbare Verschlimmerung des Hustens tritt in solchen Fällen durch längeres Spiel im Freien ein, bei dem das Kind kalter Witterung ausgesetzt ist. Es kann danach zu Fieber kommen, und das Kind wird mehrere Tage lang mit einer seiner zahlreichen akuten Erkrankungen im Bett liegen, die wieder einmal mit einer Antibiotika-Kur behandelt wird. Ein akuter Husten wird im warmen Zimmer schlimmer und an frischer Luft im Freien etwas gebessert.

Pneumonie

Tuberculinum ist eines der besten Mittel bei **Pneumonie** mit Schüttelfrost, Übelkeit, Erbrechen und hohem Fieber (40°C oder darüber), das nachmittags einsetzt und mit stark gerötetem Gesicht einhergeht. Der typische Zeitraum, in dem die Hustenanfälle auftreten, die die Pneumonie begleiten, erstreckt sich von zwei oder drei Uhr nachmittags bis in den Abend hinein. Es ist ein trockener, schmerzhafter Husten, der das Kind zum Weinen bringt. Gleichzeitig kommen auch häufig Kopfschmerzen vor und besitzen die gleiche Zeitmodalität.

Die Lungen des Pneumonie-Patienten sind voller **Schleim**, was die Atmung behindert und zu Kurzatmigkeit und ziehenden Atemgeräuschen führt. Das Kind muß die gesamte Atemhilfsmuskulatur einsetzen, insbesondere abends beim Niederlegen. Angst und Ruhelosigkeit begleiten die Kurzatmigkeit, vergleichbar den *Arsenicum album*-Patienten mit einem ähnlichen Leiden. Obgleich die Rasselgeräusche auf das Vorhandensein von viel Schleim schließen lassen, kann das Kind dennoch Schwierigkeiten mit dem Abhusten haben. Es hustet unablässig und jammert vor Schmerzen bei jedem Hustenkrampf. Der Auswurf kann abends schwieriger herauszubefördern sein als morgens. Wie bei *Phosphorus* ist der Auswurf oft rötlich oder enthält deutlich sichtbare Blutspuren.

Das Kind schwitzt während der Erkrankung am ganzen Körper stark, ganz beonsers aber im Gesicht. Eine weitere Parallele zu *Phosphorus* ist das Verlangen nach eiskaltem Wasser bei jedem Hustenanfall. Das Kind bekommt Durchfall und Knochenschmerzen überall im ganzen Körper.

Die Leitsymptome für *Tuberculinum* sind hier das starke und reichliche Schwitzen, hochgradiges Fieber, das sogar bis zum Bewußtseinsverlust führen kann, Jammern vor Unbehagen, ständiges Zähneknirschen aufgrund der neurologischen Irritation. Meiner Praxiserfahrung nach habe ich eine leichte Tendenz zum Befall des linken oberen Lungenbereichs festgestellt – demselben Bereich, in dem sich ein Pancoast-Tumor entwickeln würde; aber jeder beliebige andere Lungenabschnitt kann ebensogut betroffen sein.

Das Mittel *Tuberculinum* ist auch für Kinder von Nutzen, die in der Vergangenheit an einer Lungenentzündung erkrankt waren, von der sie sich nie so recht erholt haben und von der der hier beschriebene fortwährende Husten mit einer Anfälligkeit für Bronchitiden zurückgeblieben ist.

Asthma

Tuberculinum-Kinder sind ebenfalls recht anfällig für *Asthma*; obgleich es sich um ein allergisches Asthma handelt, ausgelöst durch Haustiere wie Katzen, Hunde und Pferde oder durch Pollen und Gräser, oder um Asthma als Folge einer akuten Infektion wie z. B. einer Pneumonie oder als Begleiterscheinung einer einfachen Atemwegsinfektion.

Überanstrengung kann ebenfalls ein Auslöser für einen Asthmaanfall sein. Das Herumrennen im Freien während der Heuschnupfenzeit ist besonders fatal.

Verdauungssystem

Nahrungsmittelverlangen und -abneigungen

Die Nahrungsmittelvorlieben sind deutlich. Das Kind hat ein ausgeprägtes **Verlangen nach kalter Milch**, die es literweise trinken kann, und nach **würzigem Fleisch** wie Schinken, Speck, Salami und Würsten – besonders wenn sie **geräuchert** oder **weich** sind.

Es kann auch begierig auf andere **Delikatessen** sein und gern von jedem ein wenig probieren, von Saucen über Konfekt zu Sardinen.

Bei sehr vielen *Tuberculinum*-Kindern ist das Verlangen nach folgenden Nahrungsmitteln sehr stark ausgeprägt: **Süßigkeiten, Salz, Gewürze, Eier, Butter, Erdnußbutter, Joghurt, außerdem Makkaroni und Käse**. Diese Zusammenstellung von Nahrungsmitteln sollte im Repertorium kursiv oder fettgedruckt nachgetragen werden, zumal *Tuberculinum* in den meisten dieser Rubriken nicht aufgeführt ist.

Es ist interessant, die soeben erwähnten Nahrungsmittel näher zu betrachten und einen Fall allein von dieser Liste her zu analysieren. Die meisten Nahrungsmittel passen auch in das Bild von *Calcarea carbonica*, aber die Lust auf Fett spricht deutlich gegen dieses Mittel. Das Verlangen nach Fett, Butter und Fleisch könnte auch ein starker Hinweis auf *Sulfur* sein, aber das Verlangen nach Eiern und Milch spricht gegen *Sulfur*. Das Verlangen nach Eiern, Butter, Erdnußbutter und Süßigkeiten läßt *Pulsatilla* in die nähere Wahl rücken, jedoch schließt das Verlangen nach Fett auch dieses Mittel aus.

Bevor man diese Nahrungsmittelbeziehungen von *Tuberculinum* durch Praxiserfahrung ermittelt hat, hat man vielleicht die Hälfte der geschilderten Gelüste außer acht gelassen, weil sie in anderen Arzneimittellehren nicht erwähnt werden, und nur diejenigen Nahrungsmittelvorlieben berücksichtigt, die in ein bestimmtes Arzneimittelbild paßten, auch wenn das Kind andere Gelüste hatte, die in deutlichem Widerspruch zu dieser Arznei standen.

Bei der Überprüfung von Fällen, bei denen Fehler in der Arzneimittelwahl gemacht wurden, zeigte es sich, daß nur denjenigen Nahrungsmittelverlangen, welche das vermutete Simillimum bestätigten, Beachtung geschenkt worden war. Dieser Fehler wird bei der Arzneimittelwahl häufig gemacht. Der Homöopath berücksichtigt nur diejenigen Aspekte, die ihm bekannt vorkommen und läßt alles übrige als für den Fall irrelevant außer acht, wenngleich gerade das verworfene Material eine solide Grundlage für den Fall darstellen könnte. Man sollte einen Fall immer induktiv, also von innen heraus, angehen und zuerst alle Besonderheiten des gesamten Falles erarbeiten, bevor man das passende Mittel sucht, und nicht versuchen, den Fall dem vermuteten Mittel anzupassen.

Hätte man die Gelegenheit, eine große Zahl von *Tuberculinum*-Fällen noch einmal durchzusehen, wäre man schockiert darüber, wie häufig diese Nahrungsmittelverlangen vorkommen. Wenn man die Nahrungsmittelverlangen als geschlossene Gruppe betrachtet, so ist beachtenswert, daß **dieser Nahrungsmittelkomplex bei keinem anderen Arzneimitteltyp in dieser Form auftritt**.

Etwa ein Drittel bis die Hälfte aller *Tuberculinum*-Kinder haben sowohl eine Abneigung gegen Fleisch als auch gegen Gemüse.

Das Leitsymptom für *Tuberculinum* im Nahrungsmittelbereich ist das intensive **Verlangen nach kalter Milch**, die manche Kinder täglich literweise trinken.

Es besteht auch großer Durst auf kaltes Wasser, wie bei *Phosphorus* und *Sulfur*, sogar wenn sie einen Mangel an Lebenswärme haben.

Gelegentlich findet man bei reiselustigen Kindern (oder solchen mit der allgemeinen inneren Unzufriedenheit) eine besondere Eßmethode. Sie teilen nämlich die verschiedenen Nahrungsmittel voneinander ab und essen reihum von jedem Häufchen ein wenig.

Magen

Kinder, die *Tuberculinum* brauchen, neigen entweder zu Malabsorption oder zu beschleunigtem Stoffwechsel. Das zeigt sich daran, daß sie Erwachsenenportionen essen können, ohne dabei jedoch zuzunehmen. Ja, es kann sogar vorkommen, daß sie dabei Gewicht verlieren, ähnlich wie *Natrium muriaticum* und *Sulfur*.

Wie *Psorinum*-, *Phosphorus*- und *Lycopodium*-Kinder können *Tuberculinum*-Kinder vor oder bei den Kopfschmerzen verstärkten Appetit und ein Leeregefühl im Magen haben, der mit Nahrung gefüllt werden muß. Sie neigen auch zu Magenschmerzen und werden gereizt, wenn sie Hunger haben und drohen der Mutter, daß sie ihnen »sofort etwas zu essen bringen soll, sonst...«.

Rektum

Im rektalen Bereich kommen hauptsächlich zweierlei Störungen vor. In Arzneimittellehren ist zwar von Verstopfung im Wechsel mit Durchfällen die Rede; in der Praxis allerdings besteht meist entweder das eine oder das andere Problem, vor allem entsteht eine Neigung zu Durchfall.

Falls **Verstopfung** vorliegt, ist sie gewöhnlich hochgradig; der Stuhl wird sehr hart und besteht aus kleinen Kügelchen. Sie geht einher mit Koliken, die an *Plumbum* erinnern. Die Kinder können Hämorrhoiden bekommen, die durch das starke Pressen bei der Darmentleerung zu bluten beginnen.

Weit häufiger jedoch wird über Durchfall geklagt. Zunächst leidet das dünne *Tuberculinum*-Kind vielleicht an einem Lactase-Mangel, welcher starke Durchfälle nach jedem Milchgenuß verursacht. Die Anamnese ergibt gewöhnlich, daß das Kind häufig an Durchfällen leidet, die sogar bis zu drei Monaten lang anhalten können; bei manchen Kindern wird ein solcher Stuhl sogar zum Dauerzustand.

Bei anderen Kindern liegt vielleicht kein offensichtlicher Grund für den Durchfall vor. Das Essen ist mild, das Kind sieht nicht krank aus, dennoch hält der Durchfall an, und das Kind verliert an Gewicht. Dieser Durchfall kann als Begleiterscheinung jeder beliebigen Krankheit auftreten, insbesondere jedoch bei Atemwegserkrankungen und Fieber. Der weiche Stauhl bleibt oft noch lange über die Genesung hinaus bestehen. Die spezifischen Durchfallsymptome können an *Sulfur* erinnern. Besonders **morgens** beim Aufwachen besteht so starker Stuhldrang, daß das Kind zur Toilette rennen muß, um nicht Schlafanzug und Bettlaken zu beschmutzen. Die Stuhlentleerung ist schmerzlos und explosionsartig und erfolgt ohne jede Anstrengung.

Dieses Symptom hat *Tuberculinum* mit *Sulfur* gemeinsam, und es kann Homöopathen oft dazu verleiten, irrtümlich letzteres Mittel zu verschreiben. Wenn es jedoch nicht wirkt und man den Fall noch einmal gründlich analysiert, wird man feststellen, daß die Stühle weder den charakteristischen starken *Sulfur*-Geruch aufweisen noch den After wund machen, wie das in *Sulfur*-Fällen zu erwarten wäre. Diese beiden Aspekte sollten von *Sulfur* fort und stattdessen zu *Tuberculinum* hinführen.

Harnwege

Enuresis (Bettnässen)

Tuberculinum ist der beste Freund, den die Eltern eines Bettnässers haben können. Dieses Arzneimittel hat mehr Kinder von dieser peinlichen, mit sozialem Stigma behafteten Störung geheilt als jedes andere Mittel der Materia Medica. Das Problem kann lebenslang bestehen oder erst nach einer akuten Infektion der oberen Atemwege oder einer fiebrigen Erkrankung eingetreten sein. Eine Bemerkung wie: »Seitdem er wegen dieser Krankheit behandelt wurde, näßt er das Bett« ist üblicherweise ein Hinweis auf *Tuberculinum*.

Vom ersten Schlaf am Abend bis zum Tiefschlaf in den frühen Morgenstunden kann das Einnässen zu jeder beliebigen Zeit auftreten. Noch typischer ist es, daß Kinder mehrmals während der Nacht das Bett nässen, manche sogar stündlich. Der Urin hat einen sehr **eindringlichen Geruch**, der noch lange in der Matratze hängen bleibt – selbst, nachdem das Kind längst von dem Problem geheilt ist.

Häufig berichten Eltern dem Homöopathen, sie setzten das Kind in der Nacht auf die Toilette zum Wasserlassen, aber damit sei nichts erreicht, da das Kind später doch einnäßt. Eltern können Schwierigkeiten haben, das Kind aufzuwecken. Sie heben es aus dem Bett, tragen es auf die Toilette, halten es ab und sagen ihm, es solle urinieren. Während dieser ganzen Prozedur schläft das Kind oft weiter, knirscht dabei mit den Zähnen oder schlägt um sich, aber läßt reichlich Wasser, wenn es dazu aufgefordert wird.

Für die meisten Kinder besteht das Problem darin, daß sie zu tief schlafen; **es gelingt ihnen einfach nicht aufzuwachen**, um zur Toilette zu gehen. Dies gilt besonders für *Tuberculinum*, aber das ist nicht der einzige Grund. Ihnen fehlt auch eine gewisse Hemmung, so daß das Bettnässen für sie keinerlei negative Bedeutung hat. Man wird häufig feststellen, daß der Schlaf nicht mehr so tief ist, nachdem das Mittel seine Wirkung getan hat, und daß das Kind aufwacht, wenn es nötig ist.

Jungen

Jungen neigen von vier oder fünf Jahren an bereits zum **Masturbieren**. Über diesen Umstand verlegene Eltern erwähnen, daß das Kind entweder masturbiert oder ständig die Genitalien berührt und Erektionen hat. Dieses Symptom kann die Eltern sehr beunruhigen und stören. Manche berichten sogar, daß das Kind seine Genitalien »wie ein Hund« am Bein seiner Mutter oder auch an anderen Körperteilen reibt, selbst in der Öffentlichkeit.

Mädchen

Bereits seit der Menarche leiden Mädchen an **Dysmenorrhoe** vor der Periode und klagen über starke Krämpfe, Rückenschmerzen und Schwellung der Brüste. Interessant ist, daß die Schmerzen während des Menstruationsflusses zunehmen. Dies ist ungewöhnlich, da ja bei den meisten Frauen mit zunehmendem Fluß der Schmerz nachläßt. Der Fluß kann hellrot sein oder dunkle Klumpen enthalten, die nach Auftreten kolikartiger Schmerzen abgehen. Der Menstruationsfluß kann auch recht stark sein und eine Woche oder länger anhalten.

Bei dünnen Mädchen von abgemagerter Erscheinung setzt die Menstruation manchmal erst relativ spät ein. Sie können vierzehn oder fünfzehn Jahre alt werden ohne das geringste Anzeichen der bevorstehenden Menarche. Diese Mädchen verlieren als Jugendliche an Gewicht, ihre geistige Aufnahmefähigkeit läßt nach, und sie leiden fortwährend an Atemwegserkrankungen. Das Problem liegt nicht so sehr in dem Menstruationszyklus oder seinem Fehlen begründet, sondern in einer tiefen konstitutionellen Störung, welche mit dem zu erwartenden Zeitpunkt der Menarche zum ersten Mal in Erscheinung tritt.

Bewegungsapparat

Rücken

Bei manchen Kindern ist der ganze Rücken **bei der Geburt mit langen Haaren** bedeckt. Bei anderen tritt der Haarwuchs nur entlang der Wirbelsäule auf.
Zusammen mit einer Trichterbrust oder Hühnerbrust kann auch eine **Skoliose** (Wirbelsäulenverkrümmung) vorliegen. Jugendliche klagen womöglich über Rückenschmerzen bei zu langem Stehen, aber sie fühlen sich besser, wenn sie herumlaufen und spielen. Dies sieht zwar durchaus nach einem *Sulfur*-Leitsymptom aus. Bei der körperlichen Untersuchung kann man jedoch die Differentialdiagnose stellen: Bei *Sulfur* haben sich die unteren Lumbarwirbel vorverlagert und verursachen Schmerzen im unteren Lubarbereich, wenn das Kind steht; bei *Tuberculinum* hingegen ergibt die Untersuchung eine, häufig hochgradige, laterale Verkrümmung der Wirbelsäule, welche den Schmerz verursacht.

Extremitäten

Während der Anamnese wird man vielleicht aus den Augenwinkeln eine Ruhelosigkeit der Füße und Beine beobachten. Das Kind **tritt kräftig mit den Beinen aus**, von den Knien abwärts. Gelegentlich treiben sein Mutwillen und seine Boshaftigkeit es dazu, den Fuß des Homöopathen oder eine Schreibtischkante oder andere Möbelstücke scheinbar zufällig zu treten. So zeigt sich das typische ruhelose, provokative *Tuberculinum*-Verhalten.

Das Kind kann eine Reihe von **Deformierungen an den Extremitäten** aufweisen. Das Knochenwachstum kann abnorm verlangsamt sein. Während der ersten Lebensjahre führt das zu keinerlei augenfälligen Problemen. Erst mit zunehmendem Alter zeigen Röntgenaufnahmen, daß die **Knochenentwicklung verzögert** ist.

Tuberculinum-Kinder sind selbst heutzutage noch besonders stark rachitisgefährdet. Die Kinder können O-beinig sein oder sehr schwache Fußgelenke haben, mit denen sie häufig umknicken. Die Knochen können sich im Bereich der Gelenke unregelmäßig entwickeln. An den Fingern und Zehen fallen vielleicht Deformierungen, Verkrüppelungen oder abnorme mediale oder laterale Stellungen auf. Es ist beeindruckend zu beobachten, wie diese verkrüppelten Gliedmaßen sich im Verlauf von ein paar Monaten unter einer *Tuberculinum*-Behandlung gerade richten.

Auf der anderen Seite kann das Kind **schnellem Knochenwachstum** unterworfen sein, begleitet von zahlreichen allgemeingesundheitlichen Problemen. Mit jedem Wachstumsschub wird so ein hoch aufgeschossenes, dünnes Kind schwächer, leidet an Lethargie, Laufnase, geschwollenen Lymphknoten, Mandelentzündung und schmerzenden Gelenken. Es liegt nur schlapp herum und sieht sich Fernsehprogramme an, bis das Wachstum die nächste Ebene erreicht hat. *Tuberculinum* kann bei der Behandlung der Schlatter-Osgood-Krankheit von Nutzen sein, wenn die beschriebene Symptomatik vorliegt.

Finger- und Zehennägel können ebenfalls ein Problem darstellen. Sie können sich leicht spalten, abschälen, einwachsen, oder es bilden sich Niednägel.

Wie bereits erwähnt, leidet das Kind an **Fußschweiß**, der besonders nachts auftritt, und er ist gelegentlich von stinkendem Geruch.

Arthritis

Tuberculinum ist ein verbreitetes Mittel bei **juveniler rheumatoider Arthritis**. Die Symptomatik kann stark an das Bild von *Rhus toxicodendron* erinnern, mit Schmerzen und Steifheit, die durch zahlreiche Faktoren verschlimmert werden, und zwar: durch feuchte Witterung, Wetterwechsel, zu langes Sitzen, Ruhe, zu langes Stehen und erste Bewegung nach Ruhe. Die Beschwerden, besonders die große Steifheit, werden gelindert durch fortgesetzte Bewegung und Wärme (v. a. heiße Bäder). Ein guter Aspekt zur Differenzierung zwischen *Rhus toxicodendron* und *Tuberculinum* ist, daß die arthritischen *Tuberculinum*-Schmerzen durch jede Art von Wetterwechsel verschlimmert werden, durch Umschlagen von Hitze zu Kälte, aber auch von Kälte zu Hitze, besonders wenn es feucht und warm wird. Bei *Rhus toxicodendron* dagegen werden die

Schmerzen nur durch Übergang von heißem zu feucht-kaltem Wetter verschlimmert.

Bei Arthritis sind die **Beingelenke** bei diesem Arzneimitteltyp am stärksten betroffen. Die Schmerzen wandern und sind von akuter Schwellung, Hitze und Röte begleitet. Nach Flüssigkeitseintritt in das Gelenk und Nachlassen der akuten Entzündung bleibt die Vergrößerung des Gelenks bestehen, aber es wird äußerlich blaß. Der arthritische Prozeß kommt in einem Gelenk scheinbar zum Stillstand, nur um gleich darauf in einem anderen Gelenk mit derselben Abfolge zu beginnen. Dieser Ablauf von Arthritis tritt ganz ähnlich bei *Pulsatilla, Kalium sulfuricum, Kalium bichromicum* und *Formica rufa* auf.

Kinder mit arthritischen Knochenentzündungen sind beim Erwachen steif und fühlen sich wie gelähmt, bis sie anfangen, sich munter zu bewegen. Dies können auch Symptome für einen akuten rheumatischen Anfall oder eine andere Gelenkerkrankung mit periodischer Verschlimmerung sein.

Haut

Die Haut bietet wenige, wenngleich sehr wichtige Leitsymptome für *Tuberculinum*. Wie bereits erwähnt, kann die Vorgeschichte des Patienten beinhalten, daß das Kind **mit ungewöhnlicher Behaarung geboren** wurde. Dies ist eines der großen Leitsymptome des Mittels. Das Haar ist fein und weich, gewöhnlich glatt, zuweilen aber auch gelockt. Es bedeckt den Kopf, das Gesicht, die Schultern und Rückenmitte entlang der Wirbelsäule, manchmal aber auch den ganzen Rücken.

Betrachtet man die Haut des Kindes, so fallen Ähnlichkeiten mit *Silicea* und *Phosphorus* auf. Es handelt sich um eine **blasse, dünne**, empfindliche Haut von durchsichtiger Beschaffenheit.

Dieser Hauttyp ist sehr anfällig für **Ringelflechte**, darum ist *Tuberculinum* auch das Hauptmittel für diese Erkrankung. Jeder Körperteil kann betroffen sein, am häufigsten jedoch Kopf und Extremitäten. Auf der Kopfhaut bildet sich eine kreisrunde Läsion mit Haarausfall. Auf den Extremitäten trocknet die Haut aus, wird rissig und verfärbt sich leicht bis hin zu tiefrot. Diese Symptome hat das Mittel mit *Bacillinum* gemeinsam

Die allgemeine allergische Veranlagung des Kindes kann sich auf der Haut ebenso wie im Bereich der Atemwege niederschlagen. Es kann **Nesselausschlag** am ganzen Körper bekommen, insbesondere im Gesicht und am Hals, was durch Berührung mit Tierfell verschlimmert werden kann.

Es besteht auch eine deutliche Tendenz zu **Ekzemen**. Manche *Tuberculinum*-Kinder haben von Geburt an Ekzeme, wie das auch bei einigen *Medorrhinum*-Säuglingen vorkommen kann. Der Ausschlag tritt vorwiegend im gesamten Kopfbereich, einschließlich der Augenlider und der Wangen, auf. Auch die Waden und Unterarme sind betroffen. Ekzem und Nesselausschlag haben die gleichen Modalitäten. Der Juckreiz ist nachts sehr intensiv, ebenso an kalter Luft oder bei kaltem, feuchtem Wetter; er ist besonders schlimm, während das Kind sich abends auszieht. Das Ekzem kann sehr trocken, rissig und schuppig sein, wie es uns auch bei *Phosphorus* begegnet; oder sehr feucht im Gesicht – wie bei *Calcarea carbonica*. In diesem Fall kratzt sich das Kind die Haut auf, bis es blutet. Die beste Linderung für diesen Zustand verschafft trokkene Hitze.

Die Haut mancher Kinder, insbesondere solcher mit Geburtsdefekten, strömt einen stark sauren, übelriechenden, **kadaverartigen Geruch** aus.

Im allgemeinen schwitzt das *Tuberculinum*-Kind leicht, besonders wenn es sehr in sein Spiel vertieft ist und sich dabei anstrengt – ebenso wie *Calcarea carbonica*- und *Sulfur*-Kinder.

Fieber

Diese Kinder **bekommen sehr leicht Fieber**. *Tuberculinum* ist das Hauptmittel, das für **Fieber ohne bekannte Ursache** zu berücksichtigen ist. Das Fieber steigt gewöhnlich **gegen drei oder vier Uhr nachmittags**, hält während der Nacht an und fällt gegen Morgen, um am folgenden Nachmittag wieder anzusteigen. Der ganze Körper ist **schweißbedeckt**, insbesondere jedoch der Kopf. Das Gesicht wird sehr rot.

Wenn **Durchfall und Gewichtsverlust** gleichzeitig auftreten, denkt man vielleicht an ein Malabsorptionssyndrom, jedoch die Ergebnisse der konventionellen Tests werden vermutlich negativ sein.

Während des Fiebers kann großer **Durst auf eiskaltes Wasser** entstehen, der an *Sulfur* und *Phosphorus* erinnert.

Das gesamte Muster, das hier beschrieben wird, kann auch als Begleiterscheinung jeder beliebigen Infektion des Verdauungssystems oder der Atemwege beobachtet werden.

Körperliche Allgemeinsymptome

Tuberculinum muß auf etwas andere Art erwogen und angewandt werden als die übrigen Mittel, die in diesem Buch besprochen sind – mit Ausnahme von *Medorrhinum*. Das Mittel kann bei einem Fall angezeigt sein, in dem das Kind nur wenige Symptome des Arzneimittelbildes aufweist – vielleicht ein oder zwei Leitsymptome, zusammen mit der Information von Tuberkulose in der Familienanamnese; Allergien wie Heuschnupfen, Asthma und Ekzem; Skoliose; rheumatoide Arthritis; oder angeborene Anomalien.

Das Mittel kann auch in Fällen in Betracht gezogen werden, in denen eine Erkrankung immer wieder auftritt, und wenn das Kind zudem die passenden Leitsymptome aufweist. Bei der Repertorisation eines Falles taucht *Tuberculinum* vielleicht in ein paar Rubriken auf, dazu kommen ausgeprägte Hinweise in der Familienanamnese zur Bestätigung. Wenn ein oder zwei Leitsymptome zusammen mit der Hauptbeschwerde dem Mittelbild entsprechen, fühlt man sich geradezu verpflichtet, einen Versuch mit dieser Arznei zu unternehmen.

Sehr häufig findet man, daß Kinder mit immer wiederkehrenden Erkältungen, Durchfällen und Schnupfen zum *Tuberculinum*-Typ werden. Darin läßt sich eine grundlegende Schwäche erkennen, die nicht nur eine schnelle Genesung bei akuter Krankheit verhindert, sondern auch bei jedem akuten Anfall konstitutionelle Symptome an die Oberfläche bringt. Es ist diese zugrundeliegende Schwäche, welche die Grundlage für das Verständnis des Mittels und des konstitutionellen *Tuberculinum*-

Typs darstellt; ein ähnliches Thema habe ich im *Medorrhinum*-Kapitel besprochen.

Tuberculinum hat zahlreiche Allgemeinsymptome. Das Kind wird nachteilig beeinflußt durch Temperaturwechsel, wie beim Heraufziehen eines Gewitters und beim Einsetzen von kaltem, nassem Wetter, bei Nebel und Luftzug. All das trägt zur Verschlimmerung der Atemwegssymptome und der rheumatischen Beschwerden bei.

Ironischerweise zieht das Kind den Aufenthalt in kalter Luft vor, obgleich es eher zum Frieren neigt und seine körperlichen Symptome durch kalte Luft verschlimmert werden. Kinder, die für Atemwegsinfektionen nicht anfällig sind, mögen „warmblütig" sein, sich weigern, Socken und Schuhe zu tragen und leichter bekleidet sein als andere Kinder. Sie halten sich vorzugsweise in kühler, trockener Bergluft auf und leiden womöglich an asthmatischen Beschwerden, die am Meer schlimmer werden.

Während sich der Zustand des Kindes durch atmosphärische Veränderungen zu verschlimmern scheint, verlangt es nach Ortswechsel, und es geht ihm besser dadurch. Vom Gemüt her ist das Kind ruhelos und braucht Veränderung. Pathologische Zustände des Bewegungsapparates werden ebenfalls durch Ruhe verschlimmert und durch Bewegung gebessert.

Die **wechselhafte Natur** von *Tuberculinum* ist ein sehr wichtiges Konzept, das man begreifen muß, um diesen Arzneimitteltyp zu verstehen. Daraus ergeben sich zwei Folgeerscheinungen. Erstens wandern die Beschwerden häufig und lokalisieren sich erst in einem, dann in einem anderen Organsystem. Zweitens verschwinden die Beschwerden eigentlich niemals vollständig. Die Kinder haben nicht die Kraft, die Krankheit wirklich zu überwinden und leiden daher an Rückfällen.

In diesem Sinne kann sich die Symptomatik einer Erkrankung zwar innerhalb des gleichen Organsystems ändern, bleibt aber immer noch im wesentlichen dieselbe Krankheit. Zum Beispiel behandelt man vielleicht ein Kind, das an einer Bronchitis erkrankt ist, gefolgt von einer Sinusitis, die dann eine Pneumonie nach sich zieht und so weiter. Die Beschwerden verlassen die Atemwege jedoch nicht, sondern durchlaufen alle Krankheiten, welche dieses System überhaupt nur treffen können. Dies trifft insbesondere auf Kinder zu, die Schwierigkeiten haben, sich von Infektionen der oberen Atemwege zu erholen, die einen chronischen Husten bei geschwollenen Lymphknoten und Gewichtsverlust aufweisen. Diese wurden in den älteren Arzneimittellehren „skrofulöse Kinder" genannt.

Tuberculinum sollte auch für **angeborene genetische Anomalien** und Erkrankungen in Betracht gezogen werden, welche in zunehmendem Maße zu einer Plage der Menschheit werden. Neben Deformierungen des Skeletts können Deformierungen der Extremitäten auftreten, Wolfsrachen, Uterusapoplexie, Geburtspneumonie, Retardierung und andere angeborene Defekte oder behindernde Kinderkrankheiten, besonders solche, die auf einen Kalziummangel oder eine Schilddrüsenstörung zurückzuführen sind.

Die Kinder neigen auch zu langsamem und unregelmäßigem Wachstum und den damit verbundenen Problemen. Sie bleiben oft von kleinem Wuchs, die Zahnentwicklung verläuft unplanmäßig, und die Fontanelle schließt sich verspätet.

Es ist nicht ungewöhnlich, in ihrer Entwicklung zurückgebliebenen *Tuberculinum*-Kindern zu begegnen mit großen Köpfen, geschwollenen Lymphknoten und Knochenanomalien; diese Kinder leiden ständig an Infektionen der oberen Atemwege und zeigen andere Leitsymptome von *Tuberculinum*. Nach der Einnahme des Mittels wirken sie aufgeweckter und werden insgesamt gesünder.

Tuberculinum-Säuglinge und -Kleinkinder

Tuberculinum sollte bei angeborenen Anomalien in Betracht gezogen werden, die in zunehmendem Maße zu einer Plage der Menschheit werden. Neben schweren Skelettdeformierungen beobachten wir deformierte Extremitäten, Gaumenspalte, Uterusapoplexie, aber auch Geburtspneumonie, Hydrozele, Hernien und viele andere Defekte, insbesondere solche, die auf Störungen des Kalziumstoffwechsels oder der Schilddrüsenfunktion zurückzuführen sind und solche, die sich als Anomalien der Mittellinie des Körpers zeigen. In Familien mit einem Kleinkind, das auf *Tuberculinum* gut reagiert, hatte es zuweilen die Geburt eines anenzephalischen Kindes gegeben.

Reizbarkeit tritt bei Säuglingen und Kleinkindern häufig auf, besonders während der Zahnung, beim Aufwachen am Morgen und wenn sie Hunger haben. Die Reizbarkeit kann bei kleinen Kindern zu unangenehmen Verhaltensweisen führen. Manche beißen andere Kinder, oder sie machen beim Windelwechseln ein Riesentheater und verhindern, daß die Eltern sie neu windeln können.

Säuglinge und Kleinkinder bohren den Kopf ins Kissen, knirschen mit den Zähnen und schwitzen nachts.

Neugeborene kommen häufig mit langer Behaarung auf dem Kopf und entlang der Wirbelsäule auf die Welt und haben lange Augenwimpern.

Die Zähne kommen zu früh, das Zahnen ist schmerzhaft und verursacht Fieber, Atemwegsinfekte und Gereiztheit. Es treten zahlreiche Probleme in bezug auf die Anzahl und Stellung der Zähne auf. Säuglinge knirschen schon mit den Zähnen, sobald sie hervorgebrochen sind, und manche Kinder werden bereits mit Zähnen geboren.

Die Säuglinge sind sehr anfällig für Infekte der Ohren, Nase, des Halses und der Lungen. Es kommt vor, daß sie entweder bereits mit Flüssigkeit in den Lungen geboren werden, oder sie bekommen in den ersten Lebenstagen eine Pneumonie. Atemwegsinfektionen treten besonders bei Wechsel zu kaltem und nassem Wetter und nach Milchgenuß auf. Bei einem solchen Infekt schwitzen sie nachts viel, haben Fieber mit Temperaturanstieg am Nachmittag, bekommen Durchfall, ein leuchtend rotes Gesicht und werden gereizt. Kleinkinder können geschwollene und verhärtete Halslymphknoten haben.

Sie mögen Milch. Durchfall ist eine Begleiterscheinung vieler Erkrankungen, insbesondere bei Kindern mit Laktoseunverträglichkeit, die dennoch Milch trinken. Mit dem Durchfall erleiden sie oft Gewichtsverlust, obgleich sie häufig gestillt werden und viel Nahrung aufnehmen.

Tuberculinum-Babys sind bei der Geburt häufig dünn, oder sie werden rundlich geboren, magern aber in der frühen Kindheit plötzlich ab, um zu lang aufgeschossenen anämischen Kindern zu werden, die zerbrechlich wirken, obwohl sie Erwachsenen-Portionen essen. Solche Kinder haben Schwierigkeiten mit der Gewichtszunahme. Sie wachsen unter Umständen schnell, aber die Knochenentwicklung kann mit dem Größenwachstum nicht Schritt halten. Diese unglücklichen Kinder können an Skoliose, Rachitis oder an der Schlatter-Osgood-Krankheit leiden und klagen oft über „Wachstumsschmerzen". Diese dünnen, drahtigen, anämischen Kinder können hyperaktiv sein, aber sie sind schneller ermüdbar als hyperaktive *Medorrhinum*- oder *Sulfur*-Kinder.

Das Gegenteil kann ebensogut gelten: Die Kinder wachsen sehr langsam, sie bleiben klein, die Zahnentwicklung tritt verspätet ein, oder eine Fontanelle bleibt zu lange offen.

Reichliche Schweißabsonderungen sind typisch, und bei Kindern mit angeborenen Krankheiten riecht der Schweiß sauer und kadaverartig.

Im allgemeinen kommen bei Säuglingen Retardierungen aller geistigen Fähigkeiten vor, sie können große, mißgestaltete Köpfe haben, geschwollene Lymphknoten, Knochenanomalien und permanente Atemwegsinfekte.

Tuberculinum im Überblick

I. Charakteristika des Gemüts
  A. Retardierung und Langsamkeit
    1. Störungen des Begriffsvermögens
       a) Schlechte Konzentration
          (1) Körperliche Ermüdung
          (2) Es macht sie krank
       b) Abneigung gegen geistige Tätigkeit; Weigerung, die Schulaufgaben zu machen.
       c) Gedächtnisschwäche; bereits Gelesenes muß endlos wiederholt gelesen werden.
    2. Häufig als Begleiterscheinung angeborener körperlicher Anomalien
    3. Geistige Trägheit kann vorkommen
       a) Nach Krankheit
       b) Selbst bei aufgeweckten Kindern
    4. Ängste
       a) Vor unbekannten Personen
       b) In neuen Situationen
       c) Wie *Baryta carbonica*
  B. Rastlosigkeit
    1. Hochgeladene Energie
       a) Den ganzen Tag lang
       b) Auch nachts noch energiegeladen: ruheloser Schlaf
          (1) Zähneknirschen
          (2) Wirft sich im Bett herum
       c) Liebt Abwechslung, geht gern mit den Eltern aus dem Haus auf Ausflüge
    2. Kann zu Hyperaktivität führen
       a) Liebt es, zu rennen, im Kreis herumzuwirbeln, zu schreien
       b) Schlägt andere
       c) Verschlimmerung durch Milchprodukte
    3. Ruhelosigkeit zeigt sich auch in der Sprechstunde
       a) Spielen mit viel verschiedenem Spielzeug

b) Herumhopsen auf dem Sofa
c) Bewegungsdrang
    (1) Von einem Gegenstand zum nächsten
    (2) Von einem Stuhl zum andern
C. Reizbarkeit
  1. Schon von Geburt an kann Reizbarkeit bestehen
  2. Verschlimmerung besonders beim Aufwachen
  3. Andauernd oder nur zeitweilig
  4. Gewalttätigkeit aus Wut
    a) Schlägt oder beißt andere
    b) Wutanfälle, schlägt mit dem Kopf gegen den Boden
  5. Auch mildere Formen von Gereiztheit können vorkommen: mißmutig
D. Widerspruchsgeist
  1. Sagt oder tut das Gegenteil von dem, was andere wünschen
  2. Weigerung gegen die Einnahme des Arzneimittel
E. Zerstörungsdrang und Gewalttätigkeit
  1. Selbstzerstörerisch: schlägt sich selbst, besonders den Kopf
  2. Gegenüber anderen
    a) „Schlagwütig"
    b) Bedroht die Eltern während der Konsultation
    c) Ruiniert Gegenstände, die anderen am Herzen liegen
  3. Kann episodisch auftreten, entschuldigt sich hinterher
  4. Sitzt gerne da und zerschneidet dabei Papier mit der Schere
  5. Gewalttätig gegenüber Haustieren
F. Selbstsucht: rücksichtslos
  1. Gegenüber anderen
    a) Ihrer eigenen Person
    b) Ihrem Eigentum
    c) Ihren Plänen
  2. Hat Freude daran, alles oben Genannte zu ruinieren
G. Hänseleien; manchmal „koboldartige" Boshaftigkeit
H. Ängste
  1. Vor Tieren
    a) Vor Hunden

      b) Vor Katzen
   2. Vor dem Alleinsein
   3. Vor neuen Situationen
I. Schlaf
   1. Ruhelos
      a) Während des Einschlafens
      b) Während des Schlafes
   2. Sehr tiefer Schlaf; kann nicht leicht aufgeweckt werden
   3. Nächtliches Bettnässen
   4. Beinahe alle *Tuberculinum*-Kinder knirschen mit den Zähnen
   5. Nachtschweiße
   6. Schlafpositionen
      a) Mit zur Brust hoch gezogenen Knien, auf Knien und Brust liegend
      b) Rückenlage mit den Händen über dem Kopf
   7. Sehr gereizt beim Aufwachen
II. Körperliche Symptomatik
   A. Kopfbereich
      1. Kopf
         a) Behaarung von Geburt an
            (1) Üppig
            (2) Lang und dunkel
         b) Anfälligkeit für Ringelflechte
         c) Schlägt den Kopf gegen Gegenstände
         d) Starke Kopfschmerzen
            (1) Wegen Überanstrenung der Augen beim Lernen
            (2) Mit Sehstörungen
            (3) Begleitet von intensivem Hungergefühl
            (4) Sehr große Reizbarkeit während der Schmerzen
            (5) Kann während der Kopfschmerzen schwitzen
         e) Schweiß
            (1) Reichlich
            (2) Leicht
         f) Deformierter Schädel, als hätten sich die Nähte zu früh geschlossen

2. Augen
    a) Lange Wimpern von Geburt an
    b) Funkeln
        (1) Aus Boshaftigkeit
        (2) Bei Aggression
    c) Verfärbung
        (1) Bläuliche Skleren
        (2) Blaue Ringe um die Augen
    d) Physiologische Störungen
        (1) Astigmatismus
        (2) Strabismus
        (3) Akkommodationsschwäche der Augenmuskulatur
3. Ohren
    a) Hörbehinderung infolge Drüsenphyperplasie
    b) Otitis-Anfälligkeit
4. Nase
    a) Starke Neigung zu Nasenbluten schon durch den geringsten Anlaß
    b) Viel Schnupfen
        (1) Beginn häufig bei Wetterwechsel
        (2) Infolge Milchallergien
    c) Reichlicher Schweiß auf der Nase
5. Gesicht
    a) Farbe
        (1) Blaß
        (2) Rote Flecke
        (3) Blaue Ringe um die Augen
        (4) Glänzend rotes Gesicht bei Fieber am Nachmittag
    b) Ekzem auf den Wangen
    c) Starke Akne
        (1) Hochgradig bis zu Furunkeln
        (2) Auf der Gesichtsmittelvertikale
    d) Schwitzt leicht und reichlich
6. Mund
    a) Allgemeine strukturelle Anomalien

(1) Gaumenspalte
(2) Zu kleiner Zahnbogen
(3) Zu kurzes Zungenbändchen
b) Zahnprobleme
(1) Kommt schon mit zu vielen Zähnen auf die Welt
(2) Durchbruch von Zähnen bereits im ersten Lebensmonat möglich
(3) Fehlstellung der Zähne – zu dicht; stehen außerhalb der Reihe
(4) Milchzähne fallen nicht aus und müssen gezogen werden, um Platz für das Erwachsenengebiß zu schaffen
(5) Zahnung begleitet von vielen Erkrankungen
(6) Viele Löcher
(7) Gezackte Zähne
7. Innerer und äußerer Hals
a) Häufige Mandelentzündung
b) Vergrößerte Halslymphknoten
(1) Viele
(2) Verhärtungen
B. Rumpf
1. Untere Atemwege
a) Deformierungen des Brustkorbs
(1) Lang und schmal
(2) Trichterbrust
(3) Hühnerbrust
(4) Schmerzhaft
b) Infektionen
(1) Setzen schon bei der Geburt ein
(2) Wiederholte Infekte
(3) Verschiedene Arten
(4) Begleitsymptome
(a) Hohes Fieber am Abend
(b) Rotes Gesicht
(c) Viel Schweiß
(d) Geschwollene Lymphknoten

(e) Trockener Husten nachts
(5) Husten
  (a) Chronisch
  (b) Ausgelöst durch Kitzeln im Hals
(6) Pneumonie
  (a) Wenn all die oben genannten Symptome weiterbestehen
  (b) Zusätzliche Symptome
    i) Kurzatmigkeit
    ii) Durst auf kalte Getränke
    iii) Durchfall
    iv) Zähneknirschen im Schlaf
c) Asthma
  (1) Aufgrund von Allergien gegen Tiere
  (2) In Verbindung mit Atemwegsinfektionen
  (3) Schlimmer durch Anstrengung wie Rennen
2. Verdauungssystem
  a) Nahrungsmittelverlangen und -abneigungen
    (1) Verlangen nach
      (a) Kalter Milch
      (b) Mildem Fleisch wie
        i) Schinken
        ii) Speck
        iii) Salami
        iv) Fleisch, das als geeignet für Brotbelag chemisch behandelt wurde
        v) Besonders, wenn es geräuchert ist
      (c) Salz
      (d) Gewürzte Speisen
      (e) Süßigkeiten
      (f) Käse
      (g) Eier
    (2) Abneigung gegen gemischte Speisen
  b) Magen
    (1) Gesteigerter Appetit vor Kopfschmerzen
    (2) Sehr reizbar wenn hungrig

(3) Hohe Stoffwechselrate
  (a) Ißt viel
  (b) Nimmt nicht entsprechend an Gewicht zu
  c) Rektum: Chronischer Durchfall oder häufig weicher Stuhl begleiten jede Krankheit
3. Harnwege
  a) Häufiges Bettnässen
    (1) Während Tiefschlafs
    (2) Begleiterscheinung akuter Atemwegsinfektionen
  b) Jungen masturbieren schon in recht frühem Alter
  c) Mädchen sind anfällig für sehr schmerzhafte Dysmenorrhoe
    (1) Von frühem Alter an
    (2) Verschlimmerung mit Zunahme des Menstruationsflusses

C. Bewegungsapparat
  1. Probleme mit Rücken und Wirbelsäule
    a) Behaarung entlang der Wirbelsäule bei der Geburt
    b) Wirbelsäulenverkrümmung mit Schmerzen durch langes Stehen
  2. Extremitäten
    a) Ruhelose Beine während der Anamnese
    b) Verformte Gelenke
    c) Langsames Wachstum
    d) Schlatter-Osgood-Krankheit durch zu schnelles Wachstum der langen Knochen
    e) Probleme mit den Nägeln
      (1) Mißgestaltet
      (2) Schwäche
    f) Übelriechender Fußschweiß
    g) Rheumatoide Arthritis
      (1) Verschlimmerungen
        (a) Erste Bewegung
        (b) Jeder Wetterwechsel
      (2) Besserungen
        (a) Fortgesetzte Bewegung
        (b) Wärme

D. Haut
 1. Viel und langes Haar bei der Geburt
 2. Blaß, dünn, empfindliches Aussehen
 3. Wiederholte Ringelflechte
 4. Nesselausschlag als allergische Reaktion auf Tiere
 5. Ekzem von Geburt an
 6. Läsionen
   a) Juckreiz
     (1) Nachts
     (2) Durch Kälteeiwirkung
   b) Besserung durch trockene Hitze
 7. Geruch der Haut ist möglich
   a) Übelriechend, sauer, kadaverartig
   b) Besonders bei retardierten Kindern
E. Fieber
 1. Unbekannter Ursache
 2. Wiederholt auftretend
 3. Temperaturanstieg um ca. drei Uhr nachmittags
 4. Gerötetes Gesicht mit viel Schweiß
 5. Begleitet von Durchfall und Gewichtsverlust
 6. Durst auf kaltes Wasser
 7. Begleiterscheinung jeder Erkrankung
III. Körperliche Allgemeinsymptome
 A. Atemwegsinfekte
   1. Chronisch
   2. Wiederkehrend
 B. Lungenerkrankungen in der Familienanamnese
   1. Tuberkulose
   2. Heuschnupfen
   3. Asthma
   4. Infektionen
 C. Angeborene Anomalien
   1. Funktionsstörungen der Schilddrüse
   2. Störungen des Kalzium-Stoffwechsels
   3. Deformierungen entlang der Mittellinie

D. Verschlimmerungen
  1. Durch Kontakt mit Tieren
  2. Durch Wetterwechsel
     a) Zu kaltem und feuchtem Wetter
     b) Vor Gewitter
E. Besserung durch Bewegung

Zusammenfassung des *Tuberculinum*-Bildes

Es sind unruhige Kinder, sie sind boshaft und gereizt. Sie neigen zu Wutausbrüchen und zerstören das Eigentum und die Pläne anderer absichtlich. Sie sind widerspenstig und gewalttätig gegenüber sich selbst und anderen. Häufig sieht man in ihren Augen ein koboldhaft-boshaftes oder aggressives Funkeln. Sie können geistige Schwierigkeiten haben und daher als retardiert eingestuft werden. Sie haben Angst vor Tieren.

Checkliste zur Bestätigung des Mittels

- Zähneknirschen während des Schlafs
- Gereiztheit beim Aufwachen
- Schlägt den Kopf gegen Boden oder Wand
- Mit starker Behaarung auf Kopf und entlang dem Rückgrat geboren
- Verformter Schädel und andere Geburtsanomalien, besonders entlang der Mittellinie
- Lange Wimpern
- Wiederkehrende Atemwegsinfektionen
- Viele Probleme mit den Zähnen, besonders hinsichtlich Anzahl und Stellung
- Geschwollene und harte Halslymphknoten
- Erkrankungen im Bereich der Brust und Lungen
- Verlangen nach kalter Milch und milden, geräucherten Fleischsorten
- Abneigung gegen miteinander vermischten Speisen
- Großer Appetit ohne Gewichtszunahme
- Häufiger Durchfall
- Bettnässen
- Frühe Masturbation
- Wiederkehrende Fieberattacken
- Tuberkulose oder Lungenerkrankungen in der Familienanamnese
- Verschlimmerung durch Kontakt mit Tieren

INDEX

A

Abgetrenntheit von der Realität; 144
Abmagerung; 109; 379

Abneigung dagegen, beobachtet zu werden; 202; 393
Abneigung dagegen, im Arm gehalten zu werden; 202
Abneigung gegen Baden; 389; 390
Abneigung gegen Berührung während eines Wutanfalls; 401
Abneigung gegen das Lernen; 394
Abneigung gegen Neues aufgrund eines langsamen Assimilations- und Begriffsvermögens; 88
Abneigung gegen Trost; 203
Abneigung gegenüber dem anderen Geschlecht; 289

Abrotanum; 309
Abscheu; 289; 348
Abstillphase; 321
Abstoßend; 158
Abstumpfung; 351
Achtloser Umgang mit Eigentum; 382
Aconitum; 309; 310; 378
Adenoides Aussehen; 421
Adrett und ordentlich; 285; 340
Aero-Otitis; 307; 326
Affenfurchen; 391
Afterjucken bei Teenagern; 386
Aggressionen gegenüber jüngeren Geschwistern; 288
AIDS; 250
Akkomodationsschwäche; 419; 443
Akne; 164; 213; 230; 233; 355; 362; 371; 376; 385; 387; 421; 443
Alkohol; 387
Alleine sein und nicht getröstet werden, will; 340
Alleinsein im Dunkeln; 274
Alleinunterhalter; 336

Allergien; 55; 59; 68; 70; 91; 93; 163; 212; 434; 435
Allergien auf Pollen und Schimmel; 262
Allergien gegen Tiere; 445
Allergie auf Bananen, Hülsenfrüchte und auf Milch; 213
Allergie auf umweltbedingte Allergene; 311

Allergie gegen die Tiere, die das verschmäht; 413
Allergie gegen Milch; 216; 381
Allergischer Husten; 215
Allergischen Reaktionen auf Nahrungsmittel; 213

Alopezie; 222; 233
Alpezia areata als Folge einer emotional belastenden Situation; 222

Alpträume; 159; 281; 303; 354
Alpträume: Opfer von Verfolgungsjagden; 183; 383
Alpträume von Ungeheuern, Gespenstern und Tieren; 254
Alpträume durch den Genuß von Süßigkeiten vor dem Schlafengehen; 159
Alpträume und nächtliche Ängste; 75
Alpträume: einstürzende Brücken, die ihn in den Abgrund reißen; 206
Alpträume von Hunden; 157
Alpträume von Ungeheuern; 275; 415
Alpträume, nachdem ihnen furchterregende Geschichten vorgelesen wurden; 47

Als-Ob-Welt; 207
Alternierendes Auftreten von Ekzem und Asthma oder Ekzem und Allergien; 175
Anacardium; 401
Analfissuren; 63; 218; 231
Anenzephalie; 438
Anführer von Gruppen; 238; 381; 382
Angeberei; 381
Angeborene Anomalien; 435; 437; 447
Angesehen werden, will nicht; 202
Angina; 365

Angst (vgl. auch Furcht)
Angst beim Aufwärtssehen; 300
Angst davor, Fehler zu machen; 98; 103
Angst vor Schlangen, Insekten und besonders vor Spinnen; 103
Angst im Dunkeln; 41; 87; 205; 281; 302; 414
Angst im Magen; 114
Angst in engen geschlossenen Räumen; 41
Angst an hochgelegenen Orten; 32; 41; 206; 352; 382
Angst nach unheimlichen Geschichten; 74
Angst in Gegenwart anderer Menschen, insbesondere vor Fremden, die laut reden; 85
Angst um die Gesundheit; 205
Angst um die Sicherheit; 86
Angst und Ruhelosigkeit begleiten die Kurzatmigkeit; 424

Angst und Widerstand bei allen Meilensteinen der Entwicklung; 325
Angst, vergewaltigt zu werden; 252
Angst vor dem Alleinsein; 86; 95; 103; 205; 302; 413
Angst vor dem Alleinsein im Dunkeln; 42; 86; 87; 93; 127; 155; 321
Angst vor dem Bösen; 204
Angst vor dem Entscheidungsprozeß und den Auswirkungen, welche die einmal gefällten Entscheidungen nach sich ziehen; 89
Angst vor dem Sterben; 45
Angst vor dem Unbekannten; 127
Angst vor dem Verlassenwerden; 86; 109; 286
Angst vor der Zukunft; 250
Angst vor einem Ereignis, das in ihm schon in der Vergangenheit ein Trauma auslöste; 252
Angst vor einer bevorstehenden Aktivität oder einem Ereignis; 90
Angst vor Einladungen; 196
Angst vor fließendem Wasser; 156
Angst vor geisterhaften Erscheinungen; 156
Angst vor Gesichtsverlust; 101
Angst vor Gespenstern und Ungeheuern; 42; 156
Angst vor Einbrechern; 156
Angst vor großen Wassermassen; 156
Angst vor Hühnern oder Insekten; 413
Angst vor Hunden; 41; 252; 322
Angst vor lauten Geräuschen; 272
Angst vor Liebesverlust; 91
Angst vor Mäusen; 41
Angst vor Menschen mit lauter Stimme; 41
Angst vor neuen Menschen; 103; 393
Angst vor neuen Situationen; 88; 103; 393; 414
Angst vor Räubern oder Entführung; 300
Angst vor Schatten; 156
Angst vor Schlangen und Insekten; 301
Angst vor schleimigen Tieren wie Kröten und Quallen; 157
Angst vor Spinnen und Insekten; 41
Angst vor Tieren, insbesondere Katzen und Hunden; 413
Angst vor Tieren, insbesondere vor Hunden; 157
Angst vor Trennung; 303
Angst vor Ungeheuern und Dunkelheit; 104
Angst vor Ungeheuern, Geistern und großen Tieren; 300
Angst vor unheimlichen, unsichtbaren Dingen; 156
Angst vor Versagen; 90; 103; 127
Angst vor von außen einwirkenden unheimlichen Einflüssen im Haus; 156
Angst wird im Magen und im Unterbauch empfunden; 92
Angst, allein zu Bett zu gehen; 300
Angst, alleine gelassen zu werden, sogar während des Schlafs; 241

Angst, ausgelacht zu werden; 127; 227
Angst, beobachtet zu werden; 157
Angst, daß etwas Unangenehmes geschehen könnte; 41
Angst, daß ihnen etwas „Schlimmes" zustoßen könnte; 86
Angst, daß sein eigener Hund ihn beißen könnte; 413
Angst, die anfallsartig auftritt; 198
Angst, die Augen zu schließen und schlafen zu gehen, weil sie sich Ungeheuer, Gespenster und lauter unheimliche Gestalten einbilden; 47
Angst, die Liebe der Eltern zu verlieren.; 302
Angst, Fehler zu machen; 227
Angst, gefesselt zu werden beziehungsweise zu Boden gepreßt zu werden; 206
Angst, in der großen unbekannten Welt auf sich selbst und seine eigenen unzulänglichen Fähigkeiten zu überleben, gestellt zu sein; 287
Angst, selbst nicht in Sicherheit zu sein, wenn die Eltern nicht in der Nähe sind; 86
Angst, sich lächerlich zu machen; 90
Angst, verlassen zu werden; 298; 300; 331
Angst, wenn Wasser über den Kopf gegossen wird; 156
Ängste vor dem Unbekannten und der Zukunft; 343
Ängste werden zu Bagatellen, wenn ein Elternteil in der Nähe ist; 127
Angstvolle Besorgnis, weil die Eltern nicht pünktlich nach Hause kommen; 204

Anhänglich; 43; 75; 282; 315; 324
Anlehnungsbedürfnis; 59; 282
Anomalien der Mittellinie; 391; 437
Anomalien im Bereich des Urogenitalsystems; 118
Anomalien in der Entwicklung von grob- oder feinmotorischen Fähigkeiten; 148
Anorexie; 154; 169; 181
Anspruchsvoll; 240
Antimonium tartaricum; 112
Antworten erfolgen fast geflüstert; 226; 246; 324
Antworten fröhlich auf Fragen; 273
Anus; 64;
Anus: Hautausschläge um den Anus; 64
Anus gerötet; 369
Apfelmost; 386
Äpfel; 167; 366
Aphthen; 57; 72; 78; 214; 260; 362; 379; 385
Appendizitis; 313
Appetit fehlt, mit Durst; 366
Arbeitstier; 73
Argentum nitricum; 90

Ärger, Haß oder Schuldgefühle gegenüber Familienmitgliedern; 201
Ärgern sich leicht über Bedeutungslosigkeiten; 99
Ärgern sie sich darüber, wie Kleinkinder behandelt zu werden; 203
Arnica; 257
Arrogant; 382
Arsenicum album; 215; 364; 378; 425
Arsenicum jodatum; 346

Arthritis; 93; 120; 178; 221; 232; 269; 280; 329; 433
Arthritis bei Jugendlichen; 173
Arthritis nach einem Depression; 199
Arthritis in den Füßen und Knöcheln; 187
Arthritissymptome verschlimmern sich durch erste Bewegung und durch Kälte, sie bessern sich bei kontinuierlicher Bewegung; 269

Asthma; 49; 112; 146; 162; 165; 178; 262; 278; 290; 311; 327; 337; 360; 364; 385; 413; 435; 445; 447
Asthma durch Kälte und Überanstrengung; 59
Asthma aus emotionalen Gründen; 215
Asthma durch Hausallergien; 364
Asthma ist tagsüber schlimmer oder in den frühen Morgenstunden zwischen ein und fünf Uhr; 166
Asthma als Folgeerscheinung einer Grippe, einer Rachenentzündung oder Bronchitis; 311
Asthma bei Allergien; 214; 262
Asthma setzte erstmals ein, als die Eltern die Scheidung einreichten; 215
Asthma und Kurzatmigkeit bei jeder Art von Anstrengung, selbst beim Treppensteigen; 364
Asthma von Geburt an; 184
Asthma wechselt mit Hautausschlägen ab; 175; 180; 363; 379
Asthmaanfälle mit nächtlicher Verschlimmerung; 113
Asthmatischen Beschwerden am Meer schlimmer; 436

Astigmatismus; 419; 443
Atem kann beim Aufwachen am Morgen recht faulig stinken; 310
Atembeschwerden, die im Liegen auf der linken Seite schlimmer werden und besser durch Vornüberbeugen oder Zusammenkrümmen; 214
Atemwegserkrankungen breiten sich von oben nach unten aus; 122
Atemwegsinfektion; 59
Atemwegsinfektion mit Kopfschmerzen; 51
Atemwegsinfektionen treten besonders bei Wechsel zu kaltem und nassem Wetter und nach Milchgenuß auf; 438
Atherom; 176
Auberginen; 168; 185; 189
Auffassungsgabe verlangsamt; 393

Aufgesprungene Haut hinter den Ohren; 55
Aufgesprungenen Haut an den Fersen; 120
Aufmerksamkeit macht verlegen; 198
Aufstoßen oder Windabgang lindern; 114
Auftreibung des Bauches mit Anschwellung des Gesichts; 314
Auge um Auge, Zahn um Zahn-Mentalität; 406
Augen: ein subjektiv empfundenes oder tatsächlich objektiv wahrnehmbares Hitzegefühl; 358
Augen voller Furchtsamkeit und die Stirn voller Falten; 109
Augenbrauen schmal wie Bleistiftstriche; 164
Augenentzündung; 160; 332; 379
Augenentzündungbei Neugeborenen; 305
Augenlider sind morgens mit angetrocknetem Eiter verklebt; 160
Augenüberanstrengung; 53
Ausdauer des Blickes; 38
Ausdauernd und geduldig mit einer einzigen Sache beschäftigt; 73
Ausdruckslose Stimme; 94
Ausfallen der Wimpern; 160
Ausscheidungen sind scharf, reichlich und von stinkendem Geruch; 178
Ausscheidungen sind stinkend und scharf; 187

Ausschlag auf dem Gesäß; 186
Ausschlag auf den Labien; 186
Ausschlag auf Stirn und Kopfhaut seit Geburt; 379
Ausschlag besteht von Geburt an und sondert viel Eiter und Flüssigkeit ab; 49
Ausschlag mit starkem Juckreiz; 175
Ausschlag hinter den Ohren; 49
Ausschlag im Genitalbereich; 186
Ausschlag nässend; 374
Ausschlag mit übelriechendem, säuerlichem Geruch; 49
Ausschlag sondert ein klares bis gelbes wäßriges Sekret ab; 105
Ausschlag um das Perineum; 170
Ausschlag um den Mund; 301; 309
Ausschlag um die Genitalien, ums Perineum und um den Anus; 169
Ausschlag verschlechtert sich unter Sonnenbestrahlung; 223
Ausschläge an oder hinter den Ohren; 105
Ausschläge auf der Kopfhaut; 48
Ausschläge im Genitalbereich; 174
Ausschläge leuchtend rot und scharf abgegrenzt; 68
Ausschläge im Windelbereich; 68

Aussprachefehler; 150
Austern; 113; 130; 185
Auswurf dick und gelb und gelegentlich mit fauligem Geruch; 59

Auswurf rötlich oder enthält deutlich sichtbare Blutspuren; 425
Auswurf schmeckt salzig oder süßlich; 424

B

Babyhaftes Verhalten; 290
Babys, die nicht gedeihen wollen; 231
Bacillinum; 434
Backwaren; 313
Balggeschwulst; 176
Bananen; 167; 366
Barfußlaufen im Winter; 178; 186
Barotrauma; 307
Baryta carbonica; 31; 32; 41; 70; 85; 89; 392; 393; 440
Bauchlage; 183
Bauchschmerzen werden gelindert durch Sich-Krümmen und durch Essen; 111
Beantwortet sich seine eigenen Fragen; 381
Beckenentzündung bei sexuell nicht aktiven Mädchen; 186
Bedroht die Eltern während der Konsultation; 441
Bedürfnisses, einmal Begonnenes zu Ende zu führen; 73
Beeindruckbar; 236
Befiehlt den Eltern, was zu tun sei; 141
Behaarung auf dem Kopf und entlang dem Rückgrat von Geburt; 416; 446; 449
Beidhänder; 151
Beißen; 143; 339; 438; 441
Beißen der Nägel; 180; 187; 189
Beckenentzündungen; 171
Belagerungsmentalität; 196
Belladonna; 53; 59; 71; 306; 320; 378
Bellender Husten; 230
Berührung verschlimmert; 173
Beschäftigen sie sich mit den Meinungen anderer über sie; 195
Beschimpft seine Eltern während der Anamnese; 202
Besitzansprüche; 98; 146; 147; 194; 288; 301
Besorgnis um die Eltern; 86

Besserung durch heiße Umschläge auf dem Bauch; 124
Besserung durch fortgesetzte Bewegung und Wärme; 68
Besserung durch kalte Getränke; 279
Besserung durch Trost; 281
Besserung durch Wärme; 133

Besserwisserei; 338

Bestechen; 241
Bettnässen; 35; 65; 118; 170; 186; 208; 219; 234; 268; 279; 290; 299; 315; 328; 396; 414; 429; 442; 446; 449
Bewegt unablässig die Füße auf und nieder; 172
Bewegung bessert; 173
Bewegungen im peripheren Gesichtsfeld, so als würden Insekten vorbeisausen; 161
Bienen; 250
Bindehautblutungen; 272
Bindehautentzündung; 160; 179; 305; 319
Bittere Schalen; 167
Bitterspeisen; 216
Bläschen; 374
Bläschen auf der Zungenspitze; 310
Bläschen im Mund nach Saft von Zitrusfrüchten; 163
Blasenentzündung; 171; 315; 328
Blasenschwäche; 371
Blasses, grünliches, fettiges Gesicht mit spärlicher Behaarung und Spider naevi; 188
Bläuliche Skleren; 443
Blepharitis; 160; 357
Blick, der töten könnte; 201
Blut im Urin; 315
Blutgefärbter Auswurf; 276
Blutungen zum Zeitpunkt des Eisprungs; 269
Bohnen; 113; 130; 168
Bohren den Kopf ins Kissen; 438
Bohren vor dem Therapeuten in der Nase und essen den Popel; 349
Bösartigkeit; 139; 407
Boshaftigkeit; 138; 182; 235; 411; 431; 441
Boxen; 143
Breiige Stühle; 92; 378; 379; 390
Brennen beim Wasserlassen; 315
Brennen d überall im Brustkorb; 262
Bricht alle Regeln; 339
Bricht beim geringsten Anlaß in Tränen aus; 283
Bronchiolitis; 112
Bronchitis; 55; 60; 64; 112; 123; 130; 153; 162; 261; 272; 290; 310; 319; 323; 327; 379; 386; 423; 436
Bronchitis von Geburt an; 184
Bronchopneumonie; 423
Bronchospasmus; 364
Brot; 60; 113; 216; 263; 278; 312
Bruchband; 62
Brüchige, splitternden oder eingewachsene Nägel; 67

Bryonia alba; 211; 221; 256; 261; 262; 364
Bryonia als geläufiges Akutmittel für *Natrium muriaticum*-Menschen; 211
Bühnenangst; 127
Bulimie; 154; 169
Butter; 312; 426

C

Calcarea phosphorica; 48; 51; 254; 359; 417; 420
Calendula-Creme; 68
Candida-Infektionen; 68; 81
Cannabis indica; 148; 149
Carcinosinum; 419
Causticum; 87; 300
Chamomilla; 45; 58; 71; 306; 309; 338; 356; 381; 412; 422
Chaotisch; 346
Chelidonium majus; 376
Cinchona; 154

D

Dakryozystitis; 308; 384
Dämonische Besessenheit; 408
Daumenlutschen; 105; 128; 141; 290; 291

Deformierung der Extremitäten; 431; 437
Deformierter Schädel; 442
Deformierungen der Finger; 391
Deformierungen der Nägel; 174; 318
Deformierungen des Brustkorbs; 444
Deformierungen des Skeletts; 437
Deformierungen entlang der Mittellinie; 447

Dehydration; 315
Delikatessen; 263; 278; 281; 426
Delirium; 320
Demütigung; 204
Denny-Linien; 229;
Deprimiert oder hysterisch, wenn sie in Prüfungen oder Zeugnissen keine guten Zensuren erhalten; 194
Dermatomykosen; 81
Destruktivität; 141; 400
Diabetes; 113

Diarrhoe; 359; 368; 372
Diarrhoe bei Kindern mit Malabsorptionssyndrom; 231
Diarrhoe bei Säuglingen; 185
Diarrhoe ist äußerst übelriechend; 359
Diarrhoe kann chronisch werden; 225
Diarrhoe als Folge des Genusses von Weizenprodukten; 225
Diarrhoe durch Milch; 380
Diarrhoe morgens beim Erwachen; 369
Diarrhoe während des Zahnens, bei Windpocken oder Infektionen der Atemwege; 369
Diarrhoe durch Milch- oder Weizenunverträglichkeit; 218

Dickköpfigkeit; 36; 73; 287
Diktatorisch; 126
Disziplinarmaßnahmen lieber sind als Lob; 143
Dominante Kinder; 96; 126
Draufgängerisch; 334
Dreckiges Gesicht; 347
Drogen; 153; 154
Drohen mit Gewalt, wenn sie zurechtgewiesen werden; 403
Druck und Spannung über den Augen; 418
Druckgefühl von innen nach außen; 306
Druckgefühl, als säße der Kopf in einem Schraubstock; 210
Dulcamara 56; 17
Dumpfheit, Lethargie und Konzentrationsmangel; 350
Dunkelheit; 74; 249
Dunkle Ringe unter den Augen; 110; 130; 212; 309
Dünner Hals und schlanker Oberkörper über breiten Hüften; 119
Durchbrechen die Regeln; 381
Durchbruch der Zähne ist schmerzhaft; 58

Durchfall (vgl. Diarrhoe); 168; 252; 267; 428
Durchfall führt zu Gewichtsverlust; 435; 438
Durchfall schmerzlos, wäßrig und etwas abstoßend im Geruch; 267
Durchfall ist gelb-grün und macht den Anus und umliegende Hautpartien wund; 170
Durchfall kann ein Symptom einer akuten bakteriellen Erkrankung oder anderer organischer Ursache sein; 267
Durchfall mit Koliken; 72
Durchfall als Begleiterscheinung vieler akuter Erkrankungen; 64
Durchfall und Verstopfung wechseln einander ab; 64
Durchfall während der Menstruation; 314
Durchfall, der Anus, Perineum und Skrotum entzündlich reizt; 379
Durchfall gleicht der Zöliakie; 63
Durchfälle nach Milchgenuß; 428

Durst auf eiskalte Getränke; 189; 231; 281; 366; 386; 390
Durst auf eiskaltes Wasser; 278; 435
Durst auf eiskaltes Wasser oder Sprudelgetränke; 214
Durst auf kalte bis eiskalte Getränke; 216
Durst auf kalte Getränke; 369
Durst auf kalte Milch; 214
Durst auf kaltes Wasser; 234; 278
Durst bei Appetitlosigkeit; 366
Durstlosigkeit; 328; 331
Durstlosigkeit trotz trockenem Mund; 310

Dysmenorrhoe; 430; 446
Dysmenorrhoe nach einem Todesfall in der Familie; 199
Dysmenorrhoe von *Natrium muriaticum* kann manchmal mit *Belladonna* gebessert werden; 219

E
Echo bei Geräuschen; 257
Ehrgeizig; 412
Eier; 60; 72; 263; 278; 312; 366; 386; 426; 445
Eierstockentzündung; 269; 279
Eifersucht; 145; 146; 287; 288; 292; 411
Eifersucht gegenüber jüngeren Geschwistern; 324
Eifersüchtig auf das Neugeborene; 287
Eigensinn; 35; 36; 46; 73; 74; 88; 287; 289; 324; 337; 409
Eigensinnig und bösartig; 46
Eigensinnig und herrisch; 126
Eigensinnig, besonders wenn sie müde sind; 70
Eigensinnig-überheblich; 344
Eile und Hastigkeit; 137
Eingewachsene Fußnägel; 222
Einsamkeit; 181
Einsilbige Verschlossenheit; 203
Einzelgänger; 34; 74; 152; 181; 199; 227; 340
Eiskalte Getränke verbessern die Magenbeschwerden; 217
Eiskalte Speisen; 263
Eiskaltes Wasser; 366
Eiswürfel; 168; 263
Eiter verklebt die Augen; 357
Eiterflechte; 355; 374

Ekzem (vgl. Ausschlag/Hautausschlag); 68; 121; 162; 169; 232; 257; 376; 379; 385; 434; 435
Ekzem auf den Lidern; 357

Ekzem auf den Wangen; 443
Ekzem hinter den Ohren; 107; 420
Ekzem ist trocken, rissig und schuppig; 434
Ekzem und Asthmaanfälle alternieren; 175; 180; 363; 379
Ekzem von Geburt an; 124; 132; 180; 187
Ekzem, das entweder auf oder hinter den Ohren auftritt; 359
Ekzeme und Asthmaanfälle wechseln ab; 175
Ekzeme der Kopfhaut; 72; 105
Ekzeme an den Händen, Ellbogen, Fußknöcheln, am Haaransatz oder hinter den Ohren sind rot, entzündet, rissig und nässend; 222
Ekzeme auf den Augenlidern; 419

Eleganz; 193
Elfenhaft; 271
Emotionslos; 200
Empfindlich auf Tadel und leisste Kritik; 199; 202
Empfindlichkeit der Fersen; 173
Empfindlichkeit gegen Luftzug; 178
Empfindung eines engen Bandes um die Brust; 262
Energieüberschuß im Wechsel mit totaler Kraftlosigkeit; 181
Engegefühl im oberen Brustkorb; 165; 184
Engegefühl im unteren Brustbereich; 166
Engegefühl wie von einem Band, das auf die Stirn drückt; 418
Enteritis; 312
Enthusiasmus; 345
Entscheidungsunfähigkeit; 296
Entschlossenheit; 52
Enttäuschungen über sich selbst; 294
Entwicklungsverzögerung; 31; 38; 178; 393
Entwöhnung von der Brust oder Flasche; 290
Entzündung des äußeren Ohres; 307
Entzündung des Penis; 370; 387
Enuresis; 396
Enzephalitis; 256
Epilepsie; 46; 81; 83
Epilepsie, insbesondere nach Kopftrauma; 72
Epileptische Anfälle vor der Menstruation; 65; 69
Epispadien; 118

Erbrechen; 61; 92; 252; 265
Erbrechen der Säuglinge nach dem Stillen; 79
Erbrechen die soeben getrunkene Milch; 72; 179
Erbrechen bei Säuglingen von Schluckauf begleitet; 61
Erbrechen kann einen Asthmaanfall lindern; 166
Erbrechen saurer geronnener Milch; 79

Erbrechen unmittelbar nach der Mahlzeit; 83
Erbrechen von Milch; 379
Erbrechen, wobei es zu Absonderungen von stinkendem und saurem
 Geruch kommt; 70
Erbsen; 168
Erdnußbutter; 312; 426
Erektionen; 136; 171; 430
Erektionen und Masturbation bereits im frühen Kindheitsalter; 186
Erguß im Gelenk und Gelenkbeutel; 120

Erkältung steigen schnell herab in den Kehlkopf und Brustkorb; 59; 258
Erkältung mit wiederholtem Niesen; 307
Erkältungen der unteren Atemwege; 165
Erkältungen mit reichlicher, dicker, gelblicher retronasaler
 Schleimsekretion; 165
Erkältungen bei Wetterumschwung von warmer zu kühler, feuchter
 Witterung; 56
Erkältungen, Bronchitis und Asthma von Geburt an, mit
 Verschlimmerung durch Feuchtigkeit; 188
Erkältungen, die auf die Augen schlagen; 52; 305
Erkältung, die sich auf die Ohren schlägt; 179

Erotische Spiele mit Erwachsenen; 136
Erregbarkeit; 235; 242; 273
Erregbarkeit durch bevorstehende Ereignisse; 243
Erröten; 246; 259; 274; 283; 324
Erschrecken leicht durch laute Menschen; 70
Erschrecken sich vor Menschen, die sich ihnen zu schnell nähern; 41; 70
Erwachen oft; 390
Erwacht unausgeschlafen; 159
Erwarten geradezu, daß etwas schiefgehen oder etwas Schlimmes
 passieren könnte; 90
Erwartungshaltung; 273
Erweiterung der Pupillen; 419
Erzielen gute Leistungen, was immer sie tun; 226
Essiggemüse; 263
Examensängste; 93
Exanthem; 388
Exanthem mit Atemwegsinfektionen; 329
Exanthematöse Kinderkrankheiten; 331
Exantheme jucken und brennen; 375
Experimente mit Drogen; 136; 181
Extreme Gegensätze im Verhalten; 141; 182
Extreme Extrovertiertheit und Schüchternheit; 188
Extrovertiertheit; 135; 181; 236; 237; 273; 412

Extrovertiertheit und Brutalität können umschlagen in Schüchternheit und Introvertiertheit; 181

F

Fächerartige Bewegung der Nasenflügel; 109; 112; 123; 129; 259; 276
Fahren entsetzt und mit schrillen Schreien hoch; 47
Falsche Aussprache; 150
Falten auf der Stirn; 57; 85
Faltenbildung; 109
Faltiges Gesicht; 77
Faßt alles an, spielt mit allem, um es einordnen zu können; 74; 346
Faszination des Unbekannten; 74
Fasziniert von furchterregenden Filmen mit Gewalt-Themen; 144; 182
Fehler bei Ausübung motorischer Fähigkeiten; 127
Fehler beim Lesen, Schreiben, Sprechen oder Rechnen; 33; 73; 101; 127; 150; 182
Fehler sind ihm unerträglich; 206
Fehlstellung der Zähne; 444
Feilschen, um Geld für Spiele oder Spielzeug zu bekommen; 241
Fein beschaffene Haut und Haare; 248
Fels der Familie; 203
Fett; 60; 113; 130; 168; 185; 189; 216; 263; 313; 386
Fett am Fleisch; 366
Fettgeschwulst; 176
Fettige Gesichtshaut; 176; 184
Fettleibigkeit; 72
Fettproduktion der Kopfhaut ist mangelhaft; 160
Fettröllchen um Hals und Wangen; 57; 77
Fettsucht; 65; 83
Feuerroter Ausschlag; 169
Fieber (40°C oder darüber), das nachmittags einsetzt; 424
Fieber mit leichtem Delirium; 303
Fieber ohne bekannte Ursache; 434
Fieber und Diarrhoe; 338
Fieberbläschen; 163; 165; 184; 230
Finger in den Mund stecken; 110
Finger- und Zehennägel können sich leicht spalten, abschälen, einwachsen; 432
Finsterer Gesichtsausdruck; 116
Fisch; 60; 168; 264; 278; 281
Fixe Ideen; 289; 344
Fleisch; 60; 185; 216; 263; 304; 312; 366; 386; 426; 427; 445
Flimmern vor den Augen; 357
Fluchen; 143; 401

Flugzeugmodelle zusammenzubauen; 340
Flüssigkeit in den Lungen; 423; 438
Flüssigkeit in den Ohren; 5577; 161; 183; 257
Flüssigkeitsansammlung im Mittelohr; 161; 183
Fontanelle schließt sich verspätet; 48; 71; 437; 439
Formica rufa; 433
Forscherdrang; 346
Fragen über Gott, über Himmel und Hölle, Tod und Geister; 45; 74
Fremdeln; 86
Freude am Abbrechen eines Spiels; 346
Freunden sich mit Tieren an; 153; 181; 200; 227
Fruchtsaftkonzentrat; 168
Früh den Windeln entwöhnt; 226
Frühaufsteher; 354
Führungspositionen einnehmen; 342; 411
Funktionsstörungen der Schilddrüse und des Kalziumstoffwechsels; 72; 81

Furcht (vgl. auch Angst) an hochgelegenen Orten; 32; 41; 206; 352; 382
Furcht vor Einbrechern; 205
Furcht vor einem unheimlichen „Etwas", das ihnen auflauert; 188
Furcht vor Fremden; 32
Furcht vor Gewitter; 41; 205
Furcht vor Hunden und Katzen; 300; 352
Furcht vor Insekten.; 234
Furcht vor Kritik; 227
Furcht vor möglicher Mißbilligung; 349
Furcht vor Schlangen, Spinnen, Mörderbienen und Insekten mit großen Kauwerkzeugen; 205
Furcht vor Spinnen; 32
Furcht vor Tieren; 409
Furcht, daß „etwas Schlimmes" geschehen wird; 205; 250
Furcht, Insekten, vor; 300
Furcht, Schlangen, vor; 300
Fürchten sich im Dunkeln und schlafen bei Licht; 353
Fürchten sich vor dem lauten Geräusch eines Donnerschlags; 249
Fürchten, daß die Katze sterben wird oder daß etwas Angsteinflößendes um die Ecke lauert; 205
Fürchten, irgendein schreckenerregendes Wesen könnte aus dem Wasser auftauchen und nach ihnen schnappen; 156

Furchtlos; 381; 382
Furunkel; 362; 374; 375; 376; 421; 443

Fußbewegungen am Abend vor dem Einschlafen; 172
Füße nach innen drehen; 208

Füße nach innen geknickt; 66
Füße schweißnaß und tagsüber eiskalt; 67
Füße, die unaufhörlich auf und nieder wippen; 138
Fußgelenke knicken um; 431
Fußgelenke übermäßig biegsam; 67
Fußschweiß; 329; 432; 446
Fußsohlen sehr schmerzhaft; 186
Fußsohlenwarzen; 280

G

Ganglien im Bereich des Sehnengleitgewebes; 220
Gastroenteritis; 295; 312; 369
Gaumenspalte; 437; 444
Gebäck; 312
Gebeugtes Gehen; 372
Gebeugte Haltung; 387
Gebißanomalien; 421
Geburtspneumonie; 437
Gedächtnisschwäche; 32; 147; 151; 440
Gedankenlosigkeit; 146
Gedeihschwäche; 356
Geduldig; 190
Geflüsterte Antworten; 274
Gefräßigkeit; 115

Gefühl, als würde sich der Hals im Bereich des Kehlkopfs verschließen; 310
Gefühl, als ständen die Zähne dichtgedrängt; 422
Gefühl der Entfremdung von anderen; 182
Gefühl der „Schwere" in der Brust; 262
Gefühl des Getrenntseins von anderen Menschen; 181
Gefühl, als wenn sie nicht wirklich da wären; 245
Gefühl von Leere in der Brust- oder Magengegend; 255
Gefühl von Mangel an Verbindung mit anderen Menschen; 148
Gefühl von Sand in den Augen; 160; 358
Gefühl von totaler Auflösung; 182
Gefühl, als ob die Zeit zu langsam vergeht; 148
Gefühl, als ob etwas aus dem Ohr herauskrabble; 306
Gefühl, als ob sie in einer Traumwelt leben; 148
Gefühl, als würden sich alle Gelenke zusammenziehen; 172
Gefühl, als würden sich aus dem Ohrinneren Würmer nach draußen drängen; 161
Gefühl, außerhalb des Körpers zu sein; 182
Gefühl, daß etwas Schreckliches passieren wird; 204; 413

Gefühl, daß ihnen etwas Schreckliches passieren wird, und daß ein Grauen von ihnen Besitz ergreifen wird; 252
Gefühle oder das Eigentum anderer sind ihnen gleichgültig; 348
Gefühle sind schnell verletzt; 324

Gefühlsüberschwang; 238
Gefühlvoll; 235
Gehen- und Sprechenlernen langsam; 31; 66; 72; 147; 206; 220; 225; 380
Gehirnentzündung; 256
Gehirnschaden während einer schwierigen Geburt oder in der frühen Kindheit; 206
Geistigbehindert; 151; 391; 395
Geistiger Zusammenbruch; 352
Gelbfärbung der Zähne; 110; 129
Gelbsucht; 110; 121; 129; 132; 380
Gelbsucht bei Säuglingen; 376; 388
Gelenke krachen; 173
Gelenke lassen sich leicht überstrecken; 72
Gelsemium sempervirens; 90
Gemischte Gerichte; 60
Gemüse; 366; 427
Gemütsschwankungen; 331
Geraten außer sich über ihre Eltern; 227
Geräuschempfindlichkeit bei Kopfschmerzen; 106
Gereiztheit; 93; 126; 138; 287
Gereiztheit beim Aufwachen; 113; 449
Gereiztheit des Kindes beherrscht den ganzen Haushalt; 100
Gerstenkorn; 106; 305; 326; 419
Geruch in der Nase, »als ob etwas darin abstürbe«; 360
Gerüche verursachen Kopfschmerzen; 259
Gerunzelte Stirn; 124
Geschwisterrivalität; 315

Geschwollene Gelenke ohne ersichtlichen physiologischen Grund; 174
Geschwollene Knöchel; 186
Geschwollene Lymphknoten; 59
Geschwollene Mandeln; 165
Geschwollene, vorstehende Oberlippe; 57

Gesellschaft, Abneigung gegen, fürchtet jedoch das Alleinsein; 86

Gesicht bei geringster Anstrengung rot; 57
Gesicht des typischen *Calcarea carbonica*-Säuglings ist rundlich; 57
Gesicht faltig; 71
Gesicht glänzt aufgrund stark vermehrter Fettabsonderung; 230

Gesicht während der kongestiven Kopfschmerzen rot; 304
Gesicht wird bei Kopfschmerz blaß; 211
Gesicht wird zerkratzt; 69

Gespenster; 74; 274
Gewächse auf der Haut; 189
Gewalttätig gegenüber Haustieren; 441
Gewalttätigkeit; 47; 87; 139; 140; 402; 404; 441
Gewichtsverlust; 124; 130; 379; 437
Gewinnende Persönlichkeit; 334
Gewitter; 249; 274
Gewürzte Speisen; 366; 386; 426; 445
Gezackte Zähne; 184; 444
Gibt sein ganzes Taschengeld aus; 241
Gicht; 118
Giemender Husten; 166
Glaukom; 53; 76
Gleichgültig gegenüber der Meinung anderer; 381
Gleichgültig mit Gegenständen; 381
Gleichgültigkeit gegenüber Schmutz; 379
Gonorrhoe; 160; 178; 187; 189
Granny Smith-Äpfel; 185
Graphites; 355; 383
Grausamkeit; 138; 140
Grippeerkrankungen; 112
Grobheit; 140
Groll; 142; 204
Groll und Haß gegenüber bestimmten Familienmitgliedern; 201
Großzügiges Verschenken von persönlichem Besitz; 244
Gurken; 263; 278; 281

H

Haar wird allmählich dünner; 105
Haar ist dünn und fettig; 210
Haar ist fein und weich, gewöhnlich glatt, zuweilen aber auch gelockt. Es bedeckt den Kopf, das Gesicht, die Schultern und Rückenmitte entlang der Wirbelsäule, manchmal aber auch den ganzen Rücken; 433
Haar ist perfekt frisiert; 193; 285
Haar trocken und spröde, spaltet sich an den Enden; 183; 210
Haarausfall; 49; 222; 416
Haare stehen in alle Richtungen; 333
Haare, Nägel und Knochen wachsen oft mangelhaft; 69
Haarwuchs nur entlang der Wirbelsäule; 431

Haie; 156
Halluzinationen; 183
Halsentzündung; 58; 98; 110
Halsentzündung begleitet von trockenem, schmerzhaftem Schlucken; 59
Halsentzündungen mit Besserung durch warme Getränke; 133
Halslymphknoten fühlen sich bei Berührung wie zu einer Kette aufgereihte Marmeln an; 66; 422
Halslymphknoten geschwollen; 111; 165
Halsschmerzen unweigerlich von Heiserkeit begleitet; 260
Halsschmerzen durch zu langes Sprechen und durch Husten verschlimmert; 260
Hämorrhoiden; 63; 92; 117; 131; 370; 386; 428
Hände in kaltes Wasser bringt Erleichterung bei Asthma; 166
Hände ineinander gefaltet; 191
Hängende Schultern; 387
Harnleiter am falschen Ort angewachsen; 118
Harnröhrenstriktur; 118
Harnsäurediathese mit Abgang von Harngrieß; 118
Hausaufgaben von den Freunden abschreiben; 351

Haut infiziert sich leicht; 383
Haut ist sehr fettig mit einem grünlich schimmernden Teint; 213
Haut ist trocken und rissig-spröde mit der Neigung zu ekzematösen Ausschlägen; 222
Haut kann fast durchsichtig und bleich; 259
Haut kann ikterisch sein und womöglich die gelbliche Färbung; 125
Haut leuchtend rot mit Bläschen; 175
Hautausschlag entlang dem Kieferbogen; 213
Hautausschläge entlang dem Haaransatz und hinter den Ohren mit einer wäßrig-dünnflüssigen Absonderung; 209
Hautausschläge im Genitalbereich als Reaktion auf scharfen Urin; 65
Hautausschläge schlimmer durch Sonne; 234
Hautausschläge, begleitet von einem Brenngefühl; 390
Hauterkrankungen hinter den Ohren; 128
Hauterkrankungen, die zu den Atemwegen übergehen, dann auf die Knochen oder Gelenke übergreifen und schließlich zum Herzen wandern; 178
Hautmal; 174
Hautprobleme schlimmer durch Wärme; 319
Hautsymptome treten auf, wenn die Atemwegssymptome verschwinden; 49

Hefepilzinfektionen; 65; 72; 169
Heftiges und schnelles Schaukeln bessert; 47
Heikle Esser; 216

Heiserkeit; 59; 277
Heiße Füße; 189
Heißer Kopf und kalte Extremitäten; 59
Heiterkeit in einem Augenblick, Wutanfälle im nächsten; 182
Helleborus; 416
Hemdzipfel hängen heraus; 333
Hepar sulfuris; 99; 111; 307; 412; 422
Hepatitis; 267
Hernie; 62; 267; 437
Herpesausschläge im Bereich der Lippen; 163; 165; 184; 214
Herrische Verhaltensweise; 84; 97; 99; 241; 288;
Herzinfarkt; 178
Herzklopfen; 252
Heulsuse; 297
Heuschnupfen; 98; 119; 162; 163; 212; 230; 276; 308; 311; 327; 358; 360; 362; 435; 447
Heuschnupfensymptome besser in kühler Luft; 384
Hilfsbereitschaft; 285
Himbeeren; 167
Hingabe; 198
Hinterlistig; 153
Hitze, Baden und Berührung mit Wolle verschlimmern; 380
Hitzschlag; 210
Hochmütig; 341; 382
Hodenhochstand; 119; 124; 131
Höflich; 226
Höhenangst; 32; 41; 206; 352; 382
Hörbehinderung infolge Drüsenhyperplasie; 443
Hornhautgeschwür; 419
Hühnchen; 366
Hühnerbrust; 423; 431; 444
Humorvoll-lustig; 381
Hundeknochen; 60
Hunger direkt nach dem Aufstehen; 105
Hunger geht den Kopfschmerzen gewöhnlich voran; 255
Hunger verhindert das Einschlafen; 265

Husten; 59; 359;
Husten durch Bauchlage gelindert; 166
Husten in heißem, feuchtem Wetter verschlimmert; 166
Husten kann Würgen und Erbrechen auslösen; 311
Husten klingt feucht und tritt besonders nachts auf; 179
Husten durch Nahrungsmittel, auf die das Kind allergisch reagiert; 59
Husten und Kurzatmigkeit werden durch Feuchtigkeit, Kälte, Luftzug, Orangensaft, Rennen und im Frühling verschlimmert; 165

Husten verschlimmert durch Essen, Trinken und Sprechen; 261
Husten verschlimmert durch kalte Luft, durch Liegen auf der linken Seite und durch jegliche Erregung; 261
Husten nachts schlimmer im Bett; 167
Husten im warmen Zimmer schlimmer und an frischer Luft im Freien besser; 424
Husten schmerzhaft; 261
Husten, der das Kind zum Weinen bringt; 424
Husten, der durch ein leichtes Kitzeln hinten im Hals ausgelöst wird; 424
Husten, der nachts trocken ist, morgens aber locker; 59
Husten, der sich nachts verschlimmert; 310
Hustenanfälle begleiten die Pneumonie und erstrecken sich von zwei oder drei Uhr nachmittags bis in den Abend hinein; 424
Hustenanfälle nachts im Liegen; 124
Hustens, der Tag und Nacht anhält; 311
Hydrocephalus; 355; 417
Hydrophobie; 156
Hydrophobium; 353
Hydrozele; 65; 72; 79; 316; 323; 328; 392; 437
Hyoscyamus; 401; 411
Hyperaktivität; 102; 127; 138; 181; 202; 299; 301; 337; 342; 381; 397; 440
Hypoglykämie; 113; 256; 264; 265; 266; 275; 339; 367; 372; 386; 381
Hypoglykämische Kopfschmerzen; 128
Hypospadien; 118
Hysterisches Weinen; 297

I

Ichbezogenheit; 240; 348
Ichthyose; 270
Ideenflucht; 148
Idiotie; 392
Ignatia amara; 154; 205; 219; 221; 260
Immunsystem von Geburt an geschädigt; 162
Impetigo; 355; 374; 376; 379; 380; 383; 388
Impfschäden; 389
Impfung; 377
Infantiles Verhalten; 126; 197; 324
Infektionen der oberen Atemwege greifen auf die Augen über; 326
Infektionen der unteren Atemwege seit der Geburt; 179
Inkarzeration der Hernie; 62
Insekten; 250; 274
Insektenstiche; 176; 187; 388

Intoleranz gegenüber Übergriffen und Einmischung durch Aufsichtspersonen; 338
Intoleranz gegenüber Widerspruch; 36; 143
Introvertiertheit; 34; 37; 135; 152; 181; 200; 226; 412
Iodum; 265
Ipecacuanha; 309
Isoliertheit; 44; 153

J

Joghurt; 216; 263; 426
Jucken am Gaumen; 213; 308
Jucken und Kratzen kann ohne sichtbaren Ausschlag; 374
Jungen spielen rollenvertauschte Spiele, ziehen sich wie kleine Mädchen an; 136
Juvenile rheumatoide Arthritis; 68; 93

K

Kahlköpfigkeit; 48; 71; 275
Kalium bichromicum; 108; 433
Kalium carbonicum; 252
Kalium sulfuricum; 112; 306; 366; 433
Kalium-Mitteln; 166
Kalk; 60
Kälte ruft ihre allergischen als auch ihre Atmungssymptome hervor; 224
Kalte Umschläge am Kopf bessern; 275
kälteempfindlich; 69; 83; 122; 132; 133
Kältegefühl vor Eintritt der Periode, besonders im Brustbereich; 172
Kalziummangel; 437
Kampf- oder Fluchtreaktion; 252
Kantige Bewegungen beim Gehen; 148
Kariöse Zähne; 363
Kartoffeln; 60
Käse; 72; 113; 216; 312; 313; 426; 445
Käsegerichte; 60
Katarakt; 53; 71; 76
Katzenhaarallergie; 214
Kaugummi; 263; 278
Keuchhusten; 423
Kichert nervös vor oder nach jeder Antwort; 88
Kinetose; 217; 314
Kitzelhusten; 308
Klaustrophobie; 157; 206

Klebstoff; 60
Kleiden sich gut und sorgfältig; 381
Kleinlich; 195
Kleptomanie; 288
Knie-Bauch/Brust-Lage; 128; 146; 151; 160;159; 165; 167; 169; 179; 183; 415
Knochenschmerzen; 173; 425
Knochendeformierung; 72; 437
Knochenentwicklung verzögert; 431
Knochenentzündung; 433
Knochenerkrankungen; 66; 342
Knochenschmerzen durch Kälte verschlimmert; 173
Koboldhaft; 392; 410; 441
Kohl; 113; 130
Kohlehydrate; 60
Kohlensäurehaltige Limonade; 113; 130

Kolik; 72; 179; 314; 368; 379
Kolik wird gebessert durch Hochnehmen und Wiegen des Kindes; 323
Kolik endet mit explosionsartigem Durchfall; 63
Koliken mit Schleim im Stuhl; 169
Koliken mit Auftreibung des Abdomens; 323
Koliken infolge Milch oder Getreideerzeugnissen; 218

Kolon irritable; 217
Kommandiert andere herum; 96; 126; 141
Kommunikativ; 273
Komplimente oder Applaus werden nie gehört; 197
Kompromißbereit; 91
Konfekt; 426
Kongestive Kopfschmerzen; 51
Konjunktivitis; 160; 179; 357; 384
Kontaktfreudigkeit; 181
Kontrolle über andere; 126
Konzentrationsschwäche; 102; 138; 157; 182; 265; 393; 413

Kopf
Kopf wird auf dem Kissen hin- und herbewegt; 354
Kopf deformiert oder fehlproportioniert im Verhältnis zum Körper; 416
Kopf ins Kissen bohrt; 398; 416
Kopf wird nicht ganz gerade gehalten; 111
Kopf schwitzt bei Fieber; 54
Kopf seltsam unregelmäßig oder klumpig geformt; 417
Kopf wirkt groß im Verhältnis zum kleinen Körper oder den dünnen Gliedmaßen; 105; 123

Kopf-Rammen; 401; 416
Kopfbedeckungen tragen; 51
Kopfbetont; 340; 381
Kopfhaut mit Ekzemen; 72; 105
Kopfhautinfektionen; 355

Kopfschmerz führt zu Reizbarkeit des Kindes; 211
Kopfschmerz verschlechtert sich durch Anstrengung, sportliche Aktivität, Erschütterung, schrillen Lärm und helles Licht; 211
Kopfschmerz ausgelöst oder verschlimmert durch starke Gerüche; 212
Kopfschmerzen mit intensivem Leeregefühl im Magen oder vorausgehendem unbändigem Hungergefühl; 417
Kopfschmerzen beginnen an der rechten Stirnhälfte und ziehen sich zum Scheitel hin; 211
Kopfschmerzen beginnen auf dem Scheitel; 211
Kopfschmerzen durch den Genuß von Milch; 357
Kopfschmerzen durch heiße Packungen gelindert; 51
Kopfschmerzen durch Studieren oder konzentrierte Aufmerksamkeit;51;393; 417
Kopfschmerzen im Stirnbereich, schlimmer rechts; 211
Kopfschmerzen im Zusammenhang mit dem Monatszyklus; 304
Kopfschmerzen infolge von zu vielem Lesen; 210
Kopfschmerzen infolge Schwachsichtigkeit; 417
Kopfschmerzen mit Übelkeit und Erbrechen; 256; 357
Kopfschmerzen infolge Augenmuskelschwäche; 211
Kopfschmerzen treten periodisch auf; 418
Kopfschmerzen beginnen, wenn das Sehvermögen wieder einsetzt; 210
Kopfschmerzen durch starke Gerüche wie Parfüm, Autoabgase und Tabakrauch; 256
Kopfschmerzen durch Überanstrengung der Augen; 51
Kopfschmerzen können, genau wie eine Migräne, mit dem Verlust der Sehfähigkeit auf der entgegengesetzten Seite beginnen; 210
Kopfschmerzen mit Sehstörungen durch Überanstrengung der Augen oder Aufenthalt in der Sonne; 234
Kopfschmerzen nach Erschöpfung; 256
Kopfschmerzen vor dem Menstruationsfluß; 51
Kopfschmerzen mit übermäßig starkem Schwitzen; 418
Kopfschmerzen verschlimmern sich morgens gegen 10 Uhr oder gegen 15 Uhr nachmittags; 210
Kopfschmerzen werden durch Bewegung verschlimmert; 418
Kopfschmerzen wetterbedingt; 418
Kopfschmerzen, die sofort verschwinden, sobald sie etwas essen; 106
Kopfschmerzen mit Nebenhöhlenerkrankungen; 160
Kopfschmerzen, nachdem sich die Eltern scheiden ließen; 199

Kopfschmerzen, nachdem sie sich der Sonne aussetzten, und vor der Menses; 211
Kopfschmerzen, wenn eine Mahlzeit ausgelassen wird; 113
Kopfschmerzen durch Überarbeitung oder Übermüdung; 418

Kopfschuppen; 270
Kopfschweiß; 32; 50; 71; 82; 341; 106; 353; 356; 379; 383
Körperliche Anstrengung, wie etwa schnelles Laufen, verschlimmert; 320
Körperliche Schwäche in Verbindung mit geistiger Aufgewecktheit; 103
Korrigiert die Eltern während der Konsultation; 126
Korrigiert andere und ist beleidigt; 97
Krampfadern; 92
Krämpfe bei der Menstruation oder während des Eisprungs; 171
Krankheiten bei emotionaler Ursachenverkettung wie Kummer; 233
Krankheiten infolge seelischern Traumata; 300
Kratzbürstig; 99
Kreide; 60
Kretinismus; 392
Krupp; 310; 322; 327; 423
Kuchen; 312
Künstler, Dichter oder Musiker, die ihre Kreativität sehr ernst nehmen; 200; 248
Kürbis; 386
Kurzsichtigkeit; 229
Küssen; 136
Kyphose; 373

L

Lachen; 202
Lachen, unfreiwillig; 202
Lachesis; 411
Lactase-Mangel; 428
Lähmung des Sehnervs; 257; 276
Laktoseunverträglichkeit; 63; 234; 438
Lampenfieber; 90; 92; 101; 104; 127; 157
Landkartenzunge; 214; 230
Lange Wimpern; 438; 443; 449
Langsames Antworten während der Konsultation; 149; 182
Langsames Wachstum; 446
Langsames Wachstum der Haare; 105
Langsamkeit beim Spiel und Sport; 34
Langsamkeit im Begreifen; 31
Laryngitis; 260; 277; 281

Lasagne; 60
Lässig-leichtfertig; 334
Laufenlernen spät; 100; 231; 232
Laufnase; 55; 56; 71; 77; 432
Launenhaftigkeit; 45; 59; 102; 141; 153; 329; 401; 403; 415
Leberflecke; 121; 174; 187
Legasthenie; 100; 102; 124; 127; 150; 182; 206; 391
Leistenbruch; 119
Leistungsangst; 198
Leistungstrieb; 197
Lernunfähigkeit; 33
Lese- und Schreibfehler; 395
Leseratten; 200
Lethargie; 34; 59; 432
Leukorrhoe; 316
Lichen sclerosus et atrophicus; 222
Lichtblitze; 255
Lichtempfindlichkeit; 53; 212; 229
Lichthöfe rund um Gegenstände; 357
Lichtscheu; 255
Lidrandentzündung; 160; 305
Liebe für Tiere; 153; 181; 200; 227
Liebe und Trost bringen seine Welt wieder ins Gleichgewicht und versetzen es wieder ins Zentrum des Universums; 294
Liebenswürdig; 285; 288; 346
Liebevoll; 236; 285
Lieblingsbeschäftigung des Kindes ist es, im Abfall zu wühlen; 347
Lieblingsspielzeug verschenken; 273
Limonade; 113
Lipom; 176; 187
Lippen trocken und aufgesprungen; 163; 214; 260; 277; 307
Lippen rot, rissig und spröde; 362
Lügen; 145; 182; 336; 248; 394; 411

Lungen des Pneumonie-Patienten sind voller Schleim; 424
Lungenentzündung, verschleppte; 112
Lungenentzündung; 112; 123; 261; 272; 277; 281; 310; 327; 425
Lungenentzündung mit Zittern der Nasenflügel; 261
Lungenerkrankungen; 423
Lungenerkrankungen in der Familienanamnese; 447
Lungenerkrankungen, die auf eine Pneumonie zurückzuführen sind; 365

Lymphknoten am Hals vergrößert und hart tastbar; 69; 422

M

Machtgefühl lindert Unsicherheiten und wird zur Sucht; 96
Machthunger; 85; 96; 97; 126
Machtkampf; 140; 141

Magenbeschwerden nach dem Stillen; 79
Magengeschwür; 252; 266; 312
Magenschmerzen; 92; 114; 217; 252
Magenschmerzen infolge zuvielem Essen; 114
Magenschmerzen und Reizbarkeit durch Hunger; 428
Magenschmerzen vom Trinken heißer Milch; 267
Magenschmerzen vom Verzehr von Schweinefleisch; 267
Magensymptome, begleitet von einem retronasalen Katarrh oder einer voll entwickelten Sinusinfektion; 217

Magerkeit; 122; 178
Makkaroni; 426
Makkaronigratin; 60
Malabsorptionssyndrom; 79; 109; 116; 124; 372; 427; 435
Mandelentzündung; 55; 58; 77; 110; 385; 422; 432; 444

Mangel an geistiger Schärfe; 245
Mangel an Initiative; 89
Mangel an Rücksichtnahme auf andere; 410
Mangel an Selbstbewußtsein; 85; 94; 412
Mangel an Durstgefühl; 312
Mangelhafte Hygiene; 386; 390
Mangelhafte Kalziumassimilation; 69
Mangelhaftes Gedeihen; 81; 83; 168; 179; 185
Mangel an Körperkoordination; 196

Manipulatives Verhalten; 146
Marasmus; 69; 168; 180; 185; 342; 355
Marihuana; 352
Masern; 319
Masturbieren; 136; 171; 172; 189; 371; 387; 430; 446; 449
Meeresfrüchte; 216
Menarche; 119; 430
Menschliche Stimme kann nicht gehört werden; 257
Menses unregelmäßig; 371
Menstruation verspätet; 316
Menstruationsfluß durch Schock oder Kummer beeinflußt; 219
Mercurius vivus; 312

Methodisches Studium; 73
Mezereum; 252
Migräne; 229; 255; 299; 356
Mikrozephalie; 391; 417

Milch; 61; 216; 263; 278; 312; 366; 386; 426; 445
Milch im Magen sauer und gerinnt; 63
Milch lehnen sie ab; 225
Milch kommt unverdaut wieder hoch nach dem Stillen, nachdem das Kind fünf Minuten lang erfolglos aufgestoßen hat; 61
Milch verschlimmert; 139
Milchabsonderungen bei nichtschwangeren Mädchen; 317
Milchallergie; 56; 71; 79; 443
Milchintoleranz; 61; 72; 231
Milchprodukte lösen rastloses und bösartiges Verhalten aus; 397
Milchschorf; 48; 57; 68; 71; 72; 75; 81; 355; 379; 380
Milchschorf greift auf das Gesicht über; 77
Milchzähne fallen nicht aus; 444

Mißhandelt Tiere; 338
Mißtrauisch; 85; 88
Mitesser; 362
Mitfühlend; 244
Mitläufer; 98; 284
Mittelohrentzündung; 53; 55; 64; 107; 123; 295; 306; 319; 322; 326; 384
Mittelpunkt der Aufmerksamkeit; 239; 335
Monomanie; 344
Mononukleose; 112; 129
Morphaea; 222; 233
Motorische Schwächen; 124
Mühsames und unverdrossenes Arbeiten; 73
Müht sich ab, um ein begonnenes Vorhaben zum Abschluß zu bringen; 35
Mumps; 323; 327
Mumps kann auf die Hoden übergreifen; 316
Mundgeruch; 363
Muriaticum acidum; 117
Muttermale; 132
Mutwillen; 410; 431
Mykosen; 72
Myopie; 212; 419
Myringektomie; 161; 359
Nabelbruch; 62; 72; 79; 392
Nachgiebigkeit; 285; 298
Nächstenliebe; 238
Nächtliche Ängste; 47; 82

Nächtliches Entsetzen; 104
Nächtliche Ruhelosigkeit der Beine; 158
Nachtmensch; 158; 183; 188; 353
Nachtschweiß; 379; 415; 417; 442
Nägelkauen; 120; 174; 222; 232; 318; 387; 373
Nagelprobleme; 67; 81
Nahrungsmittelallergie; 139; 169; 299; 376
Nase ist verstopft von dickem, gelbem, eiterähnlichem Schleim; 56
Nase verstopft; 55
Nasenbluten; 56; 77; 109; 162; 258; 269; 276; 308; 327; 361; 420; 443
Nasenflügel flattern, während sie um Atem ringen; 262
Nasenlöcher sind abwechselnd verstopft; 213
Nasenlöcher sind nachts im Bett verstopft; 322
Nasenpolypen; 259
Nasensekret wundmachend; 258; 359
Nasenverstopfung schlimmer nachts; 108
Natrium sulfuricum; 207; 376
Nervös beim Beantworten von Fragen; 192; 226

Nesselausschlag; 68; 113; 121; 132; 213; 222; 230; 319; 329; 376; 413; 434
Nesselausschlag als allergische Reaktion auf Tiere; 447
Nesselausschlag bei jedem kleinsten Sonnenbad; 213
Nesselausschlag durch Anstrengung und Überhitzung und besser durch Abkühlung; 222
Nesselausschläge mit Atemwegsinfektionen; 176

Neues wird mißtrauisch betrachtet; 88
Neugierde; 39; 74; 332; 333; 334; 378; 381
Neugierde bezüglich übernatürlicher Phänomene; 44
Neurodermatitis; 121; 132; 176
Neurodermatitis durch Saft von Zitrusfrüchten Erdbeeren; 176
Niederlegen verschlimmert; 304
Niednägel; 222; 232
Nieren- oder Blasenerkrankungen; 268
Nierenentzündungen; 315
Nierensteine; 118; 131
Niesen; 213; 384
Nitricum acidum; 99
Noma im Mundbereich; 82
Nux vomica; 48; 61; 62; 96; 99; 115; 117; 141; 155; 204; 209; 314; 415

O

O-beinigkeit; 67; 431
Obst; 216; 312
Ödematösen Schwellungen des Gesichts und der Lippen; 309
Offene Fontanellen; 341; 356

Ohren: Absonderung, eitrig, mit Ekzem; 107
Ohr: Absonderungen gelb und stark riechend; 54
Ohrenentzündungen; 54; 76; 107; 272; 341; 358; 359; 420; 443
Ohrenschmalz; 212
Ohrenschmerzen; 53; 290; 295; 322
Ohrentzündungen mit blutigem Ausfluß; 272
Ohrsekrete; 420

Okra; 168; 185
Öl; 313
Oppositionsverhalten; 403
Optimistisch; 361; 385
Optische Verzerrungen; 257
Orale Fixierung; 110
Orangen; 167; 185; 366
Orangensaft; 167; 168
Orangensaft verschlimmert; 139
Ordnungsliebe; 190; 198; 301; 378
Origanum; 371
Orthographiefehler; 150
Orthostase-Syndrom; 254; 275; 303; 325; 383
Ortswechsel bessert; 436
Osteogenesis imperfecta; 67
Östrogen-Ausschlag vor der Menses; 213
Ovariellen Zysten; 171

P

Pampelmusen; 167
Pancoast-Tumor; 425
Panik darüber, daß er keine guten Zensuren erhalten könnte; 198
Panik beim Überqueren einer Brücke; 206
Paraphimose; 370; 380
Pectus carinatum; 423
Pectus excavatum; 391; 423
Peinlich genau geordnetes Haar; 193
Perfektionismus; 151; 193; 198; 226; 234
Perianaler Ausschlag; 185
Petit Mal-Epilepsieanfälle; 245

Pfeifendes Atmen; 364
Pfeiffer-Drüsenfieber; 111; 129
Pflaumen; 167
Pharyngitis; 111
Phimose; 171; 180; 370; 380
Phonographisches Gedächtnis; 207
Phosphoricum acidum; 270
Photophobie; 220; 234; 255
Phytolacca; 363
Pica-Syndrom; 60; 72; 79
Pingeliges Verhalten; 194
Pizza; 60; 366
Platina; 149; 371
Plethorisch; 309
Plumbum; 428
Pneumonie; 112; 130; 364; 385; 424; 445
Podophyllum; 64; 267; 380
Pommes frites; 216
Prahlerischem Auftreten; 91
Prämenstruelle Kopfschmerzen; 76
Prämenstrueller Ausschlag am Kiefer; 230; 233
Prämenstruelles Syndrom; 80; 186; 219; 232; 387
Prolaps des Anus; 369
Promiskuitiven Verhalten; 137
Provokativ; 143; 431
Pseudoambidexter; 151
Psoriasis; 169; 210; 223; 232; 376
Psoriasis pustulosa; 223
Psorinum; 359; 427
Pulsieren; 304
Pummelig; 377
Pusteln; 374

Q
Quälen sich selbst; 227
Quasselstrippe, kommuniziert mit anderen Familienmitgliedern den
　ganzen Tag lang; 284
Quengelig; 45

R
Rachegefühle; 142; 411
Rachenkatarrh; 363
Rachitis; 66; 67; 69; 431; 439
Rasselgeräusche in der Brust; 112; 425

Rasselnder Husten; 184
Rastlosigkeit; 396; 440
Räuspern; 165; 184; 260
Rechtsseitige Beschwerden; 111; 122; 125
Rechtsseitigen kongestive Kopfschmerz; 51
Redet wie ein Baby; 297
Redegewandt; 381
Regression aller bereits erlernten Fähigkeiten; 287; 290; 315; 324
Regression in der Entwicklung; 287
Reife; 197
Reinlichkeit; 301
Reisen als inneres Bedürfnis nach Abwechslung; 399
Reisekrankheit; 61; 217; 231; 314

Reizbarkeit; 71; 99; 241; 288; 381; 396; 400; 412; 441; 445
Reizbar durch Aufregung, starke Gefühle und durch laute Geräusche; 205
Reizbarkeit durch Hunger
Reizbar, wenn es zu früh geweckt wird; 401
Reizbare Babys; 123
Reizbarkeit am Morgen beim Aufwachen; 400
Reizbarkeit kann zunehmen infolge Stuhlverstopfung; 99
Reizbarkeit während der Zahnung; 438

Reizkolon mit Krämpfen; 231
Retardierung; 392; 437
Retronasalkatarrh; 91; 66; 188; 213; 230; 260; 277; 308; 363; 385
Reue; 201; 244; 408
Rheuma; 120; 173; 187
Rheumatoide Arthritis; 120; 131; 221; 318; 435; 446
Rhododendron; 309
Rhus toxicodendron; 120; 173; 269; 432
Rindfleisch; 366
Ringelflechte; 416; 433; 442; 447
Rippenfellentzündung; 423
Risse hinter den Ohren; 107; 230
Rosenpappel; 185

Röte der Augen, Ohren und Lippen; 361; 369; 379
Röte der Ohren; 358
Röte des Anus; 356
Rote Wangen; 278; 357
Rote Zungenspitze; 362

Röteln; 319
Roter Sand im Urin; 118

Rückenlage beim Schlafen verursacht Alpträume; 353
Rückenschmerzen bei zu langem Stehen; 431
Rückgratsanomalien; 66
Rücksichtslos; 349; 407; 441
Ruhelose Bewegung der Beine; 120; 431
Ruheloser Schlaf; 159; 440
Ruhelosigkeit; 397
Ruiniert Gegenstände, die anderen am Herzen liegen; 441
Rückenschmerzen besser durch flaches Liegen auf dem Rücken und auf einer harten Oberfläche; 219
Rückenschwäche; 66
Rumex crispus; 424
Runzeln der Stirn; 100; 112
Ruptur des Trommelfells; 77; 107; 420

S

Saft; 167
Salami; 426; 445
Salz; 60; 167; 185; 189; 216; 263; 278; 426; 445
Sand; 60
Sanicula; 342
Sardellen; 216
Sardinen; 426
Sauberkeit; 198; 226
Sauberkeitserziehung; 170; 290
Saucen; 426
Saugbewegungen mit dem Mund, als würden sie an der Brust saugen; 47
Säuglingskoliken; 115; 130; 328
Saure Früchte; 167; 168; 185
Saure Nahrungsmittel; 216; 263; 312; 366; 386
Scharfer Geruchssinn; 259
Schaukeln auf einem normalen vierbeinigen Stuhl vor und zurück; 396
Scheidenentzündung; 80; 316
Schelmisch; 235
Scheu; 155; 181; 283
Schiefhals; 111
Schielen in grellem Licht; 212
Schilddrüsenstörung; 58; 437
Schinken; 426; 445

Schlaf auf dem Rücken oder Bauch; 331
Schlaf ist gleichbedeutend mit Trennung von den Eltern; 302
Schlaf unruhig; 158

Schlaf oft gestört; 207
Schlaf, selbst wenn er gestört ist, ist doch meistens erfrischend; 209
Schlafen auf der linken Seite; 234; 383; 390
Schlafen auf der rechten Seite; 104; 133; 281
Schlafen auf dem Bauch; 159
Schlafen auf dem Rücken, mit den Händen über dem Kopf; 322; 415
Schlafen in Seitenlage, auf dem Bauch oder in Knie-Ellbogen-Lage; 415
Schlafen nicht gerne alleine ein; 253
Schlafen schwer ein; 228
Schlafen auf dem Bauch, die Knie bis unter die Brust angezogen und mit dem Gesäß in der Luft; 179
Schlafen auf der linken Seite oder auf dem Rücken; 208
Schlafen lieber ein bei Licht; 159; 249
Schlaflosigkeit bei nervöser Angst; 127
Schlaflosigkeit vor einer Prüfung oder einer Theater- oder Choraufführung; 104
Schlafwandeln; 48; 75; 208; 228; 254; 281

Schlagen; 98; 139; 440; 441
Schlagen jeden, der für sie eine Autoritätsperson darstellt; 407
Schlagen im Schlaf um sich, besonders mit den Füßen; 183
Schlägt die Eltern während der Konsultation; 182
Schlägt nur jüngere und schwächere Spielkameraden; 98
Schlagwütig; 441
Schlampig; 91; 341; 346; 382
Schlatter-Osgood-Krankheit; 67; 432 439; 446
Schläue; 348
Schlechter Geruch in der Nase; 56
Schleimige Nahrung; 60; 185; 189; 216
Schluckauf; 79; 115; 243; 313
Schluckauf nach dem Stillen; 130; 323
Schluckauf, Essen, nach dem, bei Säuglingen; 115; 314

Schmerz tief im Schädel hinter den Augen; 418
Schmerzempfindlichkeit; 99; 127; 295; 321; 412
Schmerzen, als ob Messer in die Kopfhaut schnitten; 418
Schmerzen in den Eierstöcken während des Eisprungs; 119
Schmerzen in den Schienbeinen; 270
Schmerzen bei Streß, Angst, Unruhe oder einfach nur bei Erregung; 266
Schmerzen werden gelindert durch Bewegung und Wärme; 120
Schmerzhafte Fußsohlen; 173
Schmerzhafte Harnentleerung; 171
Schmerzlose Schwellung des rechten Knies; 120

Schmierblutung vor dem eigentlichen Regelfluß; 219

Schmutzig; 333; 341; 347; 362; 382; 390
Schnalzende Geräusche; 308
Schnarchen; 353
Schneiden sich selbst mit Rasierklingen; 154
Schnelles Knochenwachstum; 432
Schnüffeln infolge verstopfter Nase; 123
Schnupfen als Reaktion auf Milchprodukte; 420
Schnupfen mit dickem, gelb-grünem Schleim, der um die Nasenlöcher Krusten bildet; 179
Schnupfen wechselt mit Kolik ab; 56
Schokolade; 216; 263; 366
Schorf; 374
Schreckhaft; 157
Schreibfehler aller Art; 182

Schreien bei der geringsten Provokation; 100
Schreien, bis ihre Wünsche erfüllt werden; 381
Schreit aufgrund der Reizung durch Wasser; 355
Schreit vor dem Wasserlassen; 118
Schreit, wenn man ihm nicht sofort gehorcht; 126

Schrunden hinter den Ohren; 107
Schüchtern; 38; 94; 145; 151; 152; 169; 200; 228; 246; 273; 283; 298; 381
Schüchternheit wechselt ab mit Wut und widerspenstigem Verhalten; 153
Schulkopfschmerzen; 303; 357
Schwäche der langen Knochen; 67
Schwäche der Augenmuskeln; 53; 76
Schwäche der Fußgelenke; 66; 67; 80; 220; 232; 373
Schweinefleisch; 312
Schweiß übelriechend: scharf, süß und sauer; 159
Schweiß hat einen sauren, aufdringlichen Geruch; 356
Schweiß riecht säuerlich; 47; 50
Schweiß riecht sauer und kadaverartig; 439
Schweißausbrüche, selbst wenn ihnen kalt ist; 70
Schwellung der Fußsohlen und Knöchel; 173
Schwellung der Knöchel vor jedem Menstruationsfluß; 67
Schwellung der Vorhaut; 370
Schwerfälligkeit und Langsamkeit; 206
Schwerhörig durch Tubenkatarrh; 55
Schwerhörigkeit; 55

Schwierigkeiten bei der Koordinierung von linker und rechter Gehirnhälfte; 100
Schwierigkeiten beim Einschlafen; 179

Schwierigkeiten beim Trinken, weil sie nicht durch die Nase atmen können; 107
Schwierigkeiten, in einer öffentlichen Toilette zu urinieren; 219
Schwierigkeiten, Trauer zum Ausdruck zu bringen; 227
Schwierigkeiten beim Buchstabieren; 147
Schwierigkeiten mit dem Krabbelnlernen; 100; 124
Schwierigkeiten mit dem Saugreflex; 100
Schwierigkeiten mit der Koordination beim Krabbeln; 100

Schwindel beim Lesen, Gehen und Nach-oben-blicken; 209
Schwindelgefühle bei Kopfschmerzen und durch Sonne; 209

Schwitzen an Händen und Füßen; 67; 270
Schwitzen im Schlaf; 50; 71; 82; 208
Schwitzen bei jeder akuten Erkrankung, insbesondere während der Zahnung und vor allem am Hinterkopf; 50
Schwitzen der Kopfhaut; 59; 208; 270
Schwitzen im Gesicht; 159
Schwitzen während des ersten Schlafes; 47; 50

Science Fiction-Romane; 340; 343
Scrophulose; 342; 437
Seborrhoische Dermatitis an den Augenbrauen; 257
Sehnenentzündung; 220; 232; 234
Sehnenschwäche; 67
Sehstörungen; 357
Selbstanklage; 196; 197; 199; 202
Selbstbestimmung; 344
Selbstbestimmungs- und Durchsetzungswille; 344; 345
Selbstbestrafung; 154; 141; 181; 196; 404; 441
Selbstgenügsamkeit; 34
Selbstkontrolle; 235
Selbstmitleid; 34; 291
Selbstmordgedanken; 172; 181; 186; 291
Selbstsucht; 146; 287; 288; 300; 334; 402; 409; 441
Selbstverstümmelung mit Rasierklingen; 181
Sepia; 110; 333
Sexualität im frühen Kindesalter; 136
Sexuelle Experimentierfreude; 172
Sieht unmittelbar vor dem Auftreten der Kopfschmerzen alles in bläulicher Färbung; 417
Silicea; 48; 51; 52; 66; 90; 105; 163; 300; 304; 305; 307; 318; 329; 362; 363; 372; 373; 374; 377; 422; 433
Sinusitis; 32; 49; 51; 108; 111; 119; 162; 213; 256; 276; 295; 304; 351; 418

Skelettdeformierung; 437
Skleren haben bläuliche Färbung; 419
Sklerotisierung des Trommelfells; 54
Skoliose; 66; 80; 372; 387; 431; 435; 439
Sodbrennen; 217; 231
Sommersprossen; 110; 121; 132; 213
Sonnenstich; 210
Soor; 57; 72; 78; 83; 260; 277
Soorinfektionen im Windelbereich; 72
Sorge um das Wohlergehen der Familienmitglieder; 244; 251; 353
Sorgen aus geringfügigem Anlaß; 413
Spärlicher Haarwuchs; 71
Spätes Gehen- und Sprechenlernen; 31; 66; 72; 147; 206; 220; 225; 380
Speck; 426; 445
Speichelfluß im Schlaf; 303
Speiseeis; 60; 113; 168; 216; 263; 278; 281; 304; 312; 313
Spider naevi; 164; 179; 184

Spielen gerne komplizierte Spiele; 343
Spielen in einer ungehörigen Weise mit den Brüsten der Mutter; 136
Spielen mit ihrem Stuhlgang; 349
Spielt lieber mit jüngeren Kindern; 97
Spielt selbständig mit allem, was ihm gefällt; 74

Spina bifida; 66; 72; 80
Spinnen; 250
Spionieren; 146
Spondylolisthesis; 387
Spongia tosta; 166; 310
Sprachfehler; 150
Sprachlosigkeit; 147; 152; 291
Sprechen im Schlaf; 104; 128; 275; 353
Sprudel; 366
Sprue; 218
Spucken; 406; 410
Spülen nicht, nachdem sie auf der Toilette waren; 348
Staphisagria; 155; 422
Staphylokokkeninfektion; 162; 360; 370
Starrsinn; 337
Stauung in den Augen; 304
Stauungen in der Lunge; 59
Stecken die Hände in den Mund; 102
Stehlen; 145
Steife Nackenmuskeln; 221
Steifheitsgefühl in den Gelenken; 173

Steifigkeit in den Gelenken, läßt sie „knacken"; 187
Sternocleidomastoideus-Muskulatur zu schwach; 111
Sticta pulmonaria; 259
Stillen führt zu Schweißausbrüchen; 50; 71
Stinkende Absonderungen; 81
Stinkender Fußschweiß; 318
Stinkender Körpergeruch; 319
Stirnkopfschmerz mit Verschlimmerung durch Bewegung, Kälte, Zitrusfrüchte oder Ananas; 160
Stockschnupfen; 107; 108; 129; 133
Stöhnen im Schlaf; 254; 275
Storchenbiß; 71; 77
Stottern; 137; 151
Strabismus; 419; 443
Stramonium; 47; 87; 104; 156; 338; 353; 401
Strampeln, treten und schreien; 339; 381
Strampelt sich im Schlaf frei; 47; 302; 325
Streckt die Füße unter der Decke hervor; 47; 354; 387
Streptokokkeninfektionen im Hals; 58
Stripteasetänzerin; 137
Strukturen und Stundenpläne sind für diese Kinder sehr wichtig; 35
Stuhl anfangs hart, später weich; 117
Stuhl ist scharf und wundmachend; 180; 369
Stuhldrang ganz ausbleibend oder erfolglos; 117
Stühle sind trocken; 218
Stühle teerig; 266
Stuhlentleerung erfordert Lehnen nach hinten; 170
Stuhlinkontinenz; 297
Süchtig nach Süßigkeiten; 102
Suchtverhalten; 153
Süße Früchten; 366
Süßigkeiten; 60; 102; 113; 130; 167; 185; 189; 216; 263; 278; 312; 366; 386; 426; 445
Sykotisches Miasma; 194; 371
Syphilinum; 422

T

Tadelsüchtig; 98
Tagträumen; 350; 382
Tarantula hispanica; 141; 145; 338
Taubheit; 55; 107; 257
Taubheit, verbunden mit einem Verstopfungsgefühl im Ohr; 307
Teigwaren; 60

Teuflischer Blick; 419
Thuja; 145; 148; 149; 157; 160; 164; 173; 174; 176; 377; 419
Tiere quälen und töten; 139
Tiere werden verabscheut, weil sie angeblich Träger von Krankheitserregern und Tollwut sind; 413
Tierfell verschlimmert; 434
Tierliebe; 153; 181; 200; 227
Torticollis; 111
Tragen nicht gerne Kopfbedeckungen; 229
Tränenfluß ätzend und wundmachend; 308; 357
Tränenfluß bei Augenerkrankungen; 305
Tränengangsfistel; 52
Tränengangverschluß; 52; 71
Tränensackentzündung; 305; 308
Trauerränder unter den Fingernägeln; 347

Träume von Hunden; 159
Traum, während eines Krieges hinter die Feindeslinie geraten zu sein; 208
Träume, aus denen sie schreiend aufwachen; 47
Träume, daß die Schule in ein anderes Gebäude umgezogen ist und sie sie nicht mehr finden können, daß sie zu spät zum Unterricht kommen und der Lehrer sie lächerlich macht, oder daß sie unvorbereitet eine wichtige Prüfungsarbeit schreiben; 209
Träume von schwarzen Katzen; 303
Träumen und reden des Nachts im Schlaf von der Schule; 293
Träume von Unholden wie Dracula, die einbrechen und sie ergreifen; 208
Träumen, sie seien entführt worden, oder daß ihre Eltern sie nicht sehen können; 209
Träume, verfolgt zu werden; 208
Träume von Dieben oder von Feuersbrünsten nach Feuerwehrübungen oder Träume von anderen Katastrophen; 208

Traurigkeit; 43; 74; 198; 201; 227; 292
Treten; 143; 431
Trichterbrust; 391; 423; 431; 444
Trockener Husten nachts; 78
Trockener Husten ohne jeglichen Auswurf; 424
Trockener, hohler Husten, klingt bellend; 214
Trockener Mund; 234
Trockenheit der Kopfhaut; 160; 161
Trommelfellruptur; 161
Trost der Eltern wird gewünscht, aber sie bitten niemals darum; 203
Trost verschlechtert; 203; 227
Tröstungsversuche werden als Einmischung aufgefaßt; 291

Tragen die Last der Welt auf ihren schmalen Schultern; 200
Truthahn; 366
Tuberkulinisches Miasma; 355
Tuberkulose; 269; 270; 342; 408; 420; 435; 447
Tuberkulose des Nervensystems; 408
Tuberkulose oder Lungenerkrankungen in der Familienanamnese; 449
Tugendbold; 195
Tympanometrie; 359
Tyrann; 84; 99; 153
Tyrannei elterlicher Kontrolle wird nicht toleriert; 345

U
Übelkeit; 92; 252
Übelkeit bei Spielen infolge Drehens um die eigene Achse; 217
Übelkeit mit Zusammenschnürungsgefühl im Magen; 169
Übelkeit und/oder Erbrechen; 264
Übelkeit vor und während der Menses; 217
Übelkeit, Bauchkrämpfe und Durchfälle nach Milchgenuß; 216

Übelriechende Absonderungen und Ausdünstungen des Körpers; 377
Übelriechender Fußschweiß; 374
Übelriechender Eiter aus dem Hals; 129
Überaktiv; 352
Überanstrengung der Augen; 33
Überanstrengung kann Kopfschmerzen auslösen; 418
Überempfindlich gegen körperliche Berührung; 99
Übergewicht; 34; 81
Überhitzung; 75; 320
Übermächtiger Vater; 155
Übernatürliche Kräfte; 139
Überschüssige Energie, kurz bevor sie zu Bett gehen; 383
Übertreibt jede Kleinigkeit; 99
Überwucherung des Darmes mit Hefepilz; 64
Ulzerationen der Cornea; 419
Umarmen; 236
Umgekehrte Machtverhältnisse; 126
Unabhängigkeit; 39; 40; 70; 74; 345; 379; 382
Unbeendete Sätze; 145
Unbeherrschtheit; 397
Unbekümmertheit; 381; 397
Unberechenbar; 401; 404
Unentschlossenheit; 94; 126; 296; 297; 298; 324
Unerbittlich und unversöhnlich; 102; 139

Unflexibel; 73
Unfreiwilliges Lächeln; 202
Ungeduld; 99; 137; 138
Ungehorsam; 339; 402
Ungezogen; 138; 241
Unhöflichkeit; 95; 147
Unkommunikativ und schweigsam; 44
Unkontrollierbar; 142; 400
Unkontrollierbarer Drang, den Körper zu bewegen; 407
Unnachgiebig; 88
Unordentlich; 138; 333; 381; 382; 390
Unreife; 284
Unreife Früchte; 167; 189
Unruhig; 102; 138; 240
Unterdrückte Hautausschläge; 199; 320; 375
Unterdrücktes, gehemmtes Lachen; 34
Unterdrückung der Nasenabsonderung führt zu Atemwegsinfektionen; 55
Untergewichtig; 115
Unterhautfettgewebe reichlich; 57
Unterwürfig; 285; 298
Unverdauliche Dinge; 79
Unverschämtheit; 147
Unzufriedenheit mit seiner eigenen Leistung bzw. seinem schöpferischen Tun; 197
Unzufriedenheit mit allem, was es tut; 396
Urin besitzt durchdringenden Geruch; 170
Uriniert ungern in öffentlichen Toiletten wegen Schüchternheit; 231
Urintröpfeln im Anschluß an die Harnröhrenkorrektur; 118
Urtica urens; 319
Uterusapoplexie; 437
Uteruskrämpfe; 232

V
Vaginitis; 65; 72; 80; 171; 180; 186; 219; 316; 329; 331; 371; 387
Veilchen; 259
Verantwortung wird vermieden; 145
Verdrossen; 381
Verformte Gelenke; 446
Verformter Schädel; 449
Vergeßlichkeit; 32; 138; 147; 352
Vergewaltigung; 252
Verkalkung im Gehirn; 72
Verklebungen der Augenlider; 305
Verkrümmung der Wirbelsäule; 431

Verkrüppelungen; 432
Verkühlung; 320
Verlangsamte Entwicklung; 32; 69; 81
Verlangsamte Zahnung; 72
Verlassensein in allen seinen Formen; 299
Verlegen; 196
Verletzbar; 195
Verletzend; 410
Verletzungen der Knochen; 31
Verleumdung; 146
Verliert niemals einen persönlichen Wertgegenstand; 194
Verlust des Sehvermögens oder Verschwimmen vor den Augen; 229
Vernarbung der Eierstöcke; 171
Vernarbung des Trommelfells; 77
Versagensangst; 89; 90; 101

Verschlimmerung durch Baden; 377
Verschlimmerung durch direkte Sonnenbestrahlung; 233; 234
Verschlimmerung durch Wasser; 347
Verschlimmerung durch Liegen auf der linken Seite, Abenddämmerung und Zwielicht; 271
Verschlimmerung am Morgen; 64
Verschlimmerung durch kalten Wind; 77
Verschlimmerung durch Liegen auf der linken Seite; 280; 281
Verschlimmerung durch rasche Bewegung und durch Bücken; 304
Verschlimmerung durch warme Getränke; 279
Verschlimmerung während der Zahnung; 70
Verschlimmerung von vier Uhr nachmittags bis acht Uhr abends.; 125

Verschlossenheit; 200
Verschluckt ganze Worte; 137
Verspieltheit; 235

Verstopfte Nasenlöcher; 129; 308
Verstopfte Nebenhöhlen; 363
Verstopfung; 63; 92; 117; 131; 186; 218; 267; 428
Verstopfung infolge Schwellung der Nasenmuscheln; 107
Verstopfung der Nase d. Milchprodukte, Sommerhitze und Pollen ; 108
Verstopfung der oberen Atemwege; 107
Verstopfung im Wechsel mit Durchfällen; 428
Verstopfung mit großen, harten Stühlen; 314
Verstopfung mit voluminösem Stuhl; 72; 83
Verstopfung schmerzlos; 79; 370

Vertauscht Buchstaben; 101

Verweigert zunächst alles Neue; 34
Verweigerte jede Bitte; 46
Verwirrung; 148; 149; 150; 245
Verzögertes Erlernen von Fähigkeiten; 31; 73
Verzögerungstaktik; 32; 101
Verzweiflung; 153; 181
Vierfingerfurche auf den Handflächen; 391
Vierte Krankheit; 319
Visuelle Veränderungen vor den Kopfschmerzen; 255; 419
Visuelle Wahrnehmung verzerrt, so daß Gegenstände vergrößert oder verkleinert wirken; 161
Vitiligo; 176; 187
Vogelkopf; 391
Vorahnung, daß etwas „Schlimmes" geschehen wird; 75
Vorahnungen; 84; 92; 250; 413
Vorhautverengung; 171
Vorsichtig; 34; 73
Vorübergehende Blindheit, Kopfschmerzen, bei Beginn von; 210

W

Wachen früh **auf**; 383
Wachen hungrig auf und verlangen sofort, gestillt zu werden; 62
Wachen weinend auf, weil sie schlecht geträumt haben; 300
Wachen mit Angstschreien auf; 71
Wachen mitten in der Nacht auf und verlangen nach einem Imbiß oder etwas zu trinken; 264
Wachen mitten in der Nacht auf, weil sie etwas essen wollen; 265
Wachen nachts dauernd schreiend auf und schlafen friedlich tagsüber; 103
Wachen langsam und unausgeschlafen auf; 415
Wachen sogar nachts auf, um zu trinken; 264
Wachen unausgeschlafen und schlecht gelaunt auf; 100; 105; 128

Wachstumsschmerzen; 439
Wachstumsschwierigkeiten; 31; 72
Wählerisch; 208; 400
Wandernde Gelenkschmerzen; 318; 329
Warmblütig; 178; 187; 233; 330; 377
Warme Speisen und Getränke; 113

Warzen; 81; 174; 187; 280
Warzen am Penis; 171
Warzen an den Fußsohlen; 132; 222; 270; 280
Warzen an Händen, Gesicht und Fußsohlen; 270

Warzen auf den Händen; 69; 121
Warzen im Fersenbereich der rechten Fußsohle; 120
Warzen sind rund und hautfarben und erscheinen in Gruppen; 69

Wasserschlangen; 156
Wechselnde Symptomatik; 330; 331
Wehrt sich in der Praxis gegen die körperliche Untersuchung; 403
Weibisch; 297
Weichgekochte Eier; 168; 185

Weigert sich, das Mittel zu nehmen; 35; 441
Weigert sich, mit den Wutanfällen aufzuhören; 37
Weigert es sich, zur Schule zu gehen; 152
Weigert sich, zu wachsen und zu reifen; 290
Weigerung, die fehlerhafte Arbeit nochmals durchzusehen; 101
Weigerung, irgend etwas unvorbereitet zu tun; 73

Weinen bei älteren Jungen; 294
Weinen aufgrund des Schocks, den eine Veränderung auslöste; 336
Weinen bessert alle Beschwerden; 321; 324
Weinen kann abwechseln mit Lachen; 202
Weinen nicht nur bei Tadel oder Strafe, sondern auch, wenn sie außer sich geraten oder frustriert sind über die an sich selbst wahrgenommene Unfähigkeit; 202
Weinen, wenn sie müde sind, geschlagen werden, Angst haben oder von einem Spaß ausgeschlossen werden; 247
Weinen vor Ärger; 202; 227
Weinen vor Schmerz; 412
Weinen, wenn es zu einer Entscheidung gezwungen wird; 94
Weinerlichkeit; 331
Weint aus Wut; 202

Weißfleckenkrankheit; 222
Weißlicher Belag auf der Zunge; 310; 327
Wetterwechsel verschlimmert; 320; 432
Widerspruch wird schlecht vertragen; 98; 126
Widerspruchsgeist; 400; 402; 409; 441
Windelausschlag; 68; 79; 160; 359; 370; 371; 376; 380; 387
Windpocken; 319
Wirbelgleiten; 387
Wirbelsäulenverkrümmung; 372; 431; 446
Wißbegierde333; 343; 348
Wohlgefühl bei Verstopfung; 117
Wolfsrachen; 392; 421; 437
Wucherungen; 186; 187

Würgen; 264
Würste; 426
Würziges Fleisch; 168
Würziges Essen; 263; 278
Wut richtet sich gegen das jüngere Geschwister; 324
Wutanfälle; 36; 37; 46; 73; 140; 202; 397

Z

Zähne sind lang und dünn; 260
Zähne kommen zu früh; 438
Zähne können sich früh verfärben; 163
Zähne gezackt und weich; 163
Zähne mit stark gesägtem Rand; 422
Zähne sind weich; 58
Zähne völlig flach heruntergeschliffen; 422
Zähneknirschen; 47; 75; 398; 415; 422; 425; 438; 440; 445; 449
Zahnen ist schmerzhaft und verursacht Fieber; 438
Zahnentwicklung verspätet; 58; 82; 437; 439
Zahnfleischbluten; 260; 277
Zahnschmelzmangel; 58
Zahnung; 31; 57; 58; 359; 379
Zahnung geht oft mit einer ganzen Reihe von Schwierigkeiten einher – so wie Erkältungen, Krupp, Koliken, Durchfall, Gereiztheit und, wesentlich seltener, mit Epilepsie; 58
Zahnverfall; 58; 385
Zappelig; 240; 246
Zappelnde heiße Füße; 172
Zerkratzt sich das Gesicht; 57; 71;77;81
Zerren an Topfpflanzen in der Praxis; 74
Zerstörungsdrang; 346; 404; 407; 410; 441
Zincum; 407
Zitronen; 167; 216; 263; 312; 366
Zitrusfrüchte; 162; 167; 185
Zögern die Erledigung von Aufgaben hinaus; 101; 151; 182; 394
Zöliakie; 79; 218
Zorn kann gellendes Schreien hervorrufen; 204
Zukunftsängste; 41
Zunge ist lang und dünn; 260
Zurückgezogenheit; 34; 207
Zurückhaltend; 73; 190; 284
Zusammenbruch der Konzentrationsfähigkeit; 101
Zwanghafte Wichtigtuerei und Selbstüberhebung; 336
Zwanghafter Perfektionismus; 195; 301

Zweifel an sich selbst; 44; 227
Zweifelt an der Richtigkeit des endlich gefaßten Entschlusses; 296
Zwiebeln; 113; 130; 168; 185
Zwingt sich aus Trotz wachzubleiben; 207; 228